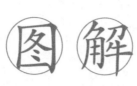

人体经络穴位养生全书

杨克新 编著

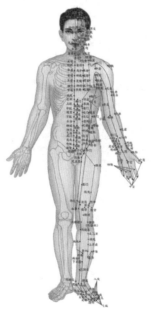

天津出版传媒集团

天津科学技术出版社

图书在版编目（CIP）数据

图解人体经络穴位养生全书 / 杨克新编著 . —— 天津：
天津科学技术出版社，2017.11（2023.12 重印）

ISBN 978-7-5576-3799-6

Ⅰ . ①图… Ⅱ . ①杨… Ⅲ . ①经络—图解 ②穴位—图
解 Ⅳ . ① R224.4

中国版本图书馆 CIP 数据核字（2017）第 224319 号

图解人体经络穴位养生全书
TUJIE RENTI JINGLUO XUEWEI YANGSHENG QUANSHU

责任编辑：孟祥刚

责任印制：兰　毅

出　　版：天津出版传媒集团
　　　　　天津科学技术出版社

地　　址：天津市西康路 35 号

邮　　编：300051

电　　话：（022）23332490

网　　址：www.tjkjcbs.com.cn

发　　行：新华书店经销

印　　刷：三河市华成印务有限公司

开本 720×1 020　1/16　印张 29　字数 590 000
2023 年 12 月第 1 版第 2 次印刷
定价：68.00 元

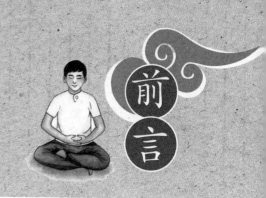

前言

　　经络穴位是中国传统医学的一部分，中医认为，经络是人体气血流通的通道，穴位则是气血流注的点，经络就好比是人体的枝干，穴位则是其连接处，身体的各个部分都有经络穴位的分布，无论是脏腑器官、骨骼肌肉，还是皮肤毛发都涵盖在内。中医常讲"通则不痛，痛则不通。"身体的各种不适应实际上都是源于经络不通，所以打通经络就成了获得健康的必经之路。只要经络通畅，气血往复循环，自然就百病不生。

　　关于经络的重要作用，我国历代医家在其文献中都有论述。如《黄帝内经》中就有："经脉者，所以决死生，处百病，调虚实，不可不通。"《灵枢·经脉篇》说"夫十二经脉者，人之所以生，病之所以成，人之所以治，病之所以起，学之所始，工之所止也。"也就是说，人生下来、活下去、生病、治病的关键都是经络。经络主导体内气血运行，气血是人体生命活动的物质基础，其作用是濡润全身脏腑组织器官，使人体完成正常的生理功能。经络是人体气血运行的通道，气血只有通过经络系统才能被输送到周身，使各组织得到濡养。经络可以抵御外邪。经络将营养物质提供给全身各脏腑组织，由于经络系统的作用是运行气血，那么它就可以使营卫之气密布周身，尤其是随着散布于全身的络脉运行。卫气是一种具有保卫机体功能的物质，它能够抵御外邪的入侵。外邪侵犯人体往往由表及里，先从皮毛开始，所以当外邪侵犯机体时，卫气就会首当其冲地发挥其抵御外邪、保卫机体的作用。可以说，经络是我们身体里的"灵丹妙药"，是经济实用的健康养生大法，身体是否健壮及寿命的长短都与它息息相关。

　　利用经络穴位养生治病的手段有很多，我们可能都有过这样的经验，有时坐的时间长了，腰背会酸痛；走路时间长，可能感到双腿发困发沉。于是，我们就会不由自主地做出捶腰、拍肩、捶腿、揉腿等动作，很快身体就会觉得舒服了，这实际上就是最简单的畅通经络的方法。除此之外，你还可以利用祖国医学的针灸、推拿、艾灸、食疗等方法进行养生保健，这些方法操作简单、疗效显著、即学即用，可以颐养生命、增强体质、预防疾病，从而达到延年益寿的目的。

　　为了让读者更好地利用经络穴位养生保健、防病祛病，本书将中医的经络穴位做了较为全面的梳理和解读。包含肺经、大肠经、胃经、脾经、心经、小肠经、膀胱经、肾经、心包经、三焦经、胆经、肝经十二条经络以及任督二脉，标明了人体的经穴名称、位置以及重点穴位的主治和功效，可以使读者更精确、直观、全面地了解人体经络走向和穴位位置，快速找穴，直达病灶；系统地介绍了经络的基本知识，经络与十二时辰的对应关系，打通经络的常用方法，如捏脊、刮痧、艾灸等，使读者对经络有系统而全面的认识；介绍了人体的各个穴位的功用，对症治疗的疾病；介绍了各种常用常见疾病的经络养生，以及对应老年人、女性、男性、儿童等不同人群的疾病经络治疗；讲解了四季养生特效穴位、经络养生法、经络对症养五脏、经络养颜法、经络对症治疗各种疾病等内容。读者在使用本书的时候，可以根据自身疾患来寻找对应的经络及穴位进行刺激，以全面激活身体的自愈能力，使人们可以全面地了解经络知识，学会运用经络养生，发现蕴藏在自己身体里的医疗系统，做自己的医生。

目录

下 篇 | 经络穴位自我保健法

第一章 滋养脏器的特效穴位及经络自我保健

第二章 四季养生特效穴位及经络自我保健

第三章 十二时辰养生特效穴位及经络自我保健

第四章 治疗常见慢性病的特效穴位和经络

第五章 治疗常见外科病的穴位自我疗法

第六章　疑难杂症的经络穴位保健法

第七章　享受"性"福的特效穴位和经络

第八章　常见妇科病的经络穴位自我保健

第九章　女性经络穴位养颜经

绪 论
走进经络穴位的世界

经络概述

经络是经脉和络脉的总称，是人体联络、运输和传导的体系。经，有路径的含义，经脉贯通上下，沟通内外，是经络系统中的主干；络，有网络的含义，络脉是经脉别出的分支，较经脉细小，纵横交错，遍布全身。《灵枢·脉度》说："经脉为里，支而横者为络，络之别者为孙。"

经络内属于脏腑，外络于肢节，沟通于脏腑与体表之间，将人体脏腑组织器官联系成为一个有机的整体；并借以行气血，营阴阳，使人体各部的功能活动得以保持协调和相对的平衡。针灸临床治疗时的辩证归经，循经取穴，针刺补泻等，无不以经络理论为依据。《灵枢·经别》说："夫十二经脉者，人之所以生，病之所以成，人之所以治，病之所以起，学之所始，工之所止也。"说明经络对生理、病理、诊断、治疗等方面的重要意义。

经络学说是研究人体经络系统的循行分布、生理功能、病理变化及其与脏腑相互关系的一种理论，多少年来一直指导着中医各科的诊断与治疗，其与针灸学科关系尤为密切。

经络学说是我国劳动人民通过长期的医疗实践，不断观察总结而逐步形成的。

根据文献分析，其形成途径如下：

（1）"针感"等传导的观察：针刺时产生酸、麻、重、胀等感应，这种感应常沿着一定路线向远部传导。

（2）腧穴疗效的总结：主治范围相似的腧穴往往有规律地排列在一条路线上。

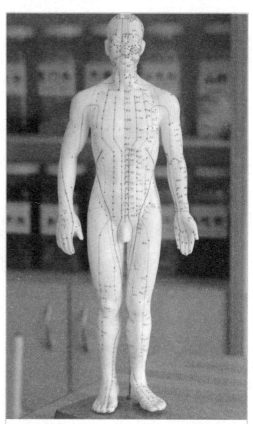

◎经络内属于脏腑，外络于肢节，沟通于脏腑与体表之间，将人体脏腑组织器官联系成为一个有机的整体。

人体经络系统的构成

经络系统总体上是由经脉和络脉组成，其中又可以细分为若干种，具体如下表：

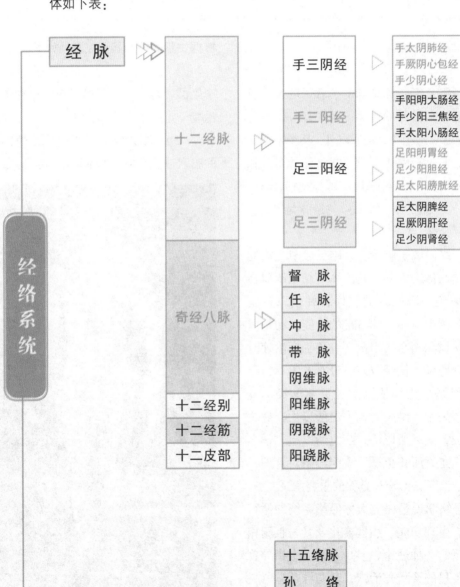

经脉	十二经脉	手三阴经	手太阴肺经 手厥阴心包经 手少阴心经
		手三阳经	手阳明大肠经 手少阳三焦经 手太阳小肠经
		足三阳经	足阳明胃经 足少阳胆经 足太阳膀胱经
		足三阴经	足太阴脾经 足厥阴肝经 足少阴肾经
	奇经八脉	督 脉 任 脉 冲 脉 带 脉 阴维脉 阳维脉 阴跷脉 阳跷脉	
	十二经别		
	十二经筋		
	十二皮部		
络脉	十五络脉		
	孙 络		
	浮 络		

经络系统

（3）体表病理现象的推理：某一脏器发生病变，在体表相应部位可有压痛、结节、皮疹、色泽改变等现象，这也是发现经络系统的途径之一。

（4）解剖、生理知识的启发：古代医家通过解剖，在一定程度上认识了内脏的位置、形态及某些生理功能，观察到人体分布着很多管状和条索状结构，并与四肢联系，观察到某些脉管内血液流动的现象。

以上几点表明，发现经络的途径是多方面的，各种认识互相补充，相互佐证，相互启发，从而使人们对经络认识逐步完善，从现存文献来看，经络学说在两千多年前已基本形成。

经络的生理功能

联络脏腑，沟通内外：人体的五脏六腑、四肢百骸、五官九窍、皮肉筋骨等组织器官，之所以能保持相对的平衡与统一，完成正常的生理活动，是依靠经络系统的联络沟通而实现的。

经络系统在人体中纵横交错、沟通内外、联系上下，联系了人体脏与脏之间、脏腑之间、脏腑与体、五官之间的联系，使人体成为一个有机的整体。

运行气血，濡养周身：人体生命活动的物质基础是气血，其作用是濡润全身脏腑组织器官，使人体完成正常的生理功能。经络是人体气血运行的通道，通过经络系统将气血及营养物质输送到周身，从而完成各器官的正常生理功能。

抵御外邪，保卫机体：经络系统的作用是"行气血而营阴阳"，营行脉中，卫行脉外，使营卫之气密布周身。外邪侵犯人体往往由表及里，先从皮毛开始，卫气是一种具有保卫作用的物质，它能抵抗外邪的侵犯，其充实于络脉，络脉散布于全身，密布于皮部，当外邪侵犯机体时，卫气首当其冲发挥其抵御外邪、保卫机体的屏障作用。

经络学说的临床应用

说明病理变化：由于经络是人体通内达外的一个通道，在生理功能失调时，其又是病邪传注的途径，具有反映病候的特点，故临床某些疾病的病理过程中，常常在经络循行通路上出现明显的压痛或结节、条索状等反应物，相应的部位皮肤色泽、形态、温度等发生变化。通过望色、循经触摸反应物和按压等，可推断疾病的病理变化。

指导辩证：由于经络有一定的循行部位

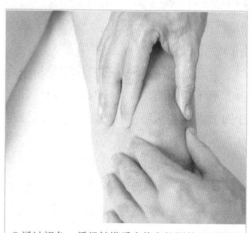

◎通过望色、循经触摸反应物和按压等，可推断疾病的病理变化。

及所络属的脏腑及组织器官，故根据体表相关部位发生的病理变化，可推断疾病的经脉和病位所在。临床上可根据所出现的证候，结合其所联系的脏腑，进行辨证归经。

指导治疗：针灸治病是通过针刺和艾灸等刺激体表某些腧穴，以疏通经气，调节人体脏腑气血功能，从而达到治疗疾病的目的。由于内属脏腑，外络肢节，因而在临床治疗时常根据经脉循行和主治特点采用循经取穴进行治疗。

经络系统的主体——十二经脉

十二经脉是经络系统的主体，具有表里经脉相合，与相应脏腑络属的主要特征。十二经脉也称正经，包括手三阴经（手太阴肺经、手厥阴心包经、手少阴心经）、手三阳经（手阳明大肠经、手少阳三焦经、手太阳小肠经）、足三阳经（足阳明胃经、足少阳胆经、足太阳膀胱经）、足三阴经（足太阴脾经、足厥阴肝经、足少阴肾经）。

十二经脉在体表左右对称地分布于头面、躯干和四肢，纵贯全身。六阴经分布于四肢内侧和胸腹，六阳经分布于四肢外侧和头面、躯干。

十二经脉在四肢的分布规律是，三阴经上肢分别为手太阴肺经在前、手厥阴心包经在中、手少阴心经在后，下肢分别为足太阴脾经在前、足厥阴肝经在中、足少阴肾经在后，其中足三阴经在足内踝以下

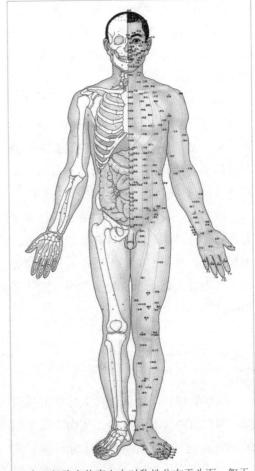

◎十二经脉在体表左右对称地分布于头面、躯干和四肢，纵贯全身。

为厥阴在前、太阴在中、少阴在后，至内踝8寸以上，太阴交出于厥阴之前。三阳经上肢分别为手阳明大肠经在前、手少阳三焦经在中、手太阳小肠经在后，下肢分别为足阳明胃经在前、足少阳胆经在中、足太阳膀胱经在后。

十二经脉在躯干部的分布是，足少阴肾经在胸中线旁开2寸，腹中线旁开0.5寸处；足太阴脾经行于胸中线旁开6寸，腹中线旁开4寸处；足厥阴经循行规律性不

十二经脉的交接规律和流注顺序

十二经脉交接规律表

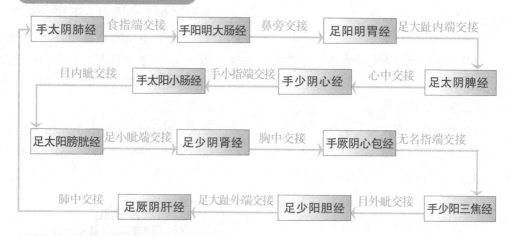

手太阴肺经 → (食指端交接) → 手阳明大肠经 → (鼻旁交接) → 足阳明胃经 → (足大趾内端交接)

(目内眦交接) ← 手太阳小肠经 ← (手小指端交接) ← 手少阴心经 ← (心中交接) ← 足太阴脾经

足太阳膀胱经 → (足小趾端交接) → 足少阴肾经 → (胸中交接) → 手厥阴心包经 → (无名指端交接)

(肺中交接) ← 足厥阴肝经 ← (足大趾外端交接) ← 足少阳胆经 ← (目外眦交接) ← 手少阳三焦经

十二经脉循环流注顺序表

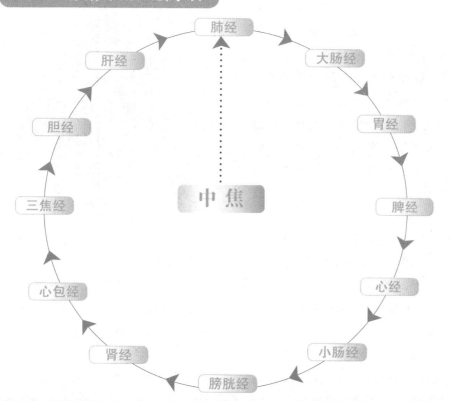

肺经 · 肝经 · 大肠经 · 胆经 · 胃经 · 三焦经 · 脾经 · 心包经 · 心经 · 肾经 · 小肠经 · 膀胱经

中焦

强。足阳明胃经分布于胸中线旁开4寸，腹中线旁开2寸；足太阳经行于背部，分别于背正中线旁开1.5寸和3寸；足少阳胆经分布于身之侧面。

奇经八脉

奇经八脉即别道奇行的经脉，包括督脉、任脉、冲脉、带脉、阴维脉、阳维脉、阴跷脉、阳跷脉共8条。

奇经八脉的分布规律：奇经八脉的分布部位与十二经脉纵横交错，八脉中的督脉、任脉、冲脉皆起于胞中，同出于会阴，其中督脉行于背正中线；任脉行于胸腹中线；冲脉行于腹部会于足少阴经。奇经中的带脉横行于腰部，阳跷脉行于下肢外侧及肩、头部；阴跷脉行于下肢内侧及眼；阳维脉行于下肢外侧、肩和头项；阴维脉行于下肢内侧、腹和颈部。

奇经八脉的作用：一是沟通了十二经脉之间的联系，将部位相近、功能相似的经脉联系起来，起到统摄有关经脉气血、协调阴阳的作用；二是对十二经脉气血有着蓄积和渗灌的调节作用，奇经八脉犹如湖泊水库，而十二经脉之气则犹如江河之水。

奇经八脉中的任脉和督脉，与十二经全称为"十四经"。十四经均有各自的循行路线、病候和所属腧穴。

下面我们来看奇经八脉的基本内容：

1.督脉

循行：起于小腹内，下出于会阴部，向后行于脊柱的内部，上达项后风府，进

入脑内，上行巅顶，沿前额下行至鼻柱。

主要病候：脊柱强痛，角弓反张等证。

交会腧穴：长强，陶道、大椎、哑门、风府、脑户、百会、水沟、神庭。

2.任脉

循行：起于小腹内，下出会阴部，向上行于阴毛部，沿着腹内，向上经过关元等穴，到达咽喉部，再上行环绕口唇，经过面部，进入目眶下（承泣穴属足阳明胃经）。

主要病候：疝气，带下，腹中结块等证。

交会腧穴：会阴、曲骨、中极、关元、阴交、下脘、中脘、上脘、天突、廉泉、承浆。

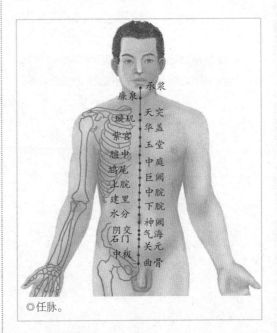

◎任脉。

3.冲脉

循行：起于小腹内，下出于会阴部，向上行于脊柱内，其外行者经气冲与足少阴经交会，沿着腹部两侧，上达咽喉，环绕口唇。

主要病候：腹部气逆而拘急。

交会腧穴：会阴、阴交、气冲、横骨、大赫、气穴、四满、中注、肓俞、商曲、石关、阴都、腹通谷、幽门。

4.带脉

循行：起于季胁部的下面，斜向下行到带脉、五枢、维道穴，横行绕身一周。

主要病候：腹满，腰部觉冷如坐水中。

交会腧穴：带脉、五枢、维道。

5.阴维脉

循行：起于小腹内侧，沿大腿内侧上行到腹部，与足太阴经相合，过胸部，与任脉会于颈部。

主要病候：心痛，忧郁。

交会腧穴：筑宾、府舍、大横、腹哀、期门、天突、廉泉。

6.阳维脉

循行：起于足跟外侧，向上经过外踝，沿足少阳经上行髋关节部，经胁肋后侧，从腋后上肩，至前额，再到项后，合于督脉。

主要病候：恶寒发热，腰疼。

交会腧穴：金门、阳交、臑俞、天髎、肩井、头维、本神、阳白、头临泣、目窗、正营、承灵、脑空、风池、风府、哑门。

7.阴跷脉

循行：起于足舟骨的后方上行内踝的上面，直上沿大腿内侧，经过阴部，向上沿胸部内侧，进入锁骨上窝，上经人迎的前面，过颧部，到目内眦，与足太阳经和阳跷脉相会合。

主要病候：多眠、癃闭、足内翻等证。

交会腧穴：照海、交信、睛明。

8.阳跷脉

循行：起于足跟外侧，经外踝上行腓骨后缘，沿股部外侧和胁后上肩，过颈部上挟口角，进入目内眦，与阴跷脉会合，再沿足太阳经上额，与足少阳经合于风池。

主要病候：目痛从内眦始，不眠，足外翻等证。

交会腧穴：申脉、仆参、跗阳、居髎、臑俞、肩髃、巨骨、天髎、地仓、巨髎、承泣、睛明、风池。

十二经别

十二经别是十二正经离、入、出、合的别行部分，是正经别行深入体腔的支脉。

十二经别的分布规律：十二经别多从四肢肘膝关节以上的正经别出（离），经过躯干深入体腔与相关的脏腑联系（入），再浅出体表上行头项部（出），在头项部阳经经别合于本经经脉，阴经的经别合于其表里的阳经经脉（合），由此将十二经别汇合成6组，称为（六合）。足太阳、足少阴经别从腘部分出，入走肾与膀胱，上出于项，合于足太阳膀胱经；足少阳、足厥阴经别从下肢分出，行至毛际，入走肝胆，上系于目，合于足少阳胆经；足阳明、足太阴经别从髀部分出，入走脾胃，上出鼻旁，合于足阳明胃经；手太阳、手少阴经别从腋部分出，入走心与小肠，上出目内眦，合于手太阳小肠经；手少阳、手厥阴经别从所属正经分出，进入胸中，入走三焦，上出耳后，合于手少阳三焦经；手阳明、手太阴经别分别从所属正经分出，入走肺与大肠，上出缺盆，合于手阳明大肠经。

十二经别加强了十二经脉的内外联系

及在体内脏腑之间的表里关系，补充了十二经脉在体内外循行的不足。由于十二经别通过表里相合的"六合"作用，使得十二经脉中的阴经与头部发生了联系，从而扩大了手足三阴经穴位的主治范围。此外，又由于其加强了十二经脉与头面的联系，故而也突出了头面部经脉和穴位的重要性及其主治作用。

十二经筋

十二经筋是十二经脉之气濡养筋肉骨节的体系，是十二经脉的外周连属部分。

十二经筋的分布规律：十二经筋均起于四肢末端，上行于头面胸腹部。每遇骨节部位则结于或聚于此，遇胸腹壁或入胸腹腔则散于或布于该部而成片，但与脏腑无属络关系。三阳经筋分布于项背和四肢外侧，三阴经筋分布于胸腹和四肢内侧。足三阳经筋起于足趾，循股外上行结于顺（面）；足三阴经筋起于足趾，循股内上行结于阴器（腹）；手三阳经筋起于手指，循臑外上行结于角（头）；手三阴经筋起于手指，循臑内上行结于贲（胸）。

十二经筋的作用：约束骨骼，完成运动关节和保护关节的功能。

十二皮部

十二皮部是十二经脉功能活动反映于体表的部位，也是络脉之气散布之所在。

十二皮部的分布规律：以十二经脉体表的分布范围为依据，将皮肤划分为十二个区域。

十二皮部的作用：由于十二皮部居于人体最外层，又与经络气血相通，故是机体的卫外屏障，起着保卫机体、抵御外邪和反映身体健康与否的警示牌的作用。

十五络脉

络脉是由经脉分出行于浅层的支脉。十二经脉和任、督二脉各自别出一络，加上脾之大络，总称十五络脉，或十五别络。

十五络脉的分布规律：十二经脉的别络均从本经四肢肘膝以下的络穴分出，走向其相表里的经脉，即阴经别络于阳经，阳经别络于阴经。任脉的别络从鸠尾分出以后散布于腹部；督脉的别络从长强分出经背部向上散布于头，左右别走足太阳经；脾之大络从大包分出以后散布于胸胁。此外，还有从络脉分出的浮行于浅表部位的浮络和细小的孙络，遍及全身，难以计数。

十五络脉的作用：四肢部的十二经别络，加强了十二经中表里两经的联系，从而沟通了表里两经的经气，补充了十二经脉循行的不足。躯干部的任脉络、督脉络和脾之大络，分别沟通了腹、背和全身经气，从而输布气血以濡养全身组织。

腧穴概述

腧穴，是人体脏腑经络之气输注于体表的部位，这些部位不是孤立于体表的点，而是与内部的脏腑器官相通，外部多当筋肉或骨骼之间的凹陷处，因其功能上内外互相疏通，位置上又以孔隙为主，所以称为"腧穴"。腧，又写作"俞""输"，含有传输的意义；穴，具有孔隙的意义。历代针灸文献上所说的"气穴""气府""节""会""骨空""脉气所发""砭灸处""穴位""穴道"等，都是腧穴的别称。

腧穴是针灸施术的部位，包括十四经穴、经外奇穴和阿是穴。在临床上要正确运用针灸治疗疾病，必须掌握好腧穴的定位、归经、主治等基本知识。

腧穴的作用

诊断作用：人体有病时就会在腧穴上有所反映，而作为针灸临床诊断的依据。如有胃肠疾患的人常在足三里、地机等穴出现过敏压痛，有时并可在第5~8胸椎附近触到软性异物；患有肺脏疾患的人，常在肺俞、中府等穴有压痛、过敏及皮下结节。因此，临床上常用指压背腧穴、募穴、郄穴、原穴的方法，察其腧穴的压痛、过敏、肿胀、硬结、凉、热，以及局部肌肉的隆起，凹陷坚实虚软程度，皮肤的色泽、瘀点、丘疹、脱屑等来协助诊断。

近来，在利用腧穴协助诊断方面又有新的发展，如耳郭中耳穴的测定，对原穴用导电量的测定，对十二井穴用知热感度的测定等。通过仪器对这些腧穴的测定，可以在一定程度上反映经络、脏腑、组织器官的病变，为协助诊断增

添了新的内容。

腧穴的治疗作用有如下几点：

1.近治作用

这是一切腧穴主治作用所具有的共同特点。这些腧穴均能治疗该穴所在部位及邻近组织、器官的病症。如眼区的睛明、承泣、四白、瞳子髎，均能治疗眼病；耳区的听宫、听会、耳门、翳风诸穴，皆能治疗耳病；胃部的中脘、建里、梁门诸穴，皆能治疗胃病等。

2.远治作用

这是十四经腧穴主治作用的基本规律。在十四经腧穴中，尤其是十二经脉在四肢肘、膝关节以下的腧穴，不仅能治疗局部病症，而且还可以治疗本经循行所及的远隔部位的脏腑、组织、器官的病症，有的甚至具有影响全身的作用。例如：合谷穴不仅能治疗手腕部病症，而且还能治疗颈部和头面部病症，同时，还能治疗外感病的发热；足三里穴不仅能治疗下肢病

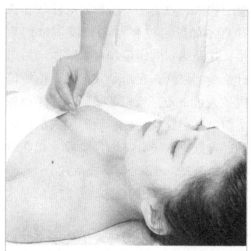

◎临床实践证明，针刺某些腧穴，对机体的不同状态可引起双向的良性调整作用。

症，而且对调整整个消化系统的功能，甚至对人体防卫、免疫反应方面都具有很大的作用。

3.特殊作用

临床实践证明，针刺某些腧穴，对机体的不同状态可引起双向的良性调整作用。例如：泄泻时，针刺天枢能止泻；便秘时，针刺天枢又能通便。此外，腧穴的治疗作用还具有相对的特异性，如大椎退热，至阴矫正胎位等，均是其特殊的治疗作用。

腧穴的分类

腧穴是我国古代人民在长期的抗病活动中陆续发现和逐步积累起来的。它的发展经过了以痛为腧、定位命名和分类归经等阶段。初期的针灸治病，没有确定的腧穴，只是在病痛的局部进行针灸，这就叫"以痛为腧"。随着医疗经验的积累，肯定了一些腧穴的疗效和位置，才加以定位和命名，以便推广应用，这是腧穴的定位和命名阶段。后来针灸继续发展，应用腧穴增多，治疗范围扩大，于是，人们把某些治疗作用相类似、感传路线比较一致的腧穴加以归纳，这就进入了分类归经阶段。现在所介绍的经穴，就属于这一类腧穴。

腧穴可分为十四经穴、奇穴、阿是穴三类。

十四经穴：十四经穴为位于十二经脉和任督二脉的腧穴，简称"经穴"。它们是腧穴的主要部分，共361个穴名。

经穴因其分布在十四经脉的循行线上，所以与经脉关系密切，它不仅可以反映本经经脉及其所属脏腑的病症，也可以反映本经脉所联系的其他经脉、脏腑之病症，同时又是针灸施治的部位。因此，腧穴不仅有治疗本经脏腑病症的作用，也可以治疗与本经相关经络脏腑之病症。

奇穴：奇穴是指未能归属于十四经脉的腧穴，它既有固定的穴名，又有明确的位置，又称"经外奇穴"。这些腧穴对某些病症具有特殊的治疗作用。奇穴因其所居人体部位的不同，其分布也不尽相同。有些位于经脉线外，如中泉、中魁；有些在经脉线内，如印堂、肘尖；有些是穴位组合之奇穴，如四神聪、四缝、四花等穴。

阿是穴：阿是穴又称压痛点、天应穴、不定穴等。这一类腧穴既无具体名称，又无固定位置，而是以压痛点或其他反应点作为针灸部位。阿是穴多位于病变的附近，也可在与其距离较远的部位。

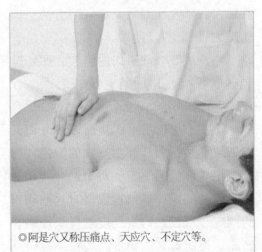

◎阿是穴又称压痛点、天应穴、不定穴等。

教您轻松找穴位

手指度量法

中医里有"同身寸"一说，就是用自己的手指作为穴位的尺度。人有高矮胖瘦，骨节自有长短不同，虽然两人同时各测得1寸长度，但实际距离却是不同的。

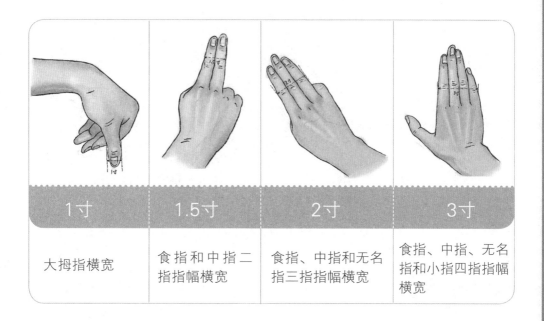

1寸	1.5寸	2寸	3寸
大拇指横宽	食指和中指二指指幅横宽	食指、中指和无名指三指指幅横宽	食指、中指、无名指和小指四指指幅横宽

标志参照法

固定标志：如眉毛、脚踝、指甲或趾甲、乳头、肚脐等，都是常见判别穴位的标志。如：印堂穴位于双眉的正中央；膻中穴位于左右乳头中间的凹陷处。

动作标志：必须采取相应的动作姿势才能出现的标志，如张口取耳屏前凹陷处即为听宫穴。

身体度量法

利用身体的部位及线条作为简单的参考度量，也是找穴的一个好方法。

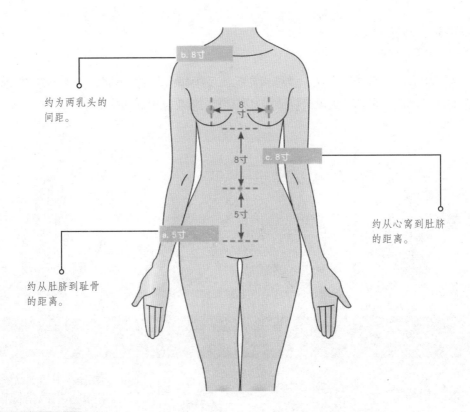

b. 8寸

约为两乳头的
间距。

8寸

8寸

c. 8寸

约从心窝到肚脐
的距离。

5寸

a. 5寸

约从肚脐到耻骨
的距离。

徒手找穴法

　　触摸法：以大拇指指腹或其他四指手掌触摸皮肤，如果感觉到皮肤有粗糙感，或是有尖刺般的疼痛，或是有硬结，那可能就是穴位所在。如此可以观察皮肤表面的反应。

　　抓捏法：以食指和大拇指轻捏感觉异常的皮肤部位，前后揉一揉，当揉到经穴部位时，感觉会特别疼痛，而且身体会自然地抽动想逃避。如此可以观察皮下组织的反应。

　　按压法：用指腹轻压皮肤，画小圈揉揉看。对于在抓捏皮肤时感到疼痛想逃避的部位，再以按压法确认看看。如果指头碰到有点状、条状的硬结就可确定是经穴的所在位置。

穴位按摩常见四大手法

按法 这是最常用的按摩手法，动作简单易学。

按摩法	使用部位	说明	适用部位
指按法	手指	以大拇指指腹在穴位或局部做定点穴位按压	全身
掌按法	手掌	利用手掌根部、手指合并或双手交叉重叠的方式，针对定点穴位进行自上向下的按摩	面积较大且平坦的部位，如腰背及腹部
肘压法	手肘	将手肘弯曲，利用肘端针对定点穴位施力按压	由于较刺激，适用于体形较胖、感觉神经较迟钝者及肌肉丰厚的部位，如臀部和腿部

摩法 这是按摩手法中最轻柔的一种，力道仅仅限于皮肤及皮下。

按摩法	使用部位	说明	适用部位
指摩法	手指	利用食指、中指和无名指等指腹进行轻揉按摩	胸部和腹部
掌摩法	手掌	利用手掌掌面或根部进行轻揉按摩	脸部、胸部和腿部

推法

按摩法	使用部位	说明	适用部位
指推法	手指	用大拇指指腹及侧面在穴位或局部做直线推进，其余四指辅助，每次按摩可进行4~5次	范围小的酸痛部位，如肩膀、腰及四肢
掌推法	手掌	利用手掌根部或手指按摩。面积较大或要加强效果时，可用双手交叉重叠的方式推压	面积较大的部位，如腰背和胸腹部
肘推法	手肘	将手肘弯曲，并利用肘端施力推进	由于较刺激，适用体形较胖及肌肉丰厚之处，如臀部和腿部

捏拿法 以大拇指和其余手指的指端，像是要抓起东西的样子，稍用力提起肌肉，这是拿法；而捏法是用拇指和食指把皮肤和肌肉捏起来。

按摩法	使用部位	说明	适用部位
捏拿法	手指	用大拇指、食指和中指的力量，在特定部位及穴位上，以捏掐及提拿的方式施力。力道要柔和，由轻而重再由重而轻	常用在颈部和肩部及四肢部位的按摩

什么叫特定穴

特定穴是指若干类具有特殊治疗作用的经穴。由于它们的主治功能不同，因此各有特定的名称和含义。共有以下几类。

1. 五腧穴

五腧穴即十二经脉分布在肘、膝关节以下的井、荥、输、经、合穴，简称"五输"，其分布次序是根据标本根结的理论，从四肢末端向肘膝方向排列的。古代医家把经气在经脉中运行的情况，比作自然界的水流，以说明经气的出入和经过部位的深浅及其不同作用。如经气所出，像水的源头，称为"井"；经气所溜，像刚出的泉颂水微流，称为"荥"；经气所注，像水流由浅入深，称为"输"；经气所行，像水在通畅的河中流过，称为"经"；最后经气充盛，由此深入，进而汇合于脏腑，恰像百川汇合入海，称为"合"。

《难经·六十八难》："井主心下满，荥主身热，腧主体重节痛，经主喘咳寒热，合主逆气而泄。"概括了五腧穴的主治范围。十二经各有一个井穴，因多位于赤白肉际处，故井穴具有交通阴阳气血的作用，多用于急救，有开窍醒神、消炎镇痛之效；各经荥穴均可退热；腧穴多用于止痛，兼治身体沉重由水湿所致者；经穴主治外感病，咳嗽，哮喘；合穴治六腑病，如呕吐、泄泻、头晕、头胀，可将上逆之气向下引。

井穴还用于诊断：井穴是各经的"根"穴，日本针灸家用燃着的线香熏烤井穴，分析井穴对热的敏感程度，以确定各经的虚实，此法叫知热感度测定法。

古人根据脏腑的不同作用，把其分属五行，即肝、胆属木，心、小肠属火，脾、胃属土，肺、大肠属金，肾、膀胱属水。又将五腧穴也分属五行。《难经·六十四难》指出："阴井木，阳井金，阴荥火，阳荥水，阴输土，阳输木，阴经金，阳经水，阴合水，阳合土。"据此，又根据五行的相生规律及疾病的不同表现，制定出"虚则补其母，实则泻其子"的治疗方法，即补母泻子法。具体应用又有本经补母泻子法，子午流注纳子法和异经补母泻子法。

六阴经的五腧穴

六阴经	井（木）	荥（火）	输（土）	经（金）	合（水）
肺（金）	少商	鱼际	太渊	经渠	尺泽
肾（水）	涌泉	然谷	太溪	复溜	阴谷
肝（木）	大敦	行间	太冲	中封	曲泉
心（火）	少冲	少府	神门	灵道	少海
脾（土）	隐白	大都	太白	商丘	阴陵泉
心包（相火）	中冲	劳宫	大陵	间使	曲泽

六阳经的五腧穴

六阳经	井（金）	荥（水）	输（木）	经（火）	合（土）
大肠（金）	商阳	二间	三间	阳溪	曲池
膀胱（水）	至阴	通谷	束骨	昆仑	委中
胆（木）	足窍阴	侠溪	足临泣	阳辅	阳陵泉
小肠（火）	少泽	前谷	后溪	阳谷	小海
胃（土）	厉兑	内庭	陷谷	解溪	足三里
三焦（相火）	关冲	液门	中渚	至沟	天井

2. 原穴、络穴

"原"即本源，元气之意。原穴是脏腑元气经过和留止的部位。十二经脉在四肢各有一个原穴，又名"十二原"。在六阳经，原穴单独存在，排列在腧穴之后，六阴经则以输为原。"络"即联络之意，络脉从经脉分出的部位各有一个腧穴叫络穴。络穴具有联络表里两经的作用。十二经的络穴皆位于四肢肘膝关节以下，加之任脉络穴鸠尾位于腹，督脉络穴长强位于尾骶部，脾之大络大包穴位于胸胁，共十五穴，故称为"十五络穴"。

原穴的作用

用于诊断：《灵枢·九针十二原》："五脏有疾也，应出十二原，十二原各有所出，明知其源，睹其应，而知五脏之害矣。"目前，应用经络测定仪，测量各经原穴的导电情况，分析各经的虚实，以协助诊断脏腑疾病。其读数与井穴知热感度的读数相反，数字大表示脏腑实证。

用于治疗：《灵枢·九针十二原》："五脏有疾也，当取之十二原"。原穴可调整脏腑经络的功能，既可补虚，又可泻实，原穴对脏腑疾病有很好的疗效，可单用，亦可与相表里的络穴配用，叫原络配穴法。因此法是以病经的原穴为主，表里经的络穴为客，所以又叫主客原络配穴。

络穴的作用

用于诊断：《灵枢·经脉》："凡此十五络者，实则必见，虚则必下，视之不见，求之上下，人经不同，络脉异所别也。"当经脉有病时，有时会在络穴所在的络脉上出现酸痛、麻木、硬结及颜色改变，可帮助诊断疾病。

用于治疗：一是络穴主治络脉病，如手少阴经别络，实则胸中支满，虚则

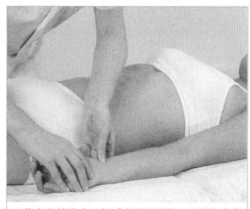

◎络穴主治脉病，如手少阴经别络，实则胸中支满，虚则不能言语，可取通里穴治疗。

不能言语，可取通里穴治疗。（详见络脉病候）。二是一络通二经，即络穴不仅治本经病，也能治其相表里经的病症，如手太阴络穴列缺，既能治肺经之咳嗽、气喘，又可治大肠经的牙痛、头项强痛等症。三是络穴治疗慢性病，特别是脏腑的慢性疾病，古人有"初病在经，久病在络"之说，即指久病不愈时，其病理产物气血痰湿等常由经入络，故凡一切内伤疾病或脏腑久病均可取络穴治疗。对于络脉之实证，用浅刺放血的方法治疗。

原穴与络穴

经脉	肺	大肠	胃	脾	心	小肠	膀胱	肾	心包	三焦	胆	肝	任	督	脾
原穴	太渊	合谷	冲阳	太白	神门	腕骨	京骨	太溪	大陵	阳池	丘墟	太冲			
络穴	列缺	偏历	丰隆	公孙	通里	支正	飞扬	大钟	内关	外关	光明	蠡沟	鸠尾	长强	大包

3.背腧穴、募穴

背腧穴是脏腑之气输注于背腰部的腧穴；募穴是脏腑之气汇聚于胸腹部的腧穴。它们均分布于躯干部，与脏腑有密切关系。

背腧穴的作用

用于诊断：《灵枢·背腧》："则欲得而验之，按其处，应在中而痛解，

背腧穴与募穴

脏腑	背腧穴	募穴
肺	肺俞	中府
大肠	大肠俞	天枢
胃	胃俞	中脘
脾	脾俞	章门
心	心俞	巨阙
小肠	小肠俞	关元
膀胱	膀胱俞	中极
肾	肾俞	京门
心包	厥阴俞	膻中
三焦	三焦俞	石门
胆	胆俞	日月
肝	肝俞	期门

乃其腧也。"《难经·六十七难》："阴病行阳，俞在阳。"指出五脏有病常在背腧穴上出现反应，按压背腧穴可以协助诊断。

用于治疗：治五脏病。《素问·长刺节论》："迫脏刺背，背腧也。"是说明背腧穴对于五脏病针刺具有直接作用。《素问·阴阳应象大论》："阴病治阳"也说明五脏有病可以取相应的背腧穴进行治疗。背腧穴不但可治与脏腑有关的疾病，还可治疗与本脏腑有关的五官九窍、皮肉筋骨病。如肝俞既能治肝病，又治目疾（肝开窍于目）、筋脉挛急（肝主筋，肝藏血）；肾俞治肾病，又可治与肾有关的耳聋耳鸣（肾开窍于耳，肾和则耳能闻五音）、阳痿（肾藏精、主生殖）及骨髓病（肾主骨生髓）。背腧穴可单用，亦可配募穴，叫腧募配穴法。

募穴的作用

用于诊断：《难经·六十七难》："阳病行阴，故令募在阴。"提出六腑有病（阳病）常在胸腹部的募穴上出现异常，指压募穴，可协助诊断，亦可与背腧穴互参诊病，即所谓"审募而察腧，察腧而诊募"。

用于治疗：募穴可治本脏腑病及阳经经络病症，《素问·阴阳应象大论》中的"阳病治阴"即指六腑病及阳经经络病可取募穴治疗，如胃脘痛取中脘；腹痛、腹泻取天枢；膀胱经之坐骨神经痛取中极等。

4.八会穴

"会"即聚会之意，八会穴即脏、腑、气、血、筋、脉、骨、髓的精气聚会的八个腧穴，故称八会穴，分布于躯干部和四肢部。

用于治疗：八会穴与其所属的八种脏器组织的生理功能有密切关系，可治疗与八者相关的疾病，尤其是八者的慢性虚弱性疾病。如脏会章门主治五脏疾患，尤以肝脾多用；腑会中脘主治六腑病，尤以胃及大肠效优；筋会阳陵泉主治筋病，半身不遂、肩臂疼痛、拘挛瘫痪、痿痹多用；髓会悬钟主治下肢瘫痪、痿软无力、贫血、疼痛等；骨会大杼主治骨病，以周身骨节疼痛，尤其是颈肩背及四肢骨痛效佳；血会膈俞主治血病，吐血、衄血、咯血、便血、痔血、尿血、崩漏、贫血以及外伤出血、瘀血等；气会膻中主治气机不利的各种疾患，如胸闷、气短、噎膈、哮喘、郁证、呕逆嗳气等；脉会太渊主治脉管病，如脉管炎、无脉症、动脉硬化等。

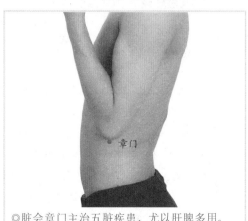

◎脏会章门主治五脏疾患，尤以肝脾多用。

5.郄穴

"郄"有空隙之意，郄穴是各经经气深集的部位。十二经脉、阴跷、阳跷、阴维、阳维脉各有一个郄穴，共十六个郄穴。多分布于四肢肘、膝关节以下。

用于诊断：脏腑有病可按压郄穴，以协助诊断。

用于治疗：因郄穴为气血深藏之处，一般情况下，邪不可干，如果郄穴出现异常，说明病邪已深，表现必然急、重，故郄穴可用于本经循行和所属脏腑的急症、痛症、炎症以及久治不愈的疾病。阴经郄穴有止血作用，如孔最止咯血，中都止崩漏，阴郄止吐血、衄血等。阳经郄穴偏于止痛，如急性腰痛取养老，急性胃脘痛取梁丘等。郄穴可以单用，亦可与会穴合用，叫郄会取穴法，如梁丘配中脘治疗急性胃病，孔最配膻中治气逆吐血等。

6.下合穴

下合穴是指手足三阳六腑之气下合于足三阳经的六个腧穴，故称下合穴。主要分布于下肢膝关节附近。

下合穴是治疗六腑病的重要穴位。《灵枢·邪气脏腑病形》曰："合治内府。"如足三里治胃脘痛；下巨虚治泄泻；上巨虚治肠痈；阳陵泉治蛔厥；委阳、委中治三焦气化失常引起的癃闭、遗尿等。

阴经与阳经郄穴

阴经	郄穴	阳经	郄穴
手太阴肺经	孔最	手阳明大肠经	温溜
手厥阴心包经	郄门	手少阳三焦经	会宗
手少阴心经	阴郄	手太阳小肠经	养老
足太阴脾经	地机	足阳明胃经	梁丘
足厥阴肝经	中都	足少阳胆经	外丘
足少阴肾经	水泉	足太阳膀胱经	金门
阴维脉	筑宾	阳维脉	阳交
阴跷脉	交信	阳跷脉	跗阳

7.八脉交会穴

八脉交会穴是指奇经八脉与十二经脉之气相交会的八个腧穴，故称"八脉交会穴"。它们分布于腕踝关节上下。

交会穴是指两经以上的经脉相交会合处的腧穴，多分布于躯干部。

八脉交会穴应用很广，李梴在《医学入门》中说："八法者，奇经八穴为要，乃十二经之大会也，周身三百六十穴，统于手足六十六穴，六十六穴又统于八穴。"由于奇经与正经的经气以此八穴相通，所以此八穴既能治奇经病，

八脉交会穴

经属	八穴	通八脉	会合部位
足太阴	公孙	冲脉	胃、心、胸
手厥阴	内关	阴维	
手少阳	外关	阳维	目外眦、颊、颈、耳后、肩
足少阳	足临泣	带脉	
手太阳	后溪	督脉	目内眦、项、耳、肩胛
足太阳	申脉	阳跷	
手太阴	列缺	任脉	胸、肺、膈、喉咙
足少阴	照海	阴跷	

又能治正经病，如公孙通冲脉，因公孙为脾经穴，故公孙既能治脾经病，又能治冲脉病；内关通阴维脉，又为手厥阴心包经穴，故内关既可治心包经病，又可治阴维病。余穴类推。八脉交会穴临床上常采用上下相应配穴法，且针时常交叉针穴。公孙、内关治胃心胸疾病及疟疾；后溪、申脉治内眼角、耳、项、肩胛部及恶寒发热症；外关、足临泣治外眼角、耳、颊、肩及寒热往来病症；列缺、照海治咽喉、胸膈、肺及阴虚内热等病症。

全身交会穴很多，交会穴不但治本

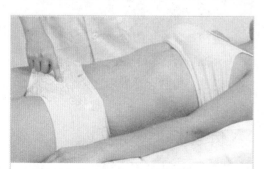

◎中极、关元是任脉穴位，又与足三阴经交会，因此，这二穴既可治任脉病，又可治足三阴经疾病。

经病，还能治所交会经脉的病症。如中极、关元是任脉穴位，又与足三阴经交会，因此，这二穴既可治任脉病，又可治足三阴经疾病；大椎是督脉经穴，又与手足三阳经交会，因此，它既可治督脉病，又治诸阳经引起的全身性疾病；三阴交是脾经穴，又与肝、肾二经交会，因此，三阴交既可治脾经病，又治肝肾经疾病。

各经主要交会穴：

（1）肺经

中府：手、足太阴之会。

（2）大肠经

肩髃：手阳明、阳跷之会。

迎香：手、足阳明之会。

（3）胃经

承泣：足阳明、阳跷、任脉之会。

地仓：阳跷、手足阳明之会。

下关：足少阳、阳明之会。

头维：足少阳、阳明、阳维之会。

（4）脾经

三阴交：足太阴、少阴、厥阴之会。

大横：足太阴、阴维之会。

腹哀：足太阴、阴维之会。

（5）小肠经

颧髎：手太阳、少阳之会。

听宫：手足少阳、手太阳之会。

（6）膀胱经

睛明：手足太阳、阴阳跷、足阳明之会。

大杼：手、足太阳之会。

风门：督脉、足太阳之会。

（7）肾经

足少阴、冲脉之会：大赫、气穴、四满、中注、肓俞、商曲、石关、阴都、腹通谷、幽门。

（8）心包经

天池：手厥阴、足少阳之会。

（9）三焦经

翳风：手、足少阳之会。

角孙：手、足少阳、手阳明之会。

（10）胆经

瞳子髎：手太阳、手足少阳之会。

阳白：足少阳、阳维之会。

头临泣：足太阳、少阳、阳维之会。

风池：足少阳、阳维之会。

肩井：手足少阳、阳维之会。

日月：足太阴、少阳之会。

带脉：足少阳、带脉之会。

环跳：足少阳、太阳之会。

（11）肝经

章门：足厥阴、少阳之会。

期门：足厥阴、太阴、阴维之会。

（12）任脉

承浆：足阳明、任脉之会。

廉泉：阴维、任脉之会。

天突：阴维、任脉之会。

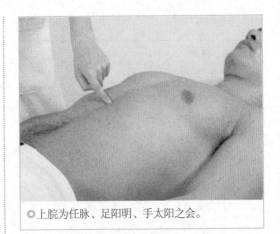

◎上脘为任脉、足阳明、手太阳之会。

上脘：任脉、足阳明、手太阳之会。

中脘：手太阳、少阳、足阳明、任脉之会。

下脘：足太阴、任脉之会。

阴交：任脉、冲脉之会。

关元：足三阴、任脉之会。

中极：足三阴、任脉之会。

会阴：任、督、冲三脉之会。

（13）督脉

神庭：督脉、足太阳、阳明之会。

水沟：督脉、手足阳明之会。

百会：督脉、足太阳之会。

脑户：督脉、足太阳之会。

风府：督脉、阳维之会。

哑门：督脉、阳维之会。

大椎：督脉、手足三阳之会。

陶道：督脉、足太阳之会。

人体的刺灸禁穴

凡不可针刺的腧穴，称禁刺穴；凡不可灸治的腧穴，称禁灸穴。两者统称为刺灸禁穴。刺灸禁穴是针灸临床避免事故差错的根据，其意义是深远的。但是，时至今日，人体解剖学已对人体各部详加洞察，前人所述的刺灸禁穴，通过实践，并非皆然，故不可拘泥于古人。

1.禁刺穴

凡腧穴近于脏腑，或在大的血脉之上或附近，或居于特殊位置，皆属古人认为不可刺者，而定为禁刺腧穴。如脑户、囟会、神庭、玉枕、络却、承灵、颅息、角孙、承泣、神道、灵台、膻中、水分、神阙、会阴、横骨、气冲、箕门、承筋、手五里、三阳络、青灵、乳中、人迎、缺盆、肩井、冲阳、云门、极泉、天池等。

禁刺穴的实质，基本属于行刺的深浅问题。"病有浮沉，刺有浅深，各至其理，无过其道，过之则内伤。""过之"即是指刺之过深。可见古人亦认识到禁刺只是一个相对的概念。故举凡禁刺穴，除居特殊部位的神阙、乳中不宜

针外，其他腧穴皆可进针，但务取毛刺、浮刺、沿皮刺等浅刺法，切勿超过生理限度。

2.禁灸穴

凡接近五官、前后二阴及大动脉的腧穴，均不宜用灸法施治。如脑户、风府、哑门、五处、承光、脊中、心俞、白环俞、丝竹空、承泣、素髎、人迎、乳中、渊腋、鸠尾、经渠、天府、阴市、伏兔、地五会、膝阳关、迎香、巨髎、禾髎、地仓、少府、足通谷、天柱、头临泣、头维、攒竹、睛明、颧髎、下关、天牖、周荣、腹哀、肩贞、阳池、中冲、少商、鱼际、隐白、漏谷、阴陵泉、条口、犊鼻、髀关、申脉、委中、承扶等。

这些都是古人的经验之谈。近代针灸临床认为，除了睛明、素髎、人迎、委中等不宜灸外，余穴均可适当采用灸治法。

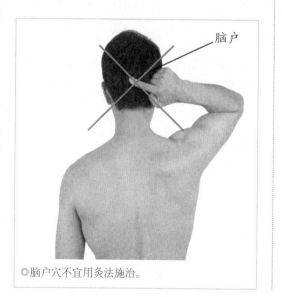

◎脑户穴不宜用灸法施治。

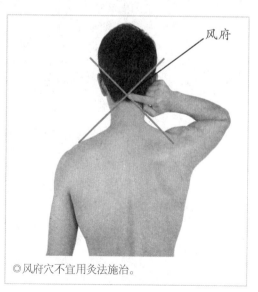

◎风府穴不宜用灸法施治。

经筋疗法发展历史简表

经筋疗法有着非常悠久的历史，关于经筋疗法的记载最早可以追溯到春秋战国时期。经过两千多年的发展，经筋疗法已经发展成为一种可以治愈众多疾病的治疗手段。

春秋战国（公元前770—公元前221年）

1 《黄帝内经》中专立"经筋"篇，全面介绍了十二经筋的分布和经筋治疗手法。

东汉（公元25—220年）

2 "医圣"张仲景在《金匮要略》中详细论述了经筋疾病的具体病症。

西晋（265—316年）

3 皇甫谧所编著的《黄帝针灸甲乙经》中，有关经筋疗法的全面论述。

隋朝（581—618年）

4 巢元方所著的《诸病源候论》中曾有"伤绝经筋，荣卫不循行"等有关经筋的论述，并且在书中每卷之末均附有具体的经筋疗法。

唐朝（618—917年）

5 孙思邈所著的《千金要方》不仅记述了大量筋伤疾病，而且特别归纳出擦、捻、抱、推、振、打、顿、捺等治疗手法，对经筋疗法的发展做出了巨大贡献。

宋朝（960—1279年）

6 宋代的《伤寒明理论》《永类钤方》《世医得效方》等医学著作都不同程度地论述了经筋和经筋疗法，得出筋伤早期宜活血化瘀，中期宜养血舒筋，后期当培元固肾的经筋疗法治疗原则。

元、明、清（1271—1911年）

7 元、明、清各代，中医学的研究方法受中国古代哲学和伦理学的影响，经筋理论没有引起足够的重视和传承，经筋疗法也被视为愚笨粗俗的体力劳动而遭到鄙弃，但仍在民间广泛流传和应用。

近代和现代

8 因经筋疗法效果显著、经济方便、无毒副作用而重新得到重视，在理论和实践上都得到了很大发展。

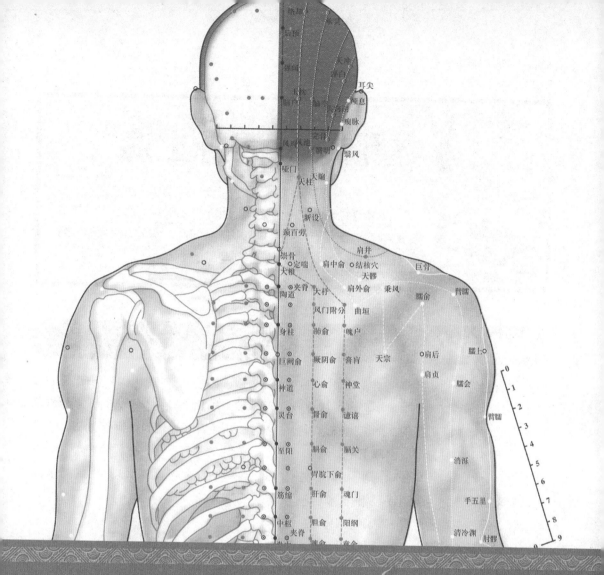

络却
后顶 玉枕
强间 脑空
天冲
颅 率谷
耳尖
脑户 浮白 角孙 颅息
完骨 瘛脉
风府 风池 翳风
哑门 翳明
天柱 天牖
新设
颈百劳
肩井
崇骨 肩中俞 结核穴 巨骨
定喘 天髎
大椎 肩外俞 秉风 臑俞
陶道 夹脊 大杼 臂臑
风门附分 曲垣
身柱 肺俞 魄户
巨阙俞 厥阴俞 膏肓 天宗 肩后
肩贞 臑上
神道 心俞 神堂
臑会
灵台 督俞 譩譆
臂臑
至阳 膈俞 膈关 消泺
胃脘下俞
筋缩 肝俞 魂门 手五里
中枢 胆俞 阳纲 清冷渊 肘髎
夹脊
脾俞

0 1 2 3 4 5 6 7 8 9
0 9

上 篇

奇经八脉和十二正经腧穴

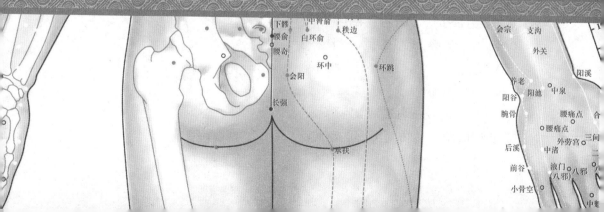

会宗 支沟
下髎 中膂俞 外关
腰俞 秩边 阳溪
腰奇 白环俞 养老 阳池 中泉
阳谷
环中
腕骨 腰痛点
会阳 环跳 腰痛点 合
长强 后溪 外劳宫 三间
中渚 (八邪)
承扶 前谷 液门 八邪
小骨空 (八邪)
中渚

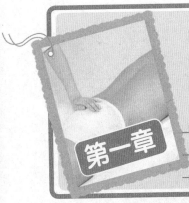

督脉——阳脉之海

第一章

◎人体奇经八脉之一。督脉总督一身之阳经，六条阳经都与督脉交会于大椎，督脉有调节阳经气血的作用，故称为"阳脉之海"。主生殖功能，特别是男性生殖功能。

督脉总述

"督脉"一词出自《素问·骨空论》。其循行路线，起始于小腹内，从会阴部向后，行于脊里正中，上至风府，入于脑，上头顶，下额，沿前额正中，到鼻柱下方及上齿。前后与任脉、冲脉相通，与足太阳膀胱经、足少阴肾经相合，联系心、肾、脑。在背后中脊，总制诸阳，故谓之曰督，督者都纲也。其循背脊上行，犹如裘之背缝也。

督脉起于小腹下方耻骨正中央，分本络与别络循行全身之经络。

（1）别络路径：由会阴穴起，女经溺尿处，男绕生殖器，至耻骨借足少阴肾经内股处，入腹内循任脉，行至小腹胞中（关元穴）。在胞中此内气分两路，一后络至两肾（主要为右肾）。另一内气会走冲脉气街，腹部，上行入喉，环绕嘴唇，一股内行至督脉龈交穴而终。另一股外行上脸颊至两眼中央下方，入眼内眦。

（2）本络路径：与足太阳膀胱经同起于眼内眦睛明穴（功穴），上额前，

至头顶，再络入脑中。由脑再转出左右颈部，顺下项肩部，内挟脊内行，至腰脊部入肾，再由肾经生殖器回到会阴穴。

督脉的"督"字，有总督、督促的含义。督脉循身之背，阳，说明督脉对全身阳

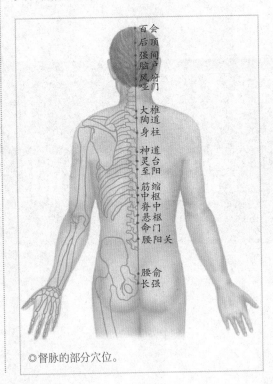

百会
后顶
强间
脑户
风府
哑门

大椎
陶道
身柱
神道
灵台
至阳
筋缩
中枢
脊中
悬枢
命门
腰阳关

腰俞
长强

◎督脉的部分穴位。

经脉气有统率、督促的作用。故有"总督诸阳"和"阳脉之海"的说法。因为督脉循行于背部正中线，它的脉气多与手足经相交会，大椎是其集中点。另外，带脉出于第二腰椎，阳会维交会于风府、哑门。所以督脉的脉气与各阳经都有联系。又因督脉循行于脊里，入络于脑，与脑和脊髓有密切的联系。《本草纲目》称："脑为元神之府"，经脉的神气活动与脑有密切关系。体腔内的脏腑通过足太阳膀胱经背部的腧穴受督脉经气的支配，因此，脏腑的功能活动均与督脉有关。所以金代医家张洁古认为：督脉"为阳脉之都纲"即是此意。

既然督脉是人体的"总督"，在这里就最能展现出人体的精、气、神，我们常说的"挺直你的脊梁"，就是展现我们的精神的意思。

督脉的功能可以概括为以下两点：

其一，督脉多次与手足三阳经及阳维脉相交会，与各阳经都有联系，所以对全身阳经气血起调节作用。

其二，它对脑髓与肾的功能有所反映。督脉行脊里，入络脑，又络肾，与脑、髓、肾关系密切，可反映脑、髓、肾的生理功能和病理变化。肾为先天之本，主髓通脑，主生殖，故脊强、厥冷及精冷不育等生殖系统疾患与督脉关系重大。脑是人的高级中枢，脊髓是低级中枢，而督脉的路线与脊髓有重复的地方。所以，督脉与人的神智、精神状态有着非常密切的关系。

督脉循身之背，入络于脑，如果督脉脉气失调，就会出现"实则脊强，虚则头重"的病症，这都是督脉经络之气受阻，清阳之气不能上升之故。由于督脉统一身之阳气，络一身之阴气，不仅发生腰脊强痛，而且也能"大人癫疾、小儿惊痫"。同时，督脉的别络由小腹上行，如脉气失调，亦发生从少腹气上冲心的冲疝，以及癃闭、痔疾、遗尿、女子不育等证。

《督脉循行歌》：

督脉少腹骨中央，女子入系溺孔疆。

男子之络循阴器，绕篡之后别臀方。

至少阴者循腹里，会任直上关元行。

属肾会冲街腹气，入喉上颐环唇当。

上系两目中央下，始合内眦络太阳。

上额交颠入络脑，还出下项肩髆场。

侠脊抵腰入循膂，络肾茎篡等同乡。

此是申明督脉路，总为阳脉之督纲。

督脉起于长强穴、止于龈交穴，单28穴。分别是长强、腰俞、腰阳关、命门、悬枢、脊中、中枢、筋缩、至阳、灵台、神道、身柱、陶道、大椎、哑门、风府、脑户、强间、后顶、百会、前顶、囟会、上星、神庭、素髎、水沟、兑端、龈交。

督脉主要穴位详解

长强

【穴位一找准】在尾骨端下，当尾骨端与肛门连线的中点处。

【功效】宁神镇静，通便消痔。

【主治】

（1）泄泻，便血，便秘，痔疾，脱肛。

（2）癫痫。

【刺灸法】斜刺，针尖向上与骶骨平行刺入0.5~1寸；不灸。

穴位详解

长强是督脉的第一个穴位。督脉我们上一节已经总体介绍过，它从下到上，穿行于后背正中，是统领人体阳气的经络。长强穴就在后背的正下方，在尾骨端与肛门连线的中点处，是督脉的起始穴，阳气就从这里开始生发。

很多老人都知道，在治疗小儿疾病上有一个方法叫"捏脊"，捏脊的开始处就是长强穴，从这里沿着后背向上一直捏到后颈的大椎穴，对于小孩的食欲缺乏、消化不良、腹泻等病都有很好的治疗效果。原因就是它振奋了人体的阳气，所以中医说"长强为纯阳初始"。

其实我们看名字也知道，"长"是长大、旺盛。而"强"顾名思义就是强壮、充实。长强合二为一，意味着这个穴位的气血很强盛。古人对这个穴位还有一个解释，叫"循环无端之谓长，健行不息之谓

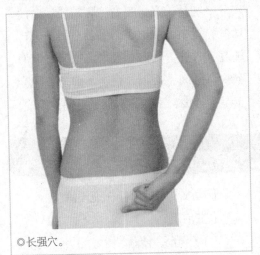

◎长强穴。

强。"意思也很好理解，人体的气血是循环不息的，新陈代谢就在此循环运行之中完成。气血运行正常的话，人体的健康就能够得到保证。否则，就很可能得病。

我们都知道，武侠小说有一个很神的练功方法叫作"打通任督二脉"，打通了的人就可以功力倍增。这是武侠小说家的说法，并不可信。但在道家，有一种很常见的气功功法叫打通小周天，小周天的起始处就是尾骨上的长强穴。打通小周天可以养生健体是被很多人论证过的。这当中，作为起始处的长强穴功不可没，因为它就是保证人体气血升降循环的穴位。

所以，对于中气下陷证，如脱肛、痔疮、便秘等，都可以通过按摩长强穴来防治。具体的做法也很简单，趴在床上，让家人帮忙艾灸长强穴，每次艾灸20分钟左右，长强处感到发热就可以了。

如果这样操作觉得不放心，或者不方便的话，也可以在晚上睡觉前，趴在床上，将双手搓热，然后趁热顺着腰椎尾骨往下搓，搓100下，让长强穴处感到发热就可以。事实上，针刺长强穴，可以改变大肠的收缩和舒张的状态，从而改善便秘，也已经得到科学证实了。

腰俞

【穴位一找准】在骶部，当后正中线上，正对骶管裂孔。

【功效】调经清热，散寒除湿。

【主治】腰脊强痛，腹泻，便秘，痔疾，脱肛，便血，癫痫，淋浊，月经不调，下肢痿痹。

【刺灸法】向上斜刺0.5~1寸；可灸。

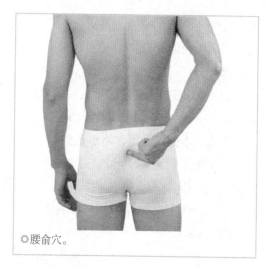

◎腰俞穴。

穴位详解

腰，腰部也。俞，输也。腰俞，意指督脉的气血由此输向腰之各部。本穴物质为长强穴传来的水湿之气，至本穴后，因其散热冷缩水湿滞重，上不能传于腰阳关穴，下不得入于长强穴，因此输向腰之各部，故名腰俞。

腰阳关

【穴位一找准】在腰部，当后正中线上，第四腰椎棘突下凹陷中。

【功效】祛寒除湿，舒筋活络。

【主治】腰骶疼痛，下肢痿痹；月经不调、赤白带下等妇科病症；遗精、阳痿等男科病症。

【刺灸法】直刺0.5~1寸，可灸。

穴位详解

中医将人体的颈、胸、腰椎分为三关，分别为风寒关、气血关、寒冷关。我们的腰阳关穴就在第四腰椎，正好处于寒冷关的中间地带，而这里又是阳气通行的关隘。很多老人到了冬天经常感到后背发凉，很大一个原因就是这里的经络不通，

阳气无法上行。这时候，只要打通了腰阳关，阳气顺行而上，所有的问题自然就能迎刃而解了。

腰阳关位于腰部，背后正中线，第四腰椎棘突下凹陷中，是专门治疗腰部疾病的穴位，尤其对于现代人经常犯的急性坐骨神经痛、腰扭伤等治疗效果非常好。发现腰部疼痛的时候，可以躺下来，趴着，用热毛巾，或者热水袋，在腰阳关的位置热敷，保持这个部位的热度，每次敷20分钟到半小时即可。如果身边没有合适的物品的话，也可以采用按摩的方式，用大拇指在腰阳关的位置打圈按摩，每次按揉100下，可以很好地改善疼痛的症状。

命门

【穴位一找准】人体命门穴位于腰部，当后正中线上，第二腰椎棘突下凹陷中。

【功效】益肾温阳，舒筋活络。

【主治】虚损腰痛，脊强反折，遗尿，尿频，泄泻，遗精，白浊，阳痿，早泄，赤白带下，胎屡坠，五劳七伤，头晕耳鸣，癫痫，惊恐，手足逆冷。

【刺灸法】直刺0.5~1寸；可灸。

穴位详解

"命门"一词最早见于《黄帝内经》，最早系指眼睛和睛明穴而言。后来的《难经》首先提出了与《黄帝内经》完全不同的"命门"概念，指明所谓命门，是指产生和维系生命存在的系统。如《难经·三十六难》："……命门者，诸神精之所舍，原气之所系也。男子以藏精，女子以系胞，故知肾有二也。"

"门"就是出入的枢纽，而那命门顾

名思义就是生命出入的地方。认真看它的位置就会发现，命门在背后正中线，也就是腰部的两肾之间。肾是人的先天之本，而人体当中最重要的物质基础——精，就藏在肾当中。肾精是不是充足，直接决定着人体是不是健康。因此命门是关系生命的重要穴位。

命门穴最快速而现实的应用是解决手脚冰凉的问题，在冬天，不少人觉得四肢清冷冰凉，睡觉总是睡不暖热，其实这就是中医里所说的"命门火衰"。这时用针灸命门的保健方法是最好的。科学验证认为，灸命门保健身体时以清艾条温和灸法为好。方法是将清艾条的一端点燃后，对准命门穴隔姜熏灸。艾条距离皮肤2~3厘米，使局部有温热感不灼痛为宜，每次灸30~60分钟，灸至局部皮肤产生红晕为度，每星期灸一次。这样的做法可以缓解很多阳虚的症状，比如女性手脚冰凉、老年人关节怕冷、男性尿频尿急等。平时稍微感到有些亚健康状态的人，也可以时常用手掌心去按摩命门，按摩到皮肤发热即

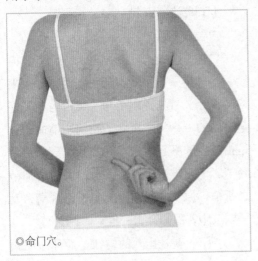

◎命门穴。

可。因为手掌心的劳宫穴是火穴，可以为命门增添生命的火力。

中枢

【穴位一找准】该穴位于人体的背部，当后正中线上，第十胸椎棘突下凹陷中。

【功效】健脾利湿，清热止痛。

【主治】黄疸，呕吐，腹满，胃痛，食欲缺乏，腰背痛。

【刺灸法】斜刺0.5~1寸；可灸。

穴位详解

中，指穴内气血所处为天地人三部中的中部。枢，枢纽也。中枢名意指督脉的天部水湿之气由此外输脊背各部。本穴物质为脊中穴传来的阳热之气，至本穴后则化为天之中部的水湿风气，水湿风气由本穴外输脊背各部，本穴如同督脉气血外输脊背的枢纽一般，故名中枢。

至阳

【穴位一找准】俯伏坐位。在背部，当后正中线上，第七胸椎棘突下凹陷中。

【功效】利胆退黄，宽胸利膈。

【主治】胸胁胀痛，脊强，腰背疼痛，黄疸，胆囊炎，胆道蛔虫症，胃肠炎，肋间神经痛。

【刺灸法】斜刺0.5~1寸；可灸。

穴位详解

至阳穴在后背第七胸椎之下。为什么一开始就强调"第七"呢？因为"七"这个数字有一个特殊的含义。在十二地支当中，阴阳的兴盛正好是六支，比如阳气从子时开始升发，到午时达到极点。第七支"午"在这里起着兴衰转承的作用。至也就是极、最的意思，至阳的意思就是说，

到了这里，阳气就达到了一个顶点。

另外，不知道大家听说过一句俗语没有，叫作"冬至饺子夏至面"。中国古人很重视冬至和夏至这两天，尤其是冬至，甚至认为"冬至大如年"，就是因为这两天是阴阳转换的关键节气，夏至是夏天的极致，冬至是冬天的极致。过了夏至，阴气开始生发，白天渐短；而过了冬至，阳气开始生发，白昼渐长。

人体当中也是这样，横膈以下为阳中之阴，横膈以上为阳中之阳。至阳穴就是阳中之阴到达阳中之阳的地方，也就是背部阴阳交关的地方。所以一些寒热交杂的病，比如疟疾等，找这个穴效果很好。这个原理也不难解释，寒热交杂就相当于阴阳相争，双方势均力敌，难分胜负。这时候，我们刺激至阳穴，就相当于给阳方派去了一支生力军，又怎能不胜券在握？

至阳穴是后背督脉上阳气最盛的地方，自然是阳光普照，全身受益，正所谓"至阴飕飕，至阳赫赫，两者相接成和，而万物生焉。"所以，这个穴位能够治疗

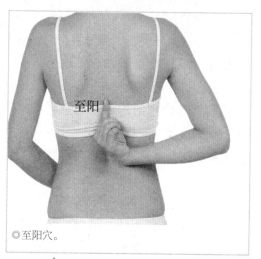

◎至阳穴。

的疾病有很多。对于现在经常应酬于酒桌上的人来说，这个穴更是随身携带的法宝。因为按揉它能够很好地改善肝功能，而且现代医学也证实，按摩至阳穴能够降低黄疸指数。

但是，至阳穴最乐于"效忠"的还是我们的心，有的人经常感到心慌、胸闷、心跳时快时慢，尤其是心里有事的时候，这种现象很严重。这时候就可以按摩至阳穴来调整。如果身边有亲人的话，最好趴在床上让亲人帮忙按摩，那样可以感受到来自亲人的温情，给身体多加入一分"爱心健康"。如果独自一人，也不用难过，自己动手一样可以很好地解决问题，手弯到后背，用食指和中指合力使用，力度可以加强一点儿，给至阳多加一点儿动力，心慌气短的问题要不了多久就能解决了。

灵台

【穴位一找准】灵台穴位于人体的背部，当后正中线上，第六胸椎棘突下凹陷中。

【功效】清热化湿，止咳平喘。

【主治】咳嗽，气喘，项强，脊痛，身热，疔疮。

【刺灸法】斜刺0.5~1寸；可灸。

穴位详解

说到灵台，可能很多人都会觉得耳熟。确实，在今天的甘肃平凉就有一个灵台县，这个地方在古代也是丝绸之路的支线，有着深厚的历史渊源。著名的古迹——古灵台就坐落在这里。传说古灵台是周文王为了庆祝征服密须国而建筑的，后来这里就是周文王观天祭天，使自己的

王权神圣化的一个地方。

中医将五脏六腑也按照其职能范围给予了一定的职位。这当中，与周文王相提并论的当属心，称"心为君主之官"。而灵台的"灵"就是指神灵，也就是心。而"台"则是指台基，高台，号令之处，灵台顾名思义就是君主宣德布政的地方。

现在的人天天忙于追逐功名利禄，心很少有清净的时候。所以容易被各种各样的情绪病，如失眠、忧郁症等困扰。物质生活虽然很丰富，却感受不到幸福，这个问题的症结就在"心"。

灵台穴在背部，往上紧靠着心俞和神道，是心这个君主行使它职能的地方。所以，当我们的情绪不对、心情不好的时候，都要先想想，是不是从生活中捡了很多"垃圾"扔到灵台里了？

这时候就要坐下来，好好清扫一下灵台，想想最近有哪些不顺畅的事，这些事情真的这么重要，至于为之食不香，寝不眠，弄得自己憔悴不堪吗？所以好好打扫一番，把"垃圾"扔出去。

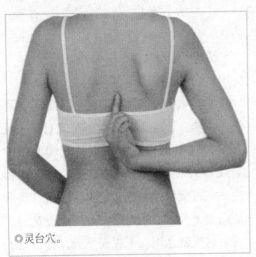

◎灵台穴。

因为只有灵台纤尘不染，心才能专心致志地行使君主的职能，让各个脏腑各就各位好好工作，这样，我们人体这架"精密仪器"才能安稳运转，帮助我们应对生活中的各种杂事。

所以，时常感觉情绪不对，比如忧郁、经常想哭，或者脾气很大、老想发火，没有什么具体的事情，却总是莫名其妙睡不着觉等症状出现的时候，都不妨对灵台穴"时时勤拂拭，勿使惹尘埃。"

方法也很简单，就好像拿一个鸡毛掸子打扫尘埃一样。我们可以买一个按摩锤，没事的时候在灵台穴轻轻地敲打。水滴石穿，绳锯木断，锤击病去，只要坚持下去，心理和身体的这些"小尘埃"都会被我们敲击得不见踪影。

身柱

【穴位一找准】第三胸椎棘突下凹陷中。

【功效】清热宣肺，宁神镇痉。

【主治】身热头痛，咳嗽，气喘，惊厥，癫狂痫证，腰脊强痛，疔疮发背。

【刺灸法】斜刺0.5~1寸，可灸。

穴位详解

在身柱二字中，"身"字我们就不用解说了，下面重点了解一下这个"柱"字，柱在古代是指楹柱，就是在房子中直立的起支撑作用的构件。大家可以想一下，如果房屋的支柱倒塌了，房子还能完好无损地在那里为我们遮风挡雨吗？

身柱在人体中的位置也是这样的，它在后背两个肩胛骨的中间，上接头部，下面和腰背相连，就像一个承上启下的支柱一样。我们在说一个人负担重的时候，总喜欢说他"上有老，下有小"，是家里的"顶梁柱"，其实就是突出他在家里的重要性。身柱也就是我们人体的"顶梁柱"，要想五脏六腑、四肢百骸都能好好地工作，不出问题，一定要照顾好身柱穴。

日本人对身柱推崇有加，称之为"小儿百病之灸点"，意思就是说灸身柱穴对小儿疾病有很好的疗效。早在1938年，日本针灸学家代田文志就曾为长野县的小学生集体灸身柱穴，一些身体虚弱、动辄感冒、消化不良的孩子，一个多月以后就得到了明显的改善，半年之后基本都痊愈了。这事当时在日本引起了轰动，以至于日本很多小学都效法施行。

其实，身柱能治疗的疾病有很多，如脑力不足出现的眩晕、肺气不足产生的哮喘、脾气虚弱导致的下陷脱肛等，都属于正气先虚，督脉的阳气无法上升所致。在治疗上，最重要的就是扶正祛邪，补足正气。

所以，显而易见的，这个穴最大的作用就是强身健体，增强体质，提高人体的抵抗力。我们说抵抗力弱的老人和孩子，更要注意这个穴。除了像日本人那样艾灸之外，按摩刺激的效果也很好。年轻的妈妈在睡前时常给孩子揉一揉，不仅可以免去孩子吃药打针的痛苦，还能让孩子深深体会到妈妈的拳拳爱意，对于心理健康的影响也是无法估量的。由于穴位在背后，按摩的时候有可能不太好着力，可以拿一枚圆圆的硬币，用硬币的边缘在身柱穴处上下滑动按摩。

而年轻人如果能时常给老人按摩此穴的话，那更是给老人饱经风霜的心灵带来无限慰藉。"夕阳无限好，黄昏景更佳。"这份"景"很多时候是需要年轻人去营造，去为亲人精心布置的。

陶道

【穴位一找准】位于背部，当后正中线上，第一胸椎棘突下凹陷中。

【功效】解表清热，截疟宁神。

【主治】头痛项强，恶寒发热，咳嗽，气喘，骨蒸潮热，胸痛，脊背酸痛，疟疾，癫狂，角弓反张。

【刺灸法】斜刺0.5~1寸；可灸。

穴位详解

在讲陶道之前，我们先了解一下任脉上的璇玑，璇玑与陶道是两两相对、前后呼应的。璇玑在天文学中代表的是北斗星的枢纽，北斗星终年旋转不停，就好像我们人体任督二脉气血的运行一样，长年不息。北斗星循着一个方向运行，不同时间到达不同的地点，这就好比人体的气血，从长强开始，经过身柱，到达百会，然后

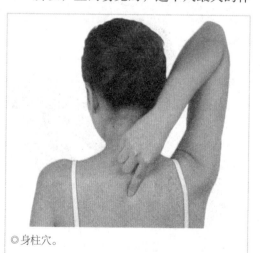

◎身柱穴。

经过前额，与任脉相接，然后再转入长强，进入督脉，在人体上周流不息。

陶道和璇玑就是这个循环当中的两个重要地方。为什么叫陶道呢？因为在古人看来，物体旋转最快的莫过于陶钧，所以用"陶"来称呼这个穴，形容气血循行的速度很快。去陶吧玩过的人可能知道，未成陶器的泥坯开始是放在一个平盘上的，这个平盘和下面的机轮一起组成一个转盘机。只要踏动机轮（当然现在是电动的了），平盘就会旋转，然后人工用手将这些泥胚拉成各种形状。

古人认为，大到天道循环，小到人体气血循环，周而复始就和这陶钧一样，万事万物就在这不停地循环过程中被创造出来。气血也只有这样不停地循环运转，才能使阴阳协调，不偏不倚。

可想而知，陶道就是调节人体整个大气循环的。所以，它站的位置非常高，陶钧在中间旋转，牵动四旁，必然会产生风，陶道右下边的穴就是风门穴。既然是调节整体的，那么治疗的病症肯定不是局部的小病症，而是从整体来调节。说简单一点儿，它的作用就是当人体的气血运行出现问题，比如身体太冷了、气血凝滞、运行不畅的时候起一个调节的作用。

我们知道，中医讲人体的疾病，离不开气血二字，多数不是气血不足，就是气血不畅，所以说陶道穴的作用非常大，而且使用范围非常广，几乎人体所有的问题都可以派上用场。用现代医学的观点来说，就是刺激它可以调整人体的免疫力，使人体处于一种健康的状态。

陶是指陶冶，引申为治疗，道就是道路。在古代，陶钧还有治国的意思。上面说过，陶道是掌控大局的，但它又不是君主之位。我们可以想一下，不是君主，却行使着君主的职权来掌控大局，而且位置还非常高，这是什么？是宰相！就和人体的肺一样，陶道在穴位中的位置就相当于宰相，也就是相辅之官，是君主的左膀右臂，辅佐皇帝治理天下，古人说"是以圣王制世御俗，独化于陶钧之上"，意思就在这里。

事实上，这个穴除了调节人体大气循环之外，还有一个专门的作用也和肺有关，就是治疗慢性支气管炎。临床试验也发现，按揉陶道穴能够显著地改善肺功能。所以，患有慢性支气管炎的人，或者经常咳嗽、自觉肺功能不太好的人，不妨时时刺激陶道穴。

我们在按摩陶道穴的时候，可以低下头，一手将头按住，另一只手的大拇指顶住穴位，其余四指抓住脖颈得力，用大拇指按揉。按摩的时候多用点儿劲，每次按

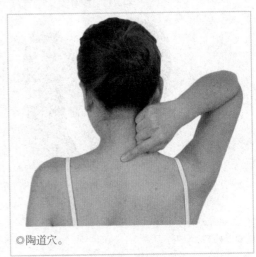

◎陶道穴。

摩100下左右，慢慢地，肺功能会有一个很好的提升。

大椎

【穴位一找准】第七颈椎棘突下凹陷中。颈椎一共七节，当你低下头左右转动脖颈时，上面六节颈椎都跟着转动，只有第七颈椎是不动的，这个不动的颈椎棘突下就是大椎穴。

【功效】清热解表，截疟止痛。

【主治】热病；感冒、咳嗽、气喘等外感病症；头痛项强；疟疾；癫狂，小儿惊风；阳虚诸证。

【刺灸法】斜刺0.5~1寸，可灸。

穴位详解

现在很流行一种治疗方法，叫作天灸。天灸是什么意思呢？就是三伏天的时候，在人体几个大的穴位上施灸。这个方法对于那些体寒、免疫力差的人来说，非常有效。原因就是三伏天是自然界阳气最足的时候，这时候补阳效果最好。张景岳说："天之大宝，只此一丸红日，人之大宝，只此一息真阳。"古人将人体的阳气比作天上的太阳，三伏天施灸，就相当于模拟天上的太阳，给那些身体里面缺少阳气的人再造一个"小太阳"。

在天灸当中，大椎穴是一个非常重要的穴位，古人称它为"诸阳之会"。这个穴在背部的最高点，背部本来就是阳面，所以大椎堪称阳中之阳。而且，它是督脉与手部三阳经的交会穴，所以阳气非常足。

如果这样讲，你就以为大椎穴仅仅是补阳的，那可就大错特错了。大椎在第七

颈椎下，古人排序，认为这是脊骨中的老大。我们摸后背会发现，这里比其他地方的脊骨要大要突起一些，正因为此，所以称之为大椎。既然是老大，当然要起带头作用，一碗水端平。所以，它的作用不限于补阳，当阴阳相争的时候，刺激大椎，可以使阴阳平和。就像一个公正无私的老大，大椎穴在其间起着中正调和的作用。

因为这个地方阳气很足，所以对于提高人体的免疫力、刺激抗体的产生，包括抑制肿瘤的生长、改善肺呼吸功能等都有很好的作用。这当中，最显著的就是泻热、发热、高热，或者内热引起的痤疮都可以通过大椎穴来调理，具体的方法就是放血。

一说放血，很多人就觉得很吓人，不敢尝试，其实大可不必。大家想一想，我们平时不小心磕了、碰了，不是会失掉很多血吗？大椎放血，就是用食指和拇指将大椎穴处的皮肤提起，然后将针用碘酒或者用火消毒，之后迅速地在提起的皮肤上

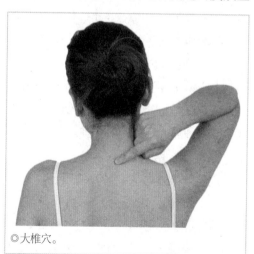
◎大椎穴。

刺几针，同时用手挤出四五滴血出来。这个方法对于泻热的治疗效果非常好，几乎是立竿见影。

当然，这个方法是适用于发热、痤疮等体内有热的人。如果是怕冷，经常感到后背凉飕飕的，则要通过其他的方法了，如上面说的天灸，平时有精力的话，在大椎上做艾灸也是很好的保健方法。督脉是阳脉之海，尤其是在背部穿行的这一段经络，更是阳气直达头顶的重要部位。

如果仅仅作为保健养生的措施，我们可以推荐一个非常简单易行的办法，在家里，或者公园里都可以操作。找一个门框，或者一棵大树，用后背正中线顶着门框，左右移动，这样可以同时刺激到这几大穴位，对于提升阳气效果是非常好的。就像敲胆经一样，一个小动作，将所有的穴位都刺激到了。其实，像这样一举多得的养生方法在中医当中俯拾皆是，就看你是不是真的用心了。

风府

【穴位一找准】人体风府穴位于颈部，当后发际正中直上1寸，枕外隆凸直下，两侧斜方肌之间凹陷处。

【功效】熄风散风，通关利窍。

【主治】癫狂，痫证，癔症，中风不语，悲恐惊悸，半身不遂，眩晕，颈项强痛，咽喉肿痛，目痛，鼻出血。

【刺灸法】此穴不灸。

穴位详解

我们知道，中医有"六淫"之说，也就是六邪。这当中，以风为首，说"风为百病之长"。所以，中医对风是非常注意的。在长期的摸索当中，人们发现，在人体当中有很多地方很容易遭受风的袭击，所以将其命名为"风"，如风府、风池、风门、翳风等，这些地方基本都是风邪的藏身之所。所以对于风，我们一定要严加注意，尤其是在春天和冬天风邪最猖狂的时候，更要注意保暖。上了年纪的老人和小孩更要将其视之为洪水猛兽，躲得远远的。

在这些风穴当中，尤以风府为最。风是指风邪；而府，我们知道在过去是指衙门的意思，风府穴就是统领风穴的衙门。现在新闻里经常会报道一些暴力事件，被侵袭的大多是当地的政府机构。在人体当中也这样，风邪侵袭人体，首先找的就是风穴的衙门，所以古人说"风府，受风要处也。"

风府穴在颈部，当后发际正中直上1寸。如果我们注意观察的话会发现，几乎所有的风穴都在上半身，以头部居多。这是为什么呢？很简单，因为头居上部，而风性轻扬，最容易侵袭人体上部。北方人

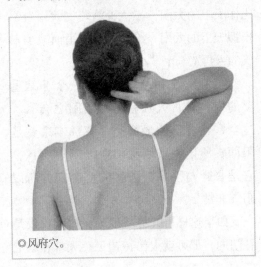

◎风府穴。

一到冬天，都会戴上厚厚的帽子，围着厚厚的围巾，这是最传统，也是最简单的防止风邪侵袭、维护健康的方法。其实不光冬天，夏天也要注意，晚上睡觉，头颈部位一定不要朝着风口。

说到这里，还有一个小故事跟大家分享一下，在很早以前有一位长寿的老人叫彭祖，传说他活了八百多岁。有一段时间，他发现附近有一个人，老是说："哎呀，我头痛，头痛。"找好多人看过都没有用。后来，彭祖经过观察，发现他们家的床头朝着窗户，然后就问他睡觉的时候是不是不关窗户，那人就说了："对啊，这有什么问题吗？"彭祖就告诉他说，晚上睡觉的时候把窗户关上，或者把睡觉的方向改变一下。那个人照着做了之后就好多了。

这个小故事告诉我们，古人很早就意识到，不能让后脑勺对着风口。其实不光是睡觉时候不能对着窗户，现在的人在上班的时候，如果空调正好在脑后的话，也一定要想办法把方向调一下，或者在背后肩颈部位搭一条围巾。还有，平时洗完头，一定要吹干再睡觉，否则湿气进入头部，也是很难消除的。

那么有人可能要说了，那我以前没注意，已经有这些毛病了怎么办呢？不用着急，风府穴是人体中最容易招致风邪的穴位，但治疗和风有关的疾病，也是首选此穴。

那么我们说风最喜欢侵袭头部，引起的第一病症就是头痛。可能大家不知道，头痛也是分很多种的，有两侧头痛，是胆经堵塞引起的；有前额疼痛，那是胃经引起的。而风府穴治疗的就是后脑勺头痛。我们在按摩风府穴的时候，可以低下头，女性用左手将头发向前揽起，用右手拇指按摩，其余四指在头上部固定住。这样大拇指可以得力，稍微用点儿劲，每次按摩30~50次，可以很好地缓解头痛症状。用西医的说法，就是按摩风府穴，可以改善血液循环，也就是大脑的血液供应，按摩完之后会觉得头脑特别清醒，不再晕晕沉沉的。

还有一点要注意的就是，这个穴是禁灸的，也就是说一定不能艾灸。火借风势，会更加猖狂，在体内乱窜。这个也好理解，我们说森林着火了很恐怖，如果再起风的话，那不是更要命吗？

强间

【穴位一找准】正坐位或俯伏坐位。在头部，当后发际正中直上4寸（脑户上1.5寸）。

【功效】醒神宁心，平肝熄风。

【主治】头痛，目眩，颈项强直，心

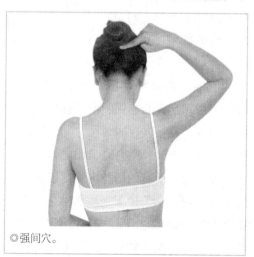

◎强间穴。

烦，失眠，癫狂，脑膜炎，神经性头痛，血管性头痛，癔症。

【刺灸法】平刺0.5~0.8寸；可灸。

穴位详解

强间：强，强盛也。间，二者之中也。强间意指督脉气血在此吸热后化为强劲的上行阳气。本穴物质为脑户穴传来的水湿风气，至本穴后，因受颅脑的外散之热，水湿之气吸热而化为天部强劲的阳气并循督脉上行，故名强间。别名大羽穴。

百会

【穴位一找准】在头顶正中线与两耳尖连线的交点处。

【功效】平肝熄风，升阳益气，清脑安神。

【主治】百会穴的主治疾病为：头痛、头重脚轻、痔疮、高血压、低血压、宿醉、目眩失眠、焦躁等。此穴为人体督脉经络上的重要穴道之一，是治疗多种疾病的首选穴，医学研究价值很高。

【刺灸法】平刺0.3~0.5寸，平补平泻法；向后平刺1寸，高频率补法；向前平刺进针1寸，补法。可灸。

穴位详解

百会穴也是督脉之上的一个重点穴位，它的位置非常好找，就在我们的头顶，两个耳朵尖的连线的中点处就是。最早的时候，百会穴也叫"昆仑"，因为从中国的地势来讲，昆仑是群山之首，就好像世界屋脊，所有的山脉河流都以昆仑山脉为发源地，从那里下来。取昆仑之名，意喻此穴位和昆仑山脉一样，俯临大地，普照众生。因为与脚后跟的昆仑穴同名，

所以取消了这一名字。

道家称百会为"一身之宗，百神之会"。会是聚会，百是一百，意思就是很多条穴位聚集在这里面。它在人的头顶，高高在上，人体的手足三阳经、督脉以及肝经在这里会合，就好像电视剧里面的华山论剑一样，各路英雄豪杰汇聚于此，所以中医说百会是"三阳五会"。更兼四周经穴密布，大有百脉朝宗、君临天下之势。

中医说脑为元神之府，我们可以将其比作京城。天子脚下，能人异士很多，但从来也是是非纷起之地。百会穴寄居此地，自然要负起保障一方安宁的作用。所以，但凡脑部的疾病，如头痛脑热等，都可以找百会穴。

但百会穴俯瞰众生，肯定也不止调理脑部疾病这一方面的功能，对于人体最重要的气血循环，百会穴也是可以调理的。我们可以联想一下百会穴的位置，它在头顶的正中间。中国有一个成语叫"提纲挈领"，大家可以想一下，在提网兜的时

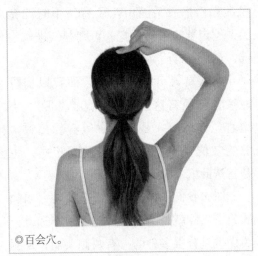

◎百会穴。

候，是不是只要提那根绳子，网兜连带里面的东西就都拎起来了？百会穴是诸阳之会，就相当于人体的纲领，升阳提气的功效是非常好的。我们只要按摩它，就可以提升一身的阳气。所以，对于一些中气不足的病症，有很好的疗效。

怎么理解呢？打个比方说，当人感觉到很疲惫的时候，是不是会很自然地感慨："唉，累死了。"往凳子上一坐，半天不想起来，这个就是气没上来，陷下去了。这时候，如果有人过来说了件高兴的事，比如说领导要发奖金了，肯定会立马精神起来，雄赳赳气昂昂地快步跑过去，这个就是我们说的气被提起来了；就像网兜一样，没人提的时候，就塌下去了。一拎，立马就精神抖擞了。按摩百会穴就相当于拎起了这个网兜，可以迅速让人提起精神来。

囟会

【穴位一找准】正坐位。在头部，当前发际正中直上2寸（百会前3寸）。

【功效】安神醒脑，清热消肿。

【主治】头晕目眩，头皮肿痛，面赤肿痛，鼻渊，鼻衄，鼻痔，鼻痛，惊悸，嗜睡，高血压，神经症，鼻炎，鼻息肉，额窦炎，记忆力减退。

【刺灸法】平刺0.3~0.5寸，小儿禁刺；可灸；皮刺0.5~0.8寸。艾条灸5~10分钟，可灸。

穴位详解

婴儿的头顶部有一个柔软的、有时能看到跳动的地方，医学上称之为囟门。囟门在出生时主要有两个：一个称静囟，在头顶前部，由两侧顶骨前上角

与额骨相接而组成，出生时斜径为2.5厘米，一般在1~1.5岁闭合；另一个称后囟，由顶骨和枕骨交接而组成，在头顶后部，一般出生时就很小或已闭合，最晚在2~4个月时闭合。

囟门过早和过晚闭合见于什么情况？囟门闭合的早迟是衡量颅骨发育的主要内容。闭合过早或过迟均为生长发育异常的表现。中医把囟门突起称为囟填，囟门凹陷称为囟陷，囟门迟闭称为解颅。囟门晚闭多见于佝偻病、脑积水、呆小症及生长过速的婴儿。

婴幼儿头顶的囟门一般在12~18个月闭合，囟门的闭合是反映大脑发育情况的窗口，如果在6个月之前闭合，说明孩子可能小头畸形或脑发育不全，在18个月后仍未闭合就属于太晚了，这样的孩子可能有脑积水、佝偻病和呆小病；囟门的隆起表示颅内压增高，这种孩子可能得了脑膜炎、脑炎或维生素A中毒；囟门凹陷的孩子则有可能是因为脱水和营养不良。如果囟门关闭得较早，但只要头围还在长，也

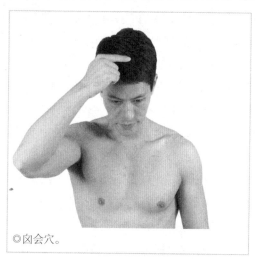
◎囟会穴。

不必着急。发现囟门关闭异常，应立即带孩子去医院做进一步检查。

那么，婴儿的囟门能不能洗？给婴儿洗头时。囟门处可以洗，但动作要轻柔，不能用手指抓挠。洗头水不能过热，要用温水。囟门是胎儿出生时头颅骨发育尚未完成而遗留的间隙。后囟一般在出生后3个月内闭合，前囟在1~1.5岁时闭合。由于囟门处没有坚硬的颅骨覆盖，所以应当特别注意保护，以防大脑遭受损伤。

有的婴儿前囟头皮有一些黄褐色油腻性鳞屑，这是婴儿脂溢性皮炎，可用消毒棉花沾点液状石蜡或炼过凉凉的植物油涂在鳞屑上，待其软化后再用消毒棉花轻轻拭去，千万不能强行揭下。这种病可以自愈，只要不感染可不必涂什么药。洗头时，因婴儿的皮肤娇嫩，宜用刺激性小的中性肥皂。

上星

【穴位一找准】该穴位于人体的头部，当前发际正中直上1寸。

【功效】熄风清热，宁神通便。

【主治】头痛，眩晕，目赤肿痛，迎风流泪，面赤肿，鼻渊，鼻出血，鼻痔，鼻痛，癫狂，痫证，小儿惊风，疟疾，热病。

【刺灸法】平刺0.5~0.8寸；可灸。

穴位详解

上星穴在头部，当前发际正中直上1寸。上，既代表头部，也有上升的意思；星则是指精，也就是万事万物当中最优秀的那一个，正所谓"万物之精，上为列星。"这里也代表阳精聚集的地方。

这个穴高居头部，光芒四射。所以，又

被称为明堂、神堂。大家可以想一下，当我们为某一个问题苦苦思索的时候，是不是会习惯性地托腮上视，这就是人体下意识地与头脑结合，更清晰地思考问题。人在考虑问题的时候，思想是很迷茫的，犹如身处黑夜。而上星穴则如黑夜里的一盏明灯，指点我们前进的方向。所以，当我们感到头晕目眩、上焦阴沉、头脑一片昏沉的时候，就可以通过刺激上星穴来调理。

这个穴还有一个很有效的作用，那就是治疗慢性鼻炎。中医说，鼻通天气。因为肺开窍于鼻，肺居胸腔，古人视之为天，所以说鼻子是人体与天气相通的地方。简单的理解就是，鼻子是重要的呼吸器官，呼和吸都是与外界交流的过程，所以说通天气。

除此之外，上星穴还有一个作用是能缓解前额头痛。有的人一紧张，或者受到了惊吓等，就会感觉到头痛欲裂。我们看电视剧的时候，会发现一个现象，很多人因为什么事闹心，觉得头痛，甚至会拿头去撞墙。人们大多觉得他这是痛得抓狂

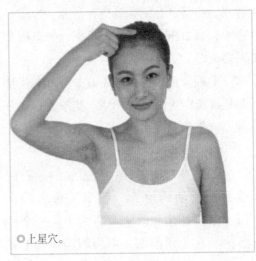

◎上星穴。

了。其实，这也是身体在进行自我调节。撞墙的那个部位刚好就是我们的上星穴所在的位置，把前额的头发向后梳，向上1寸的地方就是上星穴。头痛的时候，不用采取撞墙那样激烈的方式，只要用手指在上星穴处用心地按摩50~100次，症状就可以得到很好地缓解了。

素髎

【穴位一找准】素髎穴位于人体的面部，在鼻尖的正中央。

【功效】清热消肿，通鼻利窍。

【主治】鼻塞，鼻出血，鼻流清涕，鼻中息肉，鼻渊，酒鼻，惊厥，昏迷，新生儿窒息。

【刺灸法】向上斜刺0.3~0.5寸，或点刺出血；不灸。

穴位详解

素髎：素，古指白色的生绢，此指穴内气血为肺金之性的凉湿水气。髎，孔隙也。素髎名意指督脉气血在此液化而降。本穴物质为神庭穴传来的水湿之气，至本穴后则散热缩合为水湿云气并由本穴归降于地，降地之液如同从细小的孔隙中漏落一般，故名素髎。

水沟

水沟是人中穴的别称。

【穴位一找准】人中沟上1/3处。

【功效】清神志、开关窍、苏厥逆、止疼痛。

【主治】昏迷、昏厥、癫痫、中风、口眼歪斜。牙痛、腰痛、落枕、面部肿痛等。

【刺灸法】向鼻中隔方向斜刺0.3~0.5寸，将针向一个方向捻转360度，采用雀啄法。

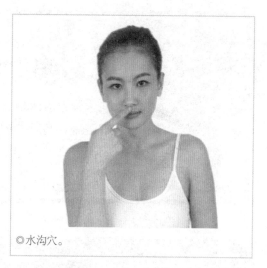

◎水沟穴。

穴位详解

水沟，经穴名。出自《针灸甲乙经》。别名鬼宫、鬼市、鬼客厅，属督脉。督脉、手足阳明之会。在面部，当人中沟的上1/3与中1/3交点处。布有面神经颊支，眶下神经分支，上唇动、静脉。主治中风昏迷，口噤不开，口眼歪斜，面肿唇动，水气浮肿，小儿惊风，心腹绞痛，以及休克，晕厥，窒息，癫痫，精神分裂症，癔症，低血压，急性腰扭伤等。

龈交

【穴位一找准】龈交穴位于人体的上唇内，唇系带与上齿龈的相接处。

【功效】宁神镇痉，清热消肿。

【主治】齿龈肿痛，口臭，齿衄，处鼻渊，面赤颊肿，唇吻强急，面部疮癣，两腮生疮，癫狂，项强。

【刺灸法】向上斜刺0.2~0.3寸；不灸。

【配伍】

可配风府穴治颈项急不得顾；配承浆穴治口臭难近；配上关穴、大迎穴、翳风穴治口噤不开。

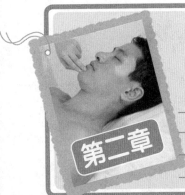

任脉——阴脉之海

◎任脉是人体的奇经八脉之一，它与全身所有阴经相连，身体的精血、精液都由任脉所主，也被称为"阴脉之海"。它起始于胞中，下出会阴，经阴阜，沿腹部和胸部正中线上行，经过咽喉，到达下唇内，环绕口唇，并向上分行至两目下。

第二章

任脉总述

任脉是奇经八脉之一，与督、冲二脉皆起于胞中，同出"会阴"，称为"一源三岐"。任脉行于胸腹正中，上抵颏部。任脉与六阴经有联系，称为"阴脉之海"，具有调节全身诸阴经经气的作用。本经腧穴主治腹、胸、颈、头面的局部病症及相应的内脏器官疾病，少数腧穴有强壮作用且有助治疗神志病。

任脉所属的穴位共计有二十四个：会阴（督脉、冲脉会）、曲骨（足厥阴会）、中极（足三阴会）、关元（足三阴会）、石门、气海、阴交（冲脉会）、神阙、水分、下脘（足太阴会）、建里、中脘（手太阳、少阳、足阳明会）、上脘（手阳明、手太阳会）、巨阙、鸠尾、中庭、膻中、玉堂、紫宫、华盖、璇玑、天突（阴维会）、廉泉（阴维会）、承浆（足阳明会）。

有关任脉的论述首见于《素问·骨空论》及《灵枢·五音五味》。《素问·骨空论》中载："任脉者，起于中极之下，以上毛际，循腹里，上关元，至咽喉，上颐，循

面入目。"该脉自小腹内起始，下出于会阴部，向前上行于阴毛部位，沿着腹里，经过关元，沿腹正中线直上，经咽喉，至下颌，环绕口唇，经过面部，进入眼目。

以后《难经》进行了整理与修订，并纳入奇经八脉。晋代《针灸甲乙经》载入

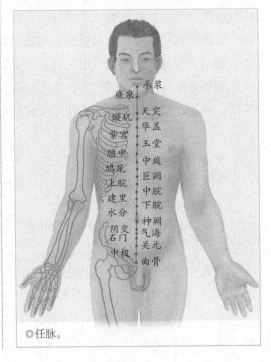

◎任脉。

此经脉所辖腧穴。元代滑寿所著《十四经发挥》对此经脉循行分布载述较详。明代李时珍集前人之论述，编成《奇经八脉考》，记载了此经脉的循行分布及病候。"任"与"妊"相通，诸阴脉皆交会于任脉，故任脉为"阴脉之海"。下面简单介绍任脉的身体循行：

任脉在腹中线，总统诸阴，谓之曰任，任者妊也，其循腹里上行，犹妊在之于腹前也。

任脉起始于中极下的会阴部，向上到阴毛处，沿腹里，上出关元穴，向上到咽喉部，再上行到下颌，口旁，沿面部进入目下。

冲脉和任脉，都起于胞中，它的一支循背脊里面上行，为经络气血之海。其浮行在外的，沿腹上行，会于咽喉，别而络口唇。

任脉主要穴位详解

会阴

【穴位一找准】在会阴穴部，男性当阴囊根部与肛门连线的中点，女性当大阴唇后联合中与肛门连线的中点。

【功效】醒神镇惊，通调二阴。

【主治】二便不利或失禁，痔疾，脱肛；遗精，阳痿，阴部痒；溺水窒息，昏迷，癫狂。

【针灸法】1.平日灸三壮。2.急救针13寸，孕妇慎用。

配穴治病

（1）配三阴交，有强阴醒神的作用，主治产后暴厥。

（2）配鱼际，有养阴泻热的作用，主治阴汗如水流。

（3）配中极、肩井，有行气通络，强阴壮阳的作用，主治难产，胞衣不下，宫缩无力，产门不开等。

（4）配肾俞，治遗精。

（5）配蠡沟，治阴痒。

（6）配人中、阴陵泉，治溺水窒息。

曲骨

【穴位一找准】曲骨穴位于人体的下腹部，当前正中线上，耻骨联合上缘的中点处。

【功效】通利小便，调经止痛。

【主治】少腹胀满，小便淋沥，遗尿，疝气，遗精阳痿，阴囊湿痒，月经不调，赤白带下，痛经。

【刺灸法】直刺0.5~1寸，内为膀胱，应在排尿后进行针刺；可灸。

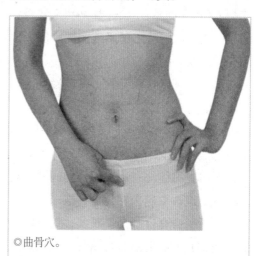
◎曲骨穴。

穴位详解

喜欢旅游的人可能都知道，在甘肃敦煌有一个非常有名的景点，叫月牙泉，形如弯月。月牙泉周边便是有名的鸣沙山，常年流沙走石。沙石在风的推动下大片移动，会有响声，因此称之"鸣沙"。月牙泉和流沙相距不过十来米，却常年流水不断，天旱不涸，有"沙漠第一泉"之称。这眼泉水长不过百米，如一弯新月落在黄沙中，任凭旁边狂风肆虐，沙石侵袭，依然娴静地躺在那里，用自己清澈甘甜的泉水滋润着周围那一片绿洲。

月牙泉的水，据说有消病除灾的功效，因此又被称为药泉，水被称为圣水。在人体当中，也有这样一眼药泉，这就是曲骨。

"曲骨"的骨就是横骨，也就是现在所说的耻骨，曲是弯曲，指这块骨头如同一钩弯月，曲骨穴就在月中央，也就是耻骨联合上缘的中点处。

有人可能要说了，曲骨穴和水有什么关系呢，为什么说它是药泉？这个就要从它所治的疾病来说了。虽然曲骨穴名和水无关，但它所治的疾病却都是和水液有关的，因为它和膀胱泌尿系统的关联最大。但凡与之相关的疾病，如通利小便、调理月经等，都可以找曲骨穴，可以说是治理下焦疾病的一个重要穴位。

说到通利小便，可能很多男性朋友会不自觉地多瞟上一眼。现在前列腺健康的男性不多，往往都有这样那样的问题。有的人晚上经常要起来好几趟，被尿频尿急等问题折磨得有口难言。其实，这时候，只要找到我们身上的这个曲骨穴就很好办

了。每天按摩曲骨穴50~100次，可以很好地缓解前列腺的压力，解决尿频尿急等小便问题。需要注意的一点就是，这个穴离膀胱很近，所以，最好排空小便再来按摩，力度可以相对大一点儿，刺激到位。

中极

【穴位一找准】仰卧位。在下腹部，前正中线上，当脐下4寸。取穴时，可采用仰卧的姿势，中极穴位于人体下腹部，前正中线上，具体找法如下：将耻骨和肚脐连线五等分，由下向上1/5处即为"中极穴"。

【功效】益肾兴阳，通经止带。

【主治】癃闭，带下，阳痿，痛经，产后恶露不下，阴挺，疝气偏坠；积聚疼痛，冷气时上冲心；水肿，尸厥恍惚；肾炎，膀胱炎，产后子宫神经痛。中极穴的主治疾病为：生殖器疾病、泌尿疾病、尿频、尿急、生理病、生理不顺、精力不济、冷感症等。

【刺灸法】直刺0.5~1寸，需在排尿后进行针刺，孕妇禁针；可灸。

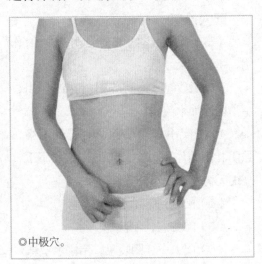

◎中极穴。

穴位详解

"极"在古代是一个非常重要的概念，我们最常用的一个词叫"登峰造极"，都是用来形容顶点、制高点的意思。太极的极是指三万一千九百二十年，也是一个时间尽头的概念，到了那个时候便生数皆终，万物复始，一元复新，就好像四季轮回一样。

古人说"天有六极"，指的就是天地之上下四方。其中，中极就是天上的北极星。北极星位于紫薇宫中，天道循环不停，但北极星位置永不移动，人们说它"居其所而众星拱之"，将其视之为群星之首，顶礼膜拜。

我们人体上的中极穴也取此意，认为它是人体上下左右的中心，就像天上的北极星一样，是身体的腹地，就好像房屋的内室一样，轻易不得入内。中极穴在下腹部，如果我们拿一幅人体解剖图，从外形来看的话，这个地方才是真正的"人中"，人体从头到脚的中点就在这个地方。

有点儿常识的人都知道，脐下三寸之地非常重要，不能随便乱碰。其实原因就在于这里是人体元气藏聚的地方，女子胞宫、男子精室都在这里，地位之险要，无与伦比。它的重要性堪比天上的北极星，人类一代一代的传承都和这里息息相关，可以说是繁衍后代的腹地。

所以，中极穴对于调理内在不通的疾病效果非常好，如女性月经不畅、痛经等，都可以找它。按摩的时候，用拇指顶在中极穴处，顺时针、逆时针各按摩50次。女性往往体质寒凉，也可以将手掌心搓热之后，用掌心在此处按揉，可以起到保温刺激的效果。

关元

【穴位一找准】仰卧位。在下腹部，前正中线上，当脐下3寸。取穴时，可采用仰卧的姿势，关元穴位于下腹部，前正中线上，从肚脐到耻骨上方画一线，将此线五等分，从肚脐往下3/5处，即是此穴。

【功效】培补元气，导赤通淋。

【主治】少腹疼痛，霍乱吐泻，疝气，遗精，阳痿，早泄，白浊，尿闭，尿频，黄白带下，痛经，中风脱症，虚痨冷惫，羸瘦无力，眩晕，下消，尿道炎，盆腔炎，肠炎，肠粘连，神经衰弱，小儿单纯性消化不良。泌尿、生殖器疾病，如遗尿、尿血、尿频、尿潴留、尿道痛、痛经、闭经、遗精、阳痿；此外，刺激关元穴对神经衰弱、失眠症、手脚冰冷、荨麻疹、生理不顺、精力减退、太胖（减肥）、太瘦（增肥）等也很有疗效。

【刺灸法】直刺0.5~1寸，需在排尿后进行针刺；可灸。孕妇禁针，针则胎落而

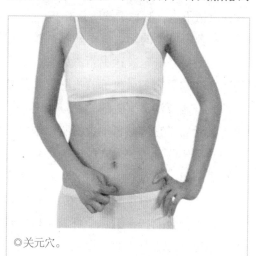
◎关元穴。

不出。

穴位详解

关元穴在脐下3寸，也就是人们常说的丹田，是人体真气、元气生发的地方。大家大概都听说过一个养生的方法叫腹式呼吸，也叫深呼吸。我们在郊外玩的时候，碰到一朵开得很鲜艳的小花，会情不自禁地上前深吸一口，这就是深呼吸。这种呼吸有什么好处呢？呼吸就是人体与天体进行气体的交换，深呼吸就是将自然界的真气吸入丹田，让丹田内贮存更多的元气。元气充足，人体当然更加强健。

这个穴最好的刺激方法就是艾灸。古书上说：每年春夏季节交替的时候，艾灸关元千壮，长久坚持，人就不再害怕寒冷暑热。尤其是人到了一定年龄以后，更要加倍注意。因为随着年龄的增长，人体的元气也会逐渐减少，用现在的话说就是人的体质在下降。这个度怎么掌握呢？根据年龄来说，人到三十岁的时候，可以三年一灸，一次灸三百壮；上了五十岁，就两年灸一次；到了六十岁，就一年灸一次。这样坚持下来，有利于健康长寿。

艾灸不方便的话，也不妨时常按摩关元穴，前提是一定要让手指热起来，不要用冷冰冰的手去刺激腹部的皮肤。尤其是女性，一定要注意下腹部的保暖。但是，由于关元和子宫等靠得很近，所以未婚未育的女性不能乱灸关元穴，因为那样很可能造成不孕症。

我们即使平时没有办法来刺激这些穴位，也一定要有一个意识，那就是保持腰部的温度。腰部是人体当中最容易长肉的

地方之一，这其实就是身体在自主调控，因为它有更重要的职责——保护肾。所以，对于腹部和腰这一块，我们一个不变的养生法则就是保暖。

气海

【穴位一找准】人体气海穴位于下腹部，前正中线上，当脐中下1.5寸。取穴时，可采用仰卧的姿势，气海穴位于人体的下腹部，直线连接肚脐与耻骨上方，将其分为十等分，从肚脐3/10的位置，即为此穴。

【功效】益气助阳，调经固精。

【主治】绕脐腹痛，水肿鼓胀，脘腹胀满，水谷不化，大便不通，泻痢不禁，癃淋，遗尿，遗精，阳痿，疝气，月经不调，痛经，经闭，崩漏，带下，阴挺，产后恶露不止，胞衣不下，脏气虚惫，形体羸瘦，四肢乏力。妇科病、腰痛、食欲缺乏、夜尿症、儿童发育不良等。此穴位为人体任脉上的主要穴道之一。

【刺灸法】直刺0.5~1寸；可灸。孕妇慎用。

穴位详解

气海中的"气"就是人体呼吸出入的气息，也就是元气与其他各种气，如宗气、卫气、营气等。海就是海洋，意喻广大深远、无边无际。气海，简单的理解就是气息的海洋。

大家都知道，气在中医里面是一个很重要的概念，所以身体当中有好几处纳气的地方，譬如膻中，别名就是上气海。我们这讲的气海是指下气海，在下腹部，前正中在线，当脐中下1.5寸。两处气海一个

在胸腔，一个在腹腔，循环相应，周流不息，就好像海水升腾为云，又降为雨露这样一个天地之气的循环过程。如果这个循环出现问题，身体就会感到不舒服。

气海与两肾相连，肾属水，水在身为阴，"孤阴不长，独阳不生"，必须得阴阳相济才能保证身体的健康。人们吃饭、呼吸、睡眠，一切动静，无不是在调停人体的水火阴阳。所以，古代的养生家认为，必须让心火下降肾脏，就好像天上的太阳照耀江海。这样，阴水得到阳火的照射，就能够化生云气，上达心肺，滋润身体，形成水升火降，通体安泰的局面。当身体处于一种和谐循环的状态当中的时候，邪气自然不得近身，人也就不会得病。这种感觉就好像《西游记》里面三打白骨精的时候，孙悟空为唐僧画的那一个圆圈一样，在外面为人体支起一层保护罩。

古语说："冬不炉，夏不扇。"强调冬天不要过分依赖炉火，那样会伤害人体闭藏的阳气；而夏天不要过度使用扇子，

适当让身体出些汗，这也是不让体内阴气收敛太过的方法。一句话，养生最重要的一点就是让人体阴阳相协，水火相济。气海穴位于两肾之间，必须得保证它有足够的动力与水相制衡，所以艾灸气海穴是一个很好的保健方法。

气海和关元穴在我们的下腹部，就像一对好姐妹一样，共同保护着我们的生殖系统。下腹部是女性的子宫、男性的精囊藏身之处，都是极其重要的部位。古人说"气海一穴暖全身"，就是强调这个穴的保健养生作用。实际上，现代的实验也证实了，艾灸气海对于免疫球蛋白有明显的增加。可见，从微观和宏观来说，气海穴都是一个极其有作用的穴位。

刺激这个穴的时候，要求我们和呼吸结合起来，先排空大小便，换上宽松的衣服，放松腹部。然后用手抵住气海，徐徐用力下压，同时深吸一口气，缓缓吐出，6秒钟之后，再恢复自然呼吸，如此不断地重复，可以很好地填精补肾，让人每天都有饱满的精力。

阴交

【穴位一找准】仰卧位。在下腹部，前正中线上，当脐中下1寸。

【取法】在脐下1寸，腹中线上，仰卧取穴。

【功效】调经固带，利水消肿。

【主治】腹痛，下引阴中，不得小便，泄泻，奔豚，绕脐冷痛，疝气，阴汗湿痒，血崩，恶露不止，鼻出血，肠炎，睾丸神经痛，子宫内膜炎。

【刺灸法】直刺0.5~1寸；可灸。

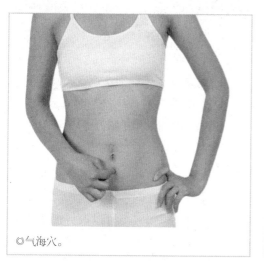

◎气海穴。

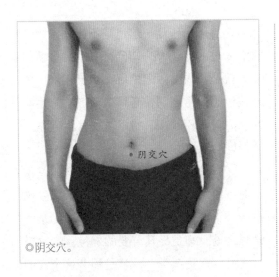

◎阴交穴。

穴位详解

阴交。阴，阴水之类也。交，交会也。该穴名意指任脉冲脉的上行水气在此交会。本穴物质中有气海穴传来的热胀之气，有冲脉夹肾经而行的水湿之气外散传至本穴，二气交会后形成了本穴的天部湿冷水气，故名。也称"少关穴""横户穴""少目穴""丹田穴"。

神阙

【穴位一找准】该穴位于人体的腹中部，脐中央。

【功效】温阳救逆，利水固脱。

【主治】中风虚脱，四肢厥冷，尸厥，风痫，形惫体乏，绕脐腹痛，水肿鼓胀，脱肛，泄利，便秘，小便不禁，五淋，妇女不孕。

【刺灸法】禁刺；可灸。

穴位详解

神阙穴就在我们的肚脐眼上，大家知道，这里是连接脐带的地方。胎儿在母体的时候，就靠脐带供给营养，就好像瓜蒂一样，是吸取营养的唯一途径。所以也称为命蒂，就是生命结蒂之处，非常重要。

神是指元神，虽然剪断了脐带，失去了和先天联系的纽带，但这里的元气并没有完全丧失。神阙穴的内部紧接大小肠。大肠是传导之官，也就是排出废物的地方；小肠是受盛之官，也就是吸收营养的地方，这样一正一反的两个过程，古人称之为化，"两肠俱关于化，即大而化之之谓神也。"神是物质转变的最高境界，是全身的主宰，在人体当中是最尊贵的。生活中经常有这样的现象，一个人想什么事情想得入迷了，这时候有人拿手在他的眼前晃动，他可能要半天才能反应过来，没有神的人就是这样，呆呆傻傻的，如同行尸走肉一般。

而阙呢，则是指宫阙。古代皇帝会在宫殿的门外建起两座观望的台基，宫廷外面有什么事情，从这里就可以看到。所以岳飞诗句说"待从头，收拾旧山河，朝天阙。"两个台基之间的道路就是阙。

神阙，就是元神出入和居住的地方，地位极其显贵。实际上，在人体当中，神阙穴也是心肾交通的门户，心藏神，肾藏志，都是不可小觑的五脏神。我们知道，心属火，肾属水，水火不能通达调剂，就会引起阴阳失调，导致各种疾病接踵而至。

而且，神阙穴在肚脐眼上，是腹部的核心。所以对于发生在腹部的疾病，有很好的调理效果，如五更泻、慢性腹泻、产后尿潴留等都是它的拿手好戏。现代研究也表明，刺激神阙穴，可以很好地增强人体的免疫力。

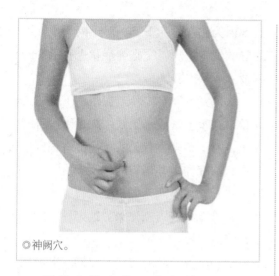

◎神阙穴。

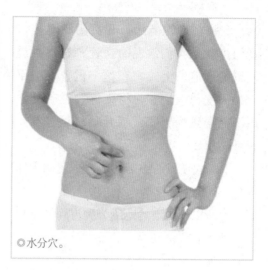

◎水分穴。

任脉上的穴位，艾灸是最好的途径，尤其是神阙穴，更是我们中医里面做脐疗的重要部位。这个穴有一个艾灸方法叫隔盐灸，就是将一小把粗盐填在肚脐眼上，上面放上切成薄片的姜片，然后用艾柱灸，灸到最后，肚脐上填满了黄黄的盐姜水，这样对于身体的保健效果相当好。上了年纪的人如果经常感到身体冷痛，或者腹部不适的话，可以隔段时间做一次神阙穴隔盐灸，对于保持充沛的精力是非常好的。

水分

【穴位一找准】位于上腹部，前正中线上，当脐中上1寸。

【功效】通调水道，理气止痛。

【主治】腹痛，腹胀，肠鸣，泄泻，翻胃，水肿，小儿陷囟，腰脊强急。

【刺灸法】直刺0.5~1寸；可灸。

穴位详解

水分。水，地部水液也。分，分开也。该穴名意指任脉的冷降水液在此分流。本穴物质神阙穴传来的冷降经水及下脘穴传

来的地部经水，至本穴后，经水循地部分流而散，故而得名。

下脘

【穴位一找准】该穴位于人体的上腹部，前正中线上，当脐中上2寸。

【功效】健脾和胃，降逆止呕。

【主治】脘痛，腹胀，呕吐，呃逆，食谷不化，肠鸣，泄泻，痞块，虚肿。

【刺灸法】直刺0.5~1寸；可灸。

穴位详解

在人体的腹部，肚脐上方5寸、4寸、2寸的地方有三个穴，分别叫作上、中、下脘。上、中、下是依据位置的高低来分的，就好像桃园结义三兄弟的年龄似的。最重要的是这个"脘"字，脘指的是胃，古人说"胃为太仓，三皇五帝之厨府也。"太仓是什么呢？一个官名，古时候有太仓令丞，就是替皇帝管粮食的官。

中医根据脾胃的作用，也将其命为仓廪之官，也就是人体的后厨房。上、中、下脘，表示这几个穴分别处于胃的上、中、下部。

上脘在胃的上部，和贲门相对应，贲门也就是我们常说的食管，是食物进入胃的通道。上脘穴在这个位置，对于人们因吃得太快、吃得太饱，或者其他原因而导致的胃胀、呕吐、打嗝等都有很好的疗效。

中脘穴在胃的中部，占据了胃的主体部分，因此对于脾胃疾病的治疗效果是最好的。所以理所当然地成为脾胃病的常用穴。现代研究也发现，刺激中脘穴之后，胃的蠕动会增强，表现为幽门开放，胃下缘轻度升高。而且还可以提高机体免疫能力，使巨噬细胞的吞噬活性增强。

下脘穴在胃的底下，胃和小肠连接的转弯处。胃虽然是消化器官，但它只对食物进行粗略的加工，就好比我们榨果汁，先要用刀将水果切成大块，再放到搅拌机当中。胃就相当于这把刀，只做一部分简单的工作，真正的消化过程是在小肠中完成的。下脘穴位于食物从胃进入小肠的关口处。对于食物在胃中下不去导致的腹胀、胃痛、呕吐等都有很好的作用。而

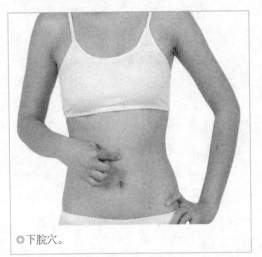
◎下脘穴。

且，因为它在胃的下部，对于因为中气不足导致的胃病、胃下垂等症状也有很好的疗效。

从这里可以看出，上、中、下脘"三兄弟"在胃上形成一条线，相当于脾胃的卫士，对于和脾胃有关的疾病都有很好的防御和治疗作用，是胃的忠实护卫队。所以，对于胃系疾病，如胃痛、胃胀、胃酸等，都可以来找这三兄弟"助阵"，能起到很好的疗效。

有一个很简单的方法可以同时刺激到它们，这就是艾灸。采用隔姜灸的方式，将姜切成薄薄的片，如硬币那种厚度，然后通过艾灸的方式来熏烤。通过热度的传递，将生姜汁中的热性成分渗入皮肤，可以很简便地达到治疗的目的。

中脘

【穴位一找准】位于人体上腹部，前正中线上，当脐中上4寸。

【功效】健脾和胃，通降腑气。

【主治】胃脘痛，腹胀，呕吐，呃逆，翻胃，吞酸，纳呆，食不化，疳积，膨胀，黄疸，肠鸣，泄利，便秘，便血，胁下坚痛，虚劳吐血，哮喘，头痛，失眠，惊悸，怔忡，脏躁，癫狂，痫证，尸厥，惊风，产后血晕。

【刺灸法】直刺0.5~1寸；可灸。

穴位详解

中脘。别名上纪穴，胃脘穴，大仓穴，太仓穴，胃管穴，三管穴，中管穴，中碗穴。中，指本穴相对于上脘穴、下脘穴二穴而为中也。脘，空腔也。该穴名意指任脉的地部经水由此向下而行。本穴物

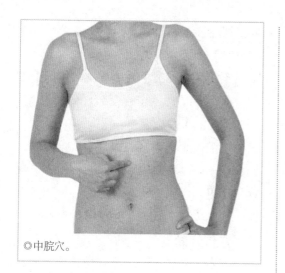

◎中脘穴。

质为任脉上部经脉的下行经水，至本穴后，经水继续向下而行，如流入任脉下部的巨大空腔，故名。

手太阳、手少阳、足阳明、任脉之会。本穴物质为地部经水，它不光来自任脉上部经脉的冷降之水，还有手太阳、手少阳、足阳明、三经的冷降水液，故为手太阳、手少阳、足阳明、任脉之会。

上脘

【穴位一找准】该穴位于人体的上腹部，前正中线上，当脐中上5寸。

【功效】和胃降逆，化痰宁神。

【主治】胃脘疼痛，腹胀，呕吐，呃逆，纳呆，食不化，黄疸，泄利，虚劳吐血，咳嗽痰多，癫痫。

【刺灸法】直刺0.5~1寸；可灸。

穴位详解

上脘。别名上管穴，胃管穴，胃脘穴。上，上部也。脘，空腔也。该穴名意指胸腹上部的地部经水在此聚集。本穴物质为胸腹上部下行而至的地部经水，聚集本穴后再循任脉下行，经水如由此进入任

脉的巨空腔，故名。

足阳明、手太阳、任脉之会。本穴物质为地部经水，它不光来自任脉上部经脉的冷降之水，还有手太阳、足阳明、二经的冷降水液，故为足阳明、手太阳、任脉之会。

巨阙

【穴位一找准】仰卧位。在上腹部，前正中线上，当脐中上6寸。

【功效】安神宁心，宽胸止痛。

【主治】胃痛，反胃，胸痛，吐逆不食，腹胀，惊悸，咳嗽，黄疸，蛔虫痛，尸厥，健忘，胃痉挛，膈肌痉挛，心绞痛，支气管炎，癔症，胸膜炎，癫痫。

【刺灸法】直刺0.5~0.6寸，向下斜刺；可灸。

穴位详解

熟悉武侠小说的人都知道，中国古代有四大宝剑：干将、镆铘、巨阙、辟闾。这当中，巨阙是一把残缺不全的剑，古代汉语中"阙"通"缺"。但其精诚坚利之处，其他宝剑不能与之争锋，所以号称

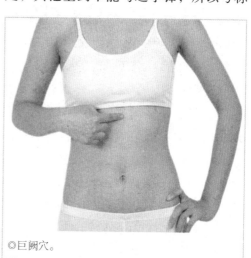

◎巨阙穴。

"天下至尊"。

巨阙传说是越王勾践的宝剑，刚铸成的时候，越王坐在露台上，看到宫中有一辆马车失控，宫中饲养的白鹿受到了惊吓。越王拔剑一指，想让侍卫上前制止。却不料，剑气已经将马车砍为两节。越王又命人取来大铁锅，他用剑一刺，便将铁锅刺出一个大缺口。这一剑毫不费力，好像切米糕一样，越王勾践大喜，赐名为巨阙。

人体上的巨阙穴所在的胸骨，外形也像一柄宝剑。巨阙穴就在骨头的顶端，胸骨剑突大凹陷的下面，里面是腹膜，上面是膈肌。这里是胸腹交关的地方，前面说过，胸腔是天，腹腔是地。所以，这里也是清气上升、浊气下降、天地之气交换的关隘。而且，这个地方地势十分险要，食管和动静脉都在这里通行，是人体的君主——心的宫城，是至尊之门，凛然不可冒犯。

就好像巨阙宝剑一样，巨阙穴的作用也是深不可测。它是心的外围，就好比仗剑立于君主旁边的卫士，清除君主旁边所有的危险，平定叛乱，保君主安宁，用通俗点儿的比喻就是御前侍卫，艺高人胆大。

巨阙穴有一个最大的作用就是治疗口腔溃疡。在临床上，口腔溃疡很多都是由于心火旺盛造成的。中医说舌为心之苗，当心火旺盛时，当然会在口腔内和舌头上有所反映。这时候巨阙自然会责无旁贷地担负起这个巨大的使命，每天在巨阙穴上按摩3~5分钟，坚持两三天就可以将这一股邪火驱逐出去，还身体安然康泰。

鸠尾

【穴位一找准】人体鸠尾穴位于上腹部，前正中线上，当胸剑结合部下1寸。

【功效】安心宁神，宽胸定喘。

【主治】心痛，心悸，心烦，癫痫，惊狂，胸中满痛，咳嗽气喘，呕吐，呃逆，反胃，胃痛。

【刺灸法】斜向下刺0.5~1寸；可灸。

穴位详解

鸠者，鸟之一种，其习性特征与鹊相近，鸠与鹊最大的不同之处即是不自营巢，而是在其他同类鸟巢内下蛋并由他鸟代为孵化。尾者余也，指鸠鸟余下之物。鸠尾名意指任脉热散的天部之气在此会合。本穴物质为任脉热散于天部的浮游之气，至本穴后为聚集之状，此气如同鸠鸟之余物一般，故名鸠尾。

任脉络穴。本穴物质为任脉天部的浮游之气聚集而成，本穴有联络任脉各部气血的作用，故为任脉络穴。

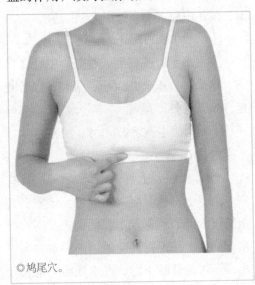

◎鸠尾穴。

膻中

【穴位一找准】膻中穴位于胸部，当前正中线上，平第四肋间，两乳头连线的中点。取定穴位时，患者可采用正坐或仰卧的姿势，该穴位于人体的胸部人体正中线上，两乳头之间连线的中点。

【功效】理气止痛，生津增液。

【主治】咳嗽，气喘，咯唾脓血，胸痹心痛，心悸，心烦，产妇少乳，噎膈，膨胀。胸部疼痛、腹部疼痛、心悸、呼吸困难、咳嗽、过胖、过瘦、呃逆、乳腺炎、缺乳症、喘咳病等。此穴位为人体任脉上的主要穴道之一。

【刺灸法】平刺0.3~0.5寸；可灸。

穴位详解

膻中穴很好找，就在两个乳头连线的中点。膻指的是胸部，膻中也就是胸部的中央，在胸膜当中，是心的外围，是代替心来行使职权的地方。膻中穴是心包经的募穴，募穴也就是脏腑之气汇聚的地方。所以膻中又被称为气会。

这是什么意思呢？我们看故宫就知道，皇帝是住在最中央的，外面有一层又一层的大殿，每个地方都有皇家侍卫看守。在人体当中，充当皇家侍卫这个职责的就是人们经常说的宗气，它充盈于心脏的外围，协助心气推动心脉搏动。如果宗气不足的话，人体其他地方的气，就会来填补。就好像皇宫告急，外面的军队会迅速前来救援一样，所以称之为气会。

对历史比较感兴趣的人可能会想到烽火戏诸侯的故事，周幽王为了讨自己心爱的妃子欢心，时不时地在烽火台上点火，

召集各路诸侯前来。人体之气就像分散在四肢百脉的士兵，看似凌乱，却内有调度，人体一旦告急，它们会迅速地从四面八方汇聚过来，保护君主的安全。

前面在气海穴的介绍中提到过，膻中是上气海，和下气海是互相照应的。如果中气不足或者出现问题，那么肯定会影响到下气海，进而影响到全身。这个呢，就好比宫廷内部发生了政变，虽然一时之间或许对老百姓没影响，但要不了多久，肯定会牵连全国。

所以说，膻中穴是和人体最重要的物质活动基础——气——密切相连的，但凡和气有关的疾病，如气虚、气机瘀滞等都可以找它来调治。我们在生活中经常发现，有人受了什么刺激，生气了，尤其是年纪大一点儿的女性，那叫一个惊天动地，又是捶胸顿足，又是心脏难受的，很可能把人给吓着。这时候啊，你也别以为人家动作夸张，这些人，尤其是那些有心脏病、冠心病的人，这时候往往气运行不

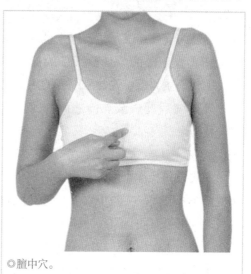

◎膻中穴。

顺畅，气滞血瘀，心脏供血不足，肯定会很难受。这时候，就可以帮她刺激膻中穴，提高心肌供血。有这些疾病的朋友，发现胸口难受的时候赶紧坐下来休息，用大拇指轻轻地按揉膻中穴，给身体一点儿外力的帮助。实际上，临床试验也发现，刺激膻中穴，可以扩张血管，调整心脏功能。年纪大点儿的人，由于经年累月的堆积，血管往往有些堵塞，很难像年轻人那样顺畅自如。所以，平时作为一种保健措施，也可以经常按摩膻中，加强气的运行效率，这样对于防治心血管等方面的疾病也有很好的帮助。

玉堂

【穴位一找准】该穴位于人体的胸部，当前正中线上，平第三肋间。

【功效】宽胸止痛，止咳平喘。

【主治】膺胸疼痛，咳嗽，气短，喘息，喉痹咽肿，呕吐寒痰，两乳肿痛。

【刺灸法】平刺0.3~0.5寸；可灸。

穴位详解

玉堂。玉，金之属也，指穴内气血为肺金之性的天部之气。堂，厅堂也。该穴名意指本穴聚集的为任脉天部的凉性水气。本穴物质为膻中穴热胀上行的热燥之气，至本穴后此气散热冷缩而为凉性水气，且为聚集穴内，故名。又名玉英穴。

紫宫

【穴位一找准】仰卧位。当前正中线上，平第二肋间。在膻中穴上3.2寸，胸骨中线上，平第三肋间隙，仰卧取穴。

【功用】宽胸理气，止咳平喘。

【主治】胸胁支满，胸膺疼痛，烦心

咳嗽，吐血，呕吐痰涎，饮食不下。支气管炎，胸膜炎，肺结核。

【刺灸法】直刺0.3~0.5寸；可灸。

穴位详解

紫，色也，由红和蓝两种颜色合成，此指穴内的天部之气既有一定的温度又有一定的水湿。宫，宫殿也，指穴内气血物质覆盖的范围较大。该穴名意指任脉气血在此化为温湿水气。本穴物质为玉堂穴传来的阳性之气，至本穴后散热冷缩降而为天之中部的温湿水气，其水湿云气所覆盖的范围较大，故名。

华盖

【穴位一找准】该穴位于人体的胸部，当前正中线上，平第一肋间。

【功效】收引水湿。

【主治】咳嗽，气喘，胸痛，胁肋痛，喉痹，咽肿。

【刺灸法】平刺0.3~0.5寸；可灸。

穴位详解

华，华丽也。盖，护盖也。该穴名意指任脉气血在此变为水湿浓度更大的水湿

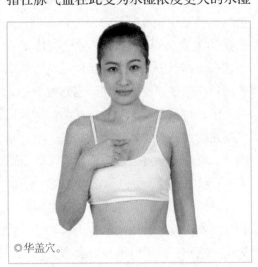

◎华盖穴。

之气。本穴物质为紫宫穴传来的天部水气，至本穴后，此气进一步散热吸湿而变为水湿浓度更大的水湿之气，此气如同人体的卫外护盖一般，故名。

天突

【穴位一找准】位于颈部，当前正中线上胸骨上窝中央。

【功效】宣通肺气，化痰止咳。

【主治】咳嗽，哮喘，胸中气逆，咯唾脓血，咽喉肿痛，舌下急，暴喑，瘿气，噎嗝，梅核气。

【刺灸法】先直刺0.2~0.3寸，然后沿胸骨柄后缘，气管前缘缓慢向下刺入0.5~1寸；可灸。

穴位详解

天突，可能很多人对这名字有点儿丈二和尚摸不着头脑，就像看翻译的少数民族书籍一样，那些名字用词总让人莫名其妙，似乎专为让人记不住一样。其实，只要你了解"突"的意思，这个穴位就好记了。

突在过去是灶突，也就是烟囱。过去

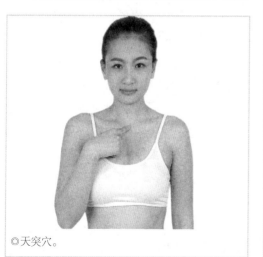

◎天突穴。

的烟囱都是圆乎乎的，从屋顶蹿上去，孤单地立在那里，做饭的时候，炊烟袅袅，就从烟囱出来，飘散出去。

我们老祖先很善于观察，他们发现，这个烟囱和我们的食管、气管很相像，都是一个通道。烟囱是炊烟出入的地方，而我们的气管呢，也是呼吸之气出入的地方。

呼吸靠的是肺，肺在胸腔。而天突穴呢，就在胸腔最上面的喉头上，相当于肺与天气相通的通道，清气从这里进入肺，浊气又从这里呼出。

前面讲过，呼出吸进的气都是大自然的、天地之间的气。天突穴，直白一点儿说，就是我们的胸腔开在外面的一个"烟囱"，是气机出入的通道。

我们说呼吸靠的是肺，天突穴和呼吸密切相关，治疗肺的疾病当然也离不开它。这里有一个很经典的案例，据说曾经有一位女性因大怒而晕倒，家里人把她送到名医高式国那里求救。高大夫准备用针刺她的回阳九针穴，然后再灸哑门穴来治疗。碰巧有一位老人走进来，忙让他收针。然后，他让一位有力气的女性抱着患者坐下，让另一位妇女用中指按摩她的天突穴，几番用力之后，患者忽然"啊"的一声，大哭醒来。

这是一个很典型的因怒而导致气机紊乱的案例，按摩天突穴，让气顺过来，人自然就醒过来了。后来人们效仿这个方法，用天突穴来通痰、导气，效果都不错。

天突是肺开在外面的窗口，我们知

道，和肺有关的一个最常见的疾病是哮喘。可能有人不太了解，哮喘其实和肾也有很大的关系，中医说哮喘是人体元气不足的表现。所以，我们在按摩这个穴的时候，可以一边按摩，一边做吞咽的动作，配合我们的呼吸，将唾液吞咽下来。中医说肾主唾，唾液下降的过程也相当于一种补肾的方法，能够补充人体的元气。这样一边吞咽一边按摩，在补肾的同时，还能减轻按摩天突所带来的不畅快的感觉。哮喘患者在感到喘不过气来的时候，一定要试一试。

除了按摩之外，热敷天突也是一个非常好的办法。用一个小棉布袋，里面装满黄豆，然后将布袋缝紧，使用前放在微波炉转上两分钟，趁热放在天突穴里，是一种很简便的温灸方法。一边温灸，一边还可以加以手指的按摩，黄豆的滚动可以很好地刺激穴位。

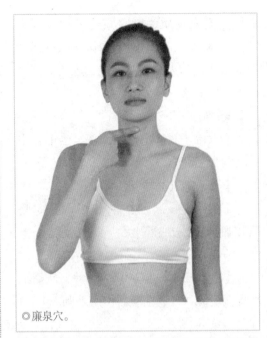

◎廉泉穴。

本穴物质为天突穴传来的湿热水汽，至本穴后散热冷缩由天之上部降至天之下部，本穴如同天部水湿的收廉之处，故名。

廉泉

【穴位一找准】廉泉穴位于人体的颈部，当前正中线上，结喉上方，舌骨上缘凹陷处。

【功效】利喉舒舌，消肿止痛。

【主治】舌下肿痛，舌根急缩，舌纵涎出，舌强，中风失语，舌干口燥，口舌生疮，暴喑，喉痹，聋哑，咳嗽，哮喘，消渴，食不下。

【刺灸法】直刺0.5~0.8寸，不留针；可灸。

穴位详解

廉泉。廉，廉洁、收廉之意。泉，水也。该穴名意指任脉气血在此冷缩而降。

承浆

【穴位一找准】承浆穴位于人体的面部，当颏唇沟的正中凹陷处。

【功效】生津敛液，舒筋活络。

【主治】口眼歪斜，唇紧，面肿，齿痛，齿衄，龈肿，流涎，口舌生疮，暴喑不言，消渴嗜饮，小便不禁，癫痫。

【刺灸法】斜刺0.3~0.5寸；可灸。

穴位详解

承浆。承，承受也。浆，水与土的混合物也。该穴名意指任脉的冷降水湿及胃经的地部经水在此聚集。本穴物质为胃经地仓穴传来的地部经水以及任脉廉泉穴冷降的地部水液，至本穴后为聚集之状，本穴如同地部经水的承托之地，故名。别名天池、悬浆、鬼市、羡浆。

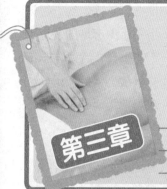

第三章

冲脉——十二经脉之海

◎冲脉，人体奇经八脉之一。冲脉能调节十二经气血，故称为十二经脉之海。与生殖功能关系密切，冲、任脉盛，月经才能正常排泄，故又称血海。

冲脉总述

冲脉，人体奇经八脉之一。冲脉能调节十二经气血，故称为十二经脉之海。与生殖功能关系密切，冲、任脉盛，月经才能正常排泄，故又称血海。

冲脉穴位共计14个：会阴（任脉）、气冲（足阳明经）、横骨、大赫、气穴、四满、中注（足少阴经）、阴交（任脉）、肓俞、商曲、石关、阴都、通谷、幽门。

《素问·骨空论》："冲脉为病，逆气里急。"《难经·二十九难》作"冲之为病，逆气而里急。"又《灵枢·海论》称冲脉为血海。《灵枢·五音五味》："血气盛而充肤热肉；血独盛则澹渗皮肤，生毫毛。今妇人之生，有余于气，不足于血，以其数脱血也。冲任之脉，不荣口唇，故须不生焉。"说明冲脉与生殖关系密切。其病候有月经不调，崩漏，不育等。此外还主要表现为胸腹气逆而拘急，燥热，瘕疝，喘动应手，痿症等。

冲脉的生理功能主要体现为以下三点：

（1）调节十二经气血：冲脉上至于头，下至于足，贯串全身，为总领诸经气血的要冲。当经络脏腑气血有余时，冲脉能加以含蓄和贮存；经络脏腑气血不足时，冲脉能给予灌注和补充，以维持人体各组织器官正常生理活动的需要。故有"十二经脉之海""五脏六腑之海"和"血海"之称。

（2）主生殖功能：冲脉起于胞宫，又称"血室""血海"。冲脉有调节月经的作用。冲脉与生殖功能关系密切，女性"太冲脉盛，月事以时下，故有子。""太冲脉衰少，天癸竭地道不通。"这里所说的"太冲脉"，即指冲脉而言。另外，男子或先天冲脉未充，或后天冲脉受伤，均可导致生殖功能衰退。

（3）调节气机升降：冲脉在循行中并于足少阴，隶属于阳明，又通于厥阴，及于太阳。冲脉有调节某些脏腑（主要是肝、肾和胃）气机升降的功能。

冲脉具有调节十二经气血之作用，冲脉气机升降失司，则气从少腹上冲，或呕吐，恶心，咳唾，吐血；冲脉起于胞中，冲脉气逆，则腹内拘急疼痛，胸脘攻痛，妊娠恶阻。"冲为血海"，有促进生殖能力及调节月经作用，冲脉虚衰，血海不足测月经量少色淡，甚或经闭，不孕，或初潮经迟，或绝经过早，少腹疼痛；血虚濡

养功能减弱则头晕目眩，心悸失眠；男子冲脉伤损则阴器不用；血海不足则发育不良，或须毛稀少，不能生育；舌淡，脉细弱为虚衰之象。冲脉气结，气机失于调达则经行不畅，量少或愆期，或乳房胀痛，乳汁量少，或少腹积块，游走不定。

冲脉主要穴位详解

会阴

【穴位一找准】在会阴部，男性的阴囊根部与肛门连线的中点。女性的大阴唇后联合与肛门连线的中点。

【功效】醒神镇惊，通调二阴。

【主治】小便不利，遗尿，遗精，阳痿，月经不调，阴痛，阴痒，痔疾，脱肛。

【刺灸法】

（1）平日灸三壮。

（2）急救针1寸。溺水，窒息，产后昏迷，癫狂。可灸，但孕妇慎用。

穴位详解

会阴又叫屏翳，金门，下极，下阴别。

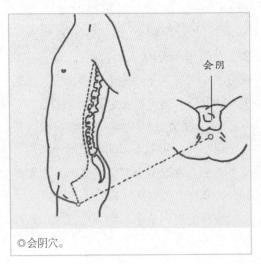

◎会阴穴。

此穴也是任脉上的起点，在前面任脉中有相关介绍。此处从另一角度进行一些讲解。在前后阴之间，其前为前阴，后为后阴，本穴会与二阴之间，且为任、督、冲三脉之会。

会阴。会，交会也。阴，阴液也。该穴名意指由人体上部降行的地部阴液在此交会。本穴物质来自人体上部的降行水液，至本穴后为交会状，故名。

下阴别。下，指本穴位于人体下部。阴，阴液。别，别走。下阴别名意指上部降行至此的地部阴液由本穴的地部孔隙别走体内。本穴物质为汇聚的地中经水，因本穴有地部孔隙与体内相通，汇聚的经水则循本穴的地部孔隙别走体内，故名下阴别。

屏翳。屏，屏障也。翳，羽毛做的华盖穴也。屏翳名意指本穴的气血物质中不光为地部经水，亦有大量的天部之气。本穴物质为人体上部降行的地部经水，性温热，在由本穴回流体内时亦蒸发出大量水湿之气，此水湿之气如同人体的卫外屏障一般，故名屏翳。平翳名意与屏翳同。

金门。金，肺金特性之气也。门，出入的门户也。金门穴名意指本穴有大量凉

性水气循任脉上行。理同屏翳穴位详解。

下极。下，下部也。极，极点也。下极名意指本穴位于人体的最下部。海底名意与下极同。

会阴穴的日常保健方法有三：

（1）点穴法：睡前半卧半坐，食指搭于中指背上，用中指指端点按会阴108下，以感觉酸痛为度。

（2）意守法：姿势不限，全身放松，将意念集中于会阴穴，守住会阴约15分钟，久之，会阴处即有真气冲动之感，并感觉身体轻浮松空，舒适无比。

（3）提肾缩穴法：取站式，全身放松，吸气时小腹内收，肛门上提（如忍大便状），会阴随之上提内吸，呼气时腹部隆起，将会阴肛门放松，一呼一吸共做36次。

气冲

【穴位一找准】气冲穴位于人体的腹股沟稍上方，当脐中下5寸，距前正中线2寸。

【功效】理气止痛，调经血。

【主治】肠鸣腹痛，疝气，月经不调，不孕，阳痿，阴肿。

【刺灸法】

刺法：

（1）直刺0.5~1.0寸，局部重胀。针刺不宜过深，用于调经，理气止痛。

（2）向外阴斜刺1.0~2.0寸，局部酸胀并向生殖器扩散。

灸法：艾炷灸或温针灸5~7壮，艾条灸10~20分钟。

穴位详解

气冲穴，位于大腿根里侧，此穴下有

一根跳动的动脉，即腹股沟动脉处。在按摩时，先按揉气冲穴，然后按揉跳动的动脉处，一松一按，交替进行，对促进腿部血液循环、温暖手足有益。

气冲。气，指穴内气血物质为气也。冲，突也。该穴名意指本穴的气血物质为气，其运行状况是冲突而行。本穴物质来源有二，一为归来穴下行的细小经水，二为体内冲脉外传体表之气。由于冲脉外传体表之气强劲有力，运行如冲突之状，故名。

气冲位处人体腹股沟处形成肌肉的凹陷之状，而气冲的穴周肌肉又是较为丰满，即是气冲外冲的风气作用之故。一方面，气冲强盛的外冲之气将体内的五谷精微物质输向了体表，另一方面，气冲外冲的风气又将穴内地部的脾土微粒吹刮而起，脾土微粒在空中吸湿后又回降于气冲周地部，故而气冲位处凹陷之处而穴周部分则肌肉丰满。

本穴为冲脉、足阴明之会，但实为冲脉所出也。《素问·痿论篇》曰："冲脉

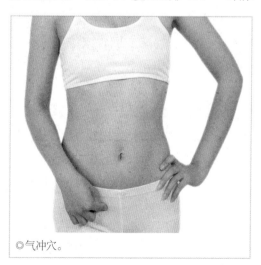
◎气冲穴。

者，经脉之海也，主渗灌溪谷，与阳明合于宗筋，阴阳总宗筋之会，会于气街，而阳明为之长……"此段文字即说明冲脉为诸经脉之源，且会于足阳明气街穴，足阳明受其气血而为之长。气街穴即气冲。从气冲的物质运动变化规律分析，不难得出，冲脉气血的特征是体内的高温高压之气作用变化而成。因此，冲脉气血从体内外出体表经脉则化为强劲的热性水湿之气，可渗灌于诸经脉之中。

《甲乙》言气冲灸之不幸，使人不得息，亦因冲脉气血为体内高温高压的水液气化而成，其正常的运行即是由内向外传输，渗灌诸经。气冲为冲脉气血的一个出口，冲脉气血能出于此是在温差压差条件下实现的，灸则使穴处的温压升高，冲脉内部气血不得出，故热胀于内，使人不得息。

日常保健按摩时，先按揉气冲穴，然后按揉跳动的动脉处，一松一按，交替进行，一直揉到腿脚有热气下流的感觉为止，此法对促进腿部血液循环很有益处。

横骨

【穴位一找准】横骨穴位于人体的下腹部，当脐中下5寸，前正中线旁开0.5寸。

【功效】清热除燥。

【主治】阴部痛，少腹痛，遗精，阳痿，遗尿，小便不通，疝气。

【刺灸法】直刺0.8~1.2寸；可灸。

穴位详解

横骨又叫下极，屈骨，屈骨端，曲骨端。

横骨。横，指穴内物质为横向移动的风气也。骨，指穴内物质中富含骨所主的水液。该穴名意指肾经的水湿云气在此横向外传。本穴物质为阴谷穴横行传至的冷湿水气，至本穴后，因吸热胀散并横向传于穴外，外传的风气中富含水湿，故名。

下极。下，指本穴位于胸腹的最下部。极，屋顶之意，指穴内物质为天部之气。下极名意指肾经气血在本穴达到了它所能上行的最高点。本穴物质为阴谷穴传来的寒湿水气，因其寒湿滞重要靠不断地吸热才能上行，而本穴则是肾经下部经脉气血上行所能到达的最高点，故名下极。

屈骨。屈，亏缺之意。骨，阴性水液也。屈骨名意指肾经气血由于本穴的向外散失而处于亏缺之状。本穴物质为阴谷穴传来的寒湿水气，量不大，至本穴后因受热而胀散并散失肾经之外，肾经气血因此更加亏缺，故名屈骨。屈骨端名意与屈骨近同，端指肾经吸热上行的气血在此到达顶端。

曲骨端。曲，隐秘也。骨，肾主的水液也。端，极点、尽头也。曲骨端名意指

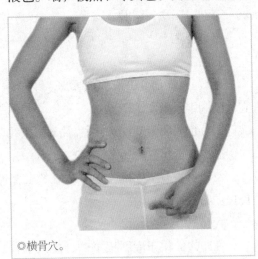
◎横骨穴。

肾经吸热上行的水湿至此已到尽头。理同屈骨穴位详解。

大赫

【穴位一找准】人体大赫穴位于下腹部，当脐中下4寸，前正中线旁开0.5寸。取穴时，患者可采用仰卧的姿势，大赫穴位于人体的下腹部，从肚脐到耻骨上方画一线，将此线五等分，从肚脐往下五分之四点的左右一指宽处，即为此穴。

【功效】散热生气。

【主治】阴部痛，子宫脱垂，遗精，带下，月经不调，痛经，不妊，泄泻，痢疾。阳痿、早泄、膀胱疾病等。该穴为人体足少阴肾经上的重要穴道。

【刺灸法】直刺0.8~1.2寸；可灸。

穴位详解

大赫穴出自《针灸甲乙经》。又叫阴维穴，阴关穴。

大赫。大，大也、盛也。赫，红如火烧十分显耀也。大赫名意指体内冲脉的高温高湿之气由本穴而出肾经。本穴物质为体内冲脉外出的高温高压水湿之气，因其高温而如火烧一般显耀，因其高压而气强劲盛大，故名大赫。

阴维。此名是从本穴的特定功能上而言的。本穴物质为冲脉外传的高温高压水气及横骨穴传来的寒湿水气，在冲脉强劲之气的带动下，横骨穴传来的寒湿水气由此输布胸腹各部，有维护胸腹阴面阴液的作用，故名阴维。

阴关。阴，阴液也。关关卡也。阴关名意指冲脉外输的强劲热只能带动本穴天部的水湿之气上行，而对穴内流行的地部经水则无此作用，阴性水液只能循肾经下行。

气穴

【穴位一找准】该穴位于下腹部，当脐中下3寸，前正中线旁开0.5寸。取穴时，可采用正坐或仰卧的姿势，该位于人体的下腹部，关元穴左右一指宽处。

【功效】调理冲任，益肾暖胞。

【主治】月经不调，白带，小便不通，泄泻，痢疾，腰脊痛，阳痿，生理不顺、腰部疼痛、冷感症等。该穴为人体足少阴肾

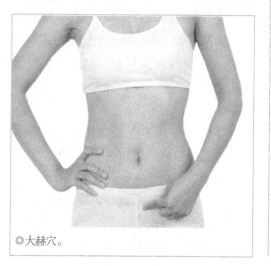

◎大赫穴。

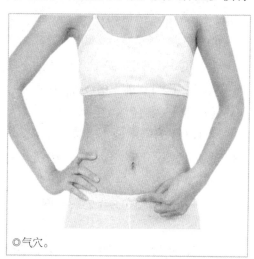

◎气穴。

经上的重要穴道。

【刺灸法】直刺或斜刺0.8~1.2寸；可灸。

穴位详解

气穴。穴内物质为气态物也。本穴物质为大赫穴传来的高温高压水气，至本穴后，快速强劲的高温高压水气势弱缓行并扩散为温热之性的气态物，故而得名。该穴别名胞门穴。

胞门。胞，胞宫也。门，出入的门户也。胞门名意指胞宫的外输气血由此外出冲脉。本穴物质为天部的温热之气，此气来源于胞宫，在本穴开始向冲脉以外传输，是冲脉气血外出的主要门户，故名胞门。

阴交

【穴位一找准】在下腹部，前正中线上，当脐中下1寸。

【功效】利水消肿，止泻。

【主治】绕脐冷痛，腹满水肿，泄泻，疝气，阴痒，小便不利，奔豚，血崩，带下，产后恶露不止，小儿陷囟，腰膝拘挛。

【刺灸法】直刺0.5~1寸；可灸。孕妇慎用。

四满

【穴位一找准】该穴位于人体的下腹部，当脐中下2寸，前正中线旁开0.5寸。

【功效】除湿降浊。

【主治】月经不调，崩漏，带下，不孕，产后恶露不净，小腹痛，遗精，遗尿，疝气，便秘，水肿。

【刺灸法】直刺0.8~1.2寸；可灸。

穴位详解

四满，冲脉、足少阴之会，又名髓府

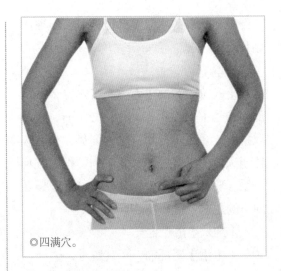

◎四满穴。

穴，髓中穴，髓海穴。

四满。四，四面八方也。满，充斥、充满也。该穴名意指肾经冲脉气血在此散热冷凝、充斥穴内各个空间。本穴物质为气穴传来的热性水气，水气上行至此后热散冷凝化为雾状水滴并充满穴周，故名。

髓府。髓，肾之精也，寒性水湿之气也。府，府宅也。髓府名意指肾经冲脉气血在此化为寒湿水气。本穴物质为气穴传来的热性水气，至本穴后热性水气散热冷凝而变为寒性水气，故名髓府。髓中、髓海名意与髓府同。

冲脉、足少阴之会。本穴物质既有肾经气血又有冲脉气血，故为冲脉、足少阴之会。

中注

【穴位一找准】该穴位于人体下腹部，当脐中下1寸，前正中线旁开0.5寸。

【功效】利湿健脾。

【主治】月经不调，腰腹疼痛，大便燥结，泄泻，痢疾。

【刺灸法】直刺0.8~1.2寸；可灸。

穴位详解

中注。中，与外相对，指里部。注，注入也。该穴名意指肾经冲脉的冷降经水由此注入体内。本穴物质为四满穴传来水津湿气，至本穴后则散热冷降为地部经水并由本穴的地部孔隙注入体内，故名。

肓俞

【穴位一找准】该穴位于人体的腹中部，当脐中旁开0.5寸。

【功效】积脂散热。

【主治】腹痛绕脐，呕吐，腹胀，痢疾，泄泻，便秘，疝气，月经不调，腰脊痛。

【刺灸法】直刺0.8~1.2寸；可灸。

穴位详解

肓俞，冲脉、足少阴之会，又名肓俞穴，子户穴。

肓俞。肓，心下膈膜也，此指穴内物质为膏脂之类。俞，输也。该穴名意指胞宫中的膏脂之物由此外输体表。本穴物质为来自胞宫中的膏脂之物，膏脂之物由本穴的地部孔隙外输体表，故而得名（何以知本穴物质来自胞宫？其理如下。本穴位居脐

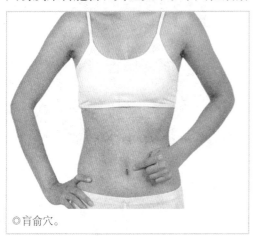

◎肓俞穴。

旁，而脐则为人体胸腹部体表的重力场中心，本穴外输的气血物质必定是来自与之全息对应的体内重力场中心附近脏器。体内的重力场中心为二肾，相邻的脏器有胞宫和膀胱，但本穴位于冲脉，这就决定了本穴的气血物质是来自胞宫而非膀胱）。

商曲

【穴位一找准】人体的上腹部，当脐中上2寸，前正中线旁开0.5寸。

【功效】运化水湿，清热降温。

【主治】对腹痛、泄泻、便秘、肠炎、腹中积聚等不适等症状。

【刺灸法】直刺0.5~0.8寸；可灸。

穴位详解

商曲，冲脉、足少阴之会，又名高曲穴，商谷穴。

商曲。商，漏刻也。曲，隐秘也。该穴名意指肾经冲脉气血在此吸热后缓慢上行。本穴物质为肓俞以下各穴上行的水湿之气，至本穴后散热冷缩，少部分水气吸热后特经上行，如从漏刻中传出不易被人觉察，故名。

阴都

【穴位一找准】该穴位于人体的上腹部，当脐中上4寸，前正中线旁开0.5寸。

【功效】降浊升清。

【主治】腹胀，肠鸣，腹痛，便秘，妇人不孕，胸胁满，疟疾。

【刺灸法】直刺0.5~0.8寸；可灸。

穴位详解

阴都穴，冲脉、足少阴之会。又叫食宫穴，通关穴，不宫穴。

阴都。阴，阴凉水湿也。都，都市

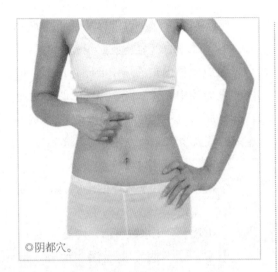

◎阴都穴。

也。该穴名意指肾经冲脉的上行水气在此集散。本穴物质为石关穴吸热上行的水湿之气，至本穴后为云集之状，穴外气血不断地聚集本穴同时又不断地向外疏散，本穴如有都市的聚散作用，故名。

食宫。食，胃所受之五谷也，此指脾土物质。宫，宫殿也，大的居住地也。食宫名意指随肾经冲脉气血上行的脾土尘埃在此冷降归地。本穴物质为石关穴吸热上行的水湿之气，至本穴后散热冷降归于地部，随冲脉气血上扬的脾土尘埃亦回落地部，如同回到脾土应有的居住之地，故名食宫。

幽门

【穴位一找准】该穴位于人体的上腹部，当脐中上6寸，前正中线旁开0.5~0.7寸（按病人的身体计算）。

【功效】升清降浊。

【主治】腹痛，呕吐，善哕，消化不良，泄泻，痢疾。

【刺灸法】直刺0.5~0.8寸，不可深刺，以免伤及内脏；可灸。

穴位详解

幽门穴，冲脉、足少阴之会，又名上门穴，上关穴，幽关穴。

幽门。幽，深长、隐秘或阴暗的通道。门，出入的门户。该穴名意指肾经冲脉的寒湿水气在此吸热后极少部分循经上行。本穴物质为腹通谷穴传来的寒湿水气，因其性寒湿滞重，至本穴后，在外部传入之热的作用下只有极少部分水湿循经上行，肾经冲脉气血从此由寒湿之性转而变温热之性，故名。幽关名意与幽门同。

上门穴。上，上行也。门，出入的门户也。上门名意指肾经冲脉的寒湿水气在此吸热上行。理同幽门穴位详解。上关穴名意与上门同，关指穴内滞重的水湿被关卡于下，只有轻质之气循经上行。

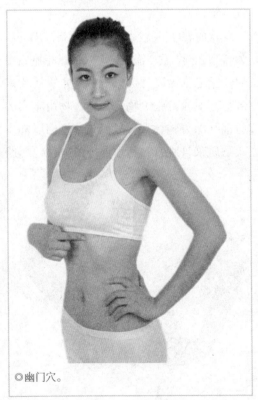

◎幽门穴。

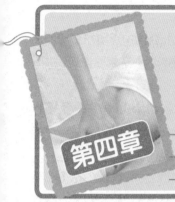

带脉——纵行之脉的约束者

◎带脉是"奇经八脉"之一，带之言束也，犹如束带一般。带脉的主要功能是"约束诸经"。所谓腹部"游泳圈"，正是中医学"带脉"所绕之处。

带脉总述

带脉是奇经八脉之一，从功能上讲，带脉能约束全身纵行的各条经脉，以调节脉气，使之通畅，有"总束诸脉"的作用。所以哪条经脉在腰腹处出现问题，如：郁结气滞，瘀血堵塞，都可通过刺激带脉来进行调节和疏通。

带脉能约束纵行之脉，足之三阴、三阳以及阴阳二蹻脉皆受带脉之约束，以加强经脉之间的联系。带脉还有固护胎儿和主司妇女带下的作用。带脉循行起于季胁，斜向下行到带脉穴，绕身一周。并于带脉穴处再向前下方沿髋骨上缘斜行到少腹。

《奇经八脉考·带脉篇》："带脉者，起于季胁足厥阴之章门穴，同足少阳循带脉穴，围身一周，如束带然。"带脉起于足少阴之正脉，出于舟骨粗隆下方之然谷穴。带脉与肾脏神经系统有关，故带脉强健可以固精、强肾、壮阳。由于带脉总束腰以下诸脉，下焦是奇经汇集之所在，《儒门事亲》曰："冲、任、督三脉同起而异行，一源而三歧，皆络带脉。"

本经脉交会穴为带脉（带脉同名穴位）、五枢、维道（足少阳经）共三穴，左右合六穴。

带脉受损主要表现为腰酸腿痛，腹部胀满、腰腹部松弛，在女性可以是痛经、白带增多、习惯性流产等。而女子长期便秘，又有妇科问题的，与带脉相关。

带脉最怕冷，所以在所有造成带脉受损的情形中，最大的伤害就来源于保暖不到位。

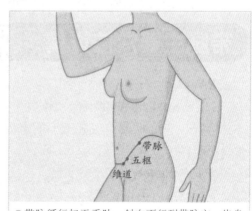

◎带脉循行起于季胁，斜向下行到带脉穴，绕身一周。

过短的衣裳和过低的裤腰：低腰裤、露脐装备受女性喜欢，空调房让季节变得模糊，最怕受凉的带脉苦不堪言。

冰激凌是压力一族的最爱，可女性本身就阳气不足，容易怕冷，吃太多寒冷食物，需要身体内的阳气温化，消耗阳气的同时，没有完全消除的寒气也会累积在下腹，影响气血运行，使带脉脉气郁滞，容易出现胀气甚至水肿。

不正确的生活方式也会损伤带脉，比如频繁求欢易伤精血。享受性爱的快意是应该的，但要适当注意频率。过于频繁的性生活会伤及精血，导致脉气虚弱，让人感觉精神恍惚，注意力不能集中，腰酸腿软等。

又比如生活无规律容易导致气血损伤。饭不按时吃，饥一顿饱一顿；想事太多，忧虑伤脾，脾主运化，脾气虚不能把水液及时运走，就只能停在身体里。水往低处走，一股脑儿向下，给环腰一周的带脉很大的冲击，以至于带脉受损。

对于带脉受损，我们可以一推一敲一梳，给带脉"升温"。

推带脉法：以肚脐为中点向左右两侧推抚数次，再在后腰部用手掌来回推抚，推时用力适度，不要过轻或过重，舒适就好。

敲带脉法：躺在床上，用手轻捶自己的左右腰部，100下以上就可以。孕妇千万不能这么做。

推敲带脉的方法可以让经络气血运行加快，对于腰部冰凉而常常感觉酸疼和痛经的人都有帮助。除了有疏通血脉的效果以外，推带脉可以强壮肾脏，敲带脉还可以增强肠道蠕动，对于便秘的人有很好的通便效果，如果腰腹有赘肉的"游泳圈"，还有利于脂肪的代谢，减少赘肉的产生，在保养带脉的同时，有瘦身的效果。

推敲带脉瘦身法还要配合一个特殊的部位，那就是胆经。胆经在大腿外侧中线，只要每天在大腿外侧中线左右用力敲打各200下，就可以强迫胆汁分泌，提升人体的吸收能力，使得气血运行通畅，达到自然瘦。

带脉主要穴位详解

带脉

【穴位一找准】在侧腹部，章门下1.8寸，当第十一肋游离端下方垂线与脐水平线的交点上。

【功效】调和气血，通经止痛。

【主治】月经不调，闭经，赤白带下，腹痛，疝气，腰胁痛。现多用于子宫内膜炎、附件炎、盆腔炎，带状疱疹等。

【刺灸法】直刺0.5~0.8寸。可灸。

配穴治病

临床上常配白环俞、阴陵泉、三阴交，有健脾渗湿止带的作用，主治带下病；配中极、地机、三阴交，有行气活血、去瘀止痛的作用，主治痛经、闭经；配血海、膈俞，有通经活血的作用，主治月经不调。

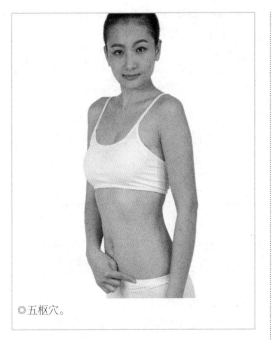

◎五枢穴。

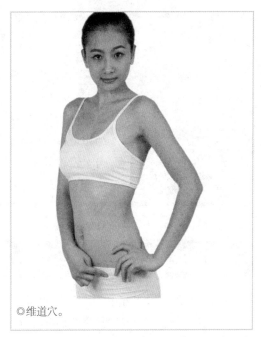

◎维道穴。

五枢

【穴位一找准】在侧腹部，当髂前上棘的前方，横平脐下3寸处。

【功效】痛经止痛，行气通便。

【主治】赤白带下，腰胯痛，少腹痛，疝气，便秘。现多用于子宫内膜炎、睾丸炎等。

【刺灸法】直刺0.5~1.0寸。可灸。

配穴治病

临床上常用的配伍有：

配气海、三阴交，有调气温阳、散寒止痛的作用，主治少腹痛。

配太冲、曲泉，有疏肝理气的作用，主治疝气。

维道

【穴位一找准】在侧腹部，当髂前上棘的前下方，五枢前下0.5寸。

【功效】调理冲任，利水止痛。

【主治】（1）妇产科系统疾病：子宫内膜炎、肾炎、附件炎、盆腔炎、子宫脱垂。

（2）消化系统疾病：肠炎、阑尾炎、习惯性便秘。

（3）其他：肾炎、疝气、髋关节疼痛。

【刺灸法】

（1）向前下方斜刺0.8~1.5寸，局部酸胀。

（2）深刺可及子宫圆韧带治疗子宫下垂，局部酸胀可扩散至小腹和外阴部。

（3）艾炷灸或温针灸3~5壮，艾条灸10~20分钟。

配穴治病

临床上常用的配伍有：

配巨髎，有活血止痛的作用，主治腰胯痛。

配脾俞、阴陵泉、关元，有调经止带的作用，主治月经不调，带下。

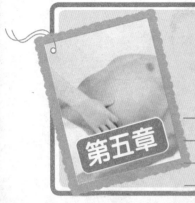

阴、阳维脉——溢蓄气血

第五章

◎阴维脉起于小腿内侧，沿大腿内侧上行到腹部，与足太阴经相合，过胸部，与任脉会于颈部。阳维脉起于足跟外侧，向上经过外踝，沿足少阳经上行到髋关节部，经胁肋后侧，从腋后上肩，至前额，再到项合于督脉。

维脉总述

维脉起于外踝下方金门穴，从胕骨而上，经下肢外侧、侧腹部、侧胸部、肩部、后颈部、止于头顶。阳维脉联络各阳经，与阴维脉有溢蓄气血的作用。王叔和说："诊得阳维脉浮者，暂起目眩，阳盛实者，苦肩息，洒洒如寒"；"诊得阴维脉沉大而实者，苦胸中痛，肋下支满，心痛"。《难经·二十九难》："阳维为病苦寒热"，生病时有恶寒发热的症状。

维脉的"维"字，含有维系、维络的意思。《难经·二十八难》："阳维、阴维者，维络于身，溢蓄不能环流灌诸经者也。"说明阳维有维系、联络全身阳经的作用；"阴维者，维络于身，溢蓄不能环流灌溉诸经者也。"说明阳维有维系、联络全身阳经的作用；阴维有维系、联络全身阴经的作用。阳维脉维络诸阳经，交会于督脉的风府、哑门；阴维脉维络诸阴经，交会于任脉的天突、廉泉。在正常的情况下，阴阳维脉互相维系，对气血盛衰起调节溢蓄的作用，而不参与环流，如果

功能失常则出现有关的病症。

阴维起于诸阴之交，其脉发于足少阴筑宾穴，为阴维之郄，在内踝上五寸踹肉分中，上循股内廉，上行入少腹，会足太阴、厥阴、少阴、阳明于府舍，上会足太阴于大横、腹哀，循胁肋会足厥阴于期门，上胸膈挟咽，与任脉会于天突、廉泉，上至顶前而终。凡十四穴。

阴维脉交会腧穴：筑宾（足少阴经）、府舍、大横、腹哀（足太阴经）、期门（足厥阴经）、天突、廉泉（任脉）。

阳维起于诸阳之会，其脉发于足太阳金门穴，在足外踝下一寸五分，上外踝七寸，会足少阳于阳交，为阳维之郄，循膝外廉上髀厌抵少腹侧，会足少阳于居髎，循胁肋斜上肘、上会手阳明、手足太阳于臂臑，过肩前，与手少阳会于臑会、天髎，却会手足少阳、足阳明于肩井、入肩后，会手太阳、阳跷于臑俞，上循耳后，会手足少阳于风池，上脑空、承灵、正

营、目窗、临泣，下额与手足少阳、阳明五脉会于阳白，循头入耳，上至本神而止。凡二十二穴。

阳维脉交会腧穴：金门（足太阳经）、阳交（足少阳经）、臑俞（手太阳经）、天髎（手少阳经）、肩井（足少阳经）、头维（足阳明经）、本神、阳白、头临泣、目窗、正营、承灵、脑空、风池（足少阳经）、风府、哑门（督脉）。

阳维脉发病，出现发冷、发热、外感热病等表证，所以《难经·二十九难》说："阳维为病苦寒热"，阴维脉发病，则出现心痛、胃痛、胸腹痛等里证，所以又说："阴维为病苦心痛"。张洁古解释说："卫为阳，主表，阳维受邪为病在表，故苦寒热；营为阴，主里，阴维受邪为病在里，故苦心痛"。王叔和在《脉经》中说："诊得阳维脉浮者，暂起目眩，阳盛实者，苦肩息，洒洒如寒"；"诊得阴维脉沉大而实者，苦胸中痛，胁下支满，心痛"。以上都说明，阳维脉主表证，阴维脉主里证。

阴维脉主要穴位详解

筑宾

【穴位一找准】该穴位于人体的小腿内侧，当太溪穴与阴谷穴的连线上，太溪穴上5寸，腓肠肌肌腹的内下方。

【功效】散热降温。

【主治】癫狂，痫证，呕吐涎沫，疝痛，小儿脐疝，小腿内侧痛。

【刺灸法】直刺0.5~0.8寸；可灸。

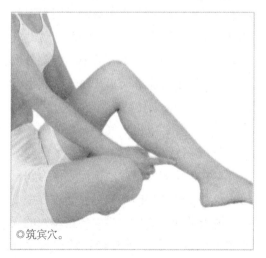
◎筑宾穴。

穴位详解

筑宾，是阴维脉的郄穴，其气血物质为天部的凉湿水气，与足三阴经气血混合重组后的凉湿水气由此交于肾经，散热后横向下行阴谷穴。

筑宾。筑，通祝，为庆祝之意。宾，宾客也。该穴名意指足三阴经气血混合重组后的凉湿水气由此交于肾经。本穴物质为三阴交穴传来的凉湿水气（足三阴经气血在三阴交穴混合后既无热燥之性亦无寒冷之性），性同肺金之气，由此传入肾经后为肾经所喜庆，本穴受此气血如待宾客，故名。

阴维脉郄穴。郄，孔隙也。本穴既为肾经之穴，同时又为阴维脉之穴，而三阴交穴传入本穴的气血较为细少，如从孔隙中传来一般，故为阴维脉郄穴。

筑宾与人体相关穴位配伍可治疗相关疾病，配肾俞穴、关元穴治水肿；配大敦穴、归来穴治疝气；配承山穴、合阳穴、阳陵泉穴治小腿痿、痹、瘫；配水沟穴、百会穴治癫、狂、痫证。

府舍

【穴位一找准】府舍穴位于人体的下腹部，当脐中下4寸，冲门穴上方0.7寸，距前正中线4寸。

【功效】润脾之燥，生发脾气。

【主治】腹痛，疝气，积聚。

【刺灸法】直刺1~1.5寸。寒则点刺出血或补而灸之或先泻后补，热则泻针出气或水针，可灸。

穴位详解

府舍，足太阴、厥阴经与阴维脉交会穴，气血物质为地部经水，且脏腑中的阴性水液由本穴外出脾经，水液由腹内外出腹表。

府舍。府，脏腑也。舍，来源之意。该穴名意指本穴气血来源于体内脏腑。因本穴有地部孔隙与体内阴维脉相通，体内的阴维脉的水液外传本穴，本穴的气血物质部分是来源于脏腑，故名。

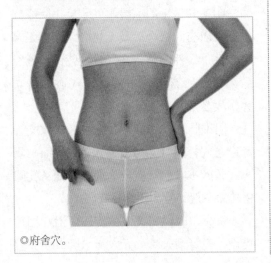

◎府舍穴。

足太阴、阴维、厥阴之会。本穴的气血物质中有体内阴维脉外传的水液和冲门穴传来的风气，冲门穴传来的风气又同合于厥阴肝经气血之性，故本穴为足太阴、阴维、厥阴之会。

临床上常用于配伍气海治疗腹痛。

大横

【穴位一找准】大横穴位于人体的腹中部，距脐中4寸。

【功效】转运脾经水湿。

【主治】泄泻，便秘，腹痛。

【刺灸法】直刺1~2寸。寒则先泻后补或补而灸之，热则泻针出气或水针，可灸。

穴位详解

大横穴又名肾气穴、人横穴、足太阴与阴维脉交会穴，脾经气血在此形成水湿风气。它的气血物质是天部的水湿风气和地部的经水，水湿风气向腹哀穴上行，经水循脾经下行。

大横。大，穴内气血作用的区域范围大也。横，穴内气血运动的方式为横向传输也，风也。该穴名意指本穴物质为天部横向传输的水湿风气。本穴物质为腹结穴传来的水湿云气，至本穴后因受脾部外散之热，水湿云气胀散而形成风气，其运行方式为天部的横向传输，故名。

肾气。肾，水也。气，天部的气态物也。肾气名意指本穴的天部之气富含水湿。本穴物质为腹结穴地部泥水混合物气化的水湿云气，在向本穴运行的过程中，它是由天部的稍高层次横向传至本穴的天部稍低层次，水湿进一步集结在云系之

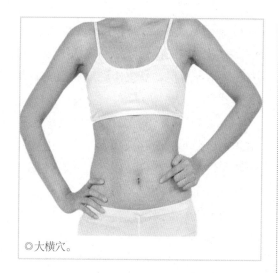

◎大横穴。

中，如肾水之运行，故名肾气。

人横。人，气血物质所处的层次为地部之上、天部之下的人部也。横，穴内气血运行的方式为横向传输也。人横名意指穴内气血在人部横向传输。理同大横穴位详解。

足太阴、阴维之会。本穴物质不光有天部的滞重水湿云气，同时还有腹哀穴下行传来的地部经水，其地部经水由本穴外溢脾部，有阴维脉的气血特性，故为足太阴、阴维之会。

临床上常配天枢穴、足三里穴治腹痛。现在多用于治疗急慢性肠炎，细菌性痢疾，习惯性便秘，肠麻痹，肠寄生虫病。

腹哀

【穴位一找准】腹哀穴位于人体的上腹部，当脐中上3寸，距前正中线4寸。

【功效】冷降脾浊。

【主治】消化不良，腹痛，便秘，痢疾。

【刺灸法】直刺1~1.5寸。寒则先泻后补或补而灸之，热则泻针出气或水针。

穴位详解

腹哀穴，别名肠哀穴，肠屈穴，是足太阴与阴维脉交会穴，气血物质为地部经水，脾经水湿在此沉降，运行规律是由穴内满溢穴外。

腹哀。腹，腹部也，脾土也。哀，悲哀也。该穴名意指本穴的地部脾土受水之害。本穴物质为大横穴传来的天部水湿云气，至本穴后，水湿云气化雨降之于地部，脾土受湿而无生气之力，因而悲哀，哀其子金气不生也，故名。

肠哀、肠屈。肠，大肠也，此指大肠所主的金气。哀，悲哀也。屈，亏缺也。肠哀、肠屈名意指本穴的天部之气虚少，脾土生发之气不足。理同腹哀穴位详解。

足太阴、阴维之会。本穴的地部经水为满溢之状并散流脾经之外，表现出阴维脉的气血特性，故为足太阴、阴维之会。

临床上配伍气海治疗肠鸣。

期门

【穴位一找准】属足厥阴肝经。肝之募穴。足太阴、厥阴、阴维之会。在胸部，当乳头直下，第六肋间隙，前正中线旁开4寸。仰卧位，先定第四肋间隙的乳中穴，并于其下二肋（第六肋间）处取穴。对于女性患者则应以锁骨中线的第六肋间隙处定取。

【功效】健脾疏肝，理气活血。

【主治】消化系统疾病：胃肠神经症，肠炎，胃炎，胆囊炎，肝炎，肝大。其他疾病：心绞痛，胸胁胀满，癃闭遗

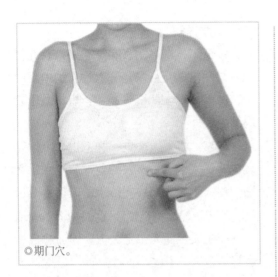

◎期门穴。

尿，肋间神经痛，腹膜炎，胸膜炎，心肌炎，肾炎，高血压。

【刺灸法】

刺法：

（1）斜刺0.5~0.8寸，局部酸胀，可向腹后壁放散。

（2）沿肋间方向平刺0.5~1.0寸。

（3）针刺时应控制好方向、角度和深度，以防刺伤肝肺。

灸法：艾炷灸5~9壮，艾条灸10~20分钟。

寒则补之灸之，热则泻之。

穴位详解

肝之募穴，八脉交会穴之一，气血物质为散行于天之中部的湿热水气，由穴外进入穴内后循肝经下行。

期门。期，期望、约会之意。门，出入的门户。期门名意指天之中部的水湿之气由此输入肝经。本穴为肝经的最上一穴，由于下部的章门穴无物外传而使本穴处于气血物质的空虚状态。但是，本穴又因其位处于人体前正中线及侧正中线的中间位置，既不阴又不阳、既不高亦不低，

因而既无热气在此冷降也无经水在此停住，所以，本穴作为肝经募穴，尽管其穴内气血空虚，但却募集不到气血物质，唯有期望等待，故名期门。

临床上期门常配大敦穴治疝气；配肝俞穴、公孙穴、中脘穴、太冲穴、内关穴治肝胆疾患、胆囊炎、胆结石及肝气郁结之胁痛、食少、乳少、胃痛、呕吐、呃逆、食不化、泄泻等。

天突

【穴位一找准】位于颈部，当前正中线上胸骨上窝中央。取穴时，可采用仰靠坐位的姿势，天突穴位于人体的颈部，当前正中线上，两锁骨中间，胸骨上窝中央。

【功效】宣通肺气，化痰止咳。

【主治】咳嗽，哮喘，胸中气逆，咯唾脓血，咽喉肿痛，舌下急，暴喑，瘿气，噎嗝，梅核气。

【刺灸法】先直刺0.2~0.3寸，然后沿胸骨柄后缘，气管前缘缓慢向下刺入0.5~1寸；可灸。寒则补之灸之，热则泻针出气。

穴位详解

此穴位，别名玉户穴，天瞿穴，阴维、任脉之会。任脉气血在此吸热后突行上天，循任脉上传廉泉穴。

本穴针刺不能过深，也不宜向左右刺，以防刺伤锁骨下动脉及肺尖。如刺中气管壁，针下有硬而轻度弹性的感觉，病人出现喉痒欲咳等现象；若刺破气管壁，可引起剧烈的咳嗽及血痰等现象。如刺中无名静脉或主动脉弓时，针

下可有柔软而有弹力的阻力或病人有疼痛感觉，应即退针。

天突穴。天，头面天部也。突，强行冲撞也。天突穴名意指任脉气血在此吸热后突行上天。本穴物质为璇玑穴传来的弱小水气，至本穴后，因吸收体内外传之热而向上部的头面天部突行，故名天突穴。

玉户穴。玉，金之属也，肺性之气也。户，出入的通道也。玉户名意指本穴气血为肺金之性的温性水气。本穴物质为璇玑穴传来的弱小水气，至本穴后因吸热而化为温性之气，表现出肺金之气的固有特性，故名玉户。

天瞿穴。天，头面天部也。瞿，古代的戟属兵器，既能横打又能直刺，此指穴内气血为向外的冲突之状。天瞿名意指任脉气血由此上冲头面的天部。理同天突穴穴位详解。

阴维、任脉之会。本穴物质为璇玑穴传来的弱小水气，因其势单力弱，穴外天部的阴维脉水湿因而汇入穴内，故本穴为阴维任脉之会。

临床中，本穴位配伍定喘穴、鱼际穴治哮喘、咳嗽；配膻中穴、列缺穴治外感咳嗽；配内关穴、中脘穴治呃逆；配廉泉穴、涌泉穴治暴喑；配丰隆穴治梅核气；配少商穴、天容穴治咽喉肿痛；配气舍穴、合谷穴治地方性甲状腺肿大。

廉泉

【穴位一找准】廉泉穴位于人体的颈部，当前正中线上，结喉上方，舌骨上缘凹陷处。

【功效】利喉舒舌。

【主治】舌下肿痛，舌根急缩，舌纵涎出，舌强，中风失语，舌干口燥，口舌生疮，暴喑，喉痹，聋哑，咳嗽，哮喘，消渴，食不下。

【刺灸法】直刺0.5~0.8寸，不留针；可灸。寒则先泻后补或补之灸之，热则泻针出气。

穴位详解

廉泉又名本池穴，舌本穴，结本穴，阴维、任脉之会，气血物质为天之下部的水湿之气，任脉气血在此冷缩而降。

廉泉。廉，廉洁、收廉之意。泉，水也。该穴名意指任脉气血在此冷缩而降。本穴物质为天突穴传来的湿热水气，至本穴后散热冷缩由天之上部降至天之下部，本穴如同天部水湿的收廉之处，故名。

本池。本，根本也。池，储液之器也。本池名意指本穴为任脉水湿的收聚之地。理同廉泉穴位详解。

舌本。舌，至柔之物也。本，根本也。舌本名意指本穴聚集的天部水湿为任脉气血的来源根本。本穴位处头面的天部，而任脉气血为至柔之性，其所能上行头面的天部，是在外界之热的作用下方能至此，如无外界之热助则任脉气血就无法构成内外无端的循环，因此，任脉气血能上至头面任脉就有接续之源，故本穴名为舌本。结本名意与舌本同。

临床上，廉泉主要配金津穴、玉液穴、天突穴、少商穴治舌强不语、舌下肿痛、舌缓流涎、暴喑。

阳维脉主要穴位详解

金门

【穴位一找准】金门穴位于人体的足外侧部，当外踝前缘直下，骰骨下缘处。

【功效】补阳益气，疏导水湿。

【主治】头痛，癫痫，小儿惊风，腰痛，下肢痿痹，外踝痛。

【刺灸法】直刺0.3~0.5寸。寒则补之灸之，热则泻针出气。

穴位详解

金门，中医穴位名，出自《针灸甲乙经》。别名关梁。属足太阳膀胱经。足太阳之郄穴。在足外侧，当外踝前缘直下，骰骨下缘处。布有足背外侧皮神经，足底外侧神经及足底外侧动、静脉。主治头痛，眩晕，癫痫，腰膝痛，外踝痛，下肢痹痛等。直刺0.3~0.5寸。艾炷灸3~5壮；或艾条灸5~10分钟。《千金要方》说："金门在谷道前，囊之后，当中央是也，从阴囊下度到大孔前，中分之。"金门为足太阳经郄穴，气血物质为水湿之气，膀

胱经气血在此变为温热之性，吸热后循膀胱经上行。

金门。金，肺性之气也。门，出入的门户也。金门名意指膀胱经气血在此变为温热之性。本穴物质为膀胱经下部经脉上行的阳气，性温热，与肺金之气同性，故名金门。

关梁。关，关卡也。梁，屋顶之横梁也。关梁名意指膀胱经的天部之气由此上行。本穴向上传输的为膀胱经下部经脉吸热蒸升的阳热之气，膀胱经滞重和寒湿水气则被关卡于下，故名关梁。梁关名意与关梁同。

膀胱经郄穴。郄，孔隙也。本穴物质为天部的水湿之气，性寒湿，只有少部分水湿气态物吸热上传并成为膀胱经经脉中的气血，此上传之气如从孔隙中传出一般，故为膀胱经郄穴。

临床上常配太阳穴、合谷穴治头痛。

阳交

【穴位一找准】在小腿外侧，当外踝尖上7寸，腓骨后缘。

【主治】胸胁胀满，下肢痿痹。现多用于腓浅神经疼痛或麻痹，坐骨神经痛，胸膜炎，肝炎，精神病等。

【刺灸法】直刺0.5~0.8寸。可灸。艾炷灸3~5壮；或艾条灸5~10分钟。

穴位详解

阳交穴，经穴名出自《针灸甲乙经》。另名别阳、足髎。属足少阳胆经。阳维脉之郄穴。当小腿外侧，当外踝尖上7寸，腓骨后缘。布有腓肠肌外侧皮神经和腓动、静脉分支。主治胸胁胀满，膝踝

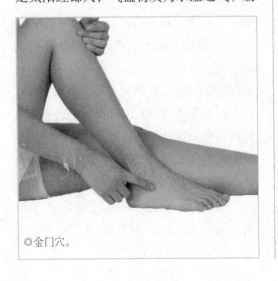

◎金门穴。

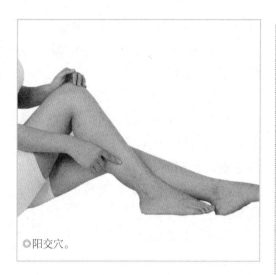

◎阳交穴。

肿痛，脚气，惊厥，下肢痿痹，肋间神经痛，坐骨神经痛，腓肠肌痉挛等。

临床上，配足三里、阴陵泉、悬钟，有祛风湿、利关节的作用，主治膝胫痛。

配太冲，有疏肝理气的作用，主治胸胁痛。

配四神聪、大陵、内关，有宁神定志的作用，主治癫狂。

肩井

【穴位一找准】在肩上，前直乳中，当大椎穴与肩峰端连线的中点上。正坐位，在肩上，当大椎穴（督脉）与肩峰连线的中点取穴。

【功效】祛风清热，活络消肿。

【主治】

（1）循环系统疾病：高血压，脑卒中。

（2）精神神经系统疾病：神经衰弱，副神经麻痹。

（3）妇科疾病：乳腺炎，功能性子宫出血。

（4）运动系统疾病：落枕，颈项肌痉挛，肩背痛，卒中后遗症，小儿麻痹后遗症。

【刺灸法】

刺法：直刺0.5~0.8寸，局部酸胀。深部正当肺尖，不可深刺，以防刺伤肺尖造成气胸。

灸法：艾炷灸3~5壮，艾条灸10~20分钟。

穴位详解

经穴名。出自《针灸甲乙经》。别名膊井、肩解。属足少阳胆经。手足少阳、阳维之会。在肩上，前直乳中，当大椎与肩峰端连线的中点上。或以手拼拢，食指靠颈，中指尖到达处是穴。布有锁骨上神经后支，副神经，及颈横动、静脉。主治项强，肩背痛，手臂不举，中风偏瘫，滞产，产后血晕，乳痛，瘰疬，及高血压，功能性子宫出血等。直刺0.3~0.5寸，不宜深刺。艾炷灸3~7壮；或艾条灸5~10分钟。

头维

【穴位一找准】头侧额角部，入额角发际上0.5寸，头正中线旁开4.5寸。

【功效】清头明目，活血通络，止痛镇痉。

【主治】寒热头痛，目痛多泪，喘逆烦满，呕吐流汗，眼睑动不止，面部额纹消失，迎风泪出，目视物不明。常为治疗湿邪内浸的头部腧穴。偏头痛，前额神经痛，血管性头痛、精神分裂症，面神经麻痹；卒中后遗症，高血压病；结膜炎，视力减退等。

【刺灸法】沿皮刺0.5~1寸。

穴位详解

头维穴为足阳明胃经在头角部的腧穴，是足阳明胃经与足少阳胆经、阳维

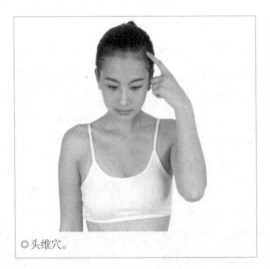

◎头维穴。

脉之交会穴。维，指维护之意。足阳明脉气行与人身胸腔头面，维络于前，故有二阳为维之称。此穴为阳明脉气所发，在头部额角人发际处，维系于头，故名头维。

头维穴在头侧额角部，人额角发际上0.5寸，头正中线旁开4.5寸。简易取穴法：穴在头侧部发际里，位于发际点向上一指宽，嘴动时肌肉也会动之处。此穴出自《针灸甲乙经》："在额角发际，本神旁各1.5寸"（本伸穴在前正中线入前发际上0.5寸，旁开3寸）；《铜人腧穴针灸图经》："在额角入发际。"

头维穴属足阳明胃经。足阳明、足少阳之会。在头侧部，当额角发际上0.5寸，头正中线旁开4.5寸。另说"在额角发际，本神旁一寸"（《太平圣惠方》）。布有耳颞神经分支，面神经颞支及颞浅动、静脉额支。临床上常配伍应用。头痛如破，目痛如脱。头维加大陵；眼睑瞤动。头维加攒竹、丝竹穴点刺；迎风有泪：头维、临泣、风池；偏头痛：头维、曲鬓、风府、列缺；治

血管性头痛：配角孙、百会穴；面瘫：加阳白、下关、翳风、夹车等；精神分裂症：头维、后溪、太冲、涌泉等。

本神

【穴位一找准】在头部，当前发际上0.5寸，神庭旁开3寸，神庭与头维连线的内2/3与外1/3的交点处。正坐或卧位，在前发际内0.5寸，神庭穴旁开3寸处取穴。

【功效】祛风定惊，安神止痛。

【主治】

（1）精神神经系统疾病：神经性头痛，眩晕，癫痫。

（2）其他：胸胁痛，脑卒中，卒中后遗症。

【刺灸法】

刺法：平刺0.5~0.8寸，局部酸胀。

灸法：间接灸3~5壮，艾条灸5~10分钟。

穴位详解

本，人之根本也，气也，此指穴内物质为天部之气。神，在天为风也，指穴内物质的运行为风气的横向运动。

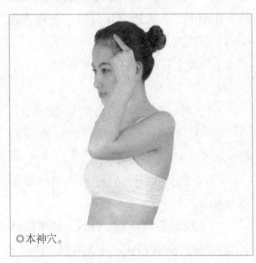

◎本神穴。

该穴名意指头之天部的冷凝水湿在此汇合后循胆经传输。本穴因其位处头角上部，为人之外侧，在人体坐标系中它和头顶的百会穴一样皆处最高最外位置（本神穴与百会穴二穴如同两座不同的山之山顶）。由于胆经无循经传来的气血交于本穴，穴内气血处于空虚之状，穴外天部的冷凝水湿因而汇入穴内，穴内气血纯为天部之气，且其运行为横向下传阳白穴，故而得名。

阳白

【穴位一找准】该穴位于人体的头部，当瞳孔直上入前发际0.5寸，神庭穴与头维穴连线的中点处。

【功效】疏风清热，清头明目。

【主治】

（1）面神经麻痹，夜盲，眶上神经痛。

（2）头痛，眩晕。

（3）视物模糊，目痛，眼睑下垂，面瘫，小儿惊痫，热病，赤痛，流泪，目翳，鼻塞，鼻渊，耳聋。

【刺灸法】平刺0.5~0.8寸。沿皮向眉中透刺0.3~0.5寸，额区胀痛为宜。寒则点刺出血或灸之，热则泻针出气或水针。可灸。

穴位详解

阳白的别名又叫临池，属足少阳胆经。足少阳、阳维脉交会穴，气血物质为天部的水湿之气，胆经经气在此冷降为寒湿水气并由天部降落地部，大部分化雨冷降归地，小部分吸热后循胆经上行目窗穴。

目窗

【穴位一找准】目窗穴位于人体的头部，当前发际上1.5寸，头正中线旁开2.25寸。

【功效】补气壮阳。

【主治】头痛，目眩，目赤肿痛，远视，近视，面浮肿，上齿龋肿，小儿惊痫。

【刺灸法】平刺0.5~0.8寸。可灸。寒则补之灸之，热则泻针出气。

穴位详解

目窗穴。出自《针灸甲乙经》，别名至营，属足少阳胆经。足少阳、阳维之会。一说在"临泣后一寸半"（《针灸大成》）。胆经气血在此吸热后化为阳热风气，一是循胆经上行正营穴，二是外走阳维脉。

目窗。目，肝之所主也，此指穴内物质为肝木之性的风气。窗，气体交换的通道也。该穴名意指胆经气血在此吸热后化为阳热风气。本穴物质为头临泣穴传至的弱小水湿之气，至本穴后，因受穴外所传之热，弱小的水湿之气吸热胀散并化为阳热风气传于穴外，故名。

临床上配关冲穴、风池穴治头疼；配陷谷穴治面目浮肿。

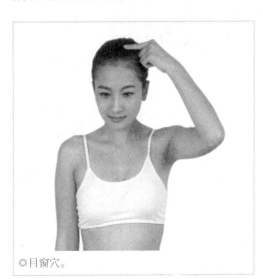

◎目窗穴。

正营

【穴位一找准】该穴位于人体的头部，当前发际上2.5寸，头正中线旁开2.25寸。

【功效】吸湿降浊。

【主治】头痛，头晕，目眩，唇吻强急，齿痛。

【配伍】配阳白穴、太冲穴、风池穴治疗头痛、眩晕、目赤肿痛。

【刺灸法】平刺0.5~0.8寸；可灸。寒则补之灸之，热则泻针出气。

穴位详解

正营，经穴名。在头部，当前发际上。一说"目窗后一寸五分"，即入发际。

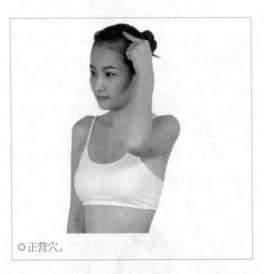

◎正营穴。

正营。正，正当也。营，军队驻扎的营地，有建设、营救之意。该穴名意指胆经的阳热风气在此散热缩合并化为天部的阳气。本穴物质为目窗穴传来的阳热风气，至本穴后，阳热风气散热缩合并化为阳气，阳热风气没有因冷缩而变为寒湿之气，本穴起到了正当维持天部气血运行变化的作用，故名。

承灵

【穴位一找准】承灵穴位于人体的头部，当前发际上4寸，头正中线旁开2.25寸。

【功效】吸湿降浊。

【主治】头晕，眩晕，目痛，鼻渊，鼻出血，鼻窒，多涕。

【刺灸法】平刺0.5~0.8寸；可灸。寒则先泻后补或补之灸之，热则泻针出气。

穴位详解

承灵是足少阳、阳维之会，它散热吸湿冷降并交于脑空穴，气血物质为天部的凉湿水气，头之天部的寒湿水气由承灵汇入胆经。

承灵。承，承受也。灵，神灵也，天部之气也。该穴名意指头之天部的寒湿水气由此汇入胆经。本穴物质为正营穴传来的天部阳气，至本穴后，此气散热并吸湿冷降，头之天部的寒湿之气亦随之汇入穴内，本穴如有承受天部寒湿水气的作用，故名。

临床上，常配风池穴、风门穴、后溪穴治鼻出血。

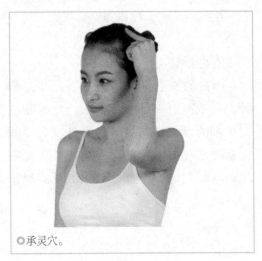

◎承灵穴。

风府

【穴位一找准】后发际正中直上1寸，枕外隆凸直下凹陷中，取穴的时候通常让患者采用正坐或俯卧、俯伏的姿势，以便实施者能够准确地确定穴位和顺利地实施按摩手法。哑门穴位于后颈部，在后正中线上，第一颈椎棘突下。

【功效】散热吸湿。

【主治】

（1）头痛、眩晕、项强等头项病症。

（2）中风，癫狂，痴呆。

（3）咽喉肿痛，失音。同时按摩此穴道对于治疗多种颈部疾病、头部疾病都很有疗效，是人体督脉上重要的穴道之一。

【刺灸法】伏案正坐位，使头微前倾，项肌放松，向下颌方向缓慢刺入0.5~1寸。针尖不可向上，以免刺入枕骨大孔，误伤延髓。寒则先泻后补或补之灸之，热则泻针出气。可灸。

穴位详解

风府又名舌本穴，鬼穴，督脉之气在此吸湿化风，气血物质为天部的水湿风气，散热冷缩后循督脉下行脑户穴。

风府。风，指穴内气血为风气也。府，府宅也。风府名意指督脉之气在此吸湿化风。本穴物质为哑门穴传来的天部阳气，至本穴后，此气散热吸湿并化为天部横行的风气，本穴为天部风气的重要生发之源，故名风府。

舌本。舌，口中之舌也。本，根本也。舌本名意指本穴的水湿风气为舌活动自如的根本。本穴物质为天部的水湿风气，与至柔之性的舌部气血同性，故名舌本。

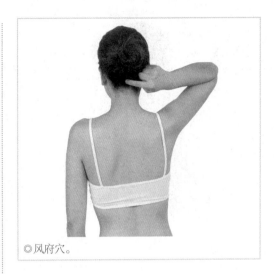

◎风府穴。

鬼穴。鬼，与神相对，此指穴内气血为湿冷水气也。穴，空窍也。鬼穴名意指穴内为湿冷水气的聚散之地。

临床运用上，常配腰俞穴治足不仁；配昆仑穴治癫狂、多言；配二间穴、迎香穴治鼽衄；配金津穴、玉液穴、廉泉穴治舌强难言。现代常用于治疗脑血管病、延髓麻痹、癫痫、精神分裂症等。

风池

【穴位一找准】在项部，当枕骨之下，与风府相平，胸锁乳突肌与斜方肌上端之间的凹陷处。定位此穴的时候应该让患者采用正坐或俯卧、俯伏的取穴姿势，以方便施者准确取穴并能顺利实施相应的按摩手法。风池穴位于后颈部，后头骨下，两条大筋外缘陷窝中，相当于耳垂齐平。（或当枕骨之下，与风府穴相平，胸锁乳突肌与斜方肌上端之间的凹陷处即是。）

【主治】头痛，眩晕，颈项强痛，目赤痛，目泪出，鼻渊，鼻衄，耳聋，气闭，中风，口眼歪斜，疟疾，热病，感冒，瘿气。

【刺灸法】针尖微下，向鼻尖方向斜

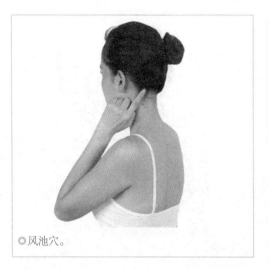

◎风池穴。

刺0.5~0.8寸，或平刺透风府穴；可灸。

穴位详解

风池，属足少阳胆经。风池最早见于《灵枢·热病》篇。

风池穴位置在项后，与风府穴（督脉）相平，当胸锁乳突肌与斜方肌上端之间的凹陷中。其功用为"清头明目，祛风解毒，通利空窍"，为治疗头、眼、耳、目、口、鼻、脑疾患，精神神志疾患，以及上肢病的常用要穴。针刺风池穴能获良好疗效，但它的解剖位置实际操作起来有一定的危险性，若用手指按压该穴位，不但简单安全，亦会收到事半功倍的效果。

临床上常配合谷、丝竹空治偏正头痛；配脑户、玉枕、风府、上星治目痛不能视；配百会、太冲、水沟、足三里、十宣治中风。

脑空

【穴位一找准】脑空穴位于人体的头部，当枕外隆凸的上缘外侧，头正中线旁开2.25寸，平脑户穴。

【主治】头痛，颈项强痛，目眩，目赤

肿痛，鼻痛，耳聋，癫痫，惊悸，热病。

【刺灸法】平刺0.5~0.8寸；可灸。寒则先泻后补或补之灸之或点刺出血，热则泻针出气。

穴位详解

脑空出自《针灸甲乙经》。别名颞颥。属足少阳胆经。位于风池穴直上，与枕骨粗隆上缘相平处，是足少阳、阳维之会，胆经经气在此冷降归地，天部气血为空虚之状，气血物质为天之下部的降水云气，大部分水气化雨冷降，小部分水气下传风池穴。

脑空。脑，首也，首为阳、尾为阴，此指穴内的天之上部。空，空虚也。该穴名意指胆经经气在此冷降归地，天部气血为空虚之状。本穴物质为承灵穴传来的水湿之气，至本穴后，水湿之气化雨冷降归于地部，穴内的天部层次气血为空虚之状，故名。

颞颥。颞颥皆指颅骨之一，此指穴内气血为寒湿水气，其运行变化亦为润下特征的冷降变化。理同脑空穴位详解。

临床上常配伍大椎穴、照海穴、申脉穴治癫狂痫证；配风池穴、印堂穴、

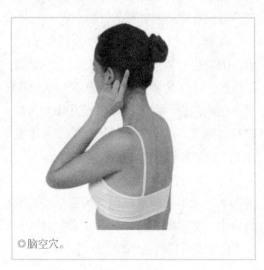

◎脑空穴。

太冲穴治头痛、目眩；配悬钟穴、后溪穴治颈项强痛。

哑门

【穴位一找准】取穴的时候通常让患者采用正坐或俯卧、俯伏的姿势，以便实施者能够准确地确定穴位和顺利地实施按摩手法。哑门穴位于后颈部，在后正中线上，第一颈椎棘突下。

【功效】收引阳气。

【主治】顽固性头痛、失眠、精神烦躁、鼻出血、呕吐不止、癫痫、瘫痪等。舌缓不语，音哑，头重，头痛，颈项强急，脊强反折，中风尸厥，癫狂，痫证，癔症，衄血，重舌，呕吐。

【刺灸法】伏案正坐位，使头微前倾，项肌放松，向下颌方向缓慢刺入0.5~1寸。寒则补之灸之，热则泻针出气。

穴位详解

哑门别名叫舌厌穴，横舌穴，舌黄穴，舌肿穴，督脉阳气在此散热冷缩，气血物质为天部阳气，散热缩合后横向传来于风府穴。

哑门。哑，发不出声也，此指阳气在此开始衰败。门，出入的门户也。该穴名意指督阳气在此散热冷缩。本穴物质为大椎穴传来的阳热之气，至本穴后因其热散而收引，阳气的散热收引太过则使人不能发声，故名。

舌厌。舌，至柔之物也，其所能柔软自如是因为阳气充盛使然也。厌，厌恶也。舌厌名意指督脉的阳气在此散热冷缩为舌所厌恶。本穴物质为大椎穴传来的阳气，至本穴后散热冷缩，人体的阳气不足

则至柔之地的舌部阳气先衰，舌部阳气衰败则舌不能运动自如，故名舌厌。舌肿名意与舌厌近同，肿指阳气太过阴不足则舌为之肿。

横舌。横，横向也。舌，口中之舌也。横舌名意指穴内阳气充盛则舌能活动自如。舌黄名意与横舌同，黄通横。

此穴为人体督脉上重要的腧穴之一，在治疗多种头部、颈部疾病以及神经疾病时，都是必选穴，非常具有医学研究价值。

临床上常有一些配伍：

配听会、外关（或中穴渚）、丘墟治高热或疟疾所致耳聋。

配人中、廉泉治舌强不语、暴喑、咽喉炎。

配百会、人中、丰隆、后溪治癫狂、癫痫。

配风池、风府治中风失语、不省人事。

配劳宫、三阴交、涌泉等九穴为回阳九针，可以开窍醒神治昏厥。

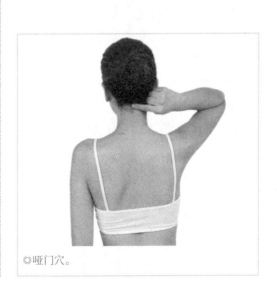

◎哑门穴。

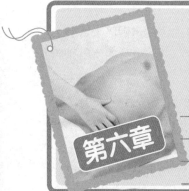

阴、阳跷脉——身体阴阳的左右使者

◎阴阳跷脉是从下肢内外侧分别上行头面，具有交通一身阴阳之气和调节肌肉运动的功能，主要能使下肢运动灵活矫捷。主管眼睑开合。由于阴阳跷脉交会于目内眦，故认为跷脉具有濡养眼目和主司眼睑开合的作用。

第六章

阴、阳跷脉总述

阳跷者，足太阳之别脉，其脉起于跟中，出于外踝下足太阳申脉穴，当踝后绕跟，以仆参为本，上外踝上三寸，以跗阳为郄，直上循股外廉，循胁后髀，上会手太阳、阳维于臑俞，上行肩外廉，会手阳明于巨骨，会手阳明、少阳于肩髃，上人迎，挟口吻，会手足阳明、任脉于地仓，同足阳明上而行巨髎，复会任脉于承泣，至目内眦与手足太阳、足阳明、阴跷五脉会于睛明穴，从睛明上行入发际，下耳后，入风池而终。（按：阳跷交会穴《甲乙》无风池、风府，据《难经》补。）

阳跷脉，奇经八脉之一，是足太阳和足少阴经的分支，起于跟中，行于下肢的阳侧，向上交会于眼部，联系的脏腑器官主要有咽喉、眼目和脑。

阴跷脉是足少阴肾经的支脉，起于然谷之后的照海穴，上行于内踝上方，向上沿大腿的内侧，进入前阴部，然后沿着腹部上入胸内，入于缺盆，向上出人迎的前面，到达鼻旁，连属于目眦，与足太阳经、阳跷脉

会合而上行。

阴跷脉交会腧穴：照海、交信（足少阴经）、睛明（足太阳经）。左右共六穴。

阳跷脉交会腧穴：申脉、仆参、跗阳（足太阳经）、居髎（足少阳经）、臑俞（手太阳经）、肩髃、巨骨（手阳明经）、天髎（手少阳经）、地仓、巨髎、承泣（足阳明经）、睛明（足太阳经）。左右共计二十四穴。

足太阴经脉通过项部入于脑内的，正属于眼睛根部名叫目系……在后顶正中两间入脑，分为阴跷、阳跷二脉，阴、阳相互交会，交会于目内眦。阳跷脉起于足根部，沿着足外踝向大腿外侧上行，进入项部的风池穴。

阴脉起于足后腿中，沿着足内踝向大腿内侧上行，到达咽喉部，交会贯通于冲脉。

跷脉的"跷"字有"足跟"和"矫健"的含意。因跷脉从下肢内、外侧上行头面，具有交通一身阴阳之气，调节肢体运动的功用，故能使下肢灵活矫健。又由于阴阳跷脉交会于目内眦，入属于脑，故《灵枢·寒热病》有"阳气盛则跷目，阴气盛则瞑目"的

论述。《灵枢·脉度》还说:"男子数其阳,女子数其阴,当数者为经,不当数者为络也。"意指男子多动,以阳跷为主;女子多静,以阴跷为主。卫气的运行主要是通过阴阳跷脉而散布全身。卫气行于阳则阳跷盛,主目张不欲睡;卫气于阴则阴跷盛,主目闭而欲睡。说明跷脉的功能关系到人的活动与睡眠。

《难经·二十九难》:"阴跷为病,阳缓而阴急;阳跷为病,阴缓而阳急。"就是说阴跷脉气失调,会出现肢体外侧的肌肉弛缓而内侧拘急;阳跷脉气失调,会出现肢体内侧肌肉弛缓而外侧拘急的病症。这说明跷脉与下肢运动功能有密切关系。

据《针灸大全》所载八脉八穴,申脉通于阳跷,其主治症有腰背强直,癫痫,骨节疼痛,遍身肿,满头出汗等;照海通于阴跷,其主治症有咽喉气塞,小便淋沥,膀胱气痛,肠鸣,肠风下血,黄疸,吐泻,反胃,大便艰难,难产昏迷,腹中积块,胸膈嗳气,梅核气等。

阳跷脉起于足跟外侧,经外踝上行腓骨后缘,沿股部外侧和肋后上肩,过颈部上挟口角,进入目内眦,与阴跷脉会合,再沿足太阳经上额,与足少阳经合于风池,联系眼脑、咽喉与眼。所以,如果感到眼睛痛或者入眠困难,患者可以轻揉阳跷脉,加以调适。

阴跷脉起于足舟骨后方,上行的内踝上,直上沿大腿内侧,经阴部,上行沿胸部内侧,进入锁骨上窝,进颧部到目内眦,与足太阴经和阳跷脉相会合。阴跷脉联系咽喉、眼目、脑。如果出现好睡、多眠、易困,则可以轻揉阴跷脉。

循行部位:跷脉左右成对。阴跷脉、阳跷脉均起于足踝下。

阴跷脉从内踝下照海穴分出,沿内踝后直上下肢内侧,经前阴,沿腹、胸进入缺盆,出行于人迎穴之前,经鼻旁,到目内眦,与手足太阳经、阳跷脉会合。

阳跷脉从外踝下申脉穴分出,沿外踝后上行,经腹部,沿胸部后外侧,经肩部、颈外侧,上挟口角,到达目内眦,与手足太阳经、阴跷脉会合,再上行进入发际,向下到达耳后,与足少阳胆经会于项后。

跷脉的主要功能是:

(1)主肢体的运动:跷脉从下肢内、外侧分别上行至头面,能"分主一身左右之阴阳",具有交通一身阴阳之气和调节肢体肌肉运动的功能,可使下肢运动灵活矫健。

(2)司眼睑之开合:由于阴阳跷脉交会于目内眦,入属于脑,故认为跷脉有濡养眼目和司眼睑开合的作用。

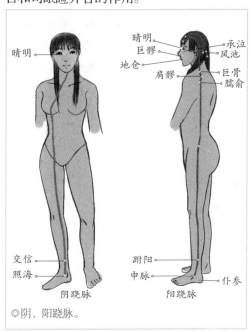

◎阴、阳跷脉。

阴跷脉交会腧穴

照海

【穴位一找准】足内侧，内踝尖下方凹陷处。

【功效】调阴宁神，通调二便。

【主治】咽喉干燥，痫证，失眠，嗜卧，惊恐不宁，目赤肿痛，月经不调，痛经，赤白带下，阴挺，阴痒，疝气，小便频数，不寐，脚气。

【刺灸法】直刺0.5~0.8寸；热则点刺出血，寒则补之灸之。可灸。

穴位详解

照海，针灸穴位名，别名阴跷穴，漏阴穴。属足少阴肾经，为足少阴、阴跷脉交会穴。主治候风闭塞，阴挺，失眠等。肾经经水在此大量蒸发。

照海。照，照射也。海，大水也。该穴名意指肾经经水在此大量蒸发。本穴物质为水泉穴传来的地部经水，至本穴后比水形成一个较大水域，水域平静如镜，较多地接收受天部照射的热能而大量蒸发水

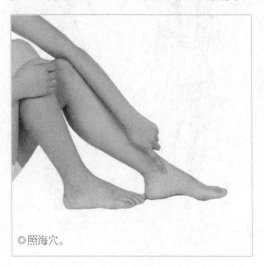
◎照海穴。

液，故名。

阴跷。阴跷，乃穴内气血有地部的经水和天部的阳气，气血特性体现了阴急而阳缓的阴跷脉特性，故名阴跷。

漏阴。漏，漏失也。阴，阴水也。漏阴名意指肾经经水在此漏失。本穴物质为地部经水，因受天部照射之热，经水气化蒸发如漏失一般，故名漏阴。

临床上常用本穴配列缺穴、天突穴、太冲穴、廉泉穴治咽喉病症；配神门穴、风池穴、三阴交穴治阴虚火旺之失眠症。

交信

【穴位一找准】小腿内侧，当太溪穴直上2寸，复溜穴前0.5寸，胫骨内侧缘的后方。

【功效】益肾调经，通调二便。

【主治】月经不调，崩漏，阴挺，泄泻，大便难，睾丸肿痛，五淋，疝气，阴痒，泻痢赤白，膝、股内廉痛。

【刺灸法】直刺0.5~1寸；寒则先泻后补或补之灸之，热则泻之。可灸。

穴位详解

本穴为阴跷脉郄穴，又称内筋穴、竹柳穴。肾经经气由此交于三阴交穴。气血物质为水湿之气，吸热后横向外走三阴交穴。

交信。交，交流、交换也。信，信息也。该穴名意指肾经经气由此交于三阴交穴。本穴物质为复溜穴传来的水湿之气，因其吸热扬散而质轻，因此从本穴外走脾经气血所在的天部层次，故名。

阴跷脉郄穴。郄，孔隙也。本穴既为肾经之穴同时又为阴跷脉之穴，但由于本

穴气血为凉湿水气，外传脾经的气血是吸热后的气血，量不多，如从孔隙中外出一般，故为阴跷脉郄穴。

临床上，本穴常用来配关元穴、三阴交穴治妇科疾患之月经不调；配太冲穴、血海穴、地机穴治崩漏；配中都穴治疝气；配阴陵泉穴治五淋；配中极穴治癃闭；配关元穴治阴挺。

睛明

【穴位一找准】在面部，目内眦角稍上方凹陷处。

【功效】祛风、清热、明目、降浊。

【主治】目赤肿痛，迎风流泪，内外翳障，雀目，青盲，夜盲，色盲，近视，及急、慢性结膜炎，泪囊炎，角膜炎，电光性眼炎，视神经炎等。

【刺灸法】直刺，将眼球轻轻推向外侧固定，沿目眶边缘缓缓刺入0.3~0.5寸。寒则泻之或先泻后补，热则补之。可灸。

穴位详解

睛明，经穴名出自《针灸甲乙经》。《备急千金要方》作精明。别名泪孔。属足太阳膀胱经。手足太阳、足阳明、阴跷、阳跷之会。穴内气血为温热的天部水气与地部经水（血）。气血的运行，一是气态物向上行于督脉及膀胱本经，二是地部经水下走足阳明经。

睛明。睛，指穴所在部位及穴内气血的主要作用对象为眼睛也。明，光明之意。睛明名意指眼睛接受膀胱经的气血而变得光明。本穴为太阳膀胱经之第一穴，其气血来源为体内膀胱经的上行气血，乃体内膀胱经吸热上行的气态物所化之液，

亦即是血。膀胱经之血由本穴提供于眼睛，眼睛受血而能视，变得明亮清澈，故名睛明。

泪孔、泪空、泪腔。泪，泪水也。孔，孔隙也。空、腔，空腔也。穴名之意指本穴外输的膀胱经气血为湿润眼睛液体的重要来源。本穴属于膀胱经，气血特性与上行头面的它经气血相比皆要寒冷，为促成气态物向液态物转化的重要根源，眼睛受之以液而能湿润并转动自如，故名泪孔、泪空、泪腔。

此穴为阴阳跷脉、督脉之会。其一，本穴气血为膀胱经经气的冷降之液，性温热，且与太阳小肠经气血处于同一层次，故为手足太阳之会。其二，本穴的冷降之液有部分下走足阳明承泣穴，故为足太阳阳明之会。其三，本穴的冷降之液（即血）还不断地气化上走督脉，故为足太阳督脉之会。其四，本穴的气血物质中既有地部之液又有天部之气，气血特性同于阴阳跷脉之性，故为阴阳跷脉、足太阳之会。

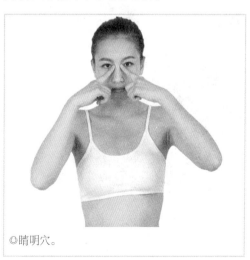

©晴明穴。

阳跷脉交会腧穴

申脉

【穴位一找准】在足外侧，外踝直下方凹陷中。

【功效】镇静安神，疏导水湿。

【主治疾病】头痛，脑脊髓膜炎，痫证，癫狂，内耳性眩晕、腰腿痛等。

【刺灸法】针刺0.3~1.5寸，灸3~5壮；悬灸10分钟。虚寒则先泻后补或补之灸之，实热则泻针出气。可灸。

穴位详解

本穴穴名出自《针灸甲乙经》，别名鬼路，气血物质为经部经水，其量少，二为天部的温热之气。经水循膀胱经下行，阳气循膀胱经上行。

申脉。申，八卦中属金也，此指穴内物质为肺金特性的凉湿之气。脉，脉气也。申脉名意指膀胱经的气血在此变为凉湿之性。本穴物质为来自膀胱经金门以下各穴上行的天部之气，其性偏热（相对于膀胱经而言），与肺经气血同

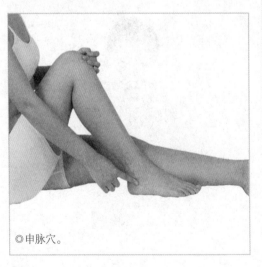

◎申脉穴。

性，故名申脉。别名鬼路、阳跷。

鬼路。鬼，与天相对，指穴内的气血物质为地部经水。路，道路。鬼路名意指穴内气血为地部经水。本穴物质一是金门以下各穴上行的水湿之气，二是昆仑穴下行而至的地部经水，鬼路名意在强调穴内气血的经水部分，故名鬼路。

阳跷。阳，阳气也。跷，跷脉也。本穴物质中既有天部的阳气，又有地部的经水，气血物质性同跷脉之性，故名跷脉。

临床上，本穴常配翳风、太冲治疗内耳性眩晕；配金门治疗头风头痛；配后溪治疗癫痫。

跗阳

【穴位一找准】在小腿后面，外踝后，昆仑穴直上3寸。

【功效】祛风化湿，舒筋活络。

【主治】头重，头痛，腰骶痛，外踝肿痛，下肢瘫痪。现多用于坐骨神经痛，腓肠肌痉挛等。

【刺灸法】直刺0.8~1.2寸。寒则补之灸之，热则泻针出气。可灸。

穴位详解

跗阳穴名出自《针灸甲乙经》，《千金要方》作付阳，《素问气穴论》王冰注作附阳，别名外阳、阳跷。附阳属足太阳膀胱经，阳跷之郄穴，足少阳、足阳明经的阳气在此带动足太阳经的气血上行。气血物质为阳热之气，循膀胱经上传于飞扬穴。

跗阳。跗，脚背也。阳，阳气也。跗阳名意指足少阳、足阳明二经的阳气在此带

配穴治病

临床上本穴配环跳、肾俞、委中，有舒筋活络，宣痹止痛的作用，主治腰腿痹痛；配大敦，中极，有疏肝理气止痛的作用，主治疝气。

臑俞

【穴位一找准】在肩部，当腋后纹头直上，肩胛冈下缘凹陷中。

【功效】散风化痰，舒筋活络。

【主治】肩臂肘酸痛无力，肩肿，肩周炎；咳喘，乳痈，瘰疬，多汗症。

【刺灸法】直刺0.8~1.2寸；可灸。

穴位详解

臑俞别名臑穴，臑交。属手太阳小肠经腧穴，为手太阳、阳维、阳跷交会穴。

治多汗症，单刺臑俞，即有特效。治肩周炎，臑俞配臂臑，有祛风通络止痛作用。治咳喘，臑俞配肺俞，有降气止咳平喘作用。治乳痈，臑俞配肩井，膻中，有散结消肿作用。

巨骨

【穴位一找准】在肩上部，当锁骨肩峰端与肩胛冈之间凹陷处。

【功效】散瘀止痛，理气消痰。

【主治】主治肩背疼痛，半身不遂，隐疹，瘰疬，以及肩关节周围炎等。

【刺灸法】直刺0.5~1寸。艾炷灸3~5壮；或艾条灸5~10分钟。可灸。

穴位详解

经穴名出自《素问·气府论》，别名柱骨。属手阳明大肠经。手阳明、阳跷之会。

巨，大也。骨，水也。该穴名意指大

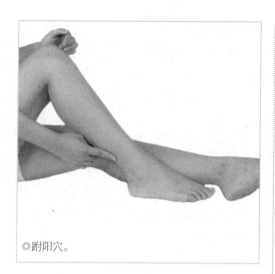
◎跗阳穴。

动足太阳经的气血上行。膀胱经足部上行的阳气至本穴后散热而化为湿冷的水气，由于有足少阳、足阳明二经上行的阳气为其补充热量，足太阳膀胱经的水湿之气才得以继续上行。本穴水湿之气的上行是依靠足背上行的阳气才得以上行的，故名跗阳。付阳、附阳名意与跗阳同。

阳跷脉郄穴。郄，孔隙也。本穴物质为足三阳经上行的阳气构成，气血之性同于阳跷脉。但由于膀胱经上行至此的阳气较为寒湿，即使有足少阳、足阳明的阳气带动足太阳的阳气上行，由本穴上输的阳气量亦较少，如从孔隙中输出一般，故为阳跷脉郄穴。

居髎

【穴位一找准】在髋部，当髂前上棘与股骨大转子最凸点连线的中点处。

【功效】舒筋活络，益肾强健。

【主治疾病】腰腿痹痛，瘫痪，下肢痿痹。现多用于髋关节炎，膀胱炎，睾丸炎，中风偏瘫等。

【刺灸法】直刺0.5~1.0寸。可灸。

肠经阴浊降地后所形成的巨大水域。本穴物质为肩髃穴传来的地部经水，流至本穴后，由于本穴位处锁骨与肩胛骨之间的凹陷处，经水聚集于本穴，故名。（若以地球坐标系的角度来看直立的人体，巨骨穴在高位，肩髃穴在低位，何以经水能上行？此是人体重力场的作用大于地球重力场的作用之故。在人体重力场中，外者为高，内者为低，故肩髃地部经水可流向巨骨。）

天髎

【穴位一找准】在肩胛部，肩井穴与曲垣穴的中间，当肩胛骨上角处。正坐或俯卧位，于肩胛骨的内上角端取穴。

【功效】祛风除湿，通经止痛。

【主治】颈项强痛，缺盆中痛，肩臂痛，胸中烦满，热病无汗，发热恶寒等。伤科疾病：颈椎病，落枕，冈上肌腱炎，肩背部疼痛。

【刺灸法】刺法：直刺0.5~0.8寸，局部酸胀，可扩散至肩胛部。灸法：艾炷灸3~5壮，艾条灸5~10分钟。可灸。

穴位详解

本穴属交会穴之一，为手足少阳、阳维之会；《素问·气府论》王注作手足少阳、阳维之会。《外台秘要》作足少阳、阳维之会。

巨髎

【穴位一找准】面部，瞳孔直下与鼻翼下缘相平的凹陷处。当鼻唇沟外侧，目中线上。《针灸甲乙经》："在侠鼻孔傍八分，直瞳子"。《针灸资生经》："在鼻孔下，夹水沟旁八分。"

【功效】祛风、通窍。

【主治】古代记述：缘内障，目赤痛，多泪，口眼歪斜，眼睑瞤动，近视眼，鼻衄，齿痛，颔肿，唇颊肿，面目恶风寒颈肿臃痛，瘛疭，青盲，鼻塞，目翳。

【刺灸法】直刺0.3~0.5寸，或斜向四白透刺。艾条灸3~5分钟。可灸。

穴位详解

经穴名出自《针灸甲乙经》。属足阳明胃经。手足阳明、阳跷之会。《类经图翼》补充作：阳跷、手足阳明之会。《黄

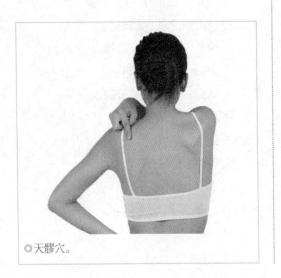

◎天髎穴。

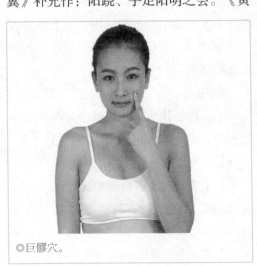

◎巨髎穴。

《帝内经太素》杨上善注作：乔脉、足阳明、任脉之会。今依杨注。

穴位于颧骨与下颌骨间的较大凹陷处。临床上治疗颊肿痛常配伍巨髎，天窗。

承泣

【穴位一找准】阳跷、任脉、足阳明之交会穴。在面部，瞳孔直下，当眼球与眶下缘之间。取穴时正坐位，两目正视，瞳孔之下0.7寸，当眼球与眶下缘之间取穴。

【功效】散风清热，明目止泪。

【主治】

（1）五官科系统疾病：急慢性结膜炎，近视，远视，散光，青光眼，色盲，夜盲症，睑缘炎，角膜炎，视神经炎，视神经萎缩，白内障，视网膜色素变性，眶下神经痛；

（2）精神神经系统疾病：面肌痉挛，面神经麻痹。

【刺灸法】

刺法：

（1）直刺0.5~0.8寸，左手推动眼球向上固定，右手持针沿眶下缘缓慢刺入，不宜提插、捻转，以防刺破血管引起血肿。

（2）或平刺0.5~0.8寸，透向目内眦，局部酸胀，可致流泪。如果针刺过深或斜刺可刺伤视神经，当深达2寸时可通过神经管刺伤脑，造成严重后果。

灸法：禁灸。

穴位详解

承泣。承，受也。泣，泪也、水液也。承泣名意指胃经体内经脉气血物质由本穴而出。胃经属阳明经，阳明经多气多血，多气，即是多气态物，多血，血为受

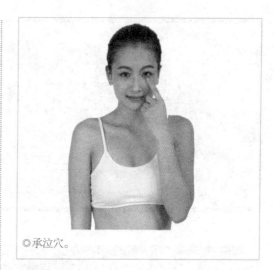

◎承泣穴。

热后变为的红色液体，也就是既多液又多热。胃经的体表经脉气血运行是由头走足，为下行，与其构成无端循环的胃经体内经脉部分，气血物质的运行则为散热上行。本穴物质即为胃经体内经脉气血上行所化，在体内经脉中，气血物质是以气的形式而上行，由体内经脉出体表经脉后经气冷却液化为经水，经水位于胃经之最上部，处于不稳定状态，如泪液之要滴下，故名承泣。

鼷穴、面髎、溪穴。鼷穴，地部之小洞也。面髎，面部之孔隙也。溪穴，孔隙中流水的小溪也。鼷穴、面髎、溪穴名意皆指有地部孔隙沟通阳明胃经体内与体表经脉，气血物质内外相通。

阳跷、任脉、足阳明之会。本穴物质由胃经体内经脉气血外出变化而来，胃经体内经脉气血出体表后既有液化之水又有温热之气，气血物质的阴阳相济之性同于跷脉，故为跷脉、足阳明之会。此外，本穴的地部经水其性又同于任脉，可循地部别走任脉的承浆穴，故其又为任脉、足阳明之会。

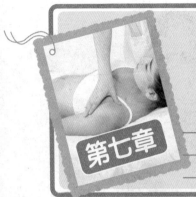

手太阴肺经——呼吸系统的总管

第七章

◎手太阴肺经是一条与呼吸系统功能密切相关的经络，而且它还关系到胃和大肠的健康。此经脉始于胃部，循行经大肠、喉部及上肢内侧，止于食指末端，脉气由此与手阳明大肠经相接。

手太阴肺经总述

手太阴肺经为十二经脉之一。该经起自中焦（腹部），向下联络大肠，回过来沿着胃的上口贯穿膈肌，入属肺脏，从肺系(气管、喉咙)横行出胸壁外上方，走向腋下，沿上臂前外侧，至肘中后再沿前臂桡侧下行至寸口（桡动脉搏动处），又沿手掌大鱼际外缘出拇指桡侧端。其支脉从腕后桡骨茎突上方分出，经手背虎口部至食指桡侧端。脉气由此与手阳明大肠经相接。该经发生病变，主要表现为胸部满闷，咳嗽，气喘，锁骨上窝痛，心胸烦满，小便频数，肩背、上肢前边外侧发冷，麻木酸痛等症。

手太阴肺经所属穴计有：中府、云门、天府、侠白、尺泽、孔最、列缺、经渠、太渊、鱼际、少商。共十一穴。

本经腧穴主治喉、胸、肺病，以及本经循行部位的其他病症。手太阴肺经主要分布在上肢内侧前缘，其络脉、经别与之内外相连，经筋分布其外部。

本经发生异常可见肺部胀满，气喘，

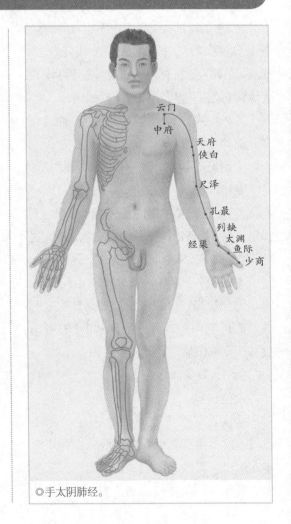

◎手太阴肺经。

咳嗽，锁骨上窝疼痛，严重者心胸闷乱，视力模糊。此外，还可发生前臂部的气血阻逆症状如厥冷、麻木、疼痛等。

肺经左右各有11个穴位，其中常用的有9个穴位，用以治疗与肺有关的疾病，如咳嗽，气上逆而不平，喘息气粗，心烦不安，胸部满闷，经脉所过之处酸痛或厥冷，或掌心发热。由于手太阴肺经与手阳明大肠经相表里，故肺经的一些穴位还可用以治痔疮、便秘、便血等大肠经疾病。

手太阴肺经主要穴位详解

中府

【穴位一找准】在胸前壁的外上方，云门下1寸，平第一肋间隙，距前正中线6寸。取时仰卧位，在胸壁的外上部，平第一肋间隙，距胸骨正中线6寸处取穴。两手叉腰立正，锁骨外端下缘的三角窝处为云门，此窝正中垂直往下推一条肋骨（平第一肋间隙）即本穴。男性乳头外侧旁开两横指，往上推三条肋骨即本穴。

【功效】宣肺理气，和胃利水；止咳平喘，清泻肺热，健脾补气。

【主治】

呼吸系统疾病：支气管炎，肺炎，哮喘，肺结核，支气管扩张。

肺结核、肺与支气管疾患，常可在此穴出现压痛，具有一定的诊断价值。

运动系统疾病：肩关节周围软组织损伤，如肩周炎。

【刺灸法】

（1）直刺0.3~0.5寸，局部酸胀。

（2）向外斜刺0.5~0.8寸，局部酸胀，针感可向前胸及上肢放散。

注意事项：针尖不可向内斜刺，以免误入胸腔，刺伤肺脏。

（3）艾炷灸3~5壮，艾条灸10~15分钟。

穴位详解

肺之募穴；手、足太阴经之交会穴。别名膺中外俞、膺俞、膺中俞、肺募、府中俞。中，中气也，天地之气，亦指中焦，胸中与中间；府，聚也；中府，天地之气在胸中聚积之处。本穴是肺募，故是诊断和治疗肺病的重要穴位之一，肺结核和支气管哮喘病人，此处常有异常反应，又因其为手、足太阴之会穴，故又能健脾理气而治疗腹胀。

云门

【穴位一找准】在胸前壁的外上方，肩胛骨喙突上方，锁骨下窝凹陷处，距前正中线6寸。取穴时正坐位，以手叉腰，当

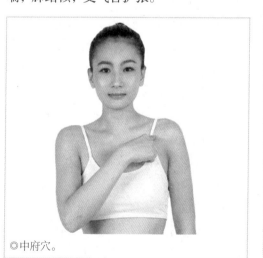

◎中府穴。

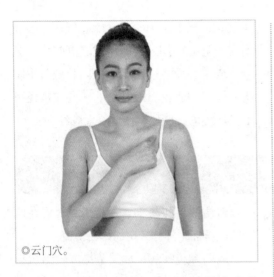

◎云门穴。

锁骨外端下缘出现的三角形凹陷的中点处取穴。

【功效】清肺理气，泻四肢热。

【主治】

（1）呼吸系统疾病：气管炎、哮喘等。

（2）其他：肩关节周围炎。肺及支气管疾患者时常在此处有过敏性压痛。

【刺灸法】

刺法：向外斜刺0.5~0.8寸，局部酸胀，可向前胸及腋下放散。针刺时不可向内深刺，以防刺破肺脏，造成气胸。

灸法：艾炷灸3~5壮，艾条灸10~15分钟。

穴位详解

云，指本穴的气血物质以云的形式而存在，它是将穴内的微观物质放大到宏观状态并以类象的方式来形容本穴气血的特征。门，出入的门户也，指本穴是肺及其经脉与外部物质交换的一个重要门户。该穴名意指肺经气血以云状气态物的形式传输经穴之外。本穴物质为中府穴传来的水湿气态物，因其从体内的高温区外出体表的低温区，外

出至体表后它仍高于体表的环境温度，因此它会继续向云门上行。行至云门后，此水湿气态物缩合并化为云状气态物且以云状气态物的形式向经穴外传输，故名。

天府

【穴位一找准】在臂内侧面，肱二头肌桡侧缘，腋前纹头下3寸处。取穴时臂向前平举，俯头鼻尖接触上臂侧处就是天府穴。

【功效】调理肺气，安神定志。

【主治】

（1）呼吸系统疾病：支气管炎等。

（2）精神神经系统疾病精神病，煤气中毒。

（3）其他：鼻出血，肩臂部疼痛等。

【刺灸法】

刺法：直刺0.3~0.5寸，局部酸胀，可向臂部或肘部放散。

灸法：温针灸3~5壮，艾条灸5~10分钟。

穴位详解

天，天部也。府，府宅、门府也。该穴名意指本穴为肺经阳气上输天部之门府。本穴物质由云门穴传输而来，和天府处的温度场相比，云门穴传来的气血物质温度仍处于高位，在天府处气血物质的变化仍是散热缩合冷降的变化，所散之热以阳热之气的形式上输于天，穴名之意即在于强调穴内气血物质的这一变化，故名。

侠白

【穴位一找准】天府穴下1寸，肘横纹上5寸。

【功效】调气血，止疼痛。

【主治】咳嗽，气喘，干呕，烦满，臑痛。

【刺灸法】直刺1~1.5寸。

穴位详解

穴名之意即是取水被挟挤则下，天部乌云化雨而落由此变得清白之意。由于不断地散热冷降缩合，因此，在本穴位置上气血物质以雨降的形式从天部降到了地部，也就是从皮层降到了肌肉层。

侠，挟也，指穴位的功能作用。白，肺之色，指气血物质在经过本穴的变化转变后所表现出的特征。

侠白名意指肺经气血在此分清降浊。本穴的气血物质为天府穴传来的雨状云系，由于气血物质不断地远离人体的胸腹高温区，因此水湿云气在本穴处的变化乃是一个散热冷降缩合的过程。

临床上常配曲池、肩髎治肩臂痛。

尺泽

【穴位一找准】在肘横纹中，肱二头肌腱桡侧凹陷处；仰掌，微屈肘取穴。

【功效】疏经络，清肺热，降肺气，通水道，和肠胃。

【主治】

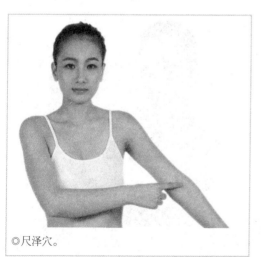
◎尺泽穴。

咳嗽，气喘，咳血，鼻衄，潮热，咽喉肿痛，喑哑，胸胁胀满，心烦，乳痛，肘臂挛痛，肩内侧痛，上肢不遂，手不能伸，胃痛，腹痛，急性吐泻，中暑，口舌干渴，发热，丹毒，小儿惊风，抽搐，绞肠痧，小便频急，淋漓涩痛，心痛，无脉症。肺炎、支气管炎、支气管哮喘、肺结核、急性胃肠炎、肘关节及周围软组织疾患。

【刺灸法】直刺0.8~1.2寸，或点刺出血；可灸。

穴位详解

尺泽穴出自《灵枢·本输》。别名鬼受、鬼堂。属手太阴肺经的合（水）穴。尺，"尸"（人）与"乙"（曲肘之形象）的合字，指前臂部。泽，浅水低凹处。本穴是手太阴经之合穴，属水，位在肘窝，手太阴脉气至此，象水之归聚处，故名。《黄帝内经·明堂》杨上善注："泽，谓陂泽水钟处也。尺，谓从此向口有尺也。尺之中脉注此处，留动而下，与水义同，故名尺泽。"该穴为人体手太阴肺经上的重要穴道之一。

临床上常用的配伍有：

（1）治咳嗽，气喘：尺泽、列缺等。

（2）治急性咽喉肿痛：独取尺泽，用三棱针点刺出血。

（3）治肘臂挛痛、肘关节屈伸不利：尺泽，合谷。

（4）治急性吐泻、中暑：尺泽等。

孔最

【穴位一找准】前臂掌面桡侧，尺泽穴与太渊穴连线上，腕横纹上7寸处。取此穴位时应让患者伸前臂仰掌，孔最穴位于人体的前臂部位，在前臂内侧尺泽穴与太渊穴连线的上5/12处。

【功效】润肺利咽，解表清热。

【主治】

（1）治疗支气管炎、支气管哮喘、肺结核、肺炎、扁桃体炎、肋间神经痛等肺系病证。

（2）肘臂挛痛，痔疾。

【刺灸法】直刺0.5~1寸。禁灸。

穴位详解

手太阴经郄穴。肺经的地部经水由此渗入脾土。

鱼腥草穴位注射主治支扩等引起的咯血；配肺俞、风门主治咳嗽、气喘，用电针刺激治疗哮喘发作期；配少商主治咽喉肿痛。

临床上可以用本穴配肺俞穴尺泽穴治咳嗽，气喘；配鱼际穴治咯血。

列缺

【穴位一找准】在前臂部，桡骨茎突上方，腕横纹上1.5寸处，当肱桡肌与拇长展肌腱之间。取此穴位时患者应正坐或仰卧，微曲肘，侧腕掌心相对，列缺穴位于手腕内侧（大拇指侧下），能感觉到脉搏跳动之处。或者两手虎口自然平直交叉，一手示指按在另一手桡骨茎突上，指尖下凹陷中即是穴。

【功效】宣肺理气，疏风解表，通经活络，利咽宽膈。

【主治】伤风，头痛，项强，咳嗽，气喘，咽喉肿痛，口眼歪斜，牙痛。

【刺灸法】向上斜刺0.3~0.5寸。任脉不通则向内直刺多提插捻转，表里不通则横向外刺，本经受阻则循经而通。寒则补

之，热则泻之，皆无灸，灸亦无功。

穴位详解

手太阴经络穴；八脉交会穴之一，通于任脉。别名童玄，腕劳。肺经经水在此溃缺破散，溢流四方。在该穴处按摩，除能治疗腕臂部病变外，还有助于治疗头部、项背部病症，故有"头项寻列缺"的歌诀流传。气血物质为地部经水（即血），性温热。气血的走向有三支。第一支经水流向任脉，第二支经水流向大肠经，第三支经水循肺经主干道而下行于经渠穴（当肺经经水量大并超过上述渠道的分流作用时，肺经经水则循脾部溢流）。

列缺。列，裂也，破也。缺，少也。列缺名意指肺经经水在此溃缺破散并溢流四方。本穴物质为孔最穴下行而来的地部经水，因其位处桡骨茎突上方，下行的经水被突出的桡骨（巨石）所挡，经水在此向外溢流破散，故名列缺。

本穴还有很多按摩方法：

（1）按法：用拇指指端按在列缺穴

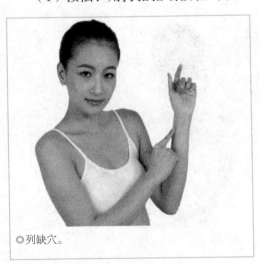
◎列缺穴。

处，逐渐用力，做深压捻动。

（2）掐法：用拇指指端甲缘按掐列缺穴处，做下掐上提的连续刺激。

（3）揉法：用拇指指端揉动列缺穴。

（4）推法：拇指指端按在列缺穴处，做有节律而缓慢均匀地推动。

按摩时，患手宜轻握拳，拳心向上，轻放桌上，然后如法或按或掐或揉。按掐时，列缺穴处会有酸胀或疼痛感，以酸胀感者为好。

临床上本穴配合谷穴治伤风头痛项强；配肺俞穴治咳嗽气喘。

经渠

【穴位一找准】经渠穴位于人体的前臂掌面桡侧，桡骨茎突与桡动脉之间凹陷处，腕横纹上1寸。

【功效】清肺降气，疏风解表。

【主治】咳嗽，气喘，胸痛，咽喉肿痛，手腕痛。

【刺灸法】避开桡动脉，直刺0.3~0.5寸。寒则补而灸之，热则泻针出气。

经渠。经，经过、路径也。渠，水流之道路也。穴名之意指本穴为肺经经水流经的渠道。

穴位详解

本穴为肺经经水流经的渠道。气血物质为地部经水和天部之气，地部经水性温热，天部之气性凉湿。本穴的地部经水一方面循肺经流向太渊穴，一方面又不断气化上行天部。

本穴位置因处列缺穴之下部，列缺穴溢流溃缺之水在此处又回流肺经，故名。

肺经经穴。经，动而不居也。因肺经的

经水由本穴经过，动而不居，故为经穴。

本穴属金。属金，指本穴物质表现出的五行属性。本穴物质为列缺穴传来的地部经水，为血、性温热，在本穴流行时的变化是蒸发散热，为生气之穴，故其属金。

临床上常用经渠配肺俞穴、尺泽穴治咳嗽。

太渊

【穴位一找准】腕横纹之桡侧凹陷，桡动脉搏动处。取穴时仰掌，在腕横纹上，于桡动脉桡侧凹陷处取穴。

【功效】止咳化痰，通调血脉。

【主治】

（1）呼吸系统疾病：扁桃体炎等。

（2）循环系统疾病：心动过速，无脉症，脉管炎。

（3）其他：肋间神经痛，桡腕关节及周围软组织疾患，膈肌痉挛。

【刺灸法】

直刺0.2~0.3寸，局部麻胀；针刺时应避开动脉。艾炷灸1~3壮，艾条灸5~10分钟。

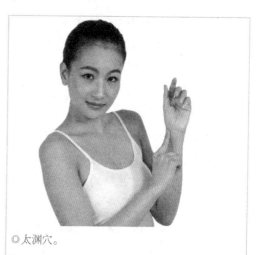

◎太渊穴。

穴位详解

太渊穴别名太泉，避唐祖讳，为五腧穴之腧穴，五行属土；肺之原穴；八会穴之脉会。肺朝百脉，脉会太渊；肺主气、司呼吸，气为血帅，本穴开于寅，得气最先，故在人体穴位中占有重要地位。

鱼际

【穴位一找准】第一掌骨中点桡侧，赤白肉际处。

【主治】

（1）咽干，咽喉肿痛，失音。

（2）咳嗽，咯血。

（3）小儿疳积。

【功效】疏风解表，润肺止咳，利咽止痛。

【刺灸法】直刺0.2~0.5寸，禁灸。

穴位详解

手太阴肺经荥穴，五行属火，主治虚热舌黄，身热头痛，恶风寒，伤寒汗不出，胸背痛不止，肘挛肢满，喉干，呕血，心痹，悲恐，乳痛。

现代常用于治疗支气管炎、肺炎、扁桃体炎、咽炎、小儿单纯性消化不良等。配合谷主治肺热所致的咳嗽、咽喉肿痛、失音；配孔最、天突等主治哮喘发作期；单针鱼际穴对口干舌燥者有良好的作用；治小儿疳积可用割治法。

我们在手掌心里面，会看到靠近大拇指和小指的地方皮肤颜色和别的地方有些不同。这个地方肌肉隆起，颜色泛白，这两个地方一块大一块小，大的就叫大鱼际，与大拇指相连，而鱼际穴就藏在这里面。

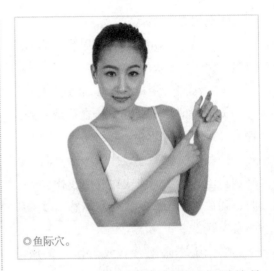

◎鱼际穴。

"鱼际"这两个字用白话来说就是"鱼肚子"。我们吃鱼的时候，都知道挑肚子上的肉吃，鲜嫩还没有刺。那一块肉是泛白的，和其他地方的颜色不一样，很容易区分。这和我们手上的鱼际穴，形态很是相像。鱼际穴出自《灵枢·本输》，属手太阴肺经，荥（火）穴。中医认为鱼际的中心点有一个与呼吸器官关系密切的穴位叫鱼际穴，它具有解表、利咽、化痰的功能。每天坚持搓按鱼际穴，能增强肺主皮毛的功能，从而改善易感者的体质状况，提高其抵御外邪的能力，对咽痛、打喷嚏等感冒早期症状，也有明显的疗效。

鱼际穴的主治病症主要有以下两类：

（1）呼吸系统疾病：感冒，扁桃体炎，支气管炎，支气管哮喘。

（2）其他：多汗症，鼻出血，乳腺炎，小儿疳积，手指肿痛等。

对于现代上班族来说，鱼际穴是个很好的放松穴位。

很多上班族因为过度使用电脑和手机等电子产品而患上"鼠标指""拇指一

族"，除了对鱼际进行常规的按摩之外，还可以在休息时用另一只手的大拇指在鱼际穴附近上下推动，推到掌侧发热，既避免了坐车时的单调无聊，也可以很简单轻松地刺激到鱼际穴。对于无暇出户的写字楼白领，还有一个很轻松简便的方法，比如说我们工作时，敲键盘累了，这时候可以停一会儿，将手上鱼际处抵着桌子，在桌子的边缘蹭擦，进行2~3分钟就能对手部疲劳达到有效缓解了。

感冒是冬季最常见的疾病，坚持搓鱼际穴，也是对其进行有效防治的一种方法。搓鱼际方法很简单：两手鱼际对搓，搓法恰似用双掌搓花生米皮一样，一只手固定，另一只手搓动，大约搓十余次时，鱼际开始发热，这时意想热气沿手臂进入肺脏，持续两分钟左右，整个手掌便会发热，这时就可交替两手，搓另一只手了。这个方法不受地点、时间限制，随时可做，尤其适合于易感冒者。

少商

【穴位一找准】拇指桡侧指甲角旁0.1寸。

【功效】苏厥救逆，清热利咽。

【主治】

（1）咽喉肿痛，鼻衄。

（2）高热，昏迷。

（3）癫狂。

【刺灸法】浅刺0.1寸，或三棱针刺之，微出血，不宜灸。

现代常用于治疗肺炎、扁桃体炎、中风、昏迷、精神分裂症等。三棱针点刺主治重症肺炎所致的高热、惊厥、呼吸急促和中风昏迷；配商阳主治咽喉肿痛。

穴位详解

少商穴，别名鬼信穴，是肺经井穴。少商。少，与大相对，小也，阴也，指穴内气血物质虚少且属阴。商，古指漏刻，计时之器，滴水漏下之计时漏刻也。该穴名意指本穴的气血流注方式为漏滴而下。本穴物质为鱼际穴传来的地部经水，因经过上部诸穴的分流散失，因而在少商的经水更为稀少，流注方式就如漏刻滴下。少商在拇指之端，其滴下的位置是从地之上部漏落到地之下部，即由体表经脉流向体内经脉。

肺经井穴。井，地之孔也。因本穴的流注是从地之天部流向地之地部并从孔穴通道而流，故为肺经井穴。

本穴属木。属木，指本穴物质表现出的五行属性。本穴气血物质的流注方式是经水从地之天部流向地之地部，而温热水湿之气则从地之地部向天部蒸发，此向外蒸发的温热水湿之气因其水湿含量较大只能上行于天之下部，只表现出木的生发特性，并不表现出火的炎上特性，故其属木。

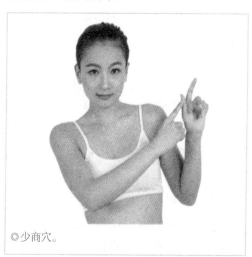

◎少商穴。

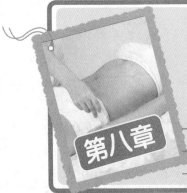

手阳明大肠经
——大肠的保护神

第八章

◎手阳明大肠经和肺经的关系非常密切，它是肺和大肠的保护者。《黄帝内经》上说："阳明经多气多血。"疏通此经气血，可以预防和治疗呼吸系统和消化系统的疾病。

手阳明大肠经总述

手阳明大肠经是十二经脉之一。《灵枢·经脉》："大肠手阳明之脉，起于大指次指之端，循指上廉，出合谷两骨之间，上入两筋之中，循臂上廉，入肘外廉，上臑外前廉，上肩，出髃骨之前廉，上出于柱骨之会上、下入缺盆，络肺，下膈，属大肠；其支者，从缺盆上颈贯颊，入下齿中，还出挟口，交人中，左之右，右之左，上挟鼻孔。"概述大肠经共二十穴，原穴为合谷穴，络穴为手太阴肺经之列缺穴。为阳气盛极的经络，主治阳证实证，也治发热病，与肺相表里。

据《针灸甲乙经》及《医宗金鉴》等书记述，手阳明大肠经所属穴计有：商阳（井）、二间（荥）、三间（输）、合谷（原）、阳溪（经）、偏历（络）、温溜、下廉、上廉、手三里、曲池（合）、肘髎、手五里、臂臑、肩髃、巨骨、天鼎、扶突、口禾髎、迎香。共二十穴。

大肠经可以有效地防治皮肤病，中医讲肺主皮毛，肺与大肠相表里，肺的浊气不能及时排出会直接通过大肠排泄，肺功能弱了，体内毒素便会在大肠经淤积，所以脸上起痘身上起湿疹这些问题，大肠经可以很好地调节，我们可以用刮痧法把里面积攒的瘀毒刮出去。

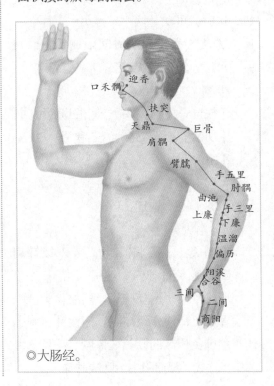

◎大肠经。

患手阳明大肠经疾病者，主要反应在头、面、耳、鼻、喉及热病，有下列病候：口干，鼻塞，衄血，齿痛，颈肿，喉痹，面痒，面瘫，眼珠发黄，肩前、臂及食指痛，经脉所过处热肿或寒冷或发寒颤抖，肠绞痛，肠鸣、泄泻。

手阳明大肠经主要穴位详解

商阳

【穴位一找准】食指桡侧指甲角旁0.1寸。

【功效】清热利咽，开窍救逆。

【主治】耳聋，齿痛，咽喉肿痛，颔肿，青盲，手指麻木，热病，昏迷等疾病。

【刺灸法】浅刺0.1寸，或点刺出血。艾炷灸1~3壮；或艾条灸3~5分钟，左取右，右取左。

穴位详解

手阳明大肠经起于商阳穴，为手阳明大肠经的井穴，属金。别名绝阳，而明。气血物质为纯阳之气，性凉。阳气由大肠经的体内经脉外出体表经脉并循经传于二间穴。

现代常用于治疗咽炎、急性扁桃体炎、腮腺炎、口腔炎、急性胃肠炎、中风昏迷等。配少商、中冲等主治中风、中暑；配合谷、少商主治咽喉肿痛。

商阳。商，漏刻也，古之计时之器，此指本穴的微观形态如漏刻滴孔。阳，阳气也。该穴名意指大肠经经气由本穴外出体表。人体经脉由气血物质的运行构成内外无端的循环，它分为体表部分和体内部分，体表部分运行在三部九候的表层，即地之上部，体内部分运行在三部九候的内部，也就是地之内部。商阳即大肠经体内经脉气血向体表经脉运行的出口。

由于人体系统的重力场特征，人体内部的温压场高于外部的温压场，因此大肠经体内经脉所产生的高温高压气态物就会由本穴的漏刻滴孔向外喷射。商阳之名正是对本穴气血物质这一运动特征的概括描述，故名。

临床上常用的配伍有：

配少商、中冲、关冲，有醒脑开窍的作用，主治中风，中暑。

配合谷、少商，有清热泻火的作用，主治咽喉肿痛，目赤肿痛。

配合谷、阳谷、侠溪、厉兑、劳宫、腕骨等。有发汗泻邪热的作用，主治热病汗不出。

配少商穴点刺出血治热病，昏迷。

商阳穴是男性性功能保健的重要穴位，位于食指尖端桡侧指甲角旁，刺激该穴具有明显的强精壮阳之效，可延缓性衰

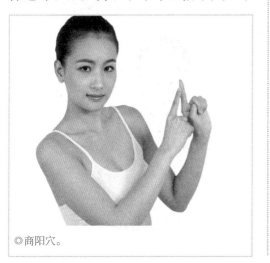

◎商阳穴。

老。其按摩方法也简便易行，可在上下班乘公共汽车或地铁时，用食指钩住车内的扶手或吊环，或在闲暇时两手食指相钩反复牵拉，也可利用伞柄等按摩食指等。

二间

【穴位一找准】在食指本节（第二掌指关节）桡侧前缘，当赤白肉际凹陷处；微握拳取之。

【功效】解表，清热，利咽。食指屈伸不利疼痛；热病，腮肿，咽喉肿痛，颔肿，鼻衄，齿痛，口干，口眼歪斜，三叉神经痛，肩背痛振寒；嗜睡，目痛，目翳，目黄，食积，便秘。

【刺灸法】直刺0.2~0.3寸，可灸。米粒灸3~5壮，艾条灸5~10分钟。

穴位详解

别名间谷，周谷。五腧穴之荥穴，五行属水。

临床上治咽喉肿痛，牙痛，二间配鱼际、合谷，有清热泻火作用。治嗜睡，二间配三间，有提神解困作用。治目翳，二间配合谷，有散目翳作用。

合谷

【穴位一找准】在手背，第一、二掌骨间，当第二掌骨桡侧的中点处。取穴时拇、食两指张开，以另一手的拇指关节横纹放在虎口上，当虎口与第一、二掌骨结合部连线的中点；拇、食指合拢，在肌肉的最高处取穴。

【功效】镇静止痛，通经活络，清热解表。

【主治】

（1）呼吸系统疾病：感冒，头痛，咽炎，扁桃体炎。

（2）五官科系统疾病：鼻炎，牙痛，耳聋，耳鸣。

（3）精神神经系统疾病：三叉神经痛，面肌痉挛，面神经麻痹，癔症，癫痫，精神病，中风偏瘫，小儿惊厥。

（4）运动系统疾病：腰扭伤，落枕，腕关节痛。

（5）妇产科系统疾病：痛经，闭经等。

（6）其他：呃逆。

【刺灸法】

刺法：

（1）直刺0.5~0.8寸，局部酸胀，可扩散至肘、肩、面部。

（2）透劳宫或后溪时，出现手掌酸麻并向指端放散。

（3）针刺时针尖不宜偏向腕侧，以免刺破手背静脉网和掌深动脉而引起出血。本穴提插幅度不宜过大，以免伤及血管引起血肿。孕妇禁针。

灸法：艾炷灸或温针灸5~9壮，艾条灸10~20分钟。

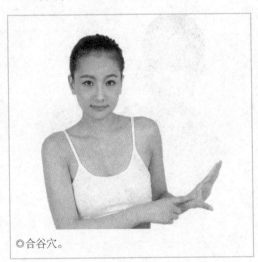
◎合谷穴。

穴位详解

合谷。合，汇也，聚也。谷，两山之间的空隙也。合谷名意指大肠经气血会聚于此并形成强盛的水湿风气场。本穴物质为三间穴天部层次横向传来的水湿云气，行至本穴后，由于本穴位处手背第一、二掌骨之间，肌肉间间隙较大，因而三间穴传来的气血在本穴处汇聚，汇聚之气形成强大的水湿云气场，故名合谷。又名虎口、荣谷、合骨、含口。为大肠经原穴。

虎口。虎，八卦中的寅木也，风也。口，出入之所也。虎口名意指穴内的气血物质运动形式为风木的横向运动。

阳溪

【穴位一找准】在腕背横纹桡侧，手拇指上翘起时，当拇短伸肌腱与拇长伸肌腱之间的凹陷中。取穴时在手腕桡侧，拇指上翘，当两筋（拇长伸肌腱与拇短伸肌腱）之间，腕关节桡侧处取穴。

【功效】清热散风，通利关节。

【主治】

（1）五官科系统疾病：鼻炎，耳聋，耳鸣，结膜炎，角膜炎。

（2）精神神经系统疾病：面神经麻痹，癫痫，精神病。

（3）其他：腕关节及周围软组织疾病，扁桃体炎。

【刺灸法】

刺法：

（1）直刺0.1~0.2寸，局部酸胀。

（2）治疗桡骨茎突狭窄性腱鞘炎可采用"恢刺"法或短刺法。

灸法：艾炷灸3~5壮，艾条灸10~20分钟。

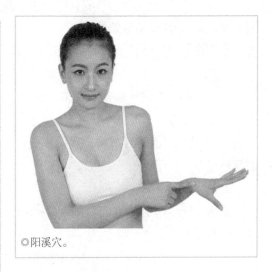

◎阳溪穴。

穴位详解

别名中魁穴，是大肠经经穴。阳溪。阳，热也、气也，指本穴的气血物质为阳热之气。溪，路径也。该穴名意指大肠经经气在此吸热后蒸升上行天部。本穴物质为合谷穴传来的水湿风气，至此后吸热蒸升并上行于天部，故名。

中魁。中，与旁相对，正也，指本穴气血运行的路线是大肠之正经。魁，首也，与尾相对，指本穴的气血物质为阳热之气，首为阳，尾为阴也。中魁名意指本穴向大肠本经输送阳热之气。

大肠经经穴。经，动而不居也。大肠经经气由本穴经过，故为大肠经经穴。

本穴属火。属火，指本穴气血物质运行变化表现出的五行属性。本穴物质为合谷穴传输至此的水湿云气，水湿云气吸热后上炎于天部，表现出火的炎上特征，故本穴属火。

偏历

【穴位一找准】屈肘，在前臂背面桡侧，当阳溪与曲池连上，腕横纹上3寸；或以两手虎口交叉，当中指尽处是穴。

【功效】清热利尿，通经活络。

【主治】

（1）五官科系统疾病：鼻衄，结膜炎，耳聋，耳鸣，牙痛。

（2）其他：面神经麻痹，扁桃体炎，前臂神经疼。

【刺灸法】

刺法：针尖向肘部方向斜刺入0.5~0.8寸，局部酸胀。

灸法：艾炷灸3~5壮，艾条灸5~10分钟。

穴位详解

偏历。偏，与正相对，偏离之意。历，经历。该穴名意指本穴的气血物质偏离大肠正经而行。本穴物质为阳溪穴传来的炎上之气，行至本穴后因进一步受热膨胀并向外扩散，而由于肺经所处的西方之地天部之气不足，所以本穴的膨胀扩散之气偏行肺经，故名。

大肠经络穴。因本穴有天部之气偏走肺经，有联络大肠经与肺经气血的作用，故为大肠经络穴。

温溜

【穴位一找准】屈肘，在前臂背面桡侧，当阳溪与曲池的连线上，腕横纹上5寸。取穴时侧腕屈肘，在阳溪与曲池的连线上，阳溪上5寸处取穴。

【功效】清热理气。

【主治】

（1）五官科系统疾病：口腔炎，舌炎，腮腺炎。

（2）其他：扁桃体炎，面神经麻痹，下腹壁肌肉痉挛，前臂疼痛。

本穴在消化道溃疡穿孔时常出现压痛，与它穴配合可做出进一步诊断。

【刺灸法】

刺法：直刺0.5~0.8寸，局部酸胀，针感向手部放散。

灸法：艾炷灸或温针灸3~5壮，艾条温灸5~10分钟。

穴位详解

又名逆注、蛇头、池头、地头、通注。是大肠经郄穴。温溜。温，温热也，是对穴内气血物质性状的描述。溜，悄悄地走失也。该穴名意指偏历穴传来的天部之气在本穴悄悄地散失。本穴物质由偏历穴传来，为吸热后上升于天之天部的阳热之气。气血行至本穴后，因其所处为天之天部，外部环境对其的升温作用少，气态物质仍保留原来的余热而缓缓地散热蒸发，散失的情形如悄悄地溜走一般，故名。

逆注。逆，反也。注，灌注也。逆注名意指本穴的气血物质为上行。注是对有形之物的形容，其运动方向向下。逆注即是与有形之物向下的灌注方向相反，而本穴

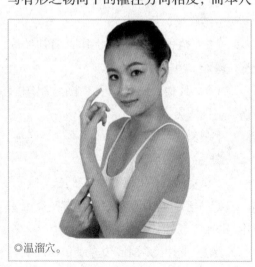

◎温溜穴。

气态物的运行方向正是如此，故名逆注。

下廉

【穴位一找准】在前臂背面桡侧，当阳溪与曲池连线上，肘横纹下4寸。取穴时侧腕屈肘，在阳溪与曲池的连线上，曲池下4寸处取穴。

【功效】调理肠胃，通经活络。

【主治】

（1）运动系统疾病：肘关节炎等。

（2）消化系统疾病；腹痛等。

（3）其他：急性脑血管病。

【刺灸法】

刺法：直刺0.5~0.8寸，局部酸胀，针感可向手臂及手指发散。

灸法：艾炷灸或温针灸3~5壮，艾条灸5~10分钟。

热则泻针出气或凉药水针，寒则补针多留或灸。

穴位详解

别名手下廉穴，吸附并聚集天之天部的浊重之物并使其沉降。气血物质为天之天部的水湿云气，水湿云气大部分散热冷

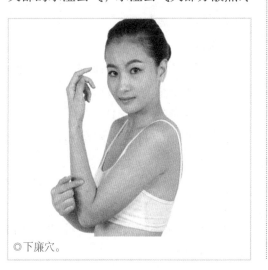

◎下廉穴。

却横向下行上廉穴，小部分则横向下行手五里穴。下廉的天部之气如同气象学中所指的在西北方向刚刚形成的高空冷湿气流，它的运行是不断地从西北方的高空向东南方的低空移动，即是横向下行。此高空冷湿气流中的滞重部分会快速地从天部的高位降至低位，即如传至上廉穴的水湿云气，而轻质的部分会在飘行更远处才形成降水云系并化雨而降，此即如传至手五里穴才冷降归地的水湿云气。

下廉、手下廉。下，与上相对，指下部或下方。廉，廉洁清明也。手，指本穴位于手部。下廉、手下廉名意指本穴下部层次的气血物质洁静清明。本穴物质为温溜穴传来的水湿云系，此水湿云气在本穴所处的位置是在天之天部，而天之下部的气血物质相对处于廉洁清静，故名。

配足三里穴治腹胀，腹痛。

上廉

【穴位一找准】在前臂背面桡侧，当阳溪与曲池连线上，肘横纹下3寸。《灵枢·经脉》："大肠手阳明之脉，起于大指次指之端，循指上廉，出合谷两骨之间。"取穴时侧腕屈肘，在阳溪与曲池的连线上，曲池下3寸处取穴。

【功效】调理肠胃，通经活络。

【主治】

（1）运动系统疾病：肩周炎，网球肘，脑血管病后遗症。

（2）其他：肠鸣腹痛。

【刺灸法】直刺0.8~1.2寸。不灸。

穴位详解

经穴名出自《针灸甲乙经》，别名上

巨虚。《圣济总录》称手上廉。

上廉、手上廉。上，与下相对，指下部或下方。廉，廉洁清明也。手，指本穴位于手部。上廉、手上廉名意指大肠经气血物质所处为天之下部，天之上部气血虚少，洁静清明。

本穴物质为下廉穴传来的水湿云系，在本穴所处的位置是在天之下部，而天之上部的气血物质相对处于廉洁清静，故名。

手三里

【穴位一找准】在前臂背面桡侧，当阳溪与曲池连线上，肘横纹下2寸。取穴时侧腕屈肘，在阳溪与曲池的连线上，曲池下2寸处取穴。

【功效】通经活络，清热明目，调理肠胃。

【主治】

（1）运动系统疾病：腰痛，肩臂痛，上肢麻痹，半身不遂。

（2）消化系统疾病：溃疡病，肠炎，消化不良。

（3）五官科系统疾病：口腔炎等。

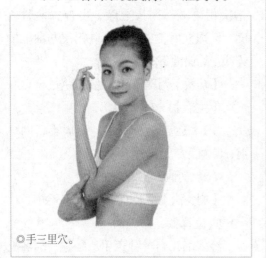
◎手三里穴。

（4）其他：颈淋巴结核，面神经麻痹，感冒，乳腺炎。

（5）弹拨手三里对消除针刺不当引起的不适感有效。

【刺灸法】

刺法：直刺0.5~0.8寸，局部酸胀沉重，针感可向手背部扩散。

灸法：艾炷灸或温针灸5~7壮，艾条灸10~20分钟。

穴位详解

又名三里、上三里、鬼邪穴。手三里。手，指穴所在部位为手部。三里，指穴内气血物质所覆盖的范围。该穴名意指大肠经冷降的浊气在此覆盖较大的范围。本穴物质由上廉穴传来，上廉穴的水湿云气化雨而降，在该穴处覆盖的范围如三里之广，故名。三里、上三里之名意与此穴同。

鬼邪穴。鬼，与神相对，指本穴的气血物质所处为地部。邪，指邪气。鬼邪名意指穴内物质为地部的水湿。本穴物质为大肠经经气中浊降于地的经水，脾土受之，脾土喜燥而不喜湿，今受之水湿，实为受邪之害，故名鬼邪。

曲池

【穴位一找准】屈肘成直角，在肘横纹外侧端与肱骨外上髁连线中点。完全屈肘时，当肘横纹外侧端处。

【功效】清热和营，降逆活络。

【主治】

（1）运动系统疾病：急性脑血管病后遗症，肩周炎，肘关节炎。

（2）呼吸系统疾病：流行性感冒，肺炎，扁桃体炎。

（3）五官科系统疾病：咽喉炎，牙痛，睑腺炎，甲状腺肿大。

（4）其他：乳腺炎，高血压，皮肤病，过敏性疾病。

【刺灸法】

刺法：

（1）直刺0.8~1.2寸，深刺可透少海穴，局部酸胀或向上放散至肩部或向下放散至手指。

（2）治肘部疼痛时可用"合谷"刺或"齐刺"法或三棱针点刺放血。

灸法：艾炷灸或温针灸5~7壮，艾条灸5~20分钟。

穴位详解

手阳明大肠经的合穴，五行属土。为强壮穴之一。

现代常用于治疗肩肘关节疼痛、上肢瘫痪、高血压、荨麻疹、流行性感冒、扁桃体炎、甲状腺肿大、急性胃肠炎等。配合谷、外关等治疗感冒发热、咽喉炎、扁桃体炎；配合谷、血海等治疗荨麻疹；配肩髃、外关等治疗上肢痿痹；配十宣、大

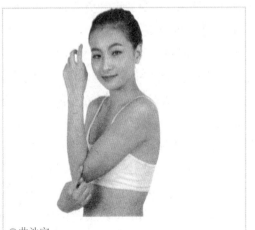

◎曲池穴。

椎治高热；配血海、三阴交治下肢瘙痒。

肘髎

【穴位一找准】在臂外侧，屈肘，曲池上方1寸，当肱骨边缘处。《针灸甲乙经》："在肘大骨外廉陷者中。"《循经考穴编》补充："就骨略上一、二分陷中。一法：曲池外一寸罅中。"《类经图翼》："与天井相并，相去一寸四分。"取穴时屈肘，在曲池外上方1寸，肱骨边缘处取穴。

【功效】舒筋活络。

【主治】肩周炎，肱骨外上髁炎等肘关节病。

【刺灸法】

刺法：

（1）直刺0.5~0.8寸。

（2）沿肱骨前缘，进针1.0~1.5寸，局部酸胀，可向前臂放散。

（3）治肘部痛时可用"齐刺"或"恢刺"法。寒则通之，湿则泻之，热则凉药水针。

灸法：艾炷灸或温针灸3~7壮，艾条灸10~20分钟。

穴位详解

经穴名出自《针灸甲乙经》，别名肘尖。气血物质为地部经水，大肠经经水由本穴的髎孔流入地之地部（骨部）。此穴为肺经、大肠经气血与肾经气血转换的重要穴位，即我们所说的金生水之穴，肺肾关系的失衡皆可通过此穴做出快速的调整。

肘髎。肘，肘部，指穴所在部位。髎，孔隙，指穴内气血的运行通道为孔隙。该穴名意指大肠经经水由地之天部流入地之地部。本穴物质为手三里穴降地之

雨流来的地部经水，至本穴后经水循地部孔隙从地之天部流入地之地部，故名。

肘尖。指穴所在部位为肘尖部，无他意。

手五里

【穴位一找准】在臂外侧，当曲池与肩髃连线上，曲池上3寸处。《针灸甲乙经》："在肘上三寸，行向里，大脉中央。"《循经考穴编》："肘髎当在曲池斜外些，若五里又向里矣。"

【功效】理气散结，通经活络。

【主治】

（1）呼吸系统疾病：咯血，肺炎，扁桃体炎，胸膜炎。

（2）精神神经系统疾病：恐惧症，嗜睡，肋间神经痛。

（3）运动系统疾病：偏瘫，上肢疼痛。

（4）其他：腹膜炎，颈淋巴结核。

【刺灸法】

刺法：直刺0.5~0.8寸，局部酸胀，可传至肩部、肘部。

灸法：艾炷灸或温针灸3~5壮，艾条灸5~20分钟。

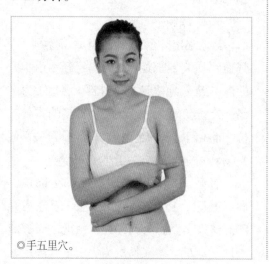
◎手五里穴。

穴位详解

别名尺之五里、五里、臂五里。

手，指上肢；里，意指"寸"。原意指穴在天府下五寸（见《素问气穴论》王冰注），又说尺泽之后五寸（《类经》张介宾注），但与定位寸数有出入。原名五里，为与足五里相区分，《针灸资生经》冠以"手"字；《圣济总录》冠之以"臂"字。

臂臑

【穴位一找准】在臂外侧，三角肌止点处，当曲池与肩连线上，曲池上7寸。取穴时垂臂屈肘时，在肱骨外侧三角肌下端。

【功效】清热明目，通经通络。

【主治】

（1）运动系统疾病：上肢瘫痪或疼痛，肩周炎，颅顶肌肉痉挛。

（2）其他：眼病，颈淋巴结核，头痛。

【刺灸法】

刺法：

（1）直刺0.5~1寸，局部酸胀；

（2）或向上斜刺1~2寸，透入三角肌中，局部酸胀，可向整个肩部放散。

灸法：艾烛灸或温针灸3~7壮，艾条温和灸10~20分钟。《针灸甲乙经》："在肘上七寸，肉端"；《针灸资生经》："在肩下一夫，两筋两骨罅陷宛中"；《循经考穴编》："举肩平肩有凹，不能努力，努则穴闭。"

穴位详解

手阳明络之交会穴。《针灸甲乙经》："手阳明络之会。"《外台秘要》无"之"字，《铜人腧穴针灸图经》和《圣济总录》无"之会"二字，不作交会穴。《针灸聚英》和《针灸大成》作："手阳明络，手足太阳、阳维之会"；《类经图翼》作："手阳明络也，络手少阳之臑会。一曰手足太阳、阳维之会。"但足太阳膀胱经并不至上臂，似误。阳维脉交会穴，《十四经发挥》中未提到臂臑，《奇经八脉考》将它增入，似无据。

肩髃

【穴位一找准】在肩部，三角肌上，臂外展，或向前平伸时，当肩峰前下方凹陷处。取穴时，将上臂外展平举，肩关节部即可呈现出两个凹窝，前面一个凹窝中即为本穴；也可垂肩，当锁骨肩峰端前缘直下约2寸，当骨缝之间。

【功效】通经活络，疏散风热。

【主治】

（1）运动系统疾病：急性脑血管病后遗症，肩周炎。

（2）其他：高血压，乳腺炎等。

【刺灸法】

刺法：

（1）透极泉穴，抬臂，向极泉方向进

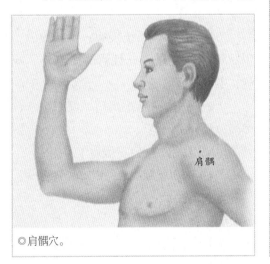

◎肩髃穴。

针，深2~3寸。

（2）治冈上肌腱炎时，垂臂，针与穴位下外侧皮肤呈50度夹角，沿肩峰与肱骨大结节之间水平方向针刺1.0~1.5寸，针刺2寸时，可刺入冈上肌。

（3）斜刺，治疗肩周炎向三角肌等方向透针，进针2~3寸，酸胀感扩散至肩关节周围，或有麻电感向臂部放散。

（4）横刺，上肢外展牵制时，可向三角肌方向透刺2~3寸，臂部酸胀。

灸法：艾炷灸或温针灸5~7壮，艾条灸5~15分钟。

穴位详解

又名中井骨、尚骨、中肩、偏肩、肩尖。肩髃。肩，穴所在部位也。髃，骨之禺也。禺乃角落之意，髃所指为骨之边缘。该穴名意指在骨部的远端所形成的小范围水域。本穴物质为臂臑穴传来的经气所化，臂臑穴上传本穴的物质为强盛的阳气，至本穴后因散热而冷凝沉降，所降之浊在地部形成小的水域，而本穴的地部水域相对肾所主的腰膝骨部来说它是处于较远的边缘之处，故名。髃骨、扁骨、扁髃之名与肩髃同，扁同偏。

中井骨。中，与外相对，指内部。井，地之孔隙。骨，肾主之水也。中井骨名意指本穴有地部孔隙与肾水相通。本穴物质为大肠经浊降地部之水，因本穴位处肩端两骨间，有地部孔隙与骨相通，故名中井骨。

巨骨

【穴位一找准】在肩上部，当锁骨肩峰端与肩胛冈之间凹陷处。取穴时正坐垂肩，在肩端上，当锁骨肩峰端与肩胛冈之间凹陷处取穴。

【功效】通经活络。

【主治】

（1）运动系统疾病：肩关节周围炎，肩关节及肩部软组织损伤。

（2）消化系统疾病：吐血，胃出血。

（3）其他：颈淋巴结核，高热痉挛，下牙痛。

【刺灸法】

刺法：

（1）直刺0.4~0.6寸，局部酸胀。

（2）向外下方斜刺，深1.0~1.5寸，肩关节周围酸胀。

（3）不可深刺，以免刺入胸腔造成气胸。

灸法：艾炷灸或温针灸3~5壮，艾条灸5~10分钟。

穴位详解

巨，大也。骨，水也。该穴名意指大肠经阴浊降地后所形成的巨大水域。本穴物质为肩髃穴传来的地部经水，流至本穴后，由于本穴位处锁骨与肩胛骨之间的凹陷处，经水聚集于本穴，故名。

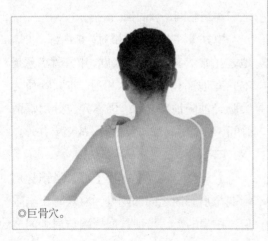

◎巨骨穴。

天鼎

【穴位一找准】在颈外侧部，胸锁乳突肌后缘，当喉结旁，扶突穴与缺盆连线中点。

【功效】清利咽喉，理气散结。

【主治】

（1）五官科系统疾病：甲状腺肿，喉炎，舌骨肌麻痹症。

（2）其他：颈淋巴结核，扁桃体炎。

【刺灸法】

刺法：直刺0.3~0.5寸，局部酸胀，针感向咽喉放散。

灸法：艾炷灸3~5壮，艾条灸5~10分钟。

穴位详解

经穴名出自《针灸甲乙经》。别名天顶，属手阳明大肠经。

扶突

【穴位一找准】在颈外侧部，喉结旁，当胸锁乳突肌的前、后缘之间。取穴时正坐，头微侧仰，先取甲状软骨与舌骨之间的廉泉穴，从廉泉向外3寸，当胸锁乳突肌的胸骨头与锁骨之间处。

【功效】清咽消肿，理气降逆。

【主治】

（1）五官科系统疾病：甲状腺肿，甲状腺功能亢进，急性舌骨肌麻痹，嘶哑，咽喉炎。

（2）妇产科系统疾病，膈肌痉挛，唾液分泌异常。

（3）其他：喘息，低血压等症。

（4）为甲状腺手术常用麻醉穴之一。

【刺灸法】

刺法：

（1）直刺0.5~0.8寸，局部酸胀，可

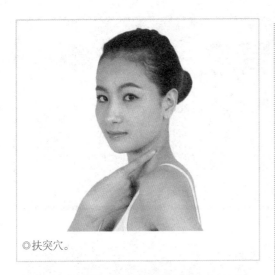

◎扶突穴。

向咽喉部放散，出现发紧发胀之感。

（2）注意针刺不可过深，以免引起迷走神经反应。

灸法：艾炷灸3~5壮，温和灸5~10分钟。

穴位详解

扶突。扶，帮助、扶持也。突，冲也。该穴名意指大肠经经气在外热的扶助下上行天部。本穴物质为天鼎穴蒸发上行的水湿之气，性滞重，至本穴后无力上行于天，是在心的外散之热扶助下才得以上行，故名。

水穴、水泉穴。穴名之意皆指本穴上行的水湿之气为头面天部的水湿之源，故名水穴、水泉穴。

口禾髎

【穴位一找准】在上唇部，鼻孔外缘直下，平水沟穴。鼻孔旁开0.5寸，正坐仰靠或仰卧取穴。

【功效】祛风清热，开窍。

【主治】

（1）五官科系统疾病：鼻炎，鼻出血，嗅觉减退，鼻息肉，咀嚼肌痉挛。

（2）精神神经系统疾病：面神经麻痹，面肌痉挛。

（3）其他：腮腺炎。

【刺灸法】

刺法：

（1）直刺0.3~0.5寸，局部胀痛。

（2）向内平刺0.5~0.8寸，透水沟穴，局部胀痛。

灸法：本穴因位于面部危险三角区，禁灸。

穴位详解

又名长频、长髎、长颊。禾髎。禾，细长之物也。髎，孔隙也。该穴名意指大肠经体表经水由本穴回归大肠经体内经脉。本穴物质为扶突穴与迎香穴二穴提供的天部之气，至本穴后冷降归于地部并由本穴的地部孔隙回归大肠经体内经脉，地部孔隙细长狭窄，如孔隙之状，故名。长频、长髎、长颊之名皆与禾髎穴同。长指地部孔隙细长，频指气血的运行频频不断，颊通挟，皆为对穴内气血物质的运行或穴位的微观形态的描述。

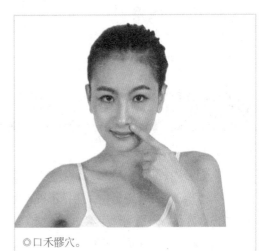

◎口禾髎穴。

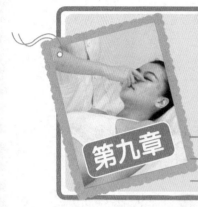

足阳明胃经——维和气血，后天之本

第九章

◎足阳明胃经属于胃，络于脾，所以它和胃的关系最为密切，是关于消化系统的非常重要的经穴，但同时也和脾有关，维系着人的后天之本。

足阳明胃经总述

足阳明胃经简称胃经。本经一侧四十五穴（左右两侧共九十穴），其中十五穴分布于下肢的前外侧面，三十穴在腹、胸部与头面部。首穴承泣，末穴厉兑。主治肠胃等消化系统、神经系统、呼吸系统、循环系统某些病症和咽喉、头面、口、牙、鼻等器官病症，以及本经脉所经过部位之病症。典型症状如：肠鸣腹胀，腹痛，胃痛，腹水，呕吐或消谷善饥，口渴，咽喉肿痛，鼻衄，胸部及膝髌等本经循行部位疼痛，热病，发狂等证。足阳明胃经，流注时辰为上午七至九点，即辰时。胃腑主热量消化，负责一天体力的供给，因而早餐一定要吃饱，应以主食，五谷为主。国内小学生常不吃早餐即上学，因此脸色很少白里透红，值得家长们重视。

本经脉腧穴有承泣、四白、巨髎、地仓、大迎、颊车、下关、头维、人迎、水突、气舍、缺盆、气户、库房、屋翳、膺窗、乳中、乳根、不容、承满、梁门、关门、太乙、滑肉门、天枢、外陵、大巨、水道、归来、气冲、髀关、伏兔、阴市、梁丘、犊鼻、足三里、上巨虚、条口、下巨虚、丰隆、解溪、冲阳、陷谷、内庭、厉兑，共四十五穴，左右合九十穴。

足阳明胃经主要穴位详解

承泣

【穴位一找准】在面部，瞳孔直下，当眼球与眶下缘之间。正坐位，两目正视，瞳孔之下0.7寸，当眼球与眶下缘之间取穴。

【功效】散风清热，明目止泪。

【主治】

（1）五官科系统疾病：急慢性结膜炎，近视，远视，散光，青光眼，色盲，夜盲症，睑缘炎，角膜炎，视神经炎，视神经萎缩，白内障，视网膜色素变性，眶下神经痛。

（2）精神神经系统疾病：面肌痉挛，面神经麻痹。

【刺灸法】

刺法：

（1）直刺0.5~0.8寸，左手推动眼球向上固定，右手持针沿眶下缘缓慢刺入，不宜提插、捻转，以防刺破血管引起血肿。

（2）平刺0.5~0.8寸，透向目内眦，局部酸胀，可致流泪。如果针刺过深或斜刺可刺伤视神经，当深达2寸时可通过神经管刺伤脑，造成严重后果。

灸法：禁灸。

穴位详解

承泣。承，受也。泣，泪也、水液也。承泣名意指胃经体内经脉气血物质由本穴而出。胃经属阳明经，阳明经多气多血，多气，即多气态物，多血，血为受热后变为的红色液体，也就是既多液又多热。胃经的体表经脉气血运行是由头走足，为下行，与其构成无端循环的胃经体内经脉部分，气血物质的运行则为散热上行。本穴物质即为胃经体内经脉气血上行所化，在体内经脉中，气血物质是以气的形式而上行，由体内经脉出体表经脉后经气冷却液化为经水，经水位于胃经之最上部，处于不稳定状态，如泪液之要滴下，故名承泣。

四白

【穴位一找准】在面部，瞳孔直下，当眶下孔凹陷处。正坐位，在承泣直下3分，当眶下孔凹陷处取穴。

【功效】祛风明目，通经活络。

【主治】眼科手术针麻常用穴之一。

（1）精神神经系统疾病：三叉神经痛，面神经麻痹，面肌痉挛。

（2）五官科系统疾病：角膜炎，近视，青光眼，夜盲，结膜瘙痒，角膜白斑，鼻窦炎。

（3）其他：胆道蛔虫症，头痛，眩晕。

【刺灸法】

刺法：

（1）直刺0.2~0.3寸，局部酸胀。

（2）向外上方斜刺0.5寸，入眶下孔可有麻电感放射至上唇部，治疗三叉神经第二支痛。

灸法：不宜灸。

穴位详解

因眼珠小而四周皆露眼白，旧时相者认为人有此相则死于刀兵之灾；又以为妇人有此相则与人奸乱。汉王符《潜夫论·相列》："《易》之《说卦》：巽，为人多白眼。相扬四白者，兵死。"汪继培劃笺引王先生云："四白，谓睛之上下左右皆露白，《易》所谓'多白眼'也。相妇人法：目有四白，五夫守宅。见《唐书·方技·袁天纲传》。"又北周郎中裴珪妾赵氏目有四白，相者张璟藏劃谓其"终以奸废"，后应验。见唐张鷟《朝野

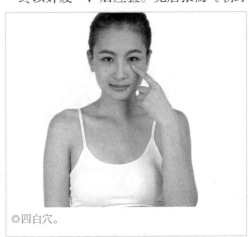
◎四白穴。

金载》卷一。

巨髎

【穴位一找准】在面部，瞳孔直下，平鼻翼下缘处，当鼻唇沟外侧。一说"在鼻孔下，侠水沟旁八分。"（《太平圣惠方》）。正坐或仰卧，目正视，瞳孔直下，与鼻翼下缘平齐处取穴。

【功效】清热息风，明目退翳。

【主治】

（1）精神神经系统疾病：面神经麻痹，面肌痉挛，三叉神经痛。

（2）五官科系统疾病：青光眼，近视，白内障，结膜炎，鼻炎，上颌窦炎，牙痛。

【刺灸法】

刺法：

（1）直刺0.3~0.6寸，局部酸胀。

（2）向颊车方向透刺治疗面瘫等。

（3）针尖向同侧四白穴或瞳子方向透刺，可治疗面瘫、近视等。

灸法：温针灸3~5壮，艾条灸5~10分钟。

穴位详解

经穴名出自《针灸甲乙经》。属足

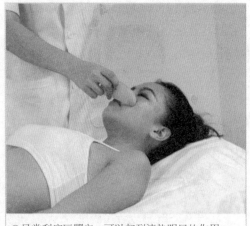
◎日常刮痧巨髎穴，可以起到清热明目的作用。

阳明胃经。足阳明、阳跷之会。《类经图翼》补充作：阳跷、手足阳明之会。《黄帝内经太素》杨上善注作：跷脉、足阳明、任脉之会。

颊车

【穴位一找准】在面颊部，下颌角前上方约一横指（中指），当咀嚼时咬肌隆起，按之凹陷处。正坐或侧伏，开口取穴，在下颌角前上方1横指凹陷中。如上下齿用力咬紧，在隆起的咬肌高点处取穴。

【功效】祛风清热，开关通络。

【主治】

为十三鬼穴之一，统治一切癫狂症。

（1）五官科系统疾病：牙髓炎，冠周炎，腮腺炎，下颌关节炎，咬肌痉挛。

（2）精神神经系统疾病：面神经麻痹，三叉神经痛。

（3）其他：脑血管病后遗症，甲状腺肿。

【刺灸法】

刺法：

（1）直刺0.3~0.4寸，局部酸胀。

（2）向地仓方向平刺0.8~1.5寸。以治面瘫，可采用滞针法，即向同一方向捻转不动，然后手持针柄向患侧牵拉。

（3）向上、下斜刺0.5~0.8寸，以治上下牙痛，局部酸胀并向周围扩散。

灸法：温针灸3~5壮，艾条灸10~20分钟。

穴位详解

人体生理部位名称，系指耳前颧下之颜面部分。出自《灵枢·邪气脏腑病形》。别名有：曲牙，机关，鬼床，牙车。《证治准绳杂病》认为：颊部属手足少阳、手太阳、足阳明诸经之会。《素问刺热病篇》："肝热病者，左颊先赤……肺热病者，右颊先赤。"

颊车。颊，指穴所在的部位为面颊。车，运载工具也。颊车名意指本穴的功用是运送胃经的五谷精微气血循经上头。本穴物质为大迎穴传来的五谷精微气血，至本穴后由于受内部心火的外散之热，气血物质循胃经输送于头，若有车载一般，故名颊车。

曲牙。曲，隐秘之意。牙，肾所主之骨也，指穴内物质为水。曲牙名意指本穴上传头部的气态物中富含水湿。本穴物质为大迎穴传来的水湿气态物，水湿浓度较大，如隐秘之水一般，故名曲牙。

机关。机，巧也。关，关卡也。机关名意指本穴有关卡大迎穴传来的地部经水的作用。本穴因位处上部，大迎穴外传的地部经水部分因地球重力场的原因自然被关卡在本穴之外，关卡的方式十分巧妙，故名机关。

鬼床。鬼，与神相对，指穴内物质为

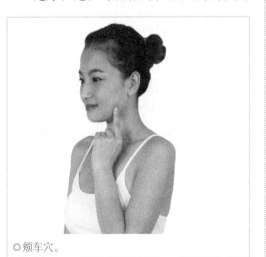

◎颊车穴。

地部经水。床，承物之器也。鬼床名意指穴内经水被它物承托而行。本穴物质为大迎穴传来的水湿气态物，其运行是循胃经上行下关穴，气态物中水湿浓度较大，如同载水上行一般，故名鬼床。

下关

【穴位一找准】在面部耳前方，当颧弓与下颌切迹所形成的凹陷中。正坐或侧伏，在颧弓下缘凹陷处，下颌骨髁状突稍的前方，闭口取穴。

【功效】消肿止痛，聪耳通络。

【主治】

（1）五官科系统疾病：牙痛，颞颌关节功能紊乱，下颌关节脱位，下颌关节炎，咬肌痉挛，耳聋，耳鸣。

（2）精神神经系统疾病：面神经麻痹，三叉神经痛。

（3）其他：眩晕，足跟痛。

【刺灸法】

刺法：

（1）向下直刺0.3~0.5寸，周围酸胀或麻电感放散至下颌。

（2）略向后斜刺1.0~1.5寸，酸胀扩散至耳区。

（3）沿下颌骨向上、下齿平刺1.5~2.0寸，酸胀扩散至上下齿以治牙痛。

（4）治疗颞颌关节不利用"齐刺"法。

灸法：温针灸3~5壮，艾条灸10~20分钟或药物天灸。

寒则补而灸之，热则泻针出气。

穴位详解

足阳明、少阳之交会穴。胃经提供头部的气血物质在此分清降浊。气血物质为天

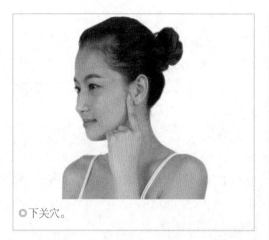

◎下关穴。

部的水湿之气,滞重的水湿部分由天部沉降至地部,轻质的阳气循经上传头维穴。

下关的"下"是指本穴调节的气血物质为属阴、属下的浊重水湿。关,关卡。该穴名意指本穴对胃经上输头部的气血物质中阴浊部分有关卡作用。本穴物质为颊车穴传来的天部水湿之气,上行至本穴后,水湿之气中的浊重部分冷降归地,本穴如有对上输头部的气血精微严格把关的作用,故名。

头维

【穴位一找准】在头侧部,在额角发际上0.5寸,头正中线旁4.5寸。当鬓发前缘直上入发际0.5寸,距神庭穴4.5寸处取穴。

【功效】清头明目,止痛镇痉。

【主治】

(1)精神神经系统疾病:偏头痛,前额神经痛,精神分裂症,面神经麻痹。

(2)循环系统疾病:脑溢血,高血压病。

(3)五官科系统疾病:结膜炎,视力减退。

【刺灸法】

刺法:向后平刺0.5~0.8寸,局部胀痛,可向周围扩散。

灸法:隔物灸3~5壮,艾条灸5~10分钟。

穴位详解

头维穴名出自《针灸甲乙经》,为足阳明胃经在头角部的腧穴,是足阳明胃经与足少阳胆经、阳维脉之交会穴。维,指维护之意。足阳明脉气行与人身胸腔头面,维络于前,故有二阳为维之称。此穴为阳明脉气所发,在头部额角入发际处,维系于头,故名头维。

头痛如破,目痛如脱,头维加大陵;眼睑瞤动,头维加攒竹、丝竹穴点刺;迎风有泪配临泣、风池;偏头痛配曲鬓、风府、列缺;治血管性头痛配角孙、百会穴;面瘫加阳白、下关、翳风、夹车等;精神分裂症配后溪、太冲、涌泉等。

人迎

【穴位一找准】在颈部,喉结旁,当胸锁乳突肌的前缘,颈总动脉搏动处。正坐仰靠,与喉结相平,在胸锁乳突肌前缘,距喉结1.5寸处取穴。

【功效】利咽散结,理气降逆。

【主治】

(1)精神神经系统疾病:头痛,心脏官能症。

(2)呼吸系统疾病:咽喉炎,扁桃体炎,声带疾患,哮喘,肺结核,咯血。

(3)其他:甲状腺功能亢进,甲状腺肿大,雷诺氏病。

【刺灸法】

刺法:避开动脉直刺0.2~0.4寸,局部酸胀,针感可向肩部发散。

灸法:禁灸。

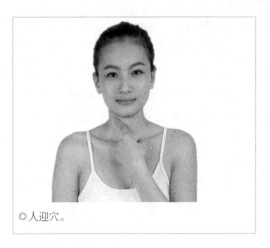

◎人迎穴。

穴位详解

穴位名出自《灵枢·本输》。别名天五会、五会。属足阳明胃经。足阳明、少阳之会。在颈部，喉结旁开1.5寸，胸锁乳突肌的前缘，颈总动脉搏动处。布有颈皮神经及面神经颈支，深层为动脉球，最深层为交感干，外侧有舌下神经降支及迷走神经；有甲状腺上动脉，当颊内、外动脉的分歧处。

水突

【穴位一找准】在颈部，胸锁乳突肌的前缘，当人迎与气舍连线的中点。正坐仰靠，在人迎与气舍之中间，胸锁乳突肌前缘取穴。

【功效】清热利咽，降逆平喘。

【主治】

（1）呼吸系统疾病：支气管炎，哮喘，百日咳，喉头炎，声带疾病，扁桃体炎。

（2）其他：甲状腺肿大。

【刺灸法】

刺法：

（1）直刺0.3~0.4寸，局部酸胀，不宜深刺，以免伤及颈总动脉和颈外动脉分支。

（2）向内下斜刺1.0~1.5寸，针体呈45度角刺入甲状腺腺体，局部酸胀沉重，以治甲状腺肿大。

灸法：艾炷灸3~5壮，艾条灸5~10分钟。

穴位详解

别名水门穴，水天穴，天门穴。水突。水，指穴内的物质为地部水液。突，突破也。该穴名意指胃经的地部经水受心火上炎之热大量气化。本穴物质为人迎穴传来的地部经水，位处颈部，受心火上炎之热经水大量气化，如同釜中之水受热时的翻滚上突之状，故名。

水门。水，指穴内物质为水。门，出入之处，开阖的机关也。水门名意指本穴为经水出入的门户。本穴物质为人迎穴传来的地部经水，因本穴位处颈部，是心火上炎于头面的路经之处，而本穴循经传输的地部经水多少则与上炎的心火有关，火强则水弱，火弱则水强，本穴成了胃经经水出与不出的门户，故名水门。

水天。水，指穴内物质为地部经水。天，指穴内物质为天部经气。水天名意指本穴物质既有天部之气又有地部之水。本穴物

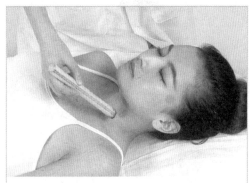

◎生活中艾灸水突穴，可以治疗支气管炎、哮喘、喉头炎等症。

质为人迎穴传来的地部经水，受心火上炎之热，经水部分气化上行于天，故名水天。

天门。名意与水门近同，水门名意强调胃经向下传输的地部经水，天门名意强调胃经向上传输的天部经气。

气舍

【穴位一找准】在颈部，当锁骨内侧端的上缘，胸锁乳突肌的胸骨头与锁骨头之间。正坐仰靠，在锁骨内侧端之上缘，当胸锁乳突肌的胸骨头与锁骨头之间取穴。

【功效】清咽利肺，理气散结。

【主治】

（1）呼吸系统疾病：咽炎，扁桃体炎，喉炎，支气管炎，哮喘，百日咳；

（2）消化系统疾病：食道炎，膈肌痉挛，消化不良；

（3）其他：颈淋巴结结核，甲状腺肿大，落枕，颈椎病。

【刺灸法】

刺法：直刺0.3~0.4寸，局部酸胀，不宜深刺。

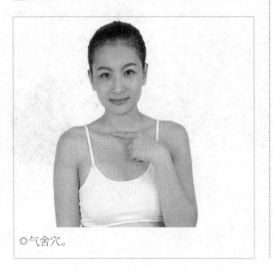

◎气舍穴。

灸法：艾炷灸3~5壮，艾条灸5~10分钟。

穴位详解

气舍。气，指穴内物质为天部之气。舍，来源之意。气舍名意指本穴为胃经经气的重要来源。本穴物质为水突穴传来的地部经水，位处颈之下部，由于其更近心室火炎之区，故其水液气化更多，所生气亦更大，为胃经之气的重要来源，故名气舍。

缺盆

【穴位一找准】正坐仰靠，在乳中线上，锁骨上窝中点处取穴。

【功效】宽胸利膈，止咳平喘。

【主治】

（1）呼吸系统疾病：扁桃体炎，气管炎，支气管哮喘，胸膜炎。

（2）其他：膈肌痉挛，颈淋巴结核，甲状腺肿大，肩部软组织病变。

【刺灸法】

刺法：直刺0.3~0.5寸，局部酸胀，可向上臂放散。不可深刺，以免发生气胸。

灸法：艾炷灸3~5壮，艾条灸5~10分钟。

寒则点刺出血或补之灸之，热则泻针出气。

穴位详解

人体部位名。即锁骨上窝。《灵枢·经脉》："大肠手阳明之脉……从缺盆上颈贯颊。"经穴名出自《素问气府论》。别名天盖、尺盖。胃经的地部经水在此溃缺流散并输布人体各部。本穴的气血物质为地部经水，经水由本穴分流胸之各部，向胸部提供胃经的水湿精微。经言缺盆中满痛者死，外溃不

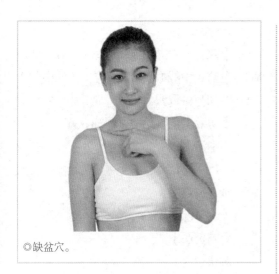

◎缺盆穴。

死，此即指缺盆的缺散功能。如果缺盆肿胀满痛，胃经气血不能经此穴顺利传输，则承泣穴外输的经脉气血就会因本穴的闭塞而上积于头颈部使人致死，但缺盆外溃后则不会造成经脉气血阻塞于头，故言缺盆中满痛者死，外溃不死。

缺盆。缺，破散也。盆，受盛之器也。该穴名意指本穴的地部经水溃缺破散并输布人体各部。本穴物质为气舍穴外溢而来的地部经水及外散的天部之气，至本穴后，地部经水满溢外散输布四方，如水注缺破之盆的溢流之状，故名。

天盖、尺盖。天，指穴内物质为气。尺，小也。盖，封盖、护盖也。天盖、尺盖名意旨在强调本穴的天部层次存在气态物，对本穴的地部经水起着护盖作用，不使地部经水气化散失。

尺，在此意为穴内的天部之气范围较小，仅局限于本穴的天部范围。

气户

【穴位一找准】在胸部，当锁骨中点下缘，距前正中线4寸。仰卧位，在乳中线上，当锁骨中线与第一肋骨之间的凹陷处取穴。

【功效】理气宽胸，止咳平喘。

【主治】

（1）呼吸系统疾病：慢性支气管炎，哮喘，胸膜炎。

（2）其他：肋软骨炎，肋间神经痛。

【刺灸法】

刺法：斜刺或平刺0.5~0.8寸，局部酸胀。不可深刺，以防气胸。

灸法：艾炷灸3~5壮，艾条灸5~10分钟。

穴位详解

经穴名出自《针灸甲乙经》，是胃经与外界气血交换的门户。气血物质为少量的地部经水和经水气化的大量天部之气，地部经水在本穴大部分气化为天部之气，天部之气一方面充补胃经，一方面传向胃经以外的天部层次。

气户之"气"指本穴调节的气血物质为天部之气。户，古指单扇门，引申为出入的通道。该穴名意指本穴为胃经气血与外界交换的门户。本穴物质为缺盆穴地

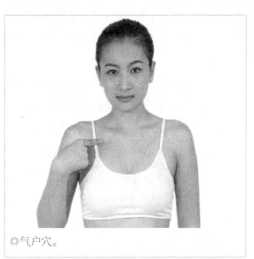

◎气户穴。

部传来的经水，因本穴位置较胃经上部诸穴更近心室火炎之区，流至的地部经水会更多更快地气化并由胃经传至身体其余各部，是胃经与外界气血交换的门户，故名。

临床上常用本穴配肺俞穴治喘咳。

库房

【穴位一找准】在胸部，当第一肋间隙，距前正中线4寸。仰卧位，在乳中线上第一肋间隙中取穴。

【功效】理气宽胸，清热化痰。

【主治】

（1）呼吸系统疾病：支气管炎，支气管扩张，肺炎，肺气肿，胸膜炎。

（2）其他：肋间神经痛。

【刺灸法】

刺法：斜刺0.5~0.8寸，局部酸胀。不可深刺，以防引起气胸。

灸法：艾炷灸3~5壮，艾条灸5~10分钟。

寒则补而灸之，热则泻之。

穴位详解

经穴名出自《针灸甲乙经》，胃经的五谷精微在此屯库。气血物质为地部的脾土微粒及天部之气，脾土物质堆积穴周内外，天部之气则散于胃经之外。

库房，储物之仓也，地面建筑之物也。该穴名意指胃经气血中的五谷精微物质在此屯库。本穴物质为气户穴传来的地部经水，因胃经经水有缺盆穴的溃散、气户穴的水液气化，流至本穴的地部经水较为干枯，经水中所含的脾土微粒则因无水的承载运化而沉积于胃经所过之处，如在库房穴存积一般，故名。

屋翳

【穴位一找准】在胸部，当第二肋间隙，距前正中线4寸。仰卧位，在乳中线上第二肋间隙中取穴。

【功效】止咳化痰，消痈止痒。

【主治】

（1）呼吸系统疾病：支气管炎，支气管扩张，胸膜炎。

（2）其他：肋间神经痛，乳腺炎。

【刺灸法】

刺法：

（1）直刺0.2~0.3寸。

（2）或向内斜刺0.5~0.8寸，局部酸胀。

（3）不可深刺，以防引起气胸。

灸法：艾炷灸3~5壮，艾条灸5~10分钟。

寒则补而灸之，热则泻针出气或凉药水针。

穴位详解

经穴名出自《针灸甲乙经》。胃经经气在此形成天部的气体屏障。气血物质为天部之气，性湿浊，由本穴输向胸膺各部。

屋，地面建筑也。翳，古指用羽毛做

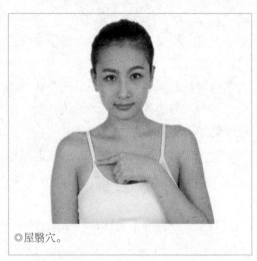

◎屋翳穴。

的华盖穴或遮蔽之物，此指穴内物质为卫外之气。该穴名意指本穴有地部气化之气为胸部提供卫外屏障。本穴物质为库房穴传来的地部经水，乃库房穴地部脾土外渗之液，在本穴处受心室外传之热而气化为气，性湿浊，所处为天之下部，如胸部的卫外屏障，故名。

本穴常配天宗穴治乳痈。

乳根

【穴位一找准】在胸部，当乳头直下，乳房根部，第五肋间隙，距前正中线4寸。仰卧位，乳头直下，在第五肋间隙中取穴。

【功效】

通乳化瘀，宣肺利气。

【主治】

（1）妇产科系统疾病：乳汁不足，乳腺炎。

（2）呼吸系统疾病：哮喘，慢性支气管炎，胸膜炎。

（3）精神神经系统疾病：肋间神经痛，臂丛神经痛。

【刺灸法】

刺法：向外斜刺或向上斜刺0.5~0.8寸，局部酸胀，可扩散至乳房。

灸法：艾炷灸5~7壮，艾条灸10~20分钟。寒则补而灸之，热则泻之。

穴位详解

本穴左侧内为心脏，击中后，冲击心脏，休克易亡。气血物质为脾土微粒及气化之气，脾土微粒存留穴周内外，气化之气循胃经疏散。

乳根。乳，穴所在部位也。根，本也。该穴名意指本穴为乳房发育充实的根本。

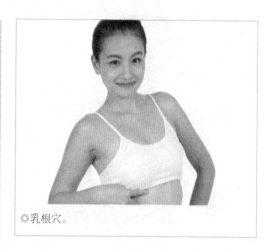

◎乳根穴。

本穴物质为胃经上部经脉气血下行而来，由于气血物质中的经水部分不断气化，加之膺窗穴外传体表的心部之火，因此，本穴中的气血物质实际上已无地部经水，而是火生之土。由于本穴中的脾土微粒干硬结实，对乳上部的肌肉物质（脾土）有承托作用，是乳部肌肉承固的根本，故名。

乳中

【穴位一找准】在胸部，当第四肋间隙，乳头中央，距前正中线4寸。乳头正中央。此穴不针不灸，只作为胸腹部取穴的定位标志。

【功效】调气醒神。

【主治】现代常因此穴作为胸部取穴标志，不做针灸治疗。

【刺灸法】寒则灸之，热则凉药敷之，不针。

穴位详解

乳，乳房也。中，正也。首，头也。当，正对也。乳中、乳首、当乳名意皆指本穴为乳头标志，无他意。

经穴名出自《针灸甲乙经》，别名乳首穴，当乳穴，意为五谷生化的乳汁精微

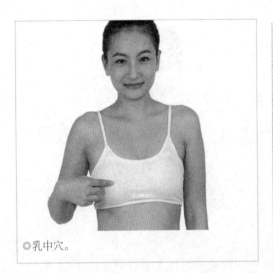

◎乳中穴。

输出之所。《脉经》中"乳"字做产字解释。《辑义》："乳中盖在草蓐之谓。"指妇女正在分娩期间。气血物质为气态物，气态物质由天之下部上升至天之上部后液化冷降。

乳中为乳汁外出之处，乳汁为液态物，而乳头在人体坐标系中位处高位，何以人体的液态物能从高位而出？这是因为人之乳汁为精血所化，精血性热，在体内的运动变化是气化过程，气化之气由地部升至天部，此气上升天部后又冷却液化，液化之乳则在人体系统的内部高压作用下外出乳头（乳孔在张开的情况下致使内外存在压差），此即乳汁能从属气的层次外出体表的原因。

膺窗

【穴位一找准】在胸部，当第三肋间隙，距前正中线4寸。仰卧位，在乳中线上第三肋间隙中取穴。

【功效】止咳宁嗽，消肿清热。

【主治】

（1）呼吸系统疾病：支气管炎，哮

喘，胸膜炎。

（2）其他：肠炎，乳腺炎，肋间神经痛。

【刺灸法】

刺法：

（1）直刺0.2~0.4寸。

（2）或向内斜刺0.5~0.8寸。

（3）不可深刺，以防引起气胸。

灸法：艾炷灸3~5壮，艾条灸5~10分钟。

寒则补之灸之，热则泻之。

穴位详解

别名膺中穴。胸腔内的高温之气由此外出胃经。气血物质为高温气态物，气态物由胸腔内部外出体表胃经。

膺，胸也。窗，空孔也。该穴名意指胸腔内的高温之气由此外出胃经。本穴位处乳之上、胸之旁，地部有孔隙通道与胸腔内部相通，如胸腔与体表间气血物质交流的一个窗口，故名。膺中名意与膺窗义同，中与外相对，指胸腔。

前人经验：配太冲，治唇肿。《资生经》近人处方：配乳根、神阙、冲门，治乳腺炎。

不容

【穴位一找准】在上腹，当脐中上6寸，距前正中线2寸。仰卧位，在脐上6寸，巨阙穴（任脉）旁开2寸处取穴。

【功效】调中和胃，理气止痛。

【主治】

（1）消化系统疾病：胃炎，胃扩张，神经性呕吐，消化不良，腹痛。

（2）呼吸系统疾病：咳嗽，哮喘。

（3）其他：肋间神经痛，肩臂部诸肌痉挛或萎缩。

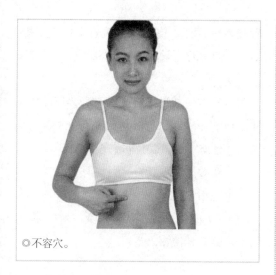

◎不容穴。

【刺灸法】

刺法：直刺0.5~0.8寸，局部酸胀。不宜深刺，防止刺伤肝、胃。

灸法：艾炷灸3~5壮，艾条灸5~10分钟。

寒则点刺出血，热则泻针出气。

穴位详解

胃经的地部经水由此通过。气血特征：气血物质为地部经水，循胃经下传承满穴。

不容，胃经的气血物质本穴不为容纳也。本穴位处乳之下部，所受气血乃胃经上部区域脾土中的外渗水液，至本穴后因无外界之热使其气化转变，其运行只是单纯的循经下传，故名。

承满

【穴位一找准】在上腹部，当脐中上5寸，距前正中线2寸。

【功效】理气和胃，降逆止呕。

【主治】消化系统疾病：胃、十二指肠溃疡，胃痉挛，急慢性胃炎，消化不良，胃神经症，腹膜炎，肝炎，痢疾，肠炎。

【刺灸法】直刺0.8~1寸。

穴位详解

承，受也。满，满盛也。该穴名意指胃经的地部经水在此满溢而行。本穴物质为不容穴传来的地部经水，因本穴所处为腹部肉之陷，故而地部经水为囤积之状，又因本穴肉陷也浅，经水一注即满，故名。

位于任脉，为胃之募穴，与手少阳、手太阳、足阳明交会。针刺中脘穴通过调节脾胃升降的功能，来疏通气机，其在三焦整体气机的升降出入运动中，起着枢纽作用。泻之可理气和胃，导滞化积，祛痞消胀；补之可益气和中；灸之可暖脾逐邪，温通腑气。

梁门

【穴位一找准】梁门穴位于人体的上腹部，当脐中上4寸，距前正中线2寸。

【主治】胃痛、呕吐、纳呆、泄泻、便溏，及消化性溃疡病，急、慢性胃炎，胃下垂等。

【刺灸法】直刺0.8~1.2寸。过饱者禁针，肝大者慎针或禁针，不宜做大幅度提插。

寒则泻之或点刺出血，热则补之或水针。不灸。

穴位详解

穴位名出自《针灸甲乙经》："横木为梁，又迎前山岭为山梁，均含有横直之意。"《难经·五十七难》曰："心之积曰伏梁，起于脐下，大如臂，上至心下。"又考其他方书，凡心阳失律，谷气寒凝，横胀塞满，类似潜伏之横梁者，可以取此，益阳气以灼阴邪，消寒滞而开脾郁。

故称之"梁门"。即破横亘之梁，而开通敞之门，亦以疗效而得名也。本穴物质为承满穴传来的地部经水，本穴为腹部肉之隆起（脾土堆积）处，有约束经水向下流行的作用，经水的下行是满溢之状，如跨梁而过。（承满穴的经水是从上流下，何以梁门的堆积脾土能阻其下行？提问是站在地球重力场的角度看，若站在人体重力场的角度看则梁门的隆起部位为高地势，下行之水故而被阻。）

梁，屋顶之横木也。门，出入之通道也。该穴名意指胃经的气血物质被本穴约束。

可用本穴配梁丘穴、中脘穴、足三里穴治胃痛。按揉梁门穴、中脘穴可以降血糖：中脘穴位于胸骨下末端与肚脐连线的中点。中脘穴左右旁开各两指处即左右梁门穴。用双手食指、中指按揉两侧梁门穴，然后再用一手食指、中指按揉中脘穴，各2分钟。在按压梁门穴时，如左侧梁门部胀痛多见于胃体胃炎和慢性萎缩性胃炎。若右侧梁门胀痛为胃窦炎、球部溃疡、胃黏膜脱垂。胃黏膜脱垂症，当其胃黏膜脱垂

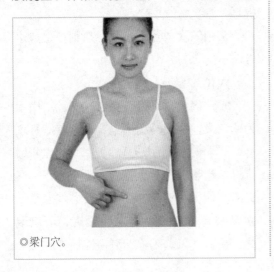

◎梁门穴。

后嵌入球部时，望诊可发现右梁门穴处略饱满，切腹时可触及一软性团块。

关门

【穴位一找准】在上腹部，当脐中上3寸，距前正中线。仰卧位，在脐上3寸，建里穴（任脉）旁开2寸处取穴。

【功效】调理肠胃，利水消肿。

【主治】

（1）消化系统疾病：胃炎，胃痉挛，肠炎，腹水，便秘。

（2）其他：遗尿，水肿。

【刺灸法】

刺法：直刺0.8~1.2寸，局部沉重发胀。

灸法：温针灸3~5壮，艾条灸5~10分钟。

寒则补而灸之，湿热则泻针出气。

穴位详解

《千金翼方》中作"关明"。《三因方》卷十六："齿为关门，肾之荣，骨之余也。"系指上、下齿构成的形态类似门户、关隘，故称之为关门。胃经中的脾土物质在此屯驻。气血物质为脾土微粒及地部经水，脾土微粒屯留穴周内外，经水则循胃经下行。别名关明。

关门。关，关卡也。门，出入的门户也。该穴名意指胃经中的脾土物质在此屯驻。本穴物质为梁门穴传来的地部经水，其水为满溢之水，量小，但因其由上而下，故有脾土微粒随水而下。经水传至本穴后，由于受腹内部的外散之热及胃经区域自身之热，经水气化为枯竭之状，脾土物质随之屯驻，如被关卡一般，故名。

关明。关，关卡也。明，明白可见也。关明名意指胃经中运化的脾土微粒明

白可见。本穴物质为梁门穴传来的地部经水，受腹部外传之热后而不断气化，水液气化干涸后随经水冲行的脾土微粒变得清楚可见，故名。

太乙

【穴位一找准】该穴位于人体的上腹部，当脐中上2寸，距前正中线2寸。

【功效】除湿散热。

【主治】胃病，心烦，癫狂。

【刺灸法】直刺0.8~1.2寸。寒则补而灸之，热则泻针出气。可灸。

穴位详解

太乙穴，又做太一，出自《针灸甲乙经》。原意为元始、最初。古称太乙神居于北极星。《史记天官书》："中官天极星，其一明者，太一常居也。"穴在中上腹，近天枢（对北斗第一星为名）穴，故名。气血物质为天部强劲的风气，风气循胃经向穴外传输。

"太"字通大，"乙"字同一，又具盘曲之象。太乙穴恰在盘曲的大小肠之上，故名为太乙。一说：《河图》以中宫

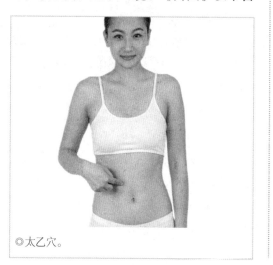

◎太乙穴。

为太乙。中央属土，脾胃亦属土，万物赖土以生。穴名太乙，正意味着它具有治疗阳明病的功效。

太，大也。乙，卯木也，风也。该穴名意指胃经气血在此形成强盛风气。本穴物质为关门穴传来的水湿云气，因其较为滞重，运行是从关门穴的天之上部传至本穴的天之下部。水湿云气至本穴后，因受腹部外传之热的作用，水湿之气膨胀扩散形成横向运行的强盛风气，故而本穴名为太乙。太一名意与太乙同，一通乙。

滑肉门

【穴位一找准】该穴位于人体的上腹部，当脐中上1寸，距前正中线2寸。

【功效】镇惊安神，清心开窍。

【主治】

（1）精神神经系统疾病：癫痫等。

（2）妇产科系统疾病：子宫内膜炎，月经不调。

（3）其他：舌炎，慢性胃肠炎等。

经常按摩此穴，还可以健脾祛痰，健美减肥，保持身体苗条。

【刺灸法】

刺法：直刺0.8~1.2寸，局部酸胀。

灸法：温针灸3~5壮，艾条灸10~20分钟。

寒则补而灸之，热则泻针出气。

穴位详解

滑肉门穴，出自《针灸甲乙经》，别名滑肉穴，滑幽门穴。气血物质为天部的风气及风气中夹带的脾土微粒，脾土微粒在风气的运化下输布人体各部。

滑肉门。滑，滑行也。肉，脾之属也，土也。门，出入的门户也。该穴名意指胃

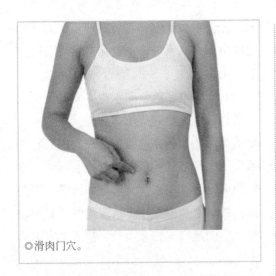

◎滑肉门穴。

经中的脾土微粒在风气的运化下输布人体各部。本穴物质为太乙穴传来的强劲风气，而本穴所处的位置为脾所主的腹部，土性燥热，在风气的作用下脾土微粒吹刮四方，脾土微粒的运行如滑行之状，故名。滑肉、滑幽门名意与滑肉门同，幽为隐秘之意，指脾土微粒的运化不易被觉察。

按摩此穴，可以保健脾胃，调节体内内分泌系统，帮助消化，有助于排出体内多余的湿痰以达到减肥，保持苗条。可以按摩滑肉门配天枢等穴。

医师建议，滑肉门穴属胃经，位于肚脐上方一寸、旁开两寸处，按揉这个穴位有助于消除脂肪、健美减肥，需保持站立或坐着的姿势，然后在穴位上用手掌上下、左右按摩各三分钟，每日三次，饭前饭后均可，但饭后按摩不能太用力。

天枢

【穴位一找准】脐中旁开2寸。取穴时，可采用仰卧的姿势，天枢穴位于人体中腹部，肚脐向左右三指宽处。

【功效】调肠胃、理气血、消积化滞。

【主治】天枢是大肠之募穴，是阳明脉气所发，主疏调肠腑、理气行滞、消食，是腹部要穴。大量实验和临床验证，针刺或艾灸天枢穴对于改善肠腑功能，消除或减轻肠道功能失常而导致的各种证候，具有显著的功效。《千金方》：小便不利……灸天枢百壮。天枢，主疟振寒，热盛狂言。天枢，主冬月重感于寒则泄，当脐痛，肠胃间游气切痛。

现代用来治疗腹痛、腹胀、便秘、腹泻、痢疾等胃肠病。月经不调、痛经等妇科疾患。

【刺灸法】

直刺1~1.5寸。《千金》：孕妇不可灸。治疗下痢用本穴道指压。还可以按揉天枢穴，方法：两脚分开站立，与肩同宽，以食指、中指的指腹按压天枢穴，在刺激穴位的同时，向前挺出腹部并缓慢吸气，然后上身缓慢向前倾呼气，反复做5次。两腿并拢坐于椅上，按压天枢穴，左腿尽量向上抬，然后收回，换右腿上抬、收回为1次。反复做5次。

穴位详解

天枢穴是临床常用穴位，其应用以治疗肠胃疾病为主。是手阳明大肠经募穴，位于脐旁两寸，恰为人身之中点，如天地交合之际，升降清浊之枢纽。人的气机上下沟通，升降沉浮，均过于天枢穴。又叫长溪、谷门、谷明、循际、循元、补元。是大肠经募穴。

天枢。天星名，即天枢星，为北斗星的北斗一，其左连线为北斗二天璇星，右连线为北斗四天权星。该穴之名意指本穴气血的运行有两条路径，一是穴内气血外出大肠经所在的天部层次，二是穴内气血循胃经运行。本穴气血物质来自两个方面，一是太乙穴、滑肉门穴二穴传来的风之余气，其二是由气冲穴与外陵穴间各穴传来的水湿之气，胃经上、下两部经脉的气血相交本穴后，因其气血饱满，除胃经外无其他出路，因此上走与胃经处于相近层次的大肠经，也就是向更高的天部输送，故名。

现代常用于治疗急慢性胃炎、急慢性肠炎、阑尾炎、肠麻痹、细菌性痢疾、消化不良。

针灸治疗脾虚泄泻的机理可能与改善细胞免疫和体液免疫功能有关。

治疗腹泻时让患者先排去大便，仰卧于床上，或坐在椅子上、沙发上，解开腰带，露出肚脐部，全身尽量放松，医者取肚脐旁6厘米处的天枢穴，分别用拇指指腹压在两侧穴位上，力度由轻渐重，缓缓下压（指力以患者能耐受为度），持续4~6分钟，将手指慢慢抬起（但不要离开皮

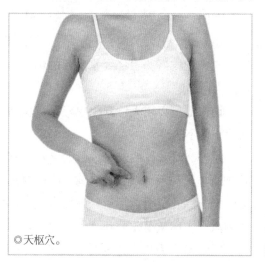

◎天枢穴。

肤），再在原处按揉片刻。整个治疗过程仅需数分钟，腹中即感舒适，腹痛、腹泻停止。绝大多数能一次治疗见效。

每天敲天枢穴2次，可通肠道、排宿便，肠道通，脂肪不会堆积，顺畅代谢。每天至少两个时间段去敲打，每次敲打5~10分钟。

胃胀的时候也可以按天枢穴。天气一热，肠胃就会跟着"添乱"，不是没有食欲，就是吃了东西感到胃胀、恶心，有时候吃多了瓜果冷饮，还会因为脾胃受凉、消化不好产生腹痛等现象。其实，这些肠胃小毛病，通过简单的自我按摩就可以达到一定程度的缓解。这里就教大家几个常见穴位的自我按压法，一般选用拇指或中指，以指腹按此穴位，以自觉稍痛为度。

外陵

【穴位一找准】该穴位于人体的下腹部，当脐中下1寸，距前正中线2寸。《针灸甲乙经》："在天枢下，大巨上。"《素问气府论》王冰注："在天枢下同身寸之一寸。"《类经图翼》："对阴交。"

【功效】调肠，利气。

【主治】腹痛，疝气，痛经。

【刺灸法】直刺1~1.5寸，艾炷灸5~7壮，艾条灸10~20分钟。寒则补而灸之，热则泻针出气或水针。

女性绝育术的针麻中，可取外陵，刺达筋膜后上提，再以15°角沿皮透刺向对侧外侧外陵5~7寸；气冲也同样刺法，然后应用电针25~30分钟后出针，进行手术。

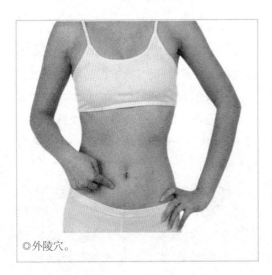

◎外陵穴。

穴位详解

外陵穴，出自《针灸甲乙经》。属足阳明胃经。在下腹部，当脐中下1寸，距前正中线2寸。另说"在天枢下半寸"（《千金要方》）；"去腹中行当各三寸"（《针灸资生经》）。气血物质为天部之气及地部脾土，脾土微粒随气态物冷降并由天部沉降于穴外的地部。

外，指本穴气血作用的部位在经脉之外。陵，陵墓也、土丘也。该穴名意指胃经的脾土微粒输送胃经之外。本穴物质为胃经上部太乙穴、滑肉门穴、天枢穴诸穴，胃经下部气冲穴等穴传来的天部风气及风气中夹带的脾土尘埃，上下风气交会后在本穴形成了一个风气场的驻点，随风气扬散的脾土微粒则随着在本穴的风停气止由天部沉降于地，在穴周外部形成了脾土堆积的土丘，故本穴名为外丘穴。

临床上常配子宫、三阴交穴治痛经。

大巨

【穴位一找准】在下腹部，当脐中下2寸，距前正中线2寸。取穴时，可采用仰卧的姿势，大巨穴位于人体下腹部，从肚脐到耻骨上方画一线，将此线四等分，从肚脐往下四分之三点的左右三指宽处，即为大巨穴。

【功效】调肠胃，固肾气。

【主治】小腹胀满，小便不利，疝气，遗精，早泄。现多用于腹直肌痉挛，肠梗阻，膀胱炎，尿潴留等。

【刺灸法】

直刺0.7~1.2寸。可灸。寒则点刺出血或补而灸之，热则泻针出气。

穴位详解

经穴名出自《针灸甲乙经》，别名腋门穴，液门穴。一说"去腹中行当各三寸"（《针灸资生经》）。此穴位为人体足少阴肾经上的主要穴道之一。气血物质为地部经水，循胃经下传水道穴。

大巨。二词合解，指穴内气血物质所占据的区域为大为巨。本穴物质为外陵穴传来的地部水液，其下传之水为脾土中的外渗之水，来源及流经区域巨大，如同巨大的浅溪，故名大巨。

腋门、液门穴。腋，通液。液，地部水液也。门，出入的门户也。腋门、液门穴名意皆指本穴为胃经经水出入的门户。理同大巨名解。

临床上可以用大巨穴配中极穴、次髎穴治小便不利。

此外，对女性朋友来说，大巨穴还有明显的丰胸作用。傲人的美胸，不仅要确保坚挺丰满，更要兼顾肌肤弹性有光泽。能刺激产生卵巢荷尔蒙和乳腺发育荷尔蒙的大巨穴便成为不可错过的美胸穴道。经

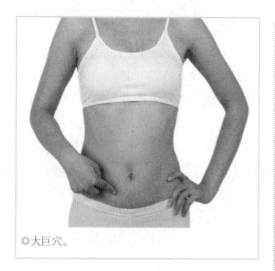

◎大巨穴。

常按压能促使胸部紧实光滑，并有助于塑形丰胸。位置：位于下腹部，从肚脐往下到耻骨连线的3/4处左右三指宽的地方。按压方法：呼吸中，在缓缓吐气的同时以大拇指用力按6秒钟，重复6次。

水道

【穴位一找准】该穴位于人体的下腹部，当脐中下3寸，距前正中线2寸。另说在"天枢下五寸"（《针灸甲乙经》）；天枢下四寸（《针灸聚英》）；"去腹中行当各三寸"（《针灸资生经》）。

【功效】利水，消胀，调经。

【主治】小腹胀满，小便不利，痛经，不孕，疝气。

【刺灸法】直刺1~1.5寸。寒则点刺出血或补而灸之，热则泻针出气或水针。可灸。

穴位详解

水道，经穴名出自《针灸甲乙经》。布有肋下神经分支，外侧为腹壁下动、静脉。《素问灵兰秘典论》："三焦者，决渎之官，水道出焉。"气血物质为地部经水。循胃经下传归来穴。水，水液；道，通道。水道，即水液通行的道路。因本穴有疏通水液通路，使水液有渗注于膀胱之功能，故名水道。

艾灸是在水道穴调整水液的最好办法，中医认为，像浮肿、腹水这种积液样的水湿都属于"寒水"。而艾的火热之气，进入水道穴后可以烤干"寒水"，达到以火克水的目的。中医认为，手术能损伤脉络，使膀胱气机受到阻滞，膀胱气化不利，开阖失司，而发生尿潴留。秩边属足太阳膀胱经，有疏通膀胱经脉的作用；水道位于小腹部，有通利水道的作用。针刺"秩边透水道"，可使针感直达病所，有通络利水之功。

归来

【穴位一找准】归来穴位于人体的下腹部，当脐中下4寸，距前正中线2寸。一说"去腹中行当各三寸"（《针灸资生经》）。

【功效】理气，提胞，治疝。

【主治】

（1）妇产科系统疾病：月经不调，痛

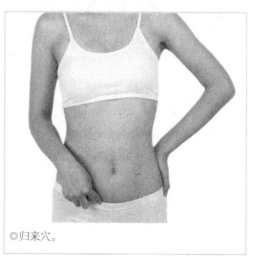

◎归来穴。

经，盆腔炎，白带，闭经，卵巢炎等。

（2）泌尿生殖系统疾病：睾丸炎，小儿腹股沟疝，阴茎痛，男女生殖器疾病。

【刺灸法】直刺1~1.5寸。寒则补而灸之，热则泻针出气或水针。可灸。

穴位详解

穴位名出自《针灸甲乙经》，别名溪穴，豁谷穴，溪谷穴。经外穴别名。即遗道。《千金要方》："妇人阴冷肿痛，灸归来三十壮，三极，侠玉泉五寸是其穴。"胃经经水在此气化并上行于天。气血物质为地部经水及天部之气，地部经水循胃经下行气冲穴，天部之气逆胃经上行。

归来。指胃经下行的地部经水受热后气化逆胃经上行。本穴物质为水道穴传来的地部经水，至本穴后因受冲脉外散之热，经水复又气化逆胃经上行，如流去之水复又归来，故名。

溪穴、溪谷。溪，水流的路径也。穴，孔隙也。谷，狭谷也。溪穴、溪谷名意皆指本穴地部的经水细校本穴物质为水道穴传来的地部经水，因有大量经水气化逆胃经上行，本穴下传的地部经水细小，故名。

豁谷。豁，旷达开阔也。谷，山之谷也。豁谷名意指本穴的气化之气上行于天部的旷达开阔之处，故名豁谷。

此穴可配三阴交穴治五淋；配公孙穴、水分穴、天枢穴、足三里穴治泻痢便秘、绕脐腹痛（脾肾不和）；配长强穴、气海穴、关元穴治脱肛、小便不禁、肾虚不孕症。

气冲

【穴位一找准】气冲穴位于人体的腹股沟稍上方，当脐中下5寸，距前正中线2寸。一说"去腹中行当各三寸"（《针灸资生经》）。《针灸甲乙经》载："在归来下，鼠蹊上一寸。"《素问热刺篇》王冰注谓："在腹脐下横骨两端鼠蹊上同身寸一寸动脉应手。"其与腹正中线距离有2寸（《针灸甲乙经》）和3寸（《针灸资生经》）二说。今从《针灸甲乙经》和《素问》王冰注定位。

【功效】疏肝益肾，调经种子。

【主治】肠鸣腹痛，疝气，月经不调，不孕，阳痿，阴肿。

【刺灸法】直刺0.5~1寸。寒则补之，热则泻之，无灸。

穴位详解

气冲穴，出自《针灸甲乙经》。别名气街，羊屎穴。冲脉所起，冲脉、足阳明之会。体内冲脉气血外出交于胃经。气血物质为地部经水及天部之气，地部经水由归来穴传来后气化为天部之

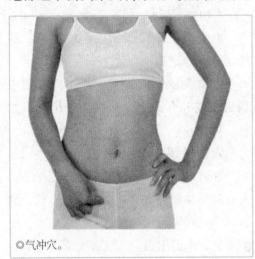

◎气冲穴。

气，天部之气大部分循胃经上行，小部分循胃经下行。

气冲。气，指穴内气血物质为气也。冲，突也。该穴名意指本穴的气血物质为气，其运行状况是冲突而行。本穴物质来源有二，一为归来穴下行的细小经水，二为体内冲脉外传体表之气。由于冲脉外传体表之气强劲有力，运行如冲突之状，故名。

气街。气，指穴内气血物质为气也。街，通行的道路也。气街名意指冲脉外传之气循胃经传递长远距离。本穴物质有体内冲脉外传之气，因其气强劲有力，循胃经通道运行较远，如长街一般，故名气街。

羊屎。为细小的颗粒，质坚硬。羊屎名意指本穴外传之气坚实饱满。理同气冲名解。

冲脉、足阳明之会。本穴有地部通道与体内冲脉相通，冲脉气血循本穴外出交于胃经，故为冲脉、足阳明之会。

伏兔

【穴位一找准】伏兔穴在大腿外侧，髂前上棘与髌骨外缘的连线上，髌骨外上缘上6寸处（按骨度分寸法大腿股骨大转子—膝中为19寸）。简便取穴法：正坐屈膝成90度，医者以手腕掌第一横纹抵患者膝髌上缘中点，手指并拢压在大腿上，当中指到达处是穴。《针灸甲乙经》："在膝上六寸，起肉间。"《神应经》："在阴市上三寸，循起肉。"（阴市穴在膝盖上外侧三寸）

【功效】祛风除湿，通经活络，散寒止痛。

【主治】腰疼膝冷，下肢麻痹，妇人诸疾，疝气，腹胀腹痛，隐疹，脚气等症；膝关节炎，下肢瘫痪，麻疹，腹股沟淋巴结炎等病。

【刺灸法】直刺0.6~1.2寸；可灸。

寒则补而灸之，热则泻针出气或水针。

穴位详解

伏兔，人体部位名，指大腿前方肌肉，相当股直肌隆起部，因其形如兔伏，故名。经穴名出自《灵枢·经脉》，别名外沟，亦作"伏菟"。《灵枢·经脉》："胃足阳明之脉……下髀关，抵伏兔。"气血物质为地部经水及脾土微粒，地部经水由脾土中渗出后下行阴市穴，脾土微粒则固化于穴周内外。排渗脾土中水湿，固化脾土微粒。

伏兔。伏，停伏、降伏也。兔，卯木也，风也。该穴名意指胃经气血物质中的脾土微粒在此沉降堆积。本穴物质为气冲穴、髀关穴传来的地部经水及水湿风气，至本穴后风停气息，随风气飘扬和随经水

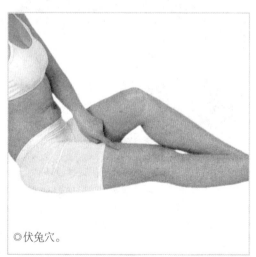

◎伏兔穴。

冲刷的脾土微粒沉降堆积，如停伏之状，故名。

外沟、外丘。外，外部也。丘，丘陵、土丘也。外沟、外丘穴名意指胃经气血物质中的脾土微粒在此沉降堆积且沉降在胃经经脉之外。本穴物质为气冲穴、髀关穴传来的地部经水及水湿风气，至本穴后风停气息，脾土微粒沉降堆积于胃经之外，故名。

本穴临床常用的处方配伍有：

下肢麻痹、瘫痪：伏兔配肾俞、环跳、委中、阳陵泉、三阴交。腿痛：伏兔配髀关、风市、阳陵泉、膝眼、足三里、地机、丰隆、悬钟。腿足痛：伏兔配解溪、太溪、申脉等穴。脚气：伏兔配风市、足三里、绝骨、犊鼻、上巨虚、商丘等。

阴市

【穴位一找准】在大腿前面，当髂前上棘与髌底外侧端的连线上，髌底上3寸；仰卧伸下肢，或正坐屈膝取穴。把腿伸直，膝盖处会出现一个窝，这就是阴市穴。

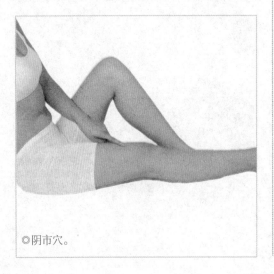
◎阴市穴。

穴了。

【功效】温下焦，散寒除湿；通经络，强腰膝，利关节。阴市穴还有一个大家都关心的功能就是降血糖，血糖高的朋友每天要多揉阴市穴。

【主治】膝关节及周围软组织疾患，膝关节痛，腿膝麻痹，酸痛，伸屈不利，下肢肿胀，瘫痪不遂，脚气；腰痛，寒疝，腹胀，腹痛。

【刺灸法】直刺1~1.5寸；可灸。

本穴因汇集的经水多而性寒凉，地部经水较少气化，其功用即为汇聚上源经水并传输给胃经下部经脉，如在本穴施以艾灸则会改变本穴固有的寒凉特性，促使穴内经水的气化，穴内的经水则会因此而变得干少，经水不足也就不能濡养胃经梁丘穴以下经脉诸穴，故而经书对阴市做出禁灸的规定。

穴位详解

阴，水也。市，聚散之地。该穴名意指胃经的地部经水在此汇合。本穴物质为髀关穴传来的地部经水，为脾土中的外渗之水，因本穴位处肉之陷，经水在此为汇合之状，故名。别名阴鼎。气血物质为地部经水和经水气化之气，地部经水汇聚本穴后循胃经下行梁丘穴，气化之气则上行天部。

阴市。阴，水也。市，聚散之地。该穴名意指胃经的地部经水在此汇合。本穴物质为髀关穴传来的地部经水，为脾土中的外渗之水，因本穴位处肉之陷，经水在此为汇合之状，故名。

阴鼎。阴，水也。鼎，炉鼎也。阴鼎

名意指胃经的地部经水在此汇合且不断气化。本穴物质为髀关穴传来的地部经水，经水在此为汇合之状，因受脾土所传之热，地部经水不断气化，故名阴鼎。

梁丘

【穴位一找准】该穴位于伸展膝盖用力时筋肉凸出处的凹洼；从膝盖骨右端，约三个手指的上方也是该穴。

【功效】和胃消肿，宁神定痛。

【主治】胃痉挛、腹泻、膝盖头痛、浮肿等。亦可治疗怯寒症。

注意：梁门与梁丘功用相似，何以郄穴不在梁门而在梁丘？此是因为梁门所处为肉之小会，为溪，而梁丘所在为肉之大会，为谷，梁丘所约束的阴市内经水较梁门所约束的承满穴经水大得多之故，所以梁丘为胃经之郄穴，且善治本经急性病。

【刺灸法】直刺1~1.2寸。

寒则点刺出血或补而灸之，热则泻针出气或水针。可灸。

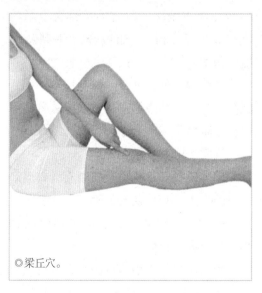

◎梁丘穴。

穴位详解

梁丘。梁，屋之横梁也。丘，土堆也。梁丘名意指本穴的功用为约束胃经经水向下排泄。本穴物质为阴市穴下传的地部经水，至本穴后，因本穴位处肌肉隆起处，对流来的地部经水有围堵作用，经水的传行只能是满溢越梁而过，故名梁丘。鹤顶、跨骨名意与梁丘同，鹤顶名意指气血物质通行的道路是从上部而行，跨骨名意则指从上部跨越而行的水。

足阳明郄穴。本穴言为胃经郄穴，它是从本穴的功用上而言的。郄穴的特点是善于调治各种急性病，而本穴的特征是囤积的胃经水液，如胃经的水库一般，针刺本穴有水库的开闸放水作用，能最快地调节胃经气血的有余与不足状态，故为足阳明郄穴。

梁丘穴能疏肝和胃，通经活络，有治疗胃痛、腹泻、乳腺炎、乳痛等病的功效。而对胃肠病急性发作更是神来之术。

梁丘穴在膝盖骨附近。脚用力伸直，膝盖骨的外侧（小脚趾方向）会出现细长肌肉的凹陷。朝着大腿用力压这个凹陷的上方看看，应会有震动感，这就是梁丘穴。

以指压刺激此穴，朝大腿方向加压时，震动较强，可用大拇指用力地压。微弱的刺激无法止住突然发生的胃疼痛。这种状况的要诀是：用会痛的力量用力加压。每次压20秒，休息5秒再继续。如此重复几次，疼痛便会渐渐消退。

但是，诚如前面所述，刺激梁丘穴仅

是一种紧急救护，并不能因为止痛了，就认为所有的问题就解决了。疼痛必有原因，所以到医院查明真正病因是非常必要的。

犊鼻

【穴位一找准】屈膝时，当髌骨下缘，髌骨韧带之外侧凹陷处。《甲乙经》：在膝下胻上，挟解大筋中。屈膝成直角，于膝关节髌韧带之外侧凹陷处取之。

【功效】祛风湿，通经活络，疏风散寒，理气消肿，利关节止痛。

【主治】膝痛，脚气，下肢麻痹，犊鼻肿。

【刺灸法】

角度：斜刺，从前外向后内刺入。

深度：针5~7分。

灸量：灸3壮；温灸10~15分钟。

寒则泻之，热则补之。

穴位详解

犊鼻，别名外膝眼。出自《灵枢·本输》："刺犊鼻者，屈不能伸"。穴性属土，在蜂针疗法中，该穴应用十分广泛。《千金翼方》云："凡诸孔穴，名不徒

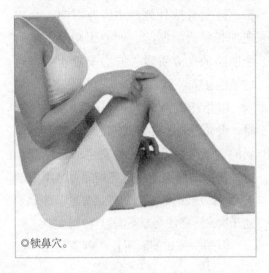

◎犊鼻穴。

设，皆有深意。"《针灸甲乙经》指出了"犊鼻"穴的部位——"在膝髌下胻上侠解大筋中"。《灵枢·经脉》篇："胃足阳明之脉，起犊鼻穴于……其直者……抵伏兔，下膝髌中……"此即言"犊鼻"该当位于"大筋中"，而有别于位于膝下的两旁之"膝眼"穴。《甲乙经》中言："在膝髌下月行上侠解大筋外陷中"了。自从《甲乙经》确定了"犊鼻"穴的部位以后，《千金要方》《十四经发挥》《针灸大成》《针灸集成》等历代中医名著皆师承其说，就是现代针灸教科书中都注有："出处：《甲乙经》，在膝髌下胻上侠解大筋中。"本穴气血物质为地部经水，经水循胃经下流足三里穴，清刷膝关穴节中的脾土微粒，保证膝关穴节的伸缩自如。

犊鼻。犊，小牛也，脾土也。鼻，牵牛而行的上扪之处。该穴名意指流过的胃经经水带走本穴的地部脾土微粒。本穴物质为梁丘穴传来的地部经水，从梁丘穴的高位流落本穴的低位，经水的运行如瀑布跌落，本穴的地部脾土微粒被经水承运而行，如被牵之牛顺从而行，故名。

外膝眼。外，外部。膝，膝部。眼，凹陷之处。外膝眼名意指本穴为膝外凹陷处，无他意。

临床常用配伍有：

配膝阳关、足三里、阳陵泉，有温经通络的作用，主治膝及膝下病。

配梁丘、阳陵泉，有舒筋活络的作用，主治膝关节炎。

配阳陵泉、委中、承山，有行气活血

的作用，主治髌骨脂肪垫劳损。

在寒冷的室外，凉气窜进鼻子里，鼻子就会发酸，而如果寒气通过膝盖上的"鼻子"——犊鼻穴进入体内的话，也会感到膝盖酸冷。这股寒气通过膝盖蔓延到整个腿部的话，腿部僵硬酸痛。老年人的老寒腿就跟膝盖受凉有关。对于这种受寒的现象，在最初感觉膝盖酸冷的时候，要立马用手掌捂热犊鼻穴，然后换上保暖的长裤，再用热水袋捂十几分钟。上面的方法只是用来应急的，要想彻底治疗，得用艾灸的方法。点燃艾条，距离穴位2~3厘米艾灸，每次灸5~7分钟，以皮肤感觉温热又不会烫伤皮肤为宜。开始的时候，可以每天灸一次，症状缓解后，每周灸2~3次即可。

需要注意的是，有的朋友用绷带等把膝关节勒得紧紧的，这样确实比用手固定热水袋方便，但却因为绑得过紧，使经脉不畅，作用不大。首先要保证经络通畅，才能使温暖之气进入身体。

足三里

【穴位一找准】从下往上触摸小腿的外侧，右膝盖的膝盖骨下面，可摸到凸块（胫骨外侧髁）。由此再往外，斜下方一点儿之处，还有另一凸块（腓骨小头）。这两块凸骨以线联结，以此线为底边向下做一正三角形。而此正三角形的顶点，正是足三里穴。足三里穴在外膝眼下3寸，距胫骨前嵴一横指，当胫骨前肌上。取穴时，由外膝眼向下量四横指，在腓骨与胫骨之间，由胫骨旁量一横指，该处即是。

【功效】

足三里穴是足阳明胃经的主要穴位之一，它具有调理脾胃、补中益气、通经活络、疏风化湿、扶正祛邪之功能。现代医学研究证实，针灸刺激足三里穴，可使胃肠蠕动有力而规律，并能提高多种消化酶的活力，增进食欲，帮助消化；在神经系统方面，可促进脑细胞功能的恢复，提高大脑皮层细胞的工作能力；在循环系统、血液系统方面，可以改善心功能，调节心律，增加红细胞、白细胞、血色素和血糖量；在内分泌系统方面，对垂体—肾上腺皮质系统功能有双向性良性调节作用，能提高机体防御疾病的能力。

【主治】

针刺或按摩足三里穴能治疗消化系统的常见病，如胃十二指肠球部溃疡、急性胃炎、胃下垂等，解除急性胃痛的效果尤其明显，对于呕吐、呃逆、嗳气、肠炎、痢疾、便秘、肝炎、胆囊炎、胆结石、肾结石绞痛以及糖尿病、高血压等，也有辅助治疗作用。

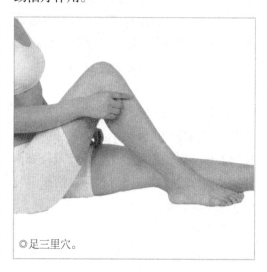

◎足三里穴。

【刺灸法】

用足三里穴防病健身的方法简便易行，一是每天用大拇指或中指按压足三里穴一次，每次每穴按压5~10分钟，每分钟按压15~20下，注意每次按压要使足三里穴有针刺一样的酸胀、发热的感觉。二是可用艾条做艾灸，每周艾灸足三里穴1~2次，每次灸15~20分钟，艾灸时应让艾条的温度稍高一点儿，使局部皮肤发红，艾条缓慢沿足三里穴上下移动，以不烧伤局部皮肤为度。以上两法只要使用其一，坚持2~3个月，就会使胃肠功能得到改善，使人精神焕发，精力充沛。

针刺与留针时间：《铜人》灸三壮，针五分。《明堂》针八分，留十呼，泻七吸，日灸七壮，止百壮。《千金》灸五百壮，少亦一、二百壮。目前临床上针刺深度多在1~2寸，留针时间一般20~30分钟，留针期间应适当加以捻转。

补泻手法的运用：《会元》谓："补三里而健脾，泻三里而能平肝，降逆通畅。"东垣曰："胃脘当心而痛，上支两筋胁，膈噎不通，饮食不下，取三里以补之。"说明实证、热证应用泻法，虚证、寒证应用补法。通过不同手法调整虚实，而达到治病的目的。

针刺方向与感应：本穴以直刺进针1~2寸感应较快较强。针尖稍向上进针使其感应向上传导以治疗肚腹诸症，疗效较好；针尖稍向下进针感应向下传导以治疗下肢痹痛及中风偏瘫、半身不遂。

穴位详解

古今大量的实践都证实，足三里是一个能防治多种疾病、强身健体的重要穴位。足三里是抗衰老的有效穴位，经常按摩该穴，对于抗衰老、延年益寿大有裨益。

胃经气血在足三里形成较大的气血场，气血物质为地部的稀湿脾土及天部的气态物，地部脾土燥化水湿后固化于穴周内外，天部之气则循胃经上行。

民间一直流传有"常灸足三里，胜吃老母鸡"的说法，可见足三里对于强壮身体有多重要。针灸或按摩足三里穴能治疗消化系统的常见病，如胃或十二指肠溃疡、急性胃炎、胃下垂等。它解除急性胃痛的效果尤其明显，并且对于呕吐、呃逆、嗳气、肠炎、痢疾、便秘、肝炎、胆囊炎、胆结石、肾结石绞痛以及糖尿病、高血压等，也有辅助治疗作用。

针刺足三里固然有很好的疗效，但这需要在针灸师的帮助下才能完成，而拍打、按压足三里则不受时间和地点的限制。拍打、按压也是穴位刺激的一种方法，唐代著名的医学家孙思邈曾经把5个穴位作为养生保健的要穴，认为经常按压这些穴位可以延年益寿，足三里便是其中之一。临床上按压足三里同样能产生"酸、麻、胀、痛"的"气感效应"及循经传导的现象，因此，按压、拍打足三里可达到有病治病、无病健身的目的，是一种较为理想的保健方法。

临床观察表明，按压、拍打足三里不仅可以用来治疗胃痛、腹痛、腹泻、恶心、痛经等疾病，而且对急性肩周炎也有很好的疗效。按压足三里治疗肩周炎时需在他人的帮助下完成，具体做法为：患者取端坐位，放松双上肢，取患肩对侧下肢足三里穴，用拇指由轻渐重进行按压，持续3分钟，当患者感到被压足三里穴周围酸、麻、胀、痛难忍时，嘱患者猛抬举患肢，并停止按压。这时患者会感到患肩疼痛明显减轻，肩关节活动范围明显增加，并鼓励患者做肩膀外展、前屈、后伸、旋后等动作。上述治疗每3日施行1次。

拍打、按压足三里，刺激该穴位，除了可以防治上述疾病外，还能够改善手脚冰凉的症状。许多老年朋友及部分女性朋友在冬天常常出现手脚冰凉的症状，这是由于手、脚血液循环不良所致。如果经常拍打足三里，可以通过经络调节使手指和脚趾的血液循环得到改善，进而使手脚变得暖和起来。对糖尿病患者而言，经常拍打足三里，可以改善下肢乃至全身的血液循环，这对预防糖尿病足的发生也大有裨益。

按足三里：用大拇指或中指按压足三里穴，两侧同时操作。首先，按住几秒后迅速松开；然后再按住缓缓加力，再迅速

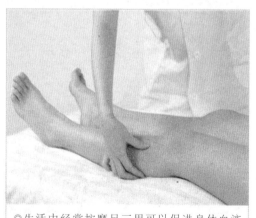

◎生活中经常按摩足三里可以促进身体血液循环。

松开，松开时，手指不离皮肤，依次操作5分钟。注意，每次按压时要使足三里穴有针刺一样的酸胀、发热的感觉。

揉足三里：用大拇指或中指揉两侧足三里穴。两手按住两侧穴位，朝同一方向转动（顺时针或逆时针均可），转36圈后，再朝反方向转动。注意揉动不能太快，保持呼吸均匀和缓，两手手指要带动皮肉，不摩擦表面的皮肤。

熨足三里：将两手掌心搓热，并迅速分别贴在两侧的足三里穴上。停留5~6秒，两手沿上下方向擦动，操作5分钟左右，这时小腿应感觉热乎乎的，如果觉得热感不够，可以加长操作时间。用此方法锻炼2~3周，胃肠功能就会增强，不但可以改善睡眠状况，还能使人精力充沛，很多慢性病都会得到不同程度的缓解。

对于体形较胖，体内寒湿或痰湿较重的人，最合适的办法是用艾灸灸足三里，每次15分钟，一天1~2次即可，如果采取隔姜灸更好，不易烫伤。一般捏取5~7个艾炷就可以了。

女性经期按摩涌泉、足三里穴位可加速排毒。女性在月经期间身体敏感度比平时高15%，轻轻点按几个特殊穴位，就能刺激身体新陈代谢，促进体内毒素排出。但专家特别强调，一定要轻轻点按而非用力按摩。

【穴位配伍】

配冲阳、仆参、飞扬、复溜、完骨，有补益肝肾、濡润宗筋的作用，主治足痿失履不收。

配天枢、三阴交、肾俞、行间，有调

理肝脾、补益气血的作用，主治月经过多，心悸。

配曲池、丰隆、三阴交，有健脾化痰的作用，主治头晕目眩。

配梁丘、期门、内关、肩井，有清泻血热、疏肝理气、宽胸利气的作用，主治乳痛。

配阳陵泉、行间，有理脾胃、化湿浊、疏肝胆、清湿热的作用，主治急性中毒性肝炎。

配中脘、内关，有和胃降逆、宽中利气的作用，主治胃脘痛。

配脾俞、气海、肾俞，有温阳散寒、调理脾胃的作用，主治脾虚慢性腹泻。

上巨虚

【穴位一找准】在小腿前外侧，当犊鼻下6寸，距胫骨前缘一横指（中指）。正坐屈膝位，在犊鼻下6寸，当足三里与下巨虚连线的中点处取穴。

【功效】调和肠胃，通经活络。

【主治】

（1）消化系统疾病：阑尾炎，胃肠炎，泄泻，痢疾，疝气，便秘，消化不良。

（2）运动系统疾病：脑血管病后遗症，下肢麻痹或痉挛，膝关节肿痛。

【刺灸法】

刺法：

（1）直刺0.5~1.2寸，局部酸胀。

（2）针尖略向上斜刺，针感沿胃经循膝股走至腹部。少数可上行至上腹部及胸部。

（3）略向下斜刺，其针感沿足阳明经走至足跗、足趾部。

（4）理气止痛可用龙虎交战。

（5）消肿利水可用子午捣臼法。

灸法：艾炷灸或温针灸5~9壮，艾条灸10~20分钟，亦可采用药物天灸。

穴位详解

现代常用于治疗急性细菌性痢疾、急性肠炎、单纯性阑尾炎等。配天枢、曲池治疗细菌性痢疾；配支沟、大肠俞主治便秘。

足三里是治疗肠胃痛的首要穴位，属足阳明经胃经多气多血之要穴，因其具有理脾胃、调气血、补虚弱、宣畅气机等多种功效而备受关注。上巨虚为足阳明经胃经与大肠经的下合穴，其功能是汇聚浊气冷降下行，主要用于治疗腹痛、腹胀、痢疾、便秘、肠痛等。

现代研究表明，电针刺激足三里、上巨虚这两个穴位，对胃肠运动和胃电频率都有明显影响，使前脑啡肽原的表达明显增加，从而调节胃肠功能，使手术后麻痹的胃肠恢复蠕动，促使肠腔积气排出，肠道功能恢复正常，有效缓解腹痛、胃肠痉挛等术后并发症。同时，刺激这两个穴位还具有提高机体抗炎和修复能力、改善病灶周围血管

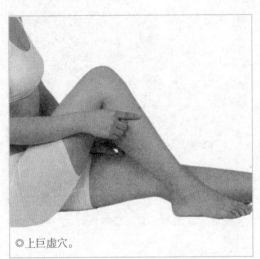

◎上巨虚穴。

的通透性、控制炎症进展的作用。

条口

【穴位一找准】在小腿前外侧，当犊鼻下8寸，距胫骨前缘一横指（中指）。正坐屈膝位，在犊鼻下8寸，犊鼻与下巨虚的连线上取穴。另说"在上廉下一寸"（《太平圣惠方》）；"膝下五寸许"（《针灸大全》）。

【功效】舒筋活络，理气和中。

【主治】

（1）运动系统疾病：肩周炎，膝关节炎，下肢瘫痪。

（2）其他：胃痉挛，肠炎，扁桃体炎。

（3）脘腹疼痛，下肢痿痹，转筋，跗肿，肩臂痛。

【刺灸法】

直刺1~1.5寸。不灸。

穴位详解

条口，经穴名。出自《针灸甲乙经》。

条口穴属足阳明胃经，功能理气舒筋；承山穴属足太阳膀胱经，功能舒筋膜，采用条口穴直透承山穴，以理气、舒筋主治肩痛症为本，加以电针高强度刺激，加强通经活络作用。行痹加膈俞、血海穴有活血养血作用，取血行风自灭之意；痛痹加肾俞、关元穴益火之原，助阳驱寒；着痹加商丘、足三里穴健脾化湿；热痹加大椎、曲池、清热解表；血瘀筋伤加合谷、三阴交、阿是穴，活血化瘀通络，诸穴配伍，标本同治，再辅以中草药，活血通络、扶正祛邪，达到迅速治疗效果。

下巨虚

【穴位一找准】在小腿前外侧，当犊鼻下9寸，距胫骨前缘一横指（中指）。正坐屈膝位，在犊鼻下9寸，条口下约一横指，距胫骨前嵴约一横指处。当犊鼻与解溪穴的连线上取穴。

【功效】调肠胃，通经络，安神志。

【主治】

（1）消化系统疾病：急慢性肠炎，急慢性肝炎，胰腺炎。

（2）精神神经系统疾病：癫痫，精神病，肋间神经痛。

（3）运动系统疾病：下肢瘫痪，下肢麻痹痉挛。

【刺灸法】

刺法：直刺0.5~0.9寸，局部酸胀，向下扩散至足背。

埋线：减肥胖，细小腿。

灸法：

（1）艾炷灸或温针灸5~9壮，治疗胆囊炎。

（2）艾条悬灸10~20分钟，治疗胃肠冷痛。

（3）隔姜灸，治疗失眠。

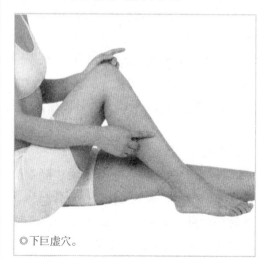

◎下巨虚穴。

穴位详解

此穴位别名巨虚下廉、足之下廉。是小肠经合穴。出自《灵枢·本输》：小肠病者，小腹痛，腰脊控睾而痛，时窘之后，当耳前热，若寒甚，若独肩上热甚，及小指次指之间热，此其候也，手太阳病也，取之巨虚下廉。

巨虚，指小腿部胫腓两骨之间较大的空隙处。《素问·针解》："巨虚者，跷足独陷者。"为与上巨虚相对，《千金翼方》冠以"下"字。《灵枢·本输》称"巨虚下廉"，其意相同。

下巨虚。下，下部也。巨，范围巨大也。虚，虚少。该穴名意指本穴的气血物质处于较高的天部层次，较低的天部层次气血物质虚少。本穴物质为胃经上部足三里穴及下部胃经诸穴汇聚而成，为天之上部的水湿云气。由于气血物质位于天之上部，天之下部的气血物质相对虚少，故名。下廉、巨虚下廉名意与下巨虚同，廉为廉洁，指气血虚少之意。

小肠合穴。本穴物质为天之上部的水湿云气，其性及所处层次与小肠经气血相同，故为小肠经合穴。

现代常用于治疗细菌性痢疾、急慢性肠炎、下肢瘫痪等。配曲池、太白等主治泻痢脓血；配阳陵泉、解溪主治下肢麻木。

丰隆

【穴位一找准】

外踝尖上8寸，条口穴外1寸，胫骨前嵴外二横指处。从腿的外侧找到膝眼和外踝这两个点，连成一条线，然后取这条线的中点，接下来找到腿上的胫骨，胫骨前缘外侧1.5寸，大约是两指的宽度，和刚才那个中点平齐，这个地方就是丰隆穴。

【功效】化痰定喘，宁心安神。

【主治】

（1）头痛、眩晕。

（2）咳嗽痰多等痰饮病症。

（3）癫狂。

（4）下肢痿痹。

【刺灸法】

直刺1~1.5寸。

取刺丰隆穴可治疗足阳明经线上的疼痛性疾病，肌肉关节运动障碍或非疼痛性疾病。如头痛和眼球胀痛、下颌关节风湿痛、胸部肌肉风湿痛、颈部肌肉和足背部风湿痛、小腿肌肉风湿痛等，仅用丰隆一穴施治，能实时消除或减轻足阳明经线上的疼痛，功能运动也伴随着疼痛的消失而改善，这是由于丰隆穴位于膝以下的重要位置，根据经脉所过，主治所及的治疗原则，又足阳明经为多气多血之经，故取刺本穴可有疏通本经气血阻滞的作用，所以能治疗其循经线上的病症。

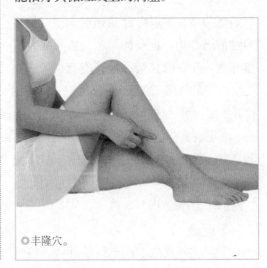

◎丰隆穴。

丰隆穴的位置肉厚而硬，点揉时可用按摩棒，或用食指节重按才行。找穴要耐心些，可在经穴四周上下左右点按试探，取最敏感的点。当有痰吐不出的时候，丰隆穴会变得比平时敏感许多。

毫针针刺法。患者仰卧，伸腿勾足，取丰隆穴，常规消毒后，用毫针垂直进针，迅速刺入皮下，进针1~1.5寸深。待针下有沉、涩、紧感为得气，得气后施以徐而重之手法，使针感传至二、三趾部，针感随时间延长而呈持续性加强，直至出针为止。每次留针30分钟，每日针刺1次，10日为一疗程，其间休息2日。

穴位详解

丰隆穴气血物质为天之下部的水湿云气，水湿云气化雨从天部降至地部。丰隆穴系足阳明胃经的络穴。丰即丰满，隆指突起，足阳明经多气多血，气血于本穴会聚而隆起，肉渐丰厚，故名之。《会元针灸学》云：丰隆者，阳血聚之而隆起，化阴络，交太阴，有丰满之象，故名丰隆。又名丰拢穴，是足阳明胃经的络穴。

丰拢、丰隆：象声词，为轰隆之假借词。本穴物质主要为条口穴、上巨虚穴、下巨虚穴传来的水湿云气，至本穴后，水湿云气化雨而降，且降雨量大，如雷雨之轰隆有声，故名丰拢。

足阳明络穴：本穴位处胃经下部，气血物质为汇聚而成的天之下部水湿云气，为云化雨降之处，气压低下，胃经及脾经天部水湿浊气汇合于此，所降之雨又分走胃经及脾经各部，有联络脾胃二经各部气血物质的作用，故为足阳明络穴。

现代常用于治疗耳源性眩晕、高血压、神经衰弱、精神分裂症、支气管炎、腓肠肌痉挛、肥胖症等。

按摩丰隆穴可以祛湿化痰，丰隆，象声，轰隆打雷。按摩能把脾胃上的浊湿像打雷下雨一样排出去。从腿的外侧找到膝眼和外踝这两个点，连成一条线，然后取这条线的中点，接下来找到腿上的胫骨，胫骨前缘外侧1.5寸，大约是两指的宽度，和刚才那个中点平齐，这个地方就是丰隆穴，每天按压1~3分钟。穴位一般比周围要敏感，按摩丰隆穴会有轻微疼痛感。

此穴位可配阴陵泉、商丘、足三里治疗痰湿诸症；配肺俞、尺泽治疗咳嗽痰多。配冲阳，有豁痰宁神的作用，主治狂妄行走，登高而歌，弃衣而走。配肺俞、尺泽，有祛痰镇咳的作用，主治咳嗽，哮喘。配照海、陶道，有涤痰醒神的作用，主治癫痫。

解溪

【穴位一找准】

足背踝关节横纹中央凹陷处，当拇长

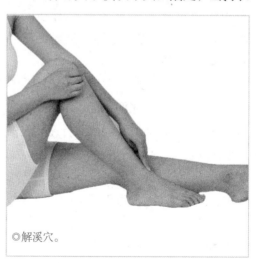

◎解溪穴。

伸肌腱与趾长伸肌腱之间。

【功效】清胃降逆，镇静安神。

【主治】

（1）下肢痿痹、踝关节病、垂足等下肢、踝关节疾患。

（2）头痛，眩晕。

（3）癫狂。

（4）腹胀，便秘。

【刺灸法】

直刺0.5~1寸。寒则逆经而刺，热则循经而刺。指压解溪穴，对于脚腕扭伤等脚部疾病非常有效。

不灸。

穴位详解

别名草鞋带穴，鞋带穴，属火。胃经的地部经水在此散流四方。气血物质大部分为地部经水，小部分为经水气化之气。经水散流足背各部，气化之气循胃经上行天部。

解溪：解，散也。溪，地面流行的经水也。解溪名意指胃经的地部经水由本穴散解，流溢四方。本穴为丰隆穴传来的地部经水，至本穴后，因本穴的通行渠道狭小，地部经水满溢而流散经外，故名解溪。

草鞋带穴、鞋带：穴名当为意解。本穴物质为丰隆穴流来的地部经水，至本穴后如鞋带般散解，喻义经水流行无固定的路线，故名。

胃经经穴。经，经过也。本穴物质为地部经水，从本穴经过而无大的变化，故为胃经经穴。

本穴属火：属火，指穴内气血物质运行变化表现出的五行属性。本穴为胃经地部经水的外散之处，为胃经经水的输配枢纽，由本穴回流胃经的经水多少能最快地改变胃经的火热性状，故而本穴属火。

现代常用于治疗神经性头痛、胃肠炎、踝关节及其周围软组织疾患等。配昆仑、太溪治疗踝部痛；配商丘、血海治疗腹胀。

阳池穴、解溪穴治手腕或脚脖子扭筋止痛、消肿。

治疗手腕扭伤最有效的是指压"阳池"。以手腕为中心，往不痛之处弯曲，用拇指一面吐气一面强压10秒钟才放手，如此重复3次。如果是脚脖子话，指压"解溪"也很有效。指压要领同前，在指压后肿消、痛止。

冲阳

【穴位一找准】

冲阳穴位于人体的足背最高处，当拇长伸肌腱和趾长伸肌腱之间，足背动脉搏动处。

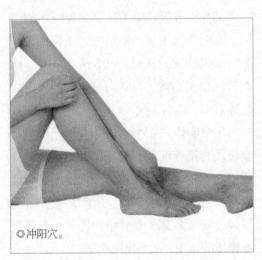

◎冲阳穴。

【功效】和胃化痰，通络宁神。

【主治】

（1）精神神经系统疾病：面神经麻痹，眩晕。

（2）消化系统疾病：胃痉挛，胃炎。

（3）运动系统疾病：风湿性关节炎，足扭伤。

（4）其他：牙痛。

【刺灸法】

避开动脉，直刺0.3~0.5寸。

不灸。

穴位详解

别名会原穴，跗阳穴，会屈穴，会涌穴，会骨穴。胃之原穴。陆渊雷云："跗阳即冲阳穴所在，在足背上，去陷谷三寸动脉应手，属足阳明胃经"。王冰云："候胃气者，当取足跗之上，冲阳之分，穴中脉应手也。"

冲阳：冲，穴内物质运动之状。阳，阳气。该穴名意指本穴的地部经水气化冲行天部。本穴物质为解溪穴传来的地部经水，因有解溪穴的分流，传至本穴的经水较为稀少，经水受脾土之热而大量气化冲行于天，故名。

会原穴：会，聚会。原，本源。会原名意指本穴气化之气为胃经气血的重要来源。本穴物质为胃经经水的气化之气，其气性温湿热，同合于胃经气血之性，为胃经气血的重要来源，故名会原。

跗阳穴：跗，脚背也。阳，阳气也。跗阳名意指本穴为脚背阳气的主要输供之处。本穴为胃经之穴，位处脚背，气血物质为气化的阳热之气，较之足部其他经

脉各穴提供的阳热之气为多为强，故名跗阳。

会屈穴：会，聚会。屈，亏缺。会屈名意指胃经经水在此亏缺。本穴物质为解溪穴传来的地部经水，在本穴的运行变化为水液气化，流来的经水因气化而不断亏缺，故名会屈。会涌名意与会屈同，涌指本穴的气化之气涌出穴外。

会骨穴：会，聚会也。骨，水也。会骨名意指解溪穴散解的地部经水有部分会聚本穴。

胃经原穴：本穴地部经水的气化之气性合胃经之气血，为胃经气血的重要来源，故为胃经原穴。

冲阳穴临床配伍可配足三里穴、仆参穴、飞扬穴、复溜穴、完骨穴，有补益气血，润养经筋的作用，主治足痿失履不收。配丰隆穴，有豁痰宁神的作用，主治狂妄行走，登高而歌，弃衣而走。

内庭

【穴位一找准】在足背，当二、三趾间，趾蹼缘后方赤白肉际处。正坐垂足或

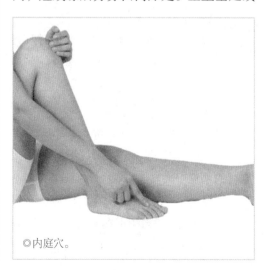

◎内庭穴。

仰卧位，在第二跖趾关节前方，二、三趾缝间的纹头处取穴。

【功效】清胃泻火，理气止痛。

【主治】

（1）五官科系统疾病：牙痛，齿龈炎，扁桃体炎。

（2）消化系统疾病：胃痉挛，急慢性肠炎。

（3）其他：三叉神经痛。

【刺灸法】

刺法：直刺或斜刺0.3~0.5寸，局部酸胀。

灸法：艾炷灸3~5壮，艾条灸5~10分钟。

穴位详解

经穴名出自《灵枢·本输》，五腧穴之荥穴，五行属水。

内庭穴对老年人最具实用意义，一个典型的保健法就是滚棍脚掌内庭穴、然谷穴助消化。

随着年龄的增长，老年人唾液淀粉酶降低，胃蛋白酶、胰淀粉酶和胰脂肪酶等分泌量均减少，造成消化功能减退，表现出消化不良、食欲缺乏、腹胀、排便困难等多种病症。

研究发现，通过脚滚动木棍，对改善上述病症有一定效果。因为脚滚棍能刺激脚掌的两个具有清肠助消化的穴位：

一是内庭穴，在足掌第二到三趾间，趾蹼缘后方凹陷处。该穴能清胃泻火、理气消胀，刺激它可以提高胃、肝脏等消化器官的功能。

二是然谷穴，该穴位在脚内侧，足弓弓背中部靠前位置的骨节缝隙。刺激然谷穴能泻热、消胀，可增强脾胃功能，促进

胃内食物消化。方法就是找一根直径10厘米、长50厘米的木棍，放在地上，用脚掌踩住，来回地滚动，在两个重要穴位处要用力踩压，每天早晨坚持做3~5分钟，效果很突出。

内庭穴有一个特别的作用就是抑制食欲。抑制食欲的原因是内庭能够泻胃火。食欲大，很大一个原因就是胃火旺盛，烧灼能力太强了。刺激内庭可以将胃里面过盛的火气降下来，从而降低食欲。

讲到泻胃火，大家肯定可以想到胃火大引起的其他疾病，比如最常见的牙痛、阳明经头痛等，都和胃火过旺有关。那么遇到这些问题的时候，也是可以通过刺激内庭来治疗的。说到这里，可能有人要郁闷了，一个病这个穴可以治，那个穴也可以治，到底哪个穴作用更好，如何选取呢？我们说人体当中常用的穴就有三百多个，肯定不止一穴对一疾。一穴可以治多病，一病也可以多穴治，这就好像我们出行，可以选择的交通工具肯定不止一种。反过来，任何一种交通工具也不可能只到

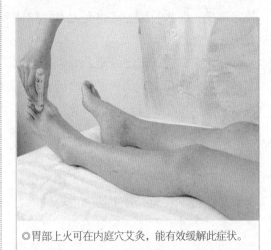

◎胃部上火可在内庭穴艾灸，能有效缓解此症状。

达一个地方，如何选择，就看个人的偏好，不必拘泥。

厉兑

【穴位一找准】人体厉兑穴位于足第二趾末节外侧，距趾甲角0.1寸。

【功效】清热和胃，苏厥醒神，通经活络。

【主治】鼻衄，牙痛，咽喉肿痛，腹胀，热病，多梦，癫狂。

【刺灸法】浅刺0.1寸。不灸。

穴位详解

厉兑属金，是胃经的井穴。气血物质为极小的地部经水及大量的湿热水气，经水由体表流入体内，湿热水气由体内外出体表。所以厉兑可以沟通胃经体表与体内经脉及交换气血物质。

厉兑：厉，危岸也。兑，口也，八卦之中以兑为口。厉兑名意指胃经的地部经水由本穴回流胃经的体内经脉。本穴物质为内庭穴传来的地部经水，至本穴后，因本穴有地部通道与胃经体内经脉相通，因此体表经水从本穴的地部通道回流体内，经水的运行如从高处落入危险的深井一般，故名厉兑。

胃经井穴：井，地之孔也。因本穴有地部通道与胃经体内经脉相通，故为胃经井穴。

本穴属金。属金，指本穴气血的运行变化表现出的五行属性。本穴物质为地部的经水，其运行是从地之表部流入地之地部。由于受地之地部的高热作用，流入的

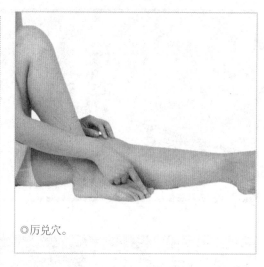

◎厉兑穴。

经水快速气化而成为气态物并由本穴上行天部，气化之气有肺金的秋凉之性，故本穴属金。

承泣、厉兑二穴皆为胃经连通体内体外经脉气血的出入口，与中脘穴募集的气血物质有较大的关系，中脘穴所募气血中阳气上走承泣穴，阴液下传厉兑。

厉兑穴是胃经的最后一个穴位。厉是噩梦的意思，兑是八卦中的一卦，代表沼泽，厉兑的意思就是掉进了噩梦的沼泽中。这个穴对爱做噩梦的人来说特别有意义，另外，对于有神经错乱症状的人来说，厉兑穴能够静心安神。

怎么揉厉兑穴才有好效果呢？有个简单的办法：每天晚上睡觉之前，攥一攥第二个脚趾，这么一攥，厉兑穴就攥住了，再扭扭这个脚趾肚，最后用指甲掐掐脚趾肚。同时，索性把十个脚趾都掐一掐，这对于安眠特别有好处。

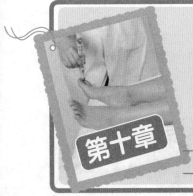

足太阴脾经——统血有奇功，女性的保护神

第十章

◎足太阴脾经是阴经，跟脏腑联系最紧密，尤其是脾、胃和心，同时它也是治疗妇科病的首选经穴。

足太阴脾经总述

人体十二经脉之一。简称脾经。循行部位起于足大趾内侧端（隐白穴），沿内侧赤白肉际，上行过内踝的前缘，沿小腿内侧正中线上行，在内踝上8寸处，交出足厥阴肝经之前，上行沿大腿内侧前缘，进入腹部，属脾，络胃，向上穿过膈肌，沿食道两旁，连舌本，散舌下。本经脉分支从胃别出，上行通过膈肌，注入心中，交于手少阴心经。

脾经失调主要与运化功能失调有关。中医认为，脾主运化，为后天之本，对于维持消化功能及将食物化为气血起着重要的作用。若脾经出现问题，会出现腹胀、便溏、下痢、胃脘痛、嗳气、身重无力等。此外，舌根强痛，下肢内侧肿胀等均显示脾经失调。主治：脾胃病，妇科，前阴病及经脉循行部位的其他病症。如胃脘痛、食则呕、嗳气、腹胀、便溏、黄疸、身重无力、舌根强痛、下肢内侧肿胀、厥冷、足大趾运动障碍等。

本经脉腧穴有：隐白、大都、太白、公孙、商丘、三阴交、漏谷、地机、阴陵泉、血海、箕门、冲门、府舍、腹结、大横、腹哀、食窦、天溪、胸乡、周荣、大包，共二十一穴，左右合四十二穴。

足太阴脾经主要穴位详解

隐白

【穴位一找准】在足大趾末节内侧，距趾甲角0.1寸。《灵枢·本输》："足大指之端内侧也。"《灵枢·热病》："去爪甲如薤叶。"即足大趾趾甲廓内侧角后旁1分凹陷处。正坐垂足或仰卧，在（踇）

趾内侧，距趾甲角0.1寸处取穴。

【功效】调经统血，健脾回阳。

【主治】

（1）妇产科系统疾病：功能性子宫出血，子宫痉挛。

（2）五官科系统疾病：牙龈出血，

鼻出血。

（3）精神神经系统疾病：小儿惊风，癔症，昏厥。

（4）消化系统疾病：消化道出血，腹膜炎，急性胃肠炎。

（5）其他：尿血。

【刺灸法】

刺法：

（1）浅刺0.1~0.2寸，局部胀痛。

（2）或用三棱针点刺挤压出血，常用于神昏、胸闷咳喘。

灸法：艾炷灸3~7壮，艾条灸5~20分钟，用于止血。

寒则通之，热则泻之。

穴位详解

隐白穴为脾经的井穴，属木。别名鬼垒穴，鬼眼穴，阴白穴。气血物质为湿热之气，位处地之上部天之最下部，湿热之气由地之地部上至地之表部。

隐白：隐，隐秘、隐藏也。白，肺之色也，气也。该穴名意指脾经体内经脉的阳热之气由本穴外出脾经体表经脉。本穴有地部孔隙与脾经体内经脉相连，穴内气血为脾

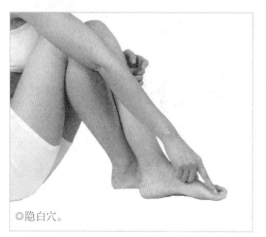

©隐白穴。

经体内经脉外传之气，因气为蒸发外出，有不被人所觉察之态，如隐秘之象，故名。

临床上的常用配伍有：

配大敦，有醒脑开窍的作用，主治昏厥，中风昏迷。

配脾俞、上脘、肝俞，有益气活血止血的作用，主治吐血，衄血。

配气海、血海、三阴交，有益气活血止血的作用，主治月经过多。

配厉兑，有健脾宁神的作用，主治多梦。

本穴还可以用来治疗月经不调。

月经不调是妇女月经病的统称，是指月经周期、经量、血色、质地上发生的病理上的变化，包括月经先期（经期提前）、月经后期（经期延后）、月经先后无定期以及崩漏、闭经、经量过多、经色紫黑等病症。患者在专科治疗的同时，配合进行自我按摩，常能取得事半功倍的效果。本法操作简便，极易掌握。

隐白穴在足大趾内侧趾甲根脚处，是足太阴脾经的起始穴位。脾主管统摄气血，血妄行而出血过多时可掐隐白以止血，也可以用三棱针刺血。

大都

【穴位一找准】大都穴位于人体的足内侧缘，当足大趾本节（第一跖趾关节）前下方赤白肉际凹陷处。一说"本节之后下陷者之中"（《灵枢·本输》）。

【功效】健脾利湿、和胃宁神。

【主治】腹胀，胃痛，呕吐，泄泻，便秘，热病。

【刺灸法】直刺0.3~0.5寸。寒则补之，热则泻之。可灸。

穴位详解

经穴名出自《灵枢·本输》，荥穴，属火，别名太都穴。气血物质为天部的水湿云气，水湿云气聚集本穴后以横行的风气传向太白穴。

大都：大，穴内气血场的范围大也。都，都市也，物质的集散之所也。该穴名意指脾经的气血物质在此聚集。本穴物质为隐白穴传来的生发之气，至本穴后为聚集之状，如都市之物质聚散也，故名。太都名意与大都同，太，通大。

脾经荥：荥，极小的水流。本穴物质为隐白穴传来的脾土生发之气，富含水湿，至本穴后部分水湿之气散热冷降归地，所降之水也小，故为脾经荥穴。

本穴属火。属火，指本穴气血物质运行变化表现的五行属性。本穴物质为隐白穴传来的气化之气，至本穴后为散热冷降的变化，所散之热上炎于天，体现出火的炎上特性，故本穴属火。

本穴还可以用来缓解抑郁。

很多中老年朋友或者年轻白领，因为久病不愈或事业压力大而变得不爱说话，容易伤感，不善于和人沟通，情志上总是觉得抑郁。还有的年轻人整天待在家里不愿意出门，工作和娱乐都是在网络上进行，这样的人也很容易因为长期不跟外界接触而患上情志病。

如果你或家人、朋友有上述情况，一定要学会使用大都穴，它是缓解抑郁情绪的大穴。

使用方法有两种，一种就是传统的按揉刺激，两侧都按，每天按揉10分钟，或者不拘泥于时间，以自己能耐受的时间和力度为准。这个方法不但适合情绪抑郁的人，也适合工作或生活压力大的人作为平常保健之用，经常按揉大都穴，防止情绪抑郁。

另外，你还可以直接艾灸大都穴，效果更明显，每次灸5~7分钟，每周2~3次就可以了。

太白

【穴位一找准】位于足内侧缘，当足大趾本节（第一跖骨关节）后下方赤白肉际凹陷处。取定穴位时，可采用仰卧或正坐，平放足底的姿势，太白穴位于足内侧缘，当第一跖骨小头后下方凹陷处。

【功效】健脾化湿，理气和胃。

【主治】胃痛，腹胀，肠鸣，泄泻，便秘，痔漏，脚气，体重节痛，痢疾。

【刺灸法】直刺0.5~0.8寸。治疗湿疹一般采用穴道指压法。艾炷灸1~3壮；或艾条灸3~5分钟。

穴位详解

太白，经穴名出自《灵枢·本输》，输（土）、原穴，别名大白穴。脾经的水

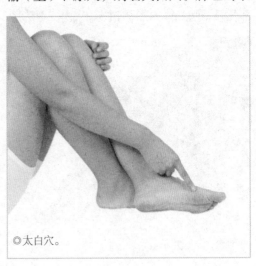

◎太白穴。

湿之气在此吸热蒸升。气血物质为天部之气，由天之下部上行于天之上部。

太白穴：太，大也。白，肺之色也，气也。太白穴名意指脾经的水湿云气在此吸热蒸升，化为肺金之气。本穴物质为大都穴传来的天部水湿云气，至本穴后受长夏热燥气化蒸升，在更高的天部层次化为金性之气，故名太白穴。大白名意与太白穴同，大，通太。

配中脘穴、足三里穴治胃痛。

生活中大家都有过这种体会，若很久不运动之后突然运动，或突然提了一次重物，常常会肌肉酸痛，浑身不舒服，尤其是中老年人，更是容易出现这种情况。一般情况下，不用怎么在意，歇上几天后会自动转好，但毕竟要有几天难受的，在这里向大家提供一个有效的小方法，一般半小时就可以解除这种酸痛。

取艾条一段，在两侧太白穴，采用温和的灸法，艾灸持续大约半小时后，肌肉酸痛便会消失。

在中医理论里，脾主肌肉，突然运动或搬提过重的物品，会导致脾气一下子耗费过多，使肌肉内部气亏，而艾灸脾经原穴太白，可以调理疏通经气，迅速消除肌肉酸痛的症状，运动过度造成的局部受伤也可使用这个方法。

如果手边没有艾条，或者嫌艾条麻烦，那就用拳头或保健用的小锤敲击太白穴，效果也是不错的。

公孙

【穴位一找准】第一跖骨基底部的前下方，赤白肉际处。

【功效】健脾化湿，和胃理中。

【主治】

（1）消化系统疾病：胃痉挛，急慢性胃肠炎，胃溃疡，消化不良，痢疾，肝炎，腹水，胃癌，肠痉挛。

（2）妇产科系统疾病：子宫内膜炎，月经不调。

（3）其他：心肌炎，胸膜炎，癫痫，足跟痛。

【刺灸法】

直刺0.6~1.2寸。

不灸。

穴位详解

足太阴经之络穴。八脉交会穴之一，通于冲脉。

公孙：即公之辈与孙之辈，指此处穴位的气血物质与脾土之间的关系。在五行中，脾经物质属土，其父为火，其公为木，其子为金，其孙为水。此穴内物质来自两个方面，一是太白穴传来的天部之气；二是地部孔隙传来的冲脉高温经水。脾经与冲脉的气血在此穴相会后化成了天

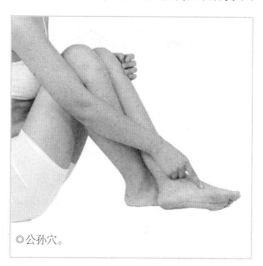

◎公孙穴。

部的水湿风气。因为此穴位于人的足部，在地球重力下，冲脉流至公孙穴的物质为下行的水液，流行的通道是冲脉的体内经脉，所以冲脉气血出公孙后就会快速气化。此穴也是足太阴络穴，因为此穴物质为天部水湿风气，并横向输散至脾胃二经，有联络脾胃二经各部气血的作用。

常用本穴配中脘穴、内关穴治胃酸过多、胃痛。

三阴交

【穴位一找准】在内踝尖直上三寸，胫骨后缘。

【功效】健脾利湿，兼调肝肾。

【主治】脾胃虚弱，消化不良，腹胀肠鸣，腹泻，月经不调，崩漏，带下，闭经，子宫脱垂，难产，产后血晕，恶露不行，遗精，阳痿，阴茎痛，水肿，小便不利，遗尿，膝脚痹痛，脚气，失眠，湿疹，荨麻疹，神经性皮炎，高血压病等。

【刺灸法】直刺1~1.5寸。孕妇禁针。针灸该穴主治遗精、阳痿、阴茎痛、小便不利、睾丸缩腹等，是治疗男子性功能障碍最常用的穴位之一。

穴位详解

交，交会也。三阴交穴名意指足部的三条阴经中气血物质在本穴交会。本穴物质有脾经提供的湿热之气，有肝经提供的水湿风气，有肾经提供的寒冷之气，三条阴经气血交会于此，故名三阴交穴。

三阴交穴，十总穴之一。所谓"妇科三阴交"，顾名思义此穴对于妇科症状甚有疗效，举凡经期不顺、白带、月经过多，过少，经前综合征，更年期综合征等，皆可治疗；又因此穴为足太阴脾经、足少阴肾经、足厥阴肝经交会之处，因此应用广泛，除可健脾益血外，也可调肝补肾。亦有安神之效，可帮助睡眠。

三阴交对女性的神奇作用有以下几个方面：

（1）保养子宫和卵巢。人体的任脉、督脉、冲脉这三条经脉的经气同起于胞宫（子宫和卵巢）。其中，任脉主管人体全身之血，督脉主管人体全身之气，冲脉是所有经脉的主管。每天晚上5点~7点，肾经当令之时，用力按揉每条腿的三阴交穴各15分钟左右，能保养子宫和卵巢。促进任脉、督脉、冲脉的畅通。女人只要气血畅通，就会面色红润，睡眠踏实，皮肤和肌肉不垮不松。

（2）紧致脸部肌肉，使脸部不下垂。如果想在40岁之后，还能对抗地球的引力，保证脸部和胸部不下垂。除了饮食要规律之外，还要经常在晚上9点左右，三焦经当令之时，按揉左右腿的三阴交穴各20分钟健脾，因为三阴交是脾经的大补穴。

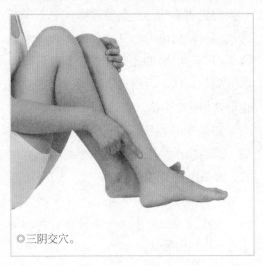

◎三阴交穴。

（3）调月经，去斑，去皱，祛痘。三阴交是脾、肝、肾三条经络相交汇的穴位。其中，脾化生气血，统摄血液。肝藏血，肾精生气血。女人只要气血足，那些月经先期、月经后期、月经先后无定期、不来月经等统称为月经不调的疾病都会消失。而女人脸上长斑、痘、皱纹，其实都与月经不调有关。只要每天晚上9点~11点，三焦经当令之时，按揉两条腿的三阴交各15分钟，就能调理月经，祛斑、祛痘、去皱。不过，要坚持才有效果，坚持每天按揉，按揉一个月之后，才能看得到效果。如果指望一两天就看到效果，只能是做梦了。

（4）改善性冷淡。很多女性面对高压的生活节奏，或者因为自身饮食结构或生活习惯不合理，导致性冷淡。这样不但自己少了很多生活的乐趣，还影响夫妻感情，容易导致家庭不稳。三阴交是一个大补穴，能补气补血，提升女人的性欲，让女人逃离性冷淡，重温浪漫人生。每天晚上5点~7点，肾经当令之时，按揉三阴交，提升性欲的效果最好。坚持一个月，定能收到你想要的效果。

（5）调治肌肤过敏，湿疹，荨麻疹，皮炎。三阴交是脾经的大补穴。脾最大的功能之一是能够把人体的水湿浊毒运化出去。每天中午11点，脾经当令之时，按揉左右腿的三阴交各20分钟，能把身体里面的湿气、浊气、毒素都给排出去。皮肤之所以过敏，长湿疹，荨麻疹，皮炎等毛病，都是体内的湿气、浊气、毒素在捣乱。只要按揉三阴交，把这些讨厌的"调皮鬼"赶出去，不出一个半月，皮肤就能恢复光洁细腻，干净无瑕了。

（6）保持血压稳定。三阴交是一个智能调节穴位。当你血压过高或过低，每天中午11点~13点，心经当令之时，用力按揉两条腿的三阴交各20分钟，坚持两三个月，能把血压调理至正常值。

漏谷

【穴位一找准】

漏谷穴位于人体的小腿内侧，当内踝尖与阴陵泉穴的连线上，距内踝尖6寸，胫骨内侧缘后方。

【功效】健脾消肿，渗湿利尿。

【主治】腹胀，肠鸣，小便不利，遗精，下肢痿痹。

【刺灸法】直刺1~1.5寸。寒则先泻后补或灸之，热则泻之。

穴位详解

漏谷穴别名太阴络穴。气血物质为天部之气及气态物中的脾土尘埃，脾经中的浊重物质在此由天部沉降至地部。

漏谷。漏，漏落也。谷，五谷也、细小之物也。该穴名意指脾经中的浊重物质在此沉降。

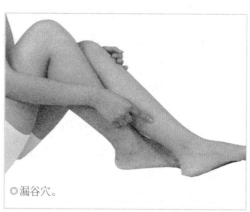

◎漏谷穴。

本穴物质由三阴交穴传来，因脾经的湿热之气与肝经及肾经气血物质进行了交换，上行至本穴的气态物质则温度偏低，在本穴的变化是散热缩合冷降的变化，浊重的部分由天部沉降到地部，如细小的谷粒漏落之状，故名。

足太阴络、太阴络。本穴物质为三阴交穴传来的天部水湿之气，其气与脾经其他的气血物质相比温度较低，穴内气压亦较低，脾经其他部位的水湿之气向本穴汇聚并沉降地部，本穴有联络聚集脾经天部气血物质的作用，故为足太阴络。

漏谷配地机，治疗便秘、肠鸣，配足三里穴治腹胀肠鸣。

漏谷穴位于内踝上六寸，它就像一个漏斗一样，也像一个过滤器，把身体里的废弃物和毒素顺顺当当地排出去。而地机穴是脾经的郄穴，和血有着千丝万缕的联系，保证脾经精华物质很好地保存下来，一点儿都不会丢失。

这两个穴位互相配合，身体里"收支平衡"，人才会健健康康。

对于小便不利或者便秘腹胀、肠鸣的情况，漏谷穴充分发挥了帮助排泄的功能，让身体里的垃圾和浊气排得干干净净。

在这两个穴位艾灸治疗上述疾病，效果非常明显。如果你觉得麻烦的话，每天按揉十几分钟，也能作为日常的保健之方。

地机

【穴位一找准】地机穴位于人体的小腿内侧，当内踝尖与阴陵泉穴的连线上，阴陵泉穴下3寸。

【功效】健脾渗湿，调理月经。

【主治】

（1）妇产科系统疾病：月经不调，痛经，功能性子宫出血，阴道炎。

（2）泌尿生殖系统疾病：腰痛，遗精，精液缺乏。

（3）其他：胃痉挛，乳腺炎，下肢痿痹。

（4）本穴出现压痛提示有胰腺疾患，与胰俞、中脘、水分互参可诊断急性胰腺炎。

【刺灸法】

（1）灸法：直接灸3~5壮；温和灸10~15分钟。

（2）刺法：直刺1~2寸，酸胀感有进可扩散至小腿部。

（3）按摩：点按、揉法、指推法。

寒则补而灸之，热则泻之。

穴位详解

地机穴为脾经之郄穴，是本经经气深集的部位，具有较强的解痉、行气活血之功，别名脾舍，地箕。脾土物质在此随经水运化人体各部。气血物质为地部经水及经水中的脾土微粒，经水循脾经流向阴陵泉穴，脾土微粒沉降于穴周。

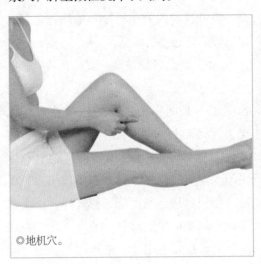

◎地机穴。

地机：地，脾土也。机，机巧、巧妙也。该穴名意指本穴的脾土微粒随地部经水运化到人体各部，运化过程十分巧妙。本穴物质为漏谷穴传来的降地之雨，雨降地部后地部的脾土微粒亦随雨水的流行而运化人体各部，脾土物质的运行十分巧妙，故名。

脾舍：脾，土也。舍，来原也。脾舍名意指本穴为提供脾土物质的来源之处。本穴物质为漏谷穴传来的降地之雨，脾土物质随雨水的流行而输送人体各部，为人体营养物质的重要来源，故名脾舍。

地箕：地，脾土也。箕，挑土的工具。地箕名意指脾土物质通过本穴而运化。理同地机名解。

足太阴郄穴。郄，孔隙也。本穴为脾土物质的主要运化之处，脾土物质的运化是通过地部水液而运行的，脾土物质的运行量不大，如从细小的孔隙中通过一般，故为足太阴郄穴。

【穴位配伍】

（1）配三阴交穴治痛经。

（2）配隐白穴治崩漏。

（3）配血海，有调经的作用，主治月经不调。

（4）配肾俞、中极、三阴交，有补益气血，活血化瘀的作用，主治痛经。

阴陵泉

【穴位一找准】胫骨内侧髁后下方凹陷处。取该穴道的时候，患者应采用正坐或仰卧的取穴姿势，该穴位于人体的小腿内侧，膝下胫骨内侧凹陷中，与阳陵泉相对（或当胫骨内侧髁后下方凹陷处）。

【功效】清利温热，健脾理气，益肾调经，通经活络。

【主治】

（1）泌尿生殖系统疾病：遗尿，尿潴留，尿失禁，尿路感染，肾炎，遗精，阳痿。

（2）消化系统疾病：腹膜炎，消化不良，腹水，肠炎，痢疾。

（3）妇产科系统疾病：阴道炎，月经不调。

（4）其他：失眠，膝关节炎，下肢麻痹。

【刺灸法】

刺法：

（1）直刺1.0~2.0寸，局部酸胀，针感可向下扩散。

（2）消肿利水可用子午捣臼法。

穴位详解

足太阴脾经之合穴，五行属水。

阴陵泉穴。阴，水也。陵，土丘也。泉，水泉穴也。阴陵泉穴名意指脾经地部流行的经水及脾土物质混合物在本穴聚合堆积。本穴物质为地机穴流来的泥水混合物，因本穴位处肉之陷处，泥水混合物在

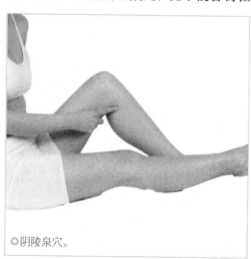

◎阴陵泉穴。

本穴沉积，水液溢出，脾土物质沉积为地之下部翻扣的土丘之状，故名阴陵泉穴。

【穴位配伍】

配三阴交穴，有温中运脾的作用，主治腹寒。

配水分穴，有利尿行消肿的作用，主治水肿。

配三阴交、日月穴、至阳穴、胆俞穴、阳纲穴，有清热利湿的作用，主治黄疸。

血海

【穴位一找准】屈膝，在大腿内侧，髌底内侧端上2寸，当股四头肌内侧头的隆起处。或屈膝，以对侧手掌按其膝盖，二到五指向膝上伸直，拇指向膝内侧约呈45°斜置，指端尽处取穴。

【功效】健脾化湿，调经统血。

血海穴是足太阴脾经的一个普通腧穴，但在临床应用中，却有一般人意想不到的疗效。《金针梅花诗钞》血海条曰："缘何血海动波澜，统血无权血妄行。"可见血海穴在功能上有引血归经，治疗血分诸病的作用。

【主治】月经不调，经闭，暴崩，漏下恶血，两腿内侧生疮痒痛或红肿有脓，气逆腹胀，肾藏风，疝癣，阴疮，五淋，功能性子宫出血，荨麻疹，湿疹，皮肤瘙痒，贫血。

【刺灸法】直刺1~1.5寸。艾炷灸3~5壮；或艾条灸5~10分钟。

穴位详解

经穴名出自《针灸甲乙经》。别名百虫窝穴，血郄穴。

四海之一。指冲脉。又称十二经之海。《灵枢·海论》："冲脉者为十二经之海，其输上在于大杼，下出于巨虚之上下廉。"冲脉上循脊里，与十二经脉会聚而贯通全身，因称。《素问·上古天真论》王冰注："冲为血海"。其气血输注出入的重要穴位，上在大杼穴，下出于上巨虚和下巨虚穴。其症候："血海有余，则常想其身大，怫然不知其所病；血海不足，亦常想其身小，狭然不知其所病。"

血海：血，受热变成的红色液体也。海，大也。该穴名意指本穴为脾经所生之血的聚集之处。本穴物质为阴陵泉穴外流水液气化上行的水湿之气，为较高温度较高浓度的水湿之气，在本穴为聚集之状，气血物质充斥的范围巨大如海，故名。

百虫窝：百，数量词，形容多也。虫窝，虫之所生之地也。百虫窝名意指本穴的气血物质其特性为湿热。本穴物质为聚集而成的脾经之气，性湿热，而本穴所应的时序、地域又为长夏的中土，是百虫的产生之时和繁衍之地，故名百虫窝。

血郄：血，指穴内物质为血也。郄，孔隙也。血郄名意指本穴的血液运行出入

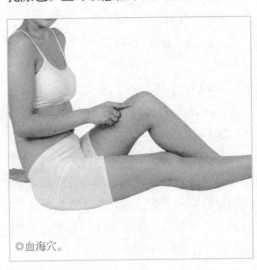
◎血海穴。

为细小之状。本穴物质为天部的水湿云气，其性既湿又热，是血的气态物存在形式。穴内气血物质的出入为水湿云气，水湿云气折合为血则其量较小，如从孔隙中出入一般，故名血郄。

箕门

【穴位一找准】在大腿内侧，当血海与冲门连线上，血海上6寸。正坐屈膝或仰卧位，当缝匠肌内侧缘，距血海上6寸处取穴。

【功效】健脾渗湿，通利下焦。

【主治】尿潴留，遗尿，遗精，阳痿，睾丸炎，腹股沟淋巴结炎，阴囊湿疹。

【刺灸法】

刺法：直刺0.3~0.5寸，局部酸胀，向上可放射到大腿内侧，向下可放射到踝。

灸法：艾炷灸或温针灸3~5壮，艾条灸5~10分钟。寒则补而灸之，热则泻针出气或凉药水针。

穴位详解

箕，土箕也，担物之器也。门，出入的门户也。该穴名意指脾土物质在本穴运行转化。本穴物质为血海穴水湿云气胀散而来的风气，至本穴后风气变为强劲之势并吹带脾土物质随其而行，穴内的脾土物质如被土箕担运而出，故名。

冲门

【穴位一找准】在腹股沟外侧，距耻骨联合上缘中点3.5寸，当髂外动脉搏动处的外侧。仰卧位，平耻骨联合上缘中点旁开3.5寸处取穴。约当腹股沟外端上缘，股动脉外侧。

【功效】健脾化湿，理气解痉。

【主治】

（1）泌尿生殖系统疾病：尿潴留，睾丸炎，精索神经痛。

（2）妇产科系统疾病：子痫，子宫内膜炎，乳腺炎，乳少。

（3）其他：胃肠痉挛。

【刺灸法】

刺法：避开动脉，直刺0.5~0.7寸，腹股沟酸胀，可扩散至外阴部。

灸法：间接灸3~5壮，艾条灸10~20分钟。寒则补而灸之，热则泻针出气。

穴位详解

别名慈宫穴，上慈宫穴，冲脉穴，前章门穴。脾经气血由此冲行腹部。气血物质为阳热风气，循脾经向腹部冲行。

冲门：冲，冲射、冲突也。门，出入的门户也。该穴名意指脾经下部诸穴传来的经气由本穴上冲腹部。本穴物质为脾经腿膝下部经气汇聚而成，在本穴的运行为受热后的上冲之状，故名。

慈宫、上慈宫：慈，仁慈也。宫，聚散之所也。上，上部也。慈宫名意指本穴

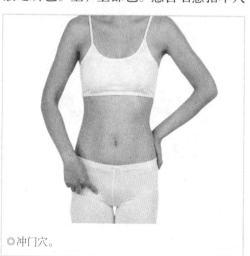

◎冲门穴。

的上行气血非高温之性，虽为炎上，但却不克肺金，如脾土之母对肺金之子有仁慈之性，故名。

冲脉：冲，冲突也。脉，脉气也。冲脉名意指本穴气血运行为冲行之状。理同冲门名解。

前章门穴：前，与肝经的章门穴相区别也。章，大木材也，大风也。门，出入的门户也。前章门穴名意指本穴的气血运行为强劲的风气。理同冲门名解。

府舍

【穴位一找准】府舍穴位于人体的下腹部，当脐中下4寸，冲门穴上方0.7寸，距前正中线4寸。

【功效】健脾消满，理中和胃。

【主治】腹痛，腹满积聚，疝气、霍乱吐泻。

【刺灸法】直刺1~1.5寸。寒则点刺出血或补而灸之或先泻后补，热则泻针出气或水针。可灸。

穴位详解

足太阴、厥阴经与阴维脉交会穴。脏

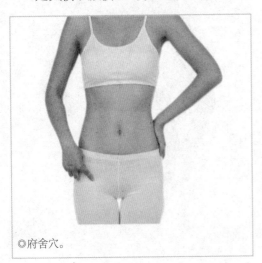
◎府舍穴。

腑中的阴性水液由本穴外出脾经。气血物质为地部经水，由腹内外出腹表。

府舍：府，脏腑也。舍，来源之意。该穴名意指本穴气血来源于体内脏腑。因本穴有地部孔隙与体内阴维脉相通，体内的阴维脉的水液外传本穴，本穴的气血物质部分是来源于脏腑，故名。

足太阴、阴维、厥阴之会：本穴的气血物质中有体内阴维脉外传的水液和冲门穴传来的风气，冲门穴传来的风气又同合于厥阴肝经气血之性，故本穴为足太阴、阴维、厥阴之会。

腹结

【穴位一找准】腹结穴位于人体的下腹部，大横穴下1.3寸，距前正中线4寸。《针灸甲乙经》："在大横下一寸三分。"《类经图翼》："去腹中行三寸半。"《针方六集》："上直两乳，挟任脉两旁各四寸。"《针灸资生经》："去腹中行各当为四寸半。"诸家所述距前正中线分寸有出入，今从《针方六集》。

【功效】温脾止泄，镇痛止咳。

【主治】绕脐痛，消化不良，痢疾，胃溃疡，胃痉挛，胃酸过多或减少，消化不良，便秘，肠出血。

【刺灸法】

刺法：直刺0.5~0.8寸，局部酸胀。

灸法：艾炷灸或温针灸3~5壮，艾条灸5~10分钟。寒则补之或灸之，热则泻之或水针。

穴位详解

腹结，经穴名出自《针灸甲乙经》。原作腹屈，一名腹结。《备急千金要方》

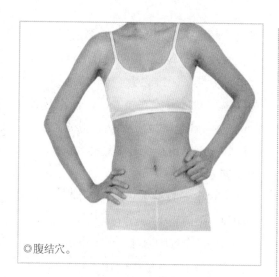

◎腹结穴。

后腹结均作正名。别名肠窟，肠屈，阳窟，肠结。属足太阴脾经。意为肠的盘回曲结之所。右侧腹结穴约当急性阑尾炎体表压痛点。

气血物质为地部的脾土和经水混合物以及气化的天部之气，气化之气量少。脾土沉降于穴周，经水溢流穴外，气化之气则循脾地上行大横穴。

腹结：腹，腹部也，脾也。结，集结也。该穴名意指脾经的气血在此集结。本穴物质为府舍穴传来的地部泥水混合物，因本穴位处肉之陷，泥水混合物流至本穴为聚集之状，故名。

腹屈；腹，腹部也，脾也。屈，亏也。腹屈名意指脾经气血在此亏缺。本穴为脾经的地部泥水混合物集结沉降之处，脾之气不足，如亏缺之状，故名腹屈。肠结、肠窟名意与腹屈同，肠指大肠金性之气，窟，空窍也，皆指本穴的气亏之意。

临窟：临，至也、到也。窟，空窍也。临窟名意指本穴所处为气血物质空虚之处。理同腹结名解。

大横

【穴位一找准】大横穴位于人体的腹中部，距脐中4寸。

【功效】理气止痛，通调腑气。

【主治】泄泻，便秘，腹痛。

【刺灸法】直刺1~2寸。寒则先泻后补或补而灸之，热则泻针出气或水针。可灸。

穴位详解

足太阴与阴维脉交会穴，别名肾气穴，人横穴。脾经气血在此形成水湿风气。气血物质为天部的水湿风气和地部的经水，水湿风气向腹哀穴上行，经水循脾经下行。

大横：大，穴内气血作用的区域范围大也。横，穴内气血运动的方式为横向传输也，风也。该穴名意指本穴物质为天部横向传输的水湿风气。本穴物质为腹结穴传来的水湿云气，至本穴后因受脾部外散之热，水湿云气胀散而形成风气，其运行方式为天部的横向传输，故名。

肾气：肾，水也。气，天部的气态物也。肾气名意指本穴的天部之气富含水湿。本穴物质为腹结穴地部泥水混合物气

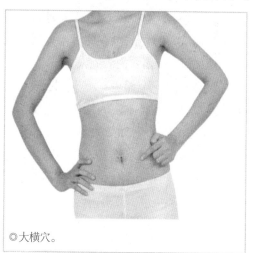

◎大横穴。

化的水湿云气，在向本穴运行的过程中，它是由天部的稍高层次横向传至本穴的天部稍低层次，水湿进一步集结在云系之中，如肾水之运行，故名肾气。

人横：人，气血物质所处的层次为地部之上、天部之下的人部也。横，穴内气血运行的方式为横向传输也。人横名意指穴内气血在人部横向传输。理同大横名解。

足太阴、阴维之会。本穴物质不光有天部的滞重水湿云气，同时还有腹哀穴下行传来的地部经水，其地部经水由本穴外溢脾部，有阴维脉的气血特性，故为足太阴、阴维之会。

临床上配天枢穴、足三里穴治腹痛。

腹哀

【穴位一找准】腹哀穴位于人体的上腹部，当脐中上3寸，距前正中线4寸。

【功效】健脾消食、通降腑气。

【主治】消化不良，腹痛，便秘，痢疾。

【刺灸法】直刺1~1.5寸。寒则先泻后补或补而灸之，热则泻针出气或水针。

穴位详解

足太阴与阴维脉交会穴，别名肠哀穴，肠屈穴，脾经水湿在此沉降。气血物质为地部经水，由穴内满溢穴外。

腹哀：腹，腹部也，脾土也。哀，悲哀也。该穴名意指本穴的地部脾土受水之害。本穴物质为大横穴传来的天部水湿云气，至本穴后，水湿云气化雨降之于地部，脾土受湿而无生气之力，因而悲哀，哀其子金气不生也，故名。

肠哀、肠屈：肠，大肠也，此指大肠所主的金气。哀，悲哀也。屈，亏缺也。

肠哀、肠屈名意指本穴的天部之气虚少，脾土生发之气不足。理同腹哀名解。

足太阴、阴维之会。本穴的地部经水为满溢之状并散流脾经之外，表现出阴维脉的气血特性，故为足太阴、阴维之会。

临床上常用本穴配气海穴治肠鸣。

天溪

【穴位一找准】在胸外侧部，当第四肋间隙，距前正中线6寸；仰卧取穴。

【功效】宽胸通乳，理气止咳。

【主治】

（1）治乳肿痛溃：天溪，侠溪。

（2）治胸中满痛：天溪，内关，膈俞，肺俞，膻中。

（3）《针灸大成》：胸中满痛，偾膺，妇人乳肿痛溃。

【刺灸法】

刺法：斜刺或平刺0.5~0.8寸，局部酸胀。切勿深刺，以防气胸。

灸法：艾炷灸3~5壮，艾条灸5~10分钟。寒则补之灸之，热则泻之。

穴位详解

天溪，经穴名出自《针灸甲乙经》。

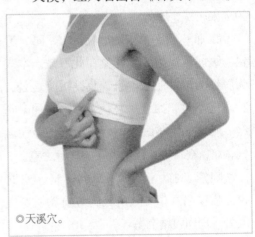

◎天溪穴。

气血物质为天部之气，循脾经上行胸部。

天，天部。溪，路径也。该穴名意指本穴的天部之气循脾经上行。本穴物质为食窦穴传来的水湿之气，在行至本穴的过程中不断吸热，吸热后循脾经进一步上走胸之上部，故名。

天溪穴是进行丰胸按摩不可忽略的穴位之一，临床上常配膻中穴治胸肋疼痛。

胸乡

【穴位一找准】在胸外侧部，当第三肋间隙，距前正中线6寸。

【功效】宽胸理气，疏肝止痛。

【主治】临床上常用本穴配膻中治胸肋胀痛。

【刺灸法】斜刺或向外平刺0.5~0.8寸。

穴位详解

胸，胸部。乡，乡村也，边远之处。胸乡名意指脾经之气由此输散脾经之外。本穴物质为天溪穴传来的天部水湿之气，水湿会含量较少，至本穴后，因受心室外传之热，水湿之气进一步胀散并流散于脾经之外，如去到远离脾经的乡村之地，故名胸乡。

周荣

【穴位一找准】在胸侧部，当第二肋间隙，距前正中线6寸。

【功效】宽胸理气、降逆止咳。

【主治】咳嗽，气逆，胸胁胀满。

【刺灸法】斜刺或向外平刺0.5~0.8寸。寒则补之或灸之，热则泻之或水针。可灸。

穴位详解

别名周营穴，周管穴。脾土水湿在此

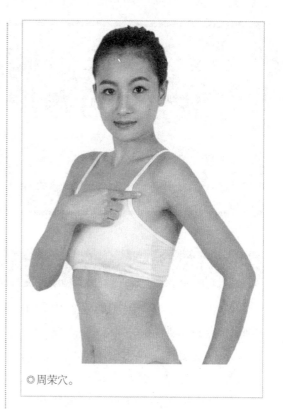

◎周荣穴。

大量蒸发气化。气血物质为天部之气，由本穴地部脾土中气化后上行天部。

周荣：周，遍布、环绕之意。荣，草类开花或谷类结穗的茂盛状态。该穴名意指脾经的地部水湿大量蒸发化为天部之气。本穴虽属脾经穴位，但脾经气血因胸乡穴的流散而无物传至本穴。本穴物质的来源是本穴上部区域散流至此的地部水液，至本穴后，因受心室外传之热的作用，地部水湿大量气化上行天部，气化之气如遍地开花之状，脾土也还其原本的燥热之性，故名。周营、周管名意与周荣同，营为营寨，管为管辖区域，皆指穴内的气化之气遍及穴周的整个区域。

穴位配伍：配膻中穴治胸肋胀满。

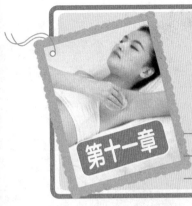

手少阴心经——心智的养护神

◎手少阴心经是十二正经之一，与手太阳小肠经相表里。本经起于极泉，止于少冲，左右各9个腧穴。支脉从心系向上，挟着咽喉两旁，连系于目系，即眼球内连于脑的脉络。

第十一章

手少阴心经总述

本经起于心中，出属心系，内行主干向下穿过膈肌，联络小肠；外行主干，从心系上肺，斜出腋下，沿上臂内侧后缘，过肘中，经掌后锐骨端，进入掌中，沿小指桡侧至末端，经气于少冲穴处与手太阳小肠经相接。支脉从心系向上，挟着咽喉两旁，连系于目系，即眼球内连于脑的脉络。

本经腧穴共计九个：极泉、青灵、少海、灵道、通里、阴郄、神门、少府、少冲。

心经的主要临床表现：咽干，渴而欲饮，胁痛，手臂内侧疼痛，掌中热痛，心痛，心悸，失眠，神志失常。手少阴心经支脉从心系上夹于咽部，心经有热则咽干；阴液耗伤则渴而欲饮；心之经脉出于腋下，故胁痛；心经循臂臑内侧入掌内后廉，心经有邪，经气不利，故手臂内侧疼痛，掌中热痛。心脉痹阻则心痛；心失所养，心神不宁，则心悸，失眠；心主神明，心神被扰，则神志失常。

手少阴心经主要穴位详解

极泉

【穴位一找准】在腋窝顶点，腋动脉搏动处。曲肘，手掌按于后枕，在腋窝中部有动脉搏动处取穴。

【功效】宽胸宁神，通经活络。

【主治】

（1）循环系统疾病：冠心病，心绞痛，胸闷、心包炎，脑血管病后遗症。

（2）精神神经系统疾病：肋间神经痛，癔症、乳汁分泌不足。

（3）其他：四肢不收、腋下瘰疬、腋臭，肩周炎，颈淋巴结核，乳汁分泌不足、咽干、烦渴、干呕、目黄。

【刺灸法】

刺法：避开腋动脉，直刺0.3~0.5寸，整个腋窝酸胀，有麻电感向前臂、

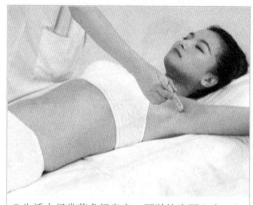

◎生活中经常艾灸极泉穴，可以治疗冠心病、心绞痛、胸闷等症。

指端放散，或上肢抽动，以3次为度。不宜大幅度提插，以免刺伤腋窝部血管，引起腋内出血。

灸法：艾炷灸或温针灸3~5壮，艾条灸5~10分钟。一般不灸。

穴位详解

极泉，经穴名出自《针灸甲乙经》。高及甚为"极"，水之始出曰"泉"。心经经穴中，本穴最高，又为首穴。手少阴脉气由此而出，故名极泉。

【穴位配伍】

心痛干呕烦满：配侠白穴（《针灸资生经》）。

腋窝痛：配日月穴、肩贞穴、少海穴、内关穴、阳辅穴、丘墟穴（《针灸学手册》）。

四肢不收：配日月穴、脾俞穴（《针灸资生经》）。

咽干咽喉肿痛：配太渊穴、偏历穴、太冲穴、天突穴（出处同上）。

心悸、冠心病：配神门穴、内关穴、心俞穴，有宁心安神的作用。

肘臂冷痛：配侠白，有通经活络的

作用。

总体来说，中医养生认为针对极泉穴有如下保养方式：

（1）弹拨、揉按此穴位，能够有效治疗各种心脏疾病，如心肌炎、心绞痛、冠心病、心悸、心痛等。

（2）长期按揉此穴位，对肩臂疼痛、臂丛神经损伤、臂肘冷寒、肩关节炎、肋间神经痛、黄疸、腋臭等疾患，具有很好的调理和保健作用。

（3）按揉此穴位，能够缓解上肢麻痛、颈淋巴结核等。

（4）配神门、内关，治疗心痛、心悸；配侠白，治疗肘臂冷痛。

青灵

【穴位一找准】在臂内侧，当极泉与少海的连线上，肘横纹上3寸，肱二头肌的内侧沟中。伸臂，在少海与极泉的连线上，少海穴直上3寸，肱二头肌的尺侧缘。

【功效】理气止痛，宽胸宁心。

【主治】

（1）循环系统疾病：心绞痛。

（2）精神神经系统疾病：神经性头痛，肋间神经痛。

（3）其他：肩胛及前臂肌肉痉挛。

【刺灸法】

刺法：直刺0.5~1寸，局部酸胀，针感可向前臂及腋部放散。

灸法：艾炷灸3~7壮，艾条灸5~10分钟。寒则点刺出血或补之灸之，热则泻之或水针。

穴位详解

青灵穴，别名青灵泉。青，生发之

象；灵，神灵。心为君主之官，通窍藏灵，具有脉气生发之象。心经之血的气化之气在此以水湿云气的形式运行。青灵穴，青，就是痛症，人的身体有疼痛的地方，就会发青；灵，就是很有效验、很有效果。顾名思义，青灵就是对于痛症非常有效果的一个穴位，特别是着急上火、气郁引起的头痛、两胁痛等。青灵在什么地方呢？咱们把胳膊上肘和腋之间的部分分成三份，青灵就在靠近肘这三分之一的点上。

青灵穴。青，肝之色也，此指穴内气血的运动为风行之状。灵，灵巧也。青灵穴名意指穴内气血的运行为横向的风行之状。本穴物质为天之下部的水湿云气，由于其热能的吸收与扩散处于平衡状态，向外输出为横向的风行之状，运行极为灵巧，故名青灵穴。

【穴位配伍】

配曲池，有舒筋通络止痛的作用，主治肩臂疼痛，肩关节周围炎。

配光明、合谷，有清肝明目的作用，主治头痛，目疾。

配天井、丰隆，有健脾化痰，行瘀散结的作用，主治腋淋巴结炎。

治疗中风选用极泉、青灵、少海、阴陵泉、三阴交。要求针感传至远端。

治疗血栓闭塞性脉管炎，取患肢有关经脉部位敏感反应的腧穴为主穴，结合发病部位及症状循经辨证配穴；下肢主穴：脉根、血海、阴包。上肢主穴：曲池、郄门、青灵。针法：使针感达病变部位，然后再做补泻手法。

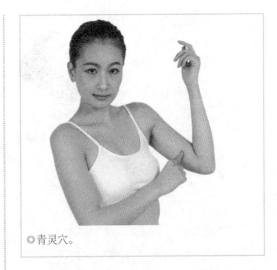

◎青灵穴。

少海

【穴位一找准】屈肘，在肘横纹内侧端与肱骨内上髁连线的中点处，取穴时屈肘，在肘横纹尺侧纹头凹陷处取穴。

触摸肘上的横皱纹的小指侧，可发现上臂骨突出的部位，然而以此为基准，寻找略靠拇指侧即可。

【功效】理气通络，益心安神。

【主治】

（1）精神神经系统疾病：神经衰弱，精神分裂症，头痛，眩晕，三叉神经痛，肋间神经痛，尺神经炎。

（2）呼吸系统疾病：肺结核，胸膜炎。

（3）运动系统疾病：落枕，前臂麻木及肘关节周围软组织疾患，下肢痿痹。

（4）其他：心绞痛，淋巴结炎，疔疮。

【刺灸法】

刺法：直刺0.5~1.0寸，局部酸胀，有麻电感向前臂放散。

灸法：艾炷灸或温针灸3~5壮，艾条灸10~15分钟。

寒则点刺出血或补之灸之，热则泻针

出气或水针。

穴位详解

少海的经穴名出自《针灸甲乙经》，别名曲节，五输穴之合穴，五行属水。心经经水在此汇合。气血物质为地部之血和天部之气，地部之血循心经下行，天部之气循心经上行。

少海：少，阴也，水也。海，大也，百川所归之处也。该穴名意指心经的地部经水汇合于本穴。本穴物质为青灵穴水湿云气的冷降之雨和极泉穴的下行之血汇合而成，汇合的地部水液宽深如海，故名。

曲节：曲，隐秘也。节，树之分叉处也。曲节名意指汇合于本穴的地部经水不断气化。本穴物质为地部经水汇合而成，经水在本穴汇合为本穴气血的主要运动变化。但因本穴的经水温度较高，水液亦同时进行气化，经血的气化如树枝分化但又不易察觉，故名曲节。

心经合穴：本穴物质中，它不光有地部汇合的经水，还有自少冲穴等穴上行汇合于此的水湿云气，为心经水、气二物的共同汇合之处，故为心经合穴。

本穴属水。属水，指本穴气血物质表现出的五行属性。本穴物质为地部的经水与天部的云气汇合之处，水湿云气在本穴为缩合冷降，穴内气血总体特性表现出水的润下特性，故其属水。

灵道

【穴位一找准】灵道穴位于前臂内侧远端，在腕横纹下1.5寸，尺侧腕屈肌的桡侧处。于人体的前臂掌侧，当尺侧腕屈肌腱的桡侧缘，腕横纹上1.5寸处取穴。

【功效】宽胸理气。

【主治】心痛，暴喑，肘臂挛痛。

【刺灸法】直刺0.3~0.5寸。寒则补之灸之，热则泻之。刺激灵道穴诱发的经络感传通手少阴心经，感传的重点是脑内的边缘叶。可灸。

穴位详解

灵道穴，经穴，属金，心经经水由此通过并气化。气血物质为地部经水（血）及经水的气化之气，经水循心经下行，气化之气循心经上行。灵道穴的经络感传主要通往大脑边缘叶，主治与神志有关的疾病。

灵道：灵，与鬼怪相对，神灵也，指穴内气血物质为天部之气。道，道路。该穴名意指心经经水在此气化。本穴物质为少海穴传来的地部经水，在本穴处为气化散热，气化之气循心经气血通道而上行，故名。

心经经穴：经，经过也。本穴为心经地部经水运行的通道，经水在地部无散失，故为心经经穴。

本穴属金。属金，指本穴气血物质运行变化表现出的五行属性。本穴物质为地部经水，在本穴的变化是蒸发化气，所化之气与心经气血相比，性凉，表现出肺金的秋凉特性，故其属金。

通里

【穴位一找准】在前臂掌侧，当尺侧腕屈肌腱的桡侧缘，腕横纹上1寸。于人体的前臂掌侧，仰掌，在尺侧腕屈肌腱桡侧缘，当神门与少海连线上，腕横纹上1.5寸处取穴。

【功效】宁志安神，益阴清心。

【主治】

（1）精神神经系统疾病：头痛，眩晕，神经衰弱，癔症性失语，精神分裂症。

（2）循环系统疾病：心绞痛，心动过缓。

（3）呼吸系统疾病：扁桃体炎，咳嗽，哮喘。

（4）其他：急性舌骨肌麻痹，胃出血，子宫内膜炎。

（5）本穴出现压痛、结节等阳性反应，可作为心动过缓的定性诊断。

【刺灸法】直刺0.3~0.5寸。寒则通之，热则泻之。

不灸。

穴位详解

通里穴，经穴名出自《灵枢·经脉》。《千金要方》作通里。手少阴经之络穴。心经经水由此交于少阴肾经，气血物质为地部经水（经血），由地之天部注入地之地部（即由心经交于肾经）。

通里：通，通道也。里，内部也。该穴名意指心经的地部经水由本穴的地部通道从地之天部流入地之地部。本穴物质为灵道穴传来的地部经水，因本穴有地部孔隙通于地之地部，经水即从本穴的地之天部流入地之地部，故名。

心经络穴：本穴物质为地部流行的经水，经水由本穴的地部孔隙内走心经的体内经脉，有联络心经内外经脉气血物质的作用，故为心经络穴。

人体的同名经，它们的气血特性相近，所处的层次亦相近，且它们之间有气血交流的路径。心经与肾经同名，心经气血交于肾经即是通过本穴而实现的。因此，对于少阴经所出现的上寒下热或心寒肾热之症，其实质机理即是心阴太过而心气不足，在本穴针而通之则能很好地将心经之液导入肾经，心经之寒则得以除，肾经之热则得以解。

阴郄

【穴位一找准】在前臂掌侧，当尺侧腕屈肌腱的桡侧缘，腕横纹上0.5寸。

【功能】宁心凉血。

【主治】

（1）精神神经系统疾病：神经衰弱，癫痫、惊悸。

（2）五官科系统疾病：鼻出血，急性舌骨肌麻痹。

（3）其他：骨蒸盗汗、暴喑、胃出血，心绞痛，肺结核，子宫内膜炎。

《大成》：主鼻衄，吐血。

【刺灸法】

刺法：直刺0.3~0.5寸，局部酸胀，并可循经下行至无名指和小指，或循经上行至前臂、肘窝、上臂内侧，针感还可传向

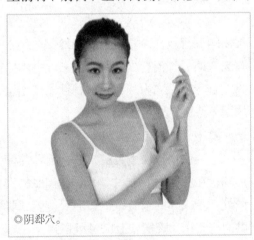

◎阴郄穴。

胸部。针刺时避开尺动、静脉。

灸法：艾炷灸1~3壮，艾条灸10~15分钟。

寒则通之或补之灸之，热则泻之。

本穴不宜直接灸，以免烫伤引起疤痕而影响关节活动。

穴位详解

手少阴经郄穴，别名手少阴郄，石宫，少阴郄。气血物质为地部经水，由地之天部注入地之地部。

阴郄：阴，水也。郄，空隙也。本穴物质为通里穴传来的地部经水，因本穴有地部孔隙与心经体内经脉相通，经水即由本穴的地部孔隙回流心经的体内经脉，故名阴郄。

手少阴郄、少阴郄：手，手部。少阴，心经也。郄，孔隙也。穴名之意指本穴经水循地部孔隙回流地之深部。理同阴郄名解。郄穴之意与本名解同。

石宫：石，肾之所主也，水也。宫，宫殿也，出入的门户小而内部宽大也。石宫名意指本穴的地部经水流入地之深部的巨大场所。本穴物质为地部经水，是从地之天部流入肾骨所处的地之地部，孔隙中流下的细小水流汇入了肾水的大海之中，故名石宫。

【穴位配伍】

配心俞、神道，有通阳行气、宁心定悸的作用，主治心痛，心悸，神经衰弱。

配尺泽、鱼际，有清热凉血止血的作用，主治衄血，吐血。

配后溪、三阴交，有清虚热、敛阴液的作用，主治阴虚盗汗，骨蒸劳热。

神门

【穴位一找准】位于腕部，腕掌侧横纹尺侧端，尺侧腕屈肌腱的桡侧凹陷处。取此穴位时应让患者采用正坐，仰掌的取穴姿势，神门穴位于手腕部位，手腕关节手掌侧，尺侧腕屈肌腱的桡侧凹陷处。

【功效】扶正祛邪，宁心安神。

【主治】

（1）焦躁、心痛心烦，惊悸怔忡，失眠健忘，痴呆，癫狂痫等心与神志病症。

（2）高血压。

（3）胸胁痛。

（4）便秘、食欲缺乏等。

【刺灸法】直刺0.3~0.5寸。艾条灸5~10分钟。寒则通之或补之灸之，热则泻之。

穴位详解

神门穴为手少阴心经原穴，是人体手少阴心经上的重要穴道之一，经穴名出自《针灸甲乙经》。别名兑冲穴，中都穴，锐中穴，兑骨穴。穴名之意指经体内经脉的气血由此交于心经体表经脉。古代全身遍诊法三部九候部位之一，即中部人，以候心气。气血物质为较高温度的水湿之气，由穴内向穴外传输。

神门：神，与鬼相对，气也。门，出入的门户也。该穴名意指心经体内经脉的气血物质由此交于心经体表经脉。本穴因有地部孔隙与心经体内经脉相通，气血物质为心经体内经脉的外传之气，其气性同心经气血之本性，为人之神气，故名。

兑冲：兑，八卦中的口也。冲，突也。兑冲名意指心经体内经脉的气血由本穴的地部孔隙向体表冲出。本穴因有地部孔隙与心经体内经脉相通，心经体内经脉的强热水湿之气由本穴向外冲出，故名兑冲。兑骨名意与兑冲同，骨为水，喻意外出的强热之气中富含水湿。

中都：中，内部也。都，都市也。中都穴名意指心经的气血物质由此聚散。本穴物质为心经体内经脉外输的强劲湿热之气，出体表经脉后气血物质由穴内向穴周扩散，如都市之物质聚散，故名中都穴。

锐中：锐，尖细之物也。中，与外相对，内部也。锐中名意指心经的气血物质外出体表时是冲射之状。

心经俞穴：本穴为心经气血物质的对外输出之处，故为心经俞穴。

本穴属土。属土，指本穴气血物质运行变化表现出的五行属性。本穴物质为心经体内经脉的外输之气，其运行变化为在本穴聚集后又不断地散热蒸发，有土的固定不移之性，故本穴属土。

神门穴能宁心安神、解痉止痛、消炎止痒、镇咳平喘、抗过敏、降血压、止泻、止带、止晕，常用于神经系统、心血管系统、呼吸、消化系统的多种疾病。本穴常用于诊断人体某处的疼痛性疾病和神经衰弱的参考穴，也是针刺麻醉的止痛要穴。其镇痛、镇静、消炎作用广泛用于治疗各种炎症、癫痫、精神分裂症、癔症、神经衰弱、头晕、心烦、各类疼痛性疾患以及咳嗽、哮喘、高血压及过敏性疾病，还可用于纠正心律失常。

少府

【穴位一找准】在手掌面，第四、五掌骨之间，握拳时，当小指尖处。取穴时握仰掌屈指，在四、五掌指关节后方，当小指端与无名指端之间处取穴。

【功效】清心泻热，理气活络。

【主治】

（1）循环系统疾病：风湿性心脏病，冠心病，心绞痛，心律不齐。

（2）精神神经系统疾病：癔症，肋间神经痛，臂神经痛。

（3）泌尿生殖系统疾病：遗尿，尿潴留。

（4）妇产科系统疾病：阴道及阴部瘙痒症，月经过多。

【刺灸法】

刺法：仰掌屈指，在小指端与无名指端之间（即第四、五掌骨间）取穴。以28号或30号一寸毫针于少府穴处直刺约0.5~0.8寸，行提插、捻转手法，患者有酸困感。

灸法：艾炷灸3~5壮，艾条灸5~10分钟。寒则补之或灸之，热则泻之。

穴位详解

少府穴，五输穴之荥穴，五行属火，

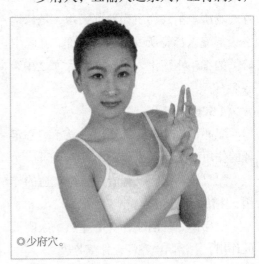

◎少府穴。

别名兑骨穴，心经气血在此聚集。气血物质为天部的高温水湿云气，水湿云气不断地进行散热冷降，所散热气上炎天之天部，冷降之液归落地部。

少府：少，阴也。府，府宅也。该穴名意指心经气血在此聚集。本穴物质为少冲穴传来的高温水湿之气，至本穴后为聚集之状，如云集府宅，故名。

兑骨：兑，八卦中的口也。骨，水也。兑骨名意指本穴的气血物质中富含水湿。本穴物质为少府传来的高温水湿之气，在本穴为云集之状，如口中含水之象（口在人体中处于天部，即意天部之水），故名兑骨。

心经荥穴：荥，极小的水流也。本穴物质为少府传来的高温水湿云气，在本穴又为聚集之状，一方面水湿云气进一步气化上行天部，另一方面散热后的水湿又冷降于地，降地之水极为细小，为心经荥穴。

本穴属火。属火，指本穴气血物质运行变化表现出的五行属性。本穴物质为少府传来的高温水湿之气，因其温高热散，所散之热上炎天部，故本穴属火。

少冲

【穴位一找准】小指末节桡侧，距指甲角0.1寸处。别名经始。取此穴位时应让患者采用正坐、俯掌的姿势，少冲穴位于左右手部，小指指甲下缘，靠无名指侧的边缘上。

【功效】生发心气，清热息风，醒神开窍。

【主治】心悸，心痛，胸胁痛，癫狂，热病，昏迷，喉咙疼痛等。

【刺灸法】刺法：斜刺0.1~0.2寸，局部胀痛。

灸法：艾炷灸1~3壮；或艾条灸5~10分钟。

穴位详解

少冲穴为手少阴心经的井穴（四肢末端之井穴为经络之根），井穴主治心下满。少冲穴为治疗痰盛不省人事的十井穴之一，临床用来急救中风不省人事、卒暴昏沉、心烦烦满、舌强、发热。少冲穴五行属木，五行相生木生火。本穴可补益心气，宁神安志。心经内部的气血物质由本穴向外冲出。气血物质为高温水湿之气，由心经的体内经脉外出体表经脉。

少冲：少，阴也。冲，突也。少冲名意指本穴的气血物质由体内冲出。本穴为心经体表经脉与体内经脉的交接之处，体内经脉的高温水气以冲射之状外出体表，故名少冲。

经始：经始，即言本穴为少阴心经的起始之处，无他意。

心经井穴：井，地部孔隙也。本穴因有地部孔隙交通心经体内与体表经脉，气血物质是由地部井孔而出，故为心经井穴。

本穴属木。属木，指本穴气血物质运行变化表现出的五行属性。本穴物质为心经体内经脉外出的高温水湿之气，其运行是由内向外、由下向上，因其水湿含量大，虽为上行但上行不高，只有木的生发特性，故其属木。

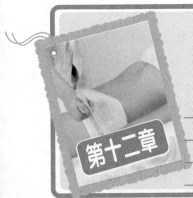

手太阳小肠经——舒筋活络，宁心安神

◎小肠经起于手小指尺侧端，最后经由其支脉到达颧部，与足太阳膀胱经相接，主要循行于上肢、肩膀及头部部位。手太阳小肠经是具有宁心安神、舒筋活络功效的经穴，按摩这些经穴可以疏通经气，缓解疲劳。

第十二章

手太阳小肠经总述

人体十二经脉之一。简称小肠经。出自《灵枢·经水》。《灵枢·经脉》："小肠手太阳之脉，起于小指之端，循手外侧上腕，出踝中，直上循臂骨下廉，出肘内侧两筋之间，上循臑外后廉。出肩解，绕肩胛，交肩上，入缺盆，络心，循咽，下膈，抵胃，属小肠；其支者，以缺盆循颈上颊，至目锐眦，却入耳中；其支者，别颊，上颊，抵鼻，至目内眦，斜络于颧。"

该经循行路线起自手小指尺侧端，沿手掌尺侧缘上行，出尺骨茎突，沿前臂后边尺侧直上，从尺骨鹰嘴和肱骨内上髁之间向上，沿上臂后内侧出行到肩关节后，绕肩胛，在大椎穴处（后颈部椎骨隆起处）与督脉相会。又向前进入锁骨上窝，深入体腔，联络心脏，沿食道下行，穿膈肌，到胃部，入属小肠。其分支从锁骨上窝沿颈上面颊到外眼角，又折回进入耳中。另一支脉从面颊部分出，经眶下，达鼻根部的内眼角，然后斜行到颧部。脉气由此与足太阳膀胱经相接。

该经脉腧穴有少泽、前谷、后溪、腕骨、阳谷、养老、支正、小海、肩贞、臑俞、天宗、秉风、曲垣、肩外俞、肩中俞、天窗、天容、颧髎、听宫，共十九穴，左右合三十八穴。

本经发生病变，主要表现为咽痛、下颌肿、耳聋、中耳炎、眼痛、头痛、扁桃体、失眠、落枕、肩痛、腰扭伤、目黄和肩部、上肢后边内侧本经脉过处疼痛等。

手太阳小肠经主要穴位详解

少泽

【穴位一找准】少泽穴，小指尺侧指甲角旁0.1寸。

【功效】清热利窍，利咽通乳。

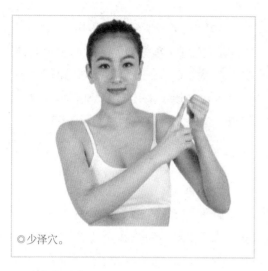

◎少泽穴。

【主治】

（1）乳痈、乳汁少等乳疾。

（2）昏迷、热病等急证、热证。

（3）头痛、目翳、咽喉肿痛等头面五官病症。

现代常用于治疗乳腺炎、乳汁分泌不足、神经性头痛、中风昏迷、精神分裂症等。配肩井、膻中主治产后缺乳；配人中主治热病、昏迷、休克。

【刺灸法】浅刺0.1寸或点刺出血。孕妇慎用。治疗热证，通常刺血方法比较好。咽喉痛、发热、牙肿点刺，滴一滴血就可缓解。不适合按摩。寒则点刺出血或通之，热则泻之。

穴位详解

少泽穴，井穴（源头），属金，别名小吉穴，少吉穴。小肠经体内经脉的高热水气由此外输体表。气血物质为温热的水湿之气，水湿之气不断地散热液化，所散之热上传天部，液化之液归于地部。

少泽：少，阴也，浊也。泽，沼泽也。该穴名意指穴内的气血物质为天部的湿热水气。本穴因有地部孔隙连通小肠经体内经脉，穴内物质为小肠经体内经脉外输的经水，经水出体表后气化为天部的水湿之气，如热带沼泽气化之气一般，故名。

小吉、少吉：小少，阴也、浊也。吉，吉祥也。小吉、少吉名意指本穴中的气化之气为无火的炎上特性的水湿之气。本穴物质虽为小肠经体内经脉的外输湿热水气，但因其从体内出体表后水液气化散去了较多热量，成为天部的水湿之气后其温度并不算高，无火的炎上特性，因而对于天部中的金性之气来说是吉祥之事，故名小吉、少吉。

临床上常用本穴配膻中穴、乳根穴治乳汁少、乳痈。

配天容，有清热利咽的作用，主治咽喉肿痛，扁桃体发炎。

配人中，有醒神开窍的作用，主治热病昏迷，休克。

前谷

【穴位一找准】在手尺侧，微握拳，当小指本节（第五掌指关节）前的掌指横纹头赤白肉际。《针灸集成》："在手小指外侧，第二节纹头。"取穴时沿着小指外侧往腕部的方向推，会摸到一个突起的骨头，在小指根部，在到达突起的骨头前面的地方有一个小凹陷，这就是前谷穴。

【功效】疏肝清心，明目聪耳。

【主治】头痛，目痛，耳鸣，咽喉肿痛，乳少，热病。

现代用于治疗：

（1）精神神经系统疾病：癫痫，前臂神经痛，手指麻木。

（2）五官科系统疾病：扁桃体炎，腮腺炎。

（3）妇产科系统疾病：产后无乳，乳腺炎等。

【刺灸法】直刺0.3~0.5寸。寒则点刺出血或补之，热则泻之。

穴位详解

前谷，五输穴之荥穴，五行属水，出自《灵枢·本输》。小肠经气血物质在此冷降。气血物质为天部的水湿之气，由天部冷降后归于地部。

前谷：前，与后相对，指本穴气血作用于人体的前面也。谷，两山的中空部位也。该穴名意指小肠经经气在此散热冷降。本穴物质少泽穴传来的天部湿热水气，至本穴后其变化为散热化雨冷降，所作用的人体部位为胸腹前部，故名。

后溪

【穴位一找准】具体在小指尺侧，第五掌骨小头后方，当小指展肌起点外缘；有指背动、静脉，手背静脉网；布有尺神经手背支。

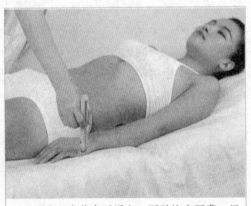

◎生活中经常艾灸后溪穴，可以治疗耳聋、目赤、癫狂痫、疟疾等症。

【功效】舒经、利窍、宁神。

【主治】头项强痛、腰背痛、手指及肘臂挛痛等痛证；耳聋，目赤；癫狂痫；疟疾。

现代常用于治疗急性腰扭伤、落枕、耳聋、精神分裂症、癔症、角膜炎等。

【刺灸法】直刺0.5~1寸。治手指挛痛可透刺合谷穴。不灸。

穴位详解

后溪穴最早见于《黄帝内经·灵枢·本输》篇，为八脉交会之一，通于督脉小肠经。适合经常坐在电脑前的上班族、发育中的孩子，可预防驼背、颈椎、腰部、腿部疼痛，也有保护视力、缓解疲劳、补精益气的功效。

对于长期在电脑前工作或学习的朋友，每隔一小时把双手后溪穴放在桌沿上来回滚动3~5分钟，可以缓解长期伏案以及电脑对人体带来的不良影响。

腕骨

【穴位一找准】在手掌尺侧，当第五掌骨基底与钩骨之间，赤白肉际凹陷处。简便取穴法：以手小指与无名指蹼缘相互交叉，小指自然弯曲，下面一侧小指尖端赤白肉际处即是本穴，或者沿后溪穴赤白肉际向上推，有高骨挡住，凹陷中即是本穴。

【功效】舒筋活络，泌别清浊。

【主治】

（1）五官科系统疾病：口腔炎，黄疸，角膜白斑，耳鸣耳聋。

（2）消化系统疾病：呕吐，胆囊炎，疟疾。

（3）其他：胸膜炎，头痛，项强，糖尿病，热病汗不出，胁痛，目翳，消渴，肩臂疼痛麻木，腕、肘及指关节炎等。

穴位详解

腕骨穴是手太阳经原穴。气血物质为地部经水及天部的湿热水气，经水循地部内注地之地部，湿热水气则循小肠经上行。小肠经经气在此冷降。

腕骨：腕，穴所在部位为手腕部也。骨，水也。该穴名意指小肠经经气行在此冷降为地部水液。本穴物质为后溪穴传来的天部水湿之气，行至本穴后散热冷降为地部的水液，故名。

临床配伍应用：

治消渴，糖尿病：腕骨，胰俞，脾俞，足三里，三阴交。

治高热，惊风，瘰疬：腕骨，通里。

治胁痛，黄疸，胆囊炎：腕骨，太冲，阳陵泉。

配通里，为原络配穴法，有清热安神定惊的作用，主治高热，惊风。

配太冲、阳陵泉，有清肝利胆的作用，主治黄疸，胁痛，胆囊炎。

阳谷

【穴位一找准】在手腕尺侧，当尺骨茎突与三角骨之间的凹陷中。俯掌，在三角骨后缘，赤白肉际上，当豌豆骨与尺骨茎突之间取穴。

【功效】明目安神，通经活络。

【主治】

（1）精神神经系统疾病：精神病，癫痫，肋间神经痛，尺神经痛。

（2）五官科系统疾病：神经性耳聋，耳鸣，口腔炎，齿龈炎，腮腺炎。

【刺灸法】刺法：直刺0.3~0.5寸，局部酸胀，可扩散至整个腕关节。

灸法：艾炷灸3~5壮，艾条灸5~10分钟。

寒则补之灸之，热则泻之。

穴位详解

阳谷穴，五输穴之经穴，五行属火。小肠经经气在此吸热胀散上炎天部。气血物质为天之上部的阳气，由天之下部上行天之上部。

阳谷：阳，阳气也。谷，两山所夹空虚之处也。该穴名意指小肠经气血在此吸热后化为天部的阳热之气。本穴物质为腕骨穴传来的湿热水气，至本穴后水气进一步吸热气化上行更高的天部层次，本穴如同阳气的生发之谷，故名。

小肠经经穴：经，动而不居也。气血物质在本穴的变化是吸热胀散循经传输，为动而不居，故本穴为经穴。

本穴属火。属火，指本穴气血物质运行变化表现出的五行属性。本穴物质为腕骨穴传来的湿热水气，至本穴后为进一步的吸热胀散，胀散之气上炎天部，有火的炎上特征，故其属火。

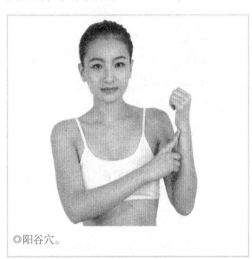

◎阳谷穴。

养老

【穴位一找准】在前臂背面尺侧，当尺骨小头近端桡侧凹陷中。取穴时有两个方法：

（1）屈肘，掌心向胸，在尺骨小头的桡侧缘上，与尺骨小头最高点平齐的骨缝中是此穴。

（2）掌心向下，用另一手指按揉在尺骨小头的最高点上；然后掌心转向胸部，当手指滑入的骨缝中是此穴。

【功效】清头明目，舒筋活络。

【主治】

（1）精神神经系统疾病：脑血管病后遗症，肩臂部神经痛。

（2）运动系统疾病：急性腰扭伤，落枕。

（3）其他：近视眼。

【刺灸法】

刺法：向上斜刺0.5~0.8寸，手腕酸麻，可向肩肘放散。

灸法：艾炷灸3~5壮，艾条灸10~20分钟。

操作时应注意：

（1）养老健身按摩时，力度宜轻，欲辅助治疗老年病，力度宜加大。

（2）按摩时宜心情平和，坚持不懈。

（3）可以配合按摩手部的合谷穴和足部的足三里穴。

穴位详解

养老穴以"养老"命名，是说刺激该穴，有助于老年养生；阳谷穴有养老健身的作用。按摩两穴有助于防治各种老年病，延年益寿。中老年人由于精血的亏损，易出现眩晕、耳鸣、耳聋等，老年人常见的肩臂酸痛、视力减退、腰腿痛等，均可在两穴按摩。

养老穴可以缓解老花眼，失眠健忘，消化功能不好，肩、背、肘、臂酸痛以及其他各种因气血不足引起的病症。可以说，没有哪个老人不需要它，因为它的功能实在是太强大、太适合老年人了。每天一到两次，每次每个穴位3分钟，就用手指按揉它就可以。那一天中的什么时间刺激它最好呢？当然是未时，也就是下午的13~15点，因为未时是小肠经主时，这段时间它的气血最旺，功能最好，因而治疗的效果也更好。

支正

【穴位一找准】在前臂背面尺侧，当阳谷与小海的连线上，腕背横纹上5寸。

【功效】

【主治】头痛，目眩，热病，癫狂，项强，肘臂酸痛。

现代用来治疗：

（1）精神神经系统疾病：神经衰弱，精神病，眩晕，神经性头痛。

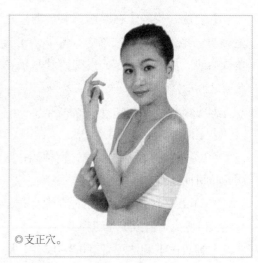

◎支正穴。

（2）其他：睑腺炎，十二指肠溃疡等。

【刺灸法】直刺或斜刺0.5~0.8寸。寒则补之或灸之，热则泻之。可灸。

穴位详解

支正穴，手太阳经络穴。气血物质为天部之气，由小肠经外部汇入本穴（以心经提供的气血为多，沟通心经与小肠经气血）。

支正：支，树之分枝也。正，气血运行的道路正也。支正名意指小肠经气血大部分循小肠经本经流行。本穴物质本由养老穴提供，但因养老穴的阳气大部分上走天部，小肠经本穴处的气血物质处于空虚之状，因此经穴外部的气血汇入本穴并循小肠经而行，气血运行的通道为小肠正经，故名支正。

【穴位配伍】

（1）配神门，为原络配穴法，有安神定志的作用，主治癫狂，精神病。

（2）配肩髎，有舒筋通络的作用，主治肩臂，手指疼痛，挛急。

按摩支正穴的时候，可以采取揉、按、掐的手法，力度要适中，当支正穴出现酸痛感的时候就可以了。每次大约按100下，半个月以后效果就出来了。

小海

【穴位一找准】该穴位于人体的肘内侧，当尺骨鹰嘴与肱骨内上髁之间凹陷处。一说在"天井外旁五分"（《针灸集成》）。

【功效】清热祛风，疏肝安神。

【主治】肘臂疼痛，癫痫。

【刺灸法】直刺0.3~0.5寸。寒则先泻后补或灸之，热则泻之。可灸。

穴位详解

小海，穴名出自《灵枢·本输》，合（土）穴。手太阳经所入为"合"。小肠经气血在此汇合。气血物质为天部之气，性温热，缓慢地蒸散并循小肠经上行。

小海：小，与大相对，为孝为阴也。海，穴内气血场覆盖的范围广阔如海也。该穴名意指小肠经气血在此汇合，气血场范围巨大。本穴物质为支正穴传来的天部之气，至本穴后为聚集之状，聚集的天部之气以云气的方式而存在，覆盖的范围巨大如海，亦含有一定水湿，故名。

小肠经合穴：本穴为小肠经气血的汇合之处，故为小肠经合穴。

本穴属土。属土，指本穴气血物质运行变化表现出的五行属性。本穴为小肠经经气的汇合之处，气血物质的运行缓慢，有土的不动之义，故其属土。

小海穴除了可以治疗肘关节及其周围软组织疾病外，还可以治疗上肢麻木，尤其是小指麻木。因为该穴位的深

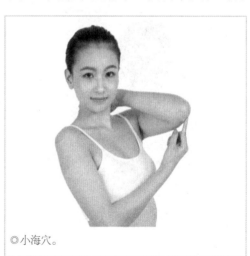

◎小海穴。

层解剖为尺神经沟，有尺神经经过，而尺神经支配小指的感觉。在保健运用时以按揉为主，但是在治疗颈椎病压迫神经所致的小指麻木时，应该加上拨动，使麻感传到小指。

肩贞

【穴位一找准】在肩关节后下方，臂内收时，腋后纹头上1寸（指寸）。正坐垂肩位，在肩关节后下方，当上臂内收时，当腋后纹头直上1寸处取穴。

【功效】清头聪耳，通经活络。

【主治】

（1）五官科系统疾病：耳鸣，耳聋。

（2）其他：肩关节周围炎，脑血管病后遗症，颈淋巴结结核，头痛等。

【刺灸法】

刺法：直刺1~1.5寸或向前腋缝方向透刺，肩部及肩胛部酸胀。有时可有麻电感向肩及指端传导。

灸法：艾炷灸或温针灸5~7壮，艾条灸10~20分钟。寒则补之或灸之，热则泻之或水针。

穴位详解

经穴名出自《素问气穴论》。气血物质为天部之气，性温，分散于肩之各部，散化小肠之热。

肩，穴所在部位肩部也。贞，古指贞卜问卦之意。该穴名意指小肠经气血由此上行阳气所在的天部层次。本穴物质为小海穴蒸散上行的天部之气，上行到本穴后此气冷缩而量少势弱，气血物质的火热之性对天部层次气血的影响作用不确定，如需问卜一般，故名。

臑俞

【穴位一找准】在肩部，当腋后纹头直上，肩胛冈下缘凹陷中。

【功效】冷降小肠经天部浊气。

【主治】肩臂肘酸痛无力，肩肿，肩周炎；咳喘，乳痈，瘰疬，多汗症。

【刺灸法】直刺或斜刺0.5~1.5寸。

穴位详解

臑俞穴，别名臑穴、臑交。为手太阳小肠经在肩部的经穴，是手、足太阳，阳维脉与阳跷脉的交会穴。臑俞的"臑"

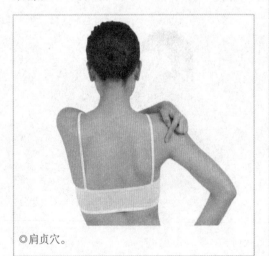

◎肩贞穴。

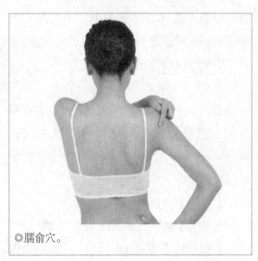

◎臑俞穴。

字，上臂也，亦指动物的前肢；"俞"，转输也。此穴在上臂后侧，紧靠背部，故称"臑俞"。有臑俞名意指手臂下部上行的阳气在此聚集，因肩贞穴无气血传至本穴。穴内气血是来自手臂下部各穴上行的阳气聚集而成，故名臑俞。该穴是手太阳经与足太阳经、阳维脉、阳跷脉之会聚处，故穴中的气血旺盛，既有手臂上行的阳气，又有背腰下肢上行的阳气，还有阳维脉、跷脉传来的阳气，故其是气血转输的要所。

臑俞：臑，动物的前肢。俞，输也。臑俞名意指手臂下部上行的阳气在此聚集。因肩贞穴无气血传至本穴，穴内气血是来自手臂下部各穴上行的阳气聚集而成，故名臑俞。

单刺臑俞治疗多汗症有特效。

治肩周炎，臑俞配臂臑，有祛风通络止痛作用。

治咳喘，臑俞配肺俞，有降气止咳平喘作用。

治乳痈，臑俞配肩井、膻中，有散结消肿作用。

天宗

【穴位一找准】在肩胛部，大致在肩胛骨的正中，冈下窝中央凹陷处，与第四胸椎相平。正坐或俯伏位，在肩胛冈下缘与肩胛骨下角之间连线上，当上、中1/3交点，与第四胸椎棘突下间平齐，与臑俞、肩贞成正三角形处是穴。

【功效】舒筋活络，理气消肿。

【主治】肩胛酸痛，肩周炎，肩背软组织损伤，肘臂外后侧痛，上肢不举，颈项颊颔肿痛，乳痈，乳腺炎，胸胁支满，咳嗽气喘，咳逆抢心，乳腺炎。

【刺灸法】

刺法：直刺或斜刺0.5~1寸，局部酸胀，针感穿过肩胛传导至手指。

灸法：艾炷灸或温针灸3~5壮，艾条灸10~15分钟。

穴位详解

天，穴内气血运行的部位为天部也。宗，祖庙，宗仰、朝见之意。该穴名意指小肠经气血由此气化上行于天。本穴物质为臑俞穴传来的冷降地部经水，至本穴后经水复又气化上行天部，如向天部朝见之状，故名。

【穴位配伍】

（1）治肩关节周围炎，肩臂肘痛：天宗，臑会；有舒筋通络止痛作用。

（2）治乳痈，乳腺增生：天宗，膻中；有理气散结消肿作用。

（3）治乳腺炎：天宗，乳根，少泽，膻中。

（4）催乳：天宗，乳根。

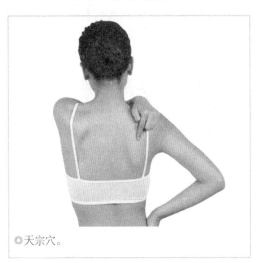

◎天宗穴。

秉风

【穴位一找准】在肩胛部，肩胛冈上窝中央，天宗直上，举臂有凹陷处。正坐俯伏位，在肩胛冈上窝中点，当天宗穴直上，举臂有凹陷处取穴。

【功效】散风活络，止咳化痰。

【主治】

（1）运动系统疾病：冈上肌腱炎，肩周炎，肩胛神经痛。

（2）其他：支气管炎等。

【刺灸法】

刺法：直刺或斜刺0.5~1寸，局部酸胀。

灸法：艾炷灸或温针灸3~5壮，艾条灸10~20分钟。寒则先泻后补或灸，热则泻之。

穴位详解

秉风，手三阳、足少阳之交会穴。气血物质为天部风气，散热下行于曲垣穴，吸附水湿，冷降小肠经阴浊。

秉风：秉，执掌之意。风，穴内气血物质为运动着的风气。该穴名意指小肠经的气化之气在此形成风气。本穴物质为天宗穴传来的天部之气，上行至此后，因吸热胀散而化为风气，风气循小肠经而运行，如被执掌指使一般，故名。

手阳明、足少阳之会：本穴物质为受热胀散的水湿之气，因其气血强盛，且在同一个天部层次传行，同合于阳明经多气多血的湿热之性及表现出足少阳胆经的风木之性，故为手阳明、足少阳之会。

临床常配伍配天宗穴治肩胛疼痛。

曲垣

【穴位一找准】在肩胛部，冈上窝内侧端，当臑俞与第2胸椎棘突连线的中点处；前倾坐位或俯卧位，在肩胛冈内上端凹陷处取穴。

【功效】舒筋活络，疏风止痛。

【主治】冈上肌腱炎，肩胛部拘挛疼痛，肩背痛，肩关节周围软组织疾病。

【刺灸法】

刺法：直刺或斜刺0.3~0.5寸，局部酸胀。患者取坐位或患侧在上侧卧位，选用腕踝针患侧上5作为进针点（相当于外关穴），常规消毒后，采用1.5寸32号一次性针灸针沿皮下向病所方向刺入约1.4寸。患者应无明显不适感，无酸、麻、胀等感觉。

灸法：艾炷灸或温针灸3~5壮，艾条灸10~20分钟。寒则灸之补之，热则泻之或水针。可灸。

穴位详解

本穴气血物质为地部富含水湿的脾土微粒，由天部归降地部并堆积穴周内外，沉降小肠经之浊。

曲，隐秘也。垣，矮墙也。曲垣名

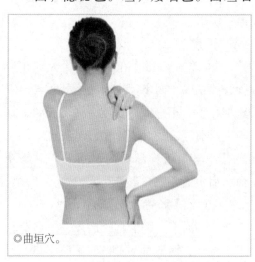

©曲垣穴。

意指小肠经经气中的脾土尘埃在此沉降。本穴物质为秉风穴传来的风气，风气在运行至本穴的过程中是吸湿下行，至本穴后天部气态物中的脾土尘埃沉降地部，脾土物质堆积如丘，如矮墙之状，故名曲垣。

曲垣穴的临床应用主要有以下三点：

（1）治肩胛下神经痛：曲垣，臑会，天宗，肩髃。

（2）治冈上肌腱炎：曲垣，臂臑，阳陵泉。

（3）治肩背痛：曲垣，大椎。

肩外俞

【穴位一找准】在背部，当第一胸椎棘突下，旁开3寸。前倾坐位或俯伏位，在第一胸椎棘突下，陶道（督脉）旁开3寸，当肩胛骨脊柱缘的垂线上取穴。

【功效】舒筋活络，祛风止痛。

【主治】

（1）运动系统疾病：颈椎病，肩胛区神经痛，痉挛，麻痹。

（2）其他：肺炎，胸膜炎，神经衰弱，低血压等。

指压该穴道，可以使体内血液流畅，对缓解并治疗肩膀僵硬、耳鸣非常有效；此外，还可以治疗精神性阳痿等疾病，治疗该疾病要和手三里穴位一起配合治疗才能发挥显著的疗效。

【刺灸法】

刺法：向外斜刺0.5~0.8寸，局部酸胀。不可深刺，以防气胸。

灸法：艾炷灸或温针灸3~5壮，艾条灸10~20分钟。寒则补之灸之，热则泻之或水针。

穴位详解

胸内部的高温水湿之气由本穴外输。气血物质为湿热水气，由胸腔内部外输体表，卸减胸腔温压。

肩，穴所在部位为肩胛部也。外，肩脊外部也。俞，输也。该穴名意指胸内部的高温水湿之气由本穴外输小肠经。本穴位处肩胛上部，内部为胸腔，因本穴有地部孔隙与胸腔相通，胸腔内的高温水湿之气由本穴外输小肠经，故名肩外俞。

肩外俞位于肩胛提肌上，肩胛提肌是一条很细小的肌肉，可它一旦劳损就会导致上半身很多部位的不适，而按揉肩外俞穴，则能使很多上半身的疾病或疼痛得到缓解。

电脑族和经常开车的人，不妨做一下拍打肩胛的动作，有利于疏通经络，让上半身的神经肌肉都得到放松。

具体方法是：一上一下，前后左右甩臂；右手掌拍左肩，左手掌拍右肩，

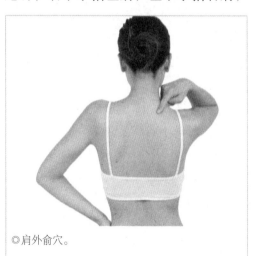

◎肩外俞穴。

左右交叉；甩到下面时，手背扣打腰背，每次可拍打8个8拍。但当出现内科、五官科等疾病是就应接受专门的针灸或推拿治疗方可彻底解决鼻炎、高血压、头痛等病症。

肩中俞

【穴位一找准】在背部，当第七颈椎棘突下，旁开2寸。前倾坐位或俯伏位，在第七颈椎棘突下，大椎（督脉）旁开2寸处取穴。另说"大杼旁二寸"（《医学入门》），或"肩外俞上五分"（《针灸集成》）。

【功效】解表宣肺。

【主治】

（1）呼吸系统疾病：支气管炎，哮喘，支气管扩张，吐血，

（2）其他：视力减退，肩背疼痛等。

【刺灸法】

刺法：斜刺0.5~0.8寸，局部酸胀。注意不可深刺，以防气胸。

灸法：艾炷灸3~5壮，或温和灸10~15分钟。

穴位详解

肩，穴所在部位为肩胛部也。中，肩脊中部也。俞，输也。该穴名意指胸内部的高温水湿之气由本穴外输小肠经。本穴位处肩脊中部，内部为胸腔，因本穴有地部孔隙与胸腔相通，胸腔内的高温水湿之气由本穴外输小肠经，故名。

天窗

【穴位一找准】该穴位于人体的颈外侧部，胸锁乳突肌的后缘，扶突穴后，与喉结相平。

【功效】聪耳利窍，熄风宁神。

【主治】耳鸣，耳聋，咽喉肿痛，颈项强痛，暴喑。

【刺灸法】直刺0.5~1寸。寒则补之灸之，热则泻之。

穴位详解

别名窗笼穴，窗聋穴，窗簧穴，天笼穴。颈部上炎之热由此外传体表。气血物质为高温水湿之气，循小肠经上行天部，疏散内热。

天窗：天，天部也。窗，房屋通风透气之通孔也。该穴名意指颈部上炎之热由此外传体表。本穴物质来自两个方面，一是肩中俞穴的上行热气由本穴上行头面天部，二是循颈项上行的炎热之气由里部外传本穴的表部，穴名之意即在强调由里部外传本穴表部的这部分气血，本穴的散热作用如同打开了天窗一般，故名。

窗聋穴：窗，窗户，开阖的机关也。聋，耳之闭塞不通也。窗聋名意指本穴无地部孔隙与内部相通。本穴为颈项内热的外散之处，颈项的内热会由本穴外散，其

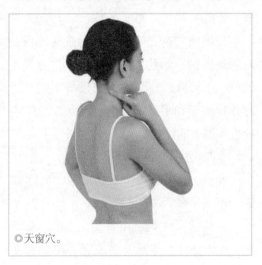

◎天窗穴。

原因不在于有地部孔隙与内部相通，而是本穴位处颈项局部重力场的高地势，与内部的高温气血位置最为接近，因此颈项内部的高温热气会由本穴外渗而出，故名窗聋。

"天"指头部，"窗"指孔窍，这个穴最善开窍醒神。目窍开则眼明，听窍开则耳聪，鼻窍开则神怡，所以按摩此穴是每天伏案工作后白领一族必备法宝：天窗穴非常好找，在耳颈外侧部，胸锁乳突肌的后缘，与喉结处相平。点按此穴，通常酸胀感能窜到后背，顿时会觉得肩膀有轻松之感，所以此穴还是预防颈椎病的要穴。

天容

天容穴名出自《灵枢·本输》。小肠经气血在此云集汇合。气血物质为天部的水湿云气，循小肠经散热冷降交于颧髎穴，传递水湿。

【穴位一找准】在颈外侧部，当下颌角的后方，胸锁乳突肌的前缘凹陷中。伸长脖子时，会感到耳朵下方的颈部有条粗肌肉，在这条肌肉与下颌角之间就是天容穴。左右各一。

【功效】利咽消肿，聪耳降逆。

【主治】耳鸣，耳聋，咽喉肿痛，颈项强痛，多用于治疗颈部疾病。

【刺灸法】直刺0.5~1寸。按摩保健用两手手指指腹端按压此穴，做环状运动。寒则先泻后补或灸，热则泻之。可灸。

穴位详解

天，天部也。容，容纳、包容也。天容名意指小肠经气血在本穴云集汇合。本

穴物质为天窗穴传来的天部湿热之气，至本穴后，湿热之气散热冷却化为天部的云状气态物并聚集于穴内，如被本穴包容一般，故名天容。

【穴位配伍】配列缺治颈项强痛。

颧髎

【穴位一找准】在面部，当目外眦直下，颧骨下缘凹陷处。

【功效】清热消肿，祛风止痉。

【主治】口眼歪斜，眼睑动，齿痛，颊肿。现代常用来治疗面神经麻痹、面肌痉挛、三叉神经痛、上牙痛、唇肿等。此穴还能改善面部肌肤松弛度，保持肌肤柔润有活力。

【刺灸法】直刺0.3~0.5寸，斜刺或平刺0.5~1寸。《图翼》：禁灸。

按摩保健用两手手指指腹端按压此穴，但要有一定的方向，或者由上而下，或者由下而上。寒则通之或先泻后补，热则泻之。

穴位详解

颧髎，经穴名出自《针灸甲乙经》，

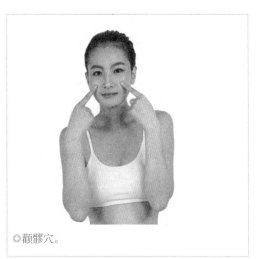

◎颧髎穴。

手少阳、太阳经交会穴，别名兑骨，兑端，椎髎，权髎，小肠经气血在此冷降。气血物质为天部的水湿云气，性凉，横向下行听宫穴，冷降天部浊气。

颧髎：颧，颧骨也，指穴所在的部位。髎，孔隙也。颧髎名意指小肠经气血在此冷降归地并由本穴的地部孔隙内走小肠经体内经脉。本穴物质为天容穴传来的水湿云气，至本穴后水湿云气冷降于地并由本穴的地部孔隙内走小肠经体内经脉，故名颧髎。

兑骨、兑端：兑，八卦中属金也。骨，水也。兑骨名意指本穴的气血物质为天部的凉湿水气。理同颧髎名解。

兑端：兑，八卦中属金也。端，终点也。兑端名意指本穴气血性凉，运行到了小肠经的最高点。本穴物质为天容穴传来的水湿云气，至本穴后散热而化为凉性之气，且位处小肠经气血上行的最高点，故名兑端。

临床上配地仓、颊车治口歪；配合谷治齿痛。

听宫

【穴位一找准】手、足少阳，手太阳之会。在面部，耳屏前，下颌骨髁状突的后方，张口时呈凹陷处。一说"在耳中，珠子大，明如赤小豆"（《针灸甲乙经》）。

【功效】开窍聪耳。

【主治】耳鸣，耳聋，聤耳，牙痛，癫狂痫。三叉神经痛、头痛、目眩头昏。

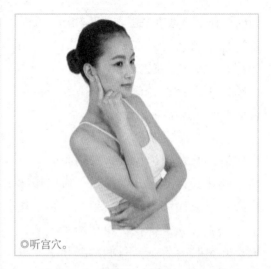
◎听宫穴。

【刺灸法】张口，直刺1~1.5寸，至耳中发胀，有似鼓膜向外膨胀的感觉。

寒则先泻后补，热则泻之。可灸。

穴位详解

听宫，经穴名出自《灵枢·刺节真邪》。别名多所闻。手、足少阳与手太阳经交会穴，小肠经气血由此回归小肠经体内经脉。气血物质为地部经水，由地之天部注入地之地部，回收地部经水导入体内。

听宫：听，闻声也。宫，宫殿也。该穴名意指小肠经体表经脉的气血由本穴内走体内经脉。本穴物质为颧髎穴传来的冷降水湿云气，至本穴后，水湿云气化雨降地，雨降强度比颧髎穴大，如可闻声，而注入地之地部经水又如流入水液所处的地部宫殿，故名。

临床配翳风穴、中渚治耳鸣、耳聋。

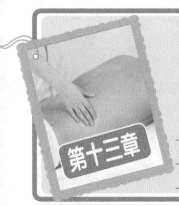

足太阳膀胱经——运行人体，护佑全身

◎人体十二经脉之一。简称膀胱经。循行部位起于目内眦（睛明穴），上达额部，左右交会于头顶部（百会穴）。养护好此经可以使全身得到护佑。

足太阳膀胱经总述

足太阳膀胱经脉分支从头顶部分出，到耳上角部。直行本脉从头顶部分别向后行至枕骨处，进入颅腔，络脑，回出分别下行到项部，下行交会于大椎穴，再分左右沿肩胛内侧，脊柱两旁，到达腰部，进入脊柱两旁的肌肉，深入体腔，络肾，属膀胱。本经脉一分支从腰部分出，沿脊柱两旁下行，穿过臀部，从大腿后侧外缘下行至腘窝中。另一分支从项分出下行，经肩胛内侧，从附分穴挟脊下行至髀枢，经大腿后侧至腘窝中与前一支脉会合，然后下行穿过腓肠肌，出走于足外踝后，沿足背外侧缘至小趾外侧端，交于足少阴肾经。

本经脉腧穴有：睛明、攒竹、眉冲、曲差、五处、承光、通天、络却、玉枕、天柱、大杼、风门、肺俞、厥阴俞、心俞、督俞、膈俞、肝俞、胆俞、脾俞、胃俞、三焦俞、肾俞、气海俞、大肠俞、关元俞、小肠俞、膀胱俞、中膂俞、白环俞、上髎、次髎、中髎、下髎、会阳、承扶、殷门、浮郄、委阳、委中、附分、魄户、膏肓俞、神堂、譩譆、膈关、魂门、阳纲、意舍、胃仓、肓门、志室、胞肓、秩边、合阳、承筋、承山、飞扬、跗阳、昆仑、仆参、申脉、金门、京骨、束骨、足通谷、至阴，共六十七穴，左右合一百三十四穴。

足太阳膀胱经从内眼角开始（睛明），上行额部（攒竹、眉冲、曲差；会神庭、头临泣），交会于头顶（五处、承光、通天；会百会）。

它的支脉：从头顶分出到耳上角（会曲鬓、率谷、浮白、头窍阴、完骨）。其直行主干：从头顶入内络于脑（络却、玉枕；会脑户、风府），复出项部（天柱）分开下行：一支沿肩胛内侧，夹脊旁（会大椎、陶道；经大杼、风门、肺俞、厥阴俞、心俞、督俞、膈俞），到达腰中（肝俞、胆俞、脾俞、胃俞、三焦俞、肾俞），进入脊旁筋肉，络于肾，属于膀胱（气海俞、大肠俞、关元俞、小肠俞、膀胱俞、中膂俞、白环俞）。一支从腰中分出，夹脊旁，通过臀部（上髎、次髎、中髎、下髎、会阳、承扶），进入窝中（殷门、委中）。

背部另一支脉：从肩胛内侧分别下行，通过肩胛（附分、魄户、膏肓俞、神堂、膈关、魂门、阳纲、意舍、胃仓、肓门、志室、胞肓、秩边），经过髋关节部（会环跳穴），沿大腿外侧后边下行（浮郄、委阳），会合于窝中（委中），由此向下通过腓肠肌部（合阳、承筋、承山），出外踝后方（飞扬、跗阳、昆仑），

沿第五跖骨粗隆（仆参、申脉、金门、京骨），到小趾的外侧（束骨、足通谷、至阴），下接足少阴肾经。

本经一侧67穴（左右两侧共134穴），其中49穴分布于头面部、项部和背腰部之督脉的两侧，余18穴则分布于下肢后面的正中线上及足的外侧部。首穴睛明，末穴至阴。主治泌尿生殖系统、神经精神方面、呼吸系统、循环系统、消化系统病症和热性病，以及本经脉所经过部位的病症。

足太阳膀胱经主要穴位详解

睛明

【穴位一找准】位于面部，目内眦角稍上方凹陷处。

【功效】祛风、清热、明目。

【主治】目赤肿痛，流泪，视物不明，目眩，近视，夜盲，色盲。迎风流泪、偏头痛、结膜炎、睑缘炎、眼睛疲劳、眼部疾病、三叉神经痛等。

【刺灸法】嘱患者闭目，医者左手轻推眼球向外侧固定，左手缓慢进针，紧靠眶缘直刺0.5~1寸。不捻转，不提插（或只轻微地捻转和提插）。出针后按压针孔片刻，以防出血。寒则泻之或先泻后补，热则补之。本穴禁灸。

穴位详解

经穴名出自《针灸甲乙经》。《备急千金要方》作精明。别名泪孔、泪空、泪腔。属足太阳膀胱经。手足太阳、足阳明、阴跷、阳跷之会。穴内气血为温热的

天部水气与地部经水（血），气血的运行分为三支，一是气态物向上行于督脉及膀胱本经，二是地部经水下走足阳明经。

睛明：睛，指穴所在部位及穴内气血的主要作用对象为眼睛也。明，光明之意。睛明名意指眼睛接受膀胱经的气血而变得光明。本穴为太阳膀胱经之第一穴，其气血来源为体内膀胱经的上行气血，乃体内膀胱经

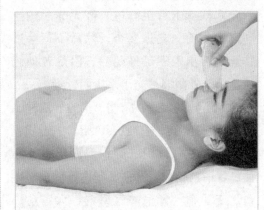

◎生活中经常刮痧睛明穴，可以治疗目赤肿痛、流泪、视物不明等症。

吸热上行的气态物所化之液，亦即是血。膀胱经之血由本穴提供于眼睛，眼睛受血而能视，变得明亮清澈，故名睛明。

睛明穴是防治眼睛疾病的第一大要穴，但它一直被人们忽略，因为，大家按这个穴位的时候并没有感觉到它有这么大的神奇功效，原因就是这个穴位大家没有按对，因此，作用没显示出来。按此穴时，咱们要把所有的指甲剪平了，先用两手大拇指指肚夹住鼻根，不要特别使劲，然后垂直地往眼睛深部按，按的时候把眼睛闭上，然后按一下松一下，再按一下再松一下，如是做9次，这个穴位就能真正起作用了。

为什么我们先要用拇指把鼻根夹住呢？因为这个穴特别小，如果你很随意地去揉，很容易就杵到眼睛，而且还可能把旁边的皮也杵破了，只有这样按起来才能安全，而且对眼睛的诸多疾病都有效果。

攒竹

【穴位一找准】该穴位于面部，当眉头陷中，眶上切迹处。取穴时应要求患者采用正坐或仰卧的姿势，攒竹穴位于人体的面部，眉毛内侧边缘凹陷处（当眉头陷中，眶上切迹处）即是。

【功效】清热明目，熄风止痉。

【主治】头痛，口眼歪斜，目视不明，流泪，目赤肿痛，眼睑（目闰）动，眉棱骨痛，眼睑下垂。迎风流泪（俗称漏风眼）、眼睛充血、眼睛疲劳、眼部常见疾病、假性近视等。在学生的眼保健操中，其中有一节就是指压按摩此穴，可见其保健效果非同一般。

【刺灸法】平刺0.5~0.8寸。禁灸。寒

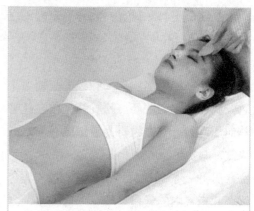

◎生活中经常刮痧攒竹穴，可以治疗头痛、口眼歪斜、目视不明等症。

则补之，热则泻之。

穴位详解

经穴名出自《针灸甲乙经》，别名眉头、眉本、员在、始光、夜光、明光、光明、员柱。膀胱经湿冷水气由此上行。气血物质为天部的湿热水气，其气血温度比睛明穴的要高，但比头面其他经脉穴位中的气血温度要低，循膀胱经上行。

攒竹：攒，聚集也。竹，山林之竹也。攒竹名意指膀胱经湿冷水气由此吸热上行。本穴物质为睛明穴上传而来的水湿之气，因其性寒而为吸热上行，与睛明穴内提供的水湿之气相比，由本穴上行的水湿之气量小，如同捆扎聚集的竹竿小头一般（小头为上部、为去部，大头为下部、为来部），故名攒竹。

眉冲

【穴位一找准】眉冲穴位于人体的头部，当攒竹穴直上入发际0.5寸，神庭穴与曲差穴连线之间。

【功效】祛风通窍，明目醒神。

【主治】头痛，眩晕，鼻塞，癫痫。

【刺灸法】平刺0.3~0.5寸。寒则泻之或先泻后补，热则补之。

穴位详解

眉冲，经穴名出自《脉经》。别名小竹。属足太阳膀胱经。膀胱经气血在此吸热向上冲行。气血物质为较低温态的水湿之气，循膀胱经传输于曲差穴。

眉冲：眉，眼眶上的毛发也，其色黑，此指穴内的气血物质为寒冷的水湿之气。冲，冲射也。该穴名意指膀胱经气血在此吸热向上冲行。本穴气血为攒竹穴传来的水湿之气，上行至本穴后散热冷缩，受外部所传之热寒冷水气复又胀散，胀散之气则循膀胱经向上冲行，故名。

眉冲穴可配太阳穴治头痛。

曲差

【穴位一找准】该穴位于人体的头部，当前发际正中直上0.5寸，旁开1.5寸，即神庭穴与头维穴连线的内1/3与中1/3交点。

【功效】祛风，明目，通络。

【主治】头痛，鼻塞，衄衄，目视不明。

【刺灸法】平刺0.5~0.8寸。寒则泻之或先泻后补，热则补之。

穴位详解

经穴名出自《针灸甲乙经》。别名鼻冲。气血物质为天部的凉湿水气，由穴内输向头之各部。

曲差：曲，隐秘也。差，派遣也。该穴名意指膀胱经气血由此输送头之各部。本穴物质为眉冲穴传来的水湿之气，在本穴的变化为进一步的吸热胀散并输送头之各部，但因其气血水湿成分少如若有若无之状，故名。

鼻冲：鼻，肺之所主，言穴内物质为气也。冲，冲行也。鼻冲名意指穴内气血的运行为冲行之状。本穴物质为眉冲穴传来的水湿之气，在本穴的变化为进一步的吸热胀散，胀散之气性同肺气的凉冷之性，且为向穴外的冲行之状，故名鼻冲。

本穴可配合谷穴治头痛、鼻塞。

五处

【穴位一找准】该穴位于人体的头部，当前发际正中直上1寸，旁开1.5寸。

【功效】散风清热，明目镇静。

【主治】头痛，目眩，癫痫。

【刺灸法】平刺0.5~0.8寸。寒则先泻后补，热则泻之。本穴经书列为不可灸，是因为本穴的气血空虚即为正常态，若施以火灸，则穴内地部的水湿气化充斥穴内，穴内正常的空虚态即被破坏，故不可灸。

穴位详解

经穴名出自《针灸甲乙经》。《医学入门》作巨处。气血物质为天部的凉湿水气，由穴外的头之各部汇入穴内，汇聚头

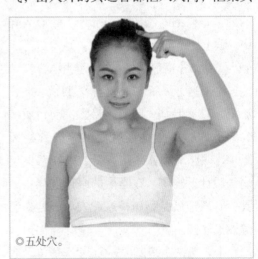
◎五处穴。

部冷降浊气。

五处：五，东南西北中五方也。处，处所也。该穴名意指本穴气血来自头之各部。本穴气血本应由曲差穴提供，但因曲差穴的气血受热后散于膀胱经之外，基本无物传入本穴，穴外头之各部的气血因而汇入穴内，故名。

巨处：巨，巨大也。处，处所也。巨处名意指本穴气血来自穴外的广阔天部。理同五处名解。

临床上常配合谷穴、太冲穴治头痛、目眩。

承光

【穴位一找准】承光穴位于人体的头部，当前发际正中直上2.5寸，旁开1.5寸。正坐或仰卧位，在五处后1.5寸，五处与通天之间取穴。

【功效】祛风、明目、降逆。

【主治】头痛，目眩，鼻塞，热病。面神经麻痹，角膜白斑，鼻息肉，鼻炎，内耳眩晕症等。

【刺灸法】刺法：平刺0.3~0.5寸，局

部酸痛。寒则补之，热则泻之。禁灸。

本穴经书列为禁灸，其理与上一节我们提到的五处穴不可灸相近，原因在于本穴气血由五处穴提供，水湿成分比五处穴更少，施灸只能熬干穴内地部之水，所灸之热则内传于颅脑并使之受损，故列为禁灸。

穴位详解

本穴穴名中的"承"是"受"之意。光，亮也，阳也，热也。该穴名意指膀胱经气血在此进一步受热胀散。

本穴物质为五处穴传来的凉湿水气，至本穴后进一步受热胀散，如受之以热一般，故名。气血物质为天部的阳气，水湿含量少，吸热后上行于通天穴。

可用本穴配百会穴治头痛。

通天

【穴位一找准】该穴位于人体的头部，当前发际正中直上4寸，旁开1.5寸。

【功效】祛风通窍。

【主治】头痛，眩晕，鼻塞，鼻出血，鼻渊。

【刺灸法】平刺0.3~0.5寸。寒则泻

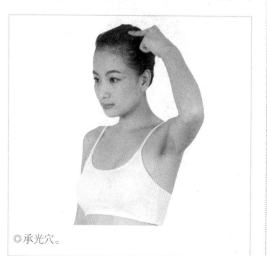

◎承光穴。

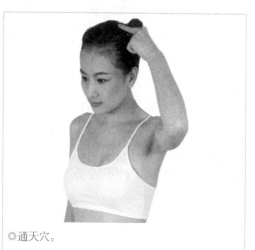

◎通天穴。

之，热则补之。针刺头面部时，不宜深刺，宜浅刺或斜刺，可增强疗效。凡疼痛以胀痛、跳痛、刺痛、烧灼痛为主，且疼痛剧烈难以忍受者，针刺手法一般多用强刺激；凡疼痛以昏痛、隐隐作痛为主，且有眼花、耳鸣等虚弱之象者，针刺手法多采用弱刺激，或同时予以温针治疗。

穴位详解

通天，别名天臼，天伯，天目，天白，天日，天归，天旧。膀胱经气血在此受热胀散上行于天。气血物质为天部的阳气，由天之下部吸热后上行天之天部。

通天：通，通达也。天，天部也。该穴名意指膀胱经气血由此上行天部。本穴气血来自承光穴的水湿之气，至本穴后此水湿之气所处为天之下部，与头部的阳气不在同一层次，经由本穴吸热后才上行至与头部阳气相同的天部层次，故名。

天臼：天，天部也。臼，石做的舂米器具，石也，肾也，润下之气也。天臼名意指本穴气血为天部阳热之气带来寒冷之气。本穴气血为承光穴传来的水湿之气，其运行变化为吸热上炎，而在其气血吸热上炎的同时也就为天部带去了寒冷，即是本穴气血有润下的特性，故名天臼。

天伯：天，天部也。伯，天之伯也，即脾气，天为肺，其伯为脾。天伯名意指本穴气血带有脾的热燥之性。本穴物质为承光穴传来的水湿之气，其气弱小，在天部阳热之气稍旺盛的情况下它则表现出脾气的燥性，故名天伯。

天目：天，天部也。目，肝所主的风也。天目名意指承光穴传来的水湿之气中

水湿含量稍大则会在本穴吸热后胀散化风而行。

天白：天，天部也。白，肺之色也，气也。天白名意指在承光穴传来的水湿之气稍多的情况下穴内气血就会变为肺气特性的凉性之气。

天日：天，天部也。日，与夜相对，阳也，气也。天日名意指穴内气血为天部阳气。

天归：天，天部也。归，归来穴也。天归名意指本穴气血吸热后归于天部。

天旧：天，天部也。旧，依旧也。天旧名意指本穴气血对天部层次的气血作用影响不太大。

通天穴配迎香穴、合谷穴治鼻疾。对头顶部疼痛者，选择的穴位有百会、前顶、通天、行间及疼痛部位。

络却

【穴位一找准】在头部，当前发际正中直上5.5寸，旁开1.5寸。正坐或仰卧位，在通天后1.5寸，距督脉1.5寸处取穴。

【功效】清热安神，平肝熄风。

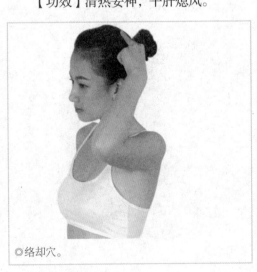
◎络却穴。

【主治】

（1）精神神经系统疾病：头痛，眩晕，面神经麻痹，精神病，抑郁症。

（2）五官科系统疾病：近视眼，鼻炎。

（3）其他：甲状腺肿，枕肌和斜方肌痉挛。

【刺灸法】

刺法：平刺0.3~0.5寸，局部酸痛。

灸法：艾条温灸5~10分钟。寒则先泻后补，热则泻之。

穴位详解

络却，经穴名出自《针灸甲乙经》。《千金要方》作胳却；《医学入门》作络郄。别名强阳、脑盖。头部气血由此汇入膀胱经。气血物质为天部的水湿之气，由穴外天部汇入穴内后再循膀胱经向下传输。

络却：络，联络也。却，退却、拒绝也。络却名意指头部气血由此汇入膀胱经。本穴气血由于通天穴基本上无物传来而处于空虚之状，穴内气血是由穴外头部传入的寒湿之气而非阳热之气，本穴既有聚集头部气血的作用但同时又拒绝接受外部的阳热之气，故名络却。

强阳：强，强盛也。阳，阳气也。强阳名意指本穴气血为强盛的阳气。如络却之名解，本穴气血虽为穴外头部传入的寒湿之气，但对于膀胱经原有气血来说它仍为偏高温态的天部之气，比膀胱经气血的温度要高要强，故名强阳。

脑盖：脑，头脑也。盖，护盖也。脑盖名意指本穴气血为天部之气，如同头之外卫。

及行：及，至、到也。行，行动、运行也。及行名意指本穴要在接受外部气血后才有气血循膀胱经传输。理同络却名解。

玉枕

【穴位一找准】该穴位于人体的后头部，当后发际正中直上2.5寸，旁开1.3寸平枕外隆凸上缘的凹陷处。

【功效】祛风，通窍，利目。

【主治】

（1）精神神经系统疾病：枕神经痛，视神经炎，嗅觉减退。

（2）五官科系统疾病：青光眼，近视眼，鼻炎，口疮。

（3）其他：足癣。

【刺灸法】

刺法：平刺0.3~0.5寸。

灸法：艾条温灸5~10分钟。寒则先泻后补，热则泻之。

穴位详解

膀胱经气血在此化为凉湿水气。气血物质为水湿之气，性凉冷，既散热又冷

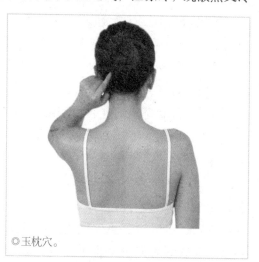

◎玉枕穴。

降，所散之热循膀胱上行，冷降之气循膀胱经下行。

玉，金性器物，肺金之气也。枕，头与枕接触之部位，言穴所在的位置也。该穴名意指膀胱经气血在此化为凉湿水气。本穴物质为络却穴传来的寒湿水气与天柱穴传来的强劲风气，至本穴后汇合而成天部的凉湿水气，其性表现出肺金的秋凉特征，故名。

玉枕，最直观的意思就是玉做的枕头。想想，玉是多么圆润华美的东西，用它来做枕头，尤其是在夏天，肯定是很舒服的。古人非常喜欢玉，所以富贵人家里一般都有这些东西。李清照在《醉花阴》里就写道"玉枕纱橱，半夜凉初透"。躺在纱橱房子里，枕着玉做的枕头，更深夜半，只感到阵阵凉意。

实际上，玉枕骨就是我们常说的后脑勺。在后头部，当后发际正中直上2.5寸，旁开1.5寸平枕外隆凸上缘的凹陷处。人在睡觉的时候，这里正好对着枕头，所以称为玉枕。

玉枕穴在后脑勺，有一个非常好的作用就是防治谢顶。现在很多人，尤其是一些中高层领导，精神时刻处于一种紧张状态，思虑过度，导致头发的毛细血管也经常处于收缩状态，供血不好，所以很容易掉头发。刚到中年，头发就稀稀疏疏的了，很不好看。

玉枕穴对付这个现象可以说是很拿手，但它在后脑勺的位置，很不好定位。所以，这里给容易掉发脱发的朋友推荐一个按摩的方法。将手变成"五指梳"，也就是将五指自然放松，散开，像一把梳子一样。然后从前额梳到后脑勺，用指腹的位置，这样不容易伤到头皮，要稍微用劲一点儿，这样头皮才能受到刺激，梳50次左右，一直到头皮有酸胀的感觉为止。

其实，这个方法早在唐代时候孙思邈就推荐过了，他说齿宜常叩，发宜常梳。每天早上起来，孙思邈都会这样梳头百次，所以年纪大了，还头不晕、眼不花的，身体非常好。这个方法的原理也非常简单，我们在日常生活中遇到问题或者麻烦的时候，是不是会习惯性地用手在头发上使劲地抓？这个其实就是在疏通膀胱经的气血，只不过是身体自发的。所以我们就习以为常，没太在意罢了。

中医是一个整体，不光体现在上下左右的经脉连通上，包括一个人的心智、情绪和生理的健康也是密切相关。也就是我们今天说的情商和智商，其实情商和智商是有非常大的关联的。智商高的人只要稍加提点，他的情商也能很快提上来。因为这样的人往往气血比较充足，只要引到合适的地方，他会在心理性格方面迅速地出现质的飞跃。这里，最关键的就是找到引导的路径。

天柱

【穴位一找准】在后头骨正下方凹处，也就是颈脖子处有一块突起的肌肉（斜方肌），此肌肉外侧凹处，后发际正中旁开约2厘米（1.3寸）左右即是此穴。

【功效】疏风通络，熄风宁神。

【主治】头痛，项强，鼻塞，癫狂

病，肩背病，热病。

现代常用来治疗颈椎酸痛、睡扭了脖子（落枕）、五十肩、高血压、目眩、头痛、缓解眼睛疲劳等。该穴道是治疗头部、颈部、脊椎以及神经类疾病的中医首选穴之一。

【刺灸法】直刺或斜刺0.5~0.8寸，不可向内上方深刺，以免伤及延髓。寒则补之灸之，热则泻之。

穴位详解

膀胱经的阳热之气由此穴快速上传头之天部。气血物质为强劲的阳气。循膀胱经快速上行。

天，一指穴内物质为天部阳气，二指穴内气血作用于人的头颈天部。柱，支柱也，支承重物的坚实之物，在此喻意穴内气血饱满坚实也。该穴名意指膀胱经的气血在此为坚实饱满之状。本穴气血乃汇聚膀胱经背部各腧穴上行的阳气所成，其气强劲，充盈头颈交接之处，颈项受其气乃可承受头部重量，如头之支柱一般，故名。本穴配大椎穴治头痛项强。

有关此穴道的指压法列举如下：按摩治疗肩膀肌肉僵硬、酸痛、治疗疼痛、麻痹等后遗症，治疗宿醉、穴道指压法治疗忧郁症等。

大杼

【穴位一找准】在背部，当第一胸椎棘突下，旁开1.5寸。正坐低头或俯卧位，在第一胸椎棘突下，督脉旁开1.5寸处取穴。

【功效】强筋骨，清邪热。

【主治】

（1）呼吸系统疾病：支气管炎，支气管哮喘，肺炎。

（2）精神神经系统疾病：头痛，癫痫。

（3）运动系统疾病：颈椎病，腰背肌痉挛，膝关节骨质增生。

（4）其他：咽炎，感冒，骨结核。

【刺灸法】

刺法：向内斜刺0.5~0.8寸，局部酸胀，针感可向肩部扩散。

灸法：艾炷灸5~7壮，艾条温灸10~15分钟。寒则先泻后补，热则泻之。

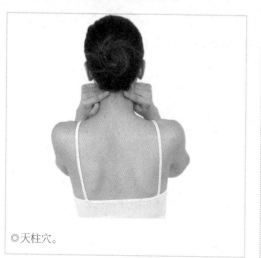

◎天柱穴。

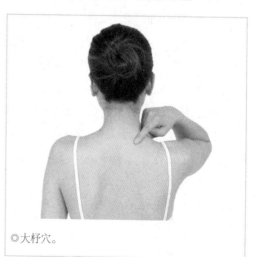

◎大杼穴。

穴位详解

别名背俞，本神，百旁，百劳。手足太阳经之交会穴；八会穴之一，骨会大杼。膀胱经水湿之气在此吸热快速上行。气血物质为天部的湿冷水气，吸热后循膀胱经快速上行头颈天部，为头部提供湿冷水气，清热除燥。

大杼：大，大也，多也。杼，古指织布的梭子。大杼名意指膀胱经水湿之气在此吸热快速上行。本穴物质为膀胱经背俞各穴吸热上行的水湿之气，至本穴后虽散热冷缩为水湿成分较多的凉湿水气，但在本穴的变化为进一步的吸热胀散并化为上行的强劲风气，上行之气中水湿如同织布的梭子般向上穿梭，故名大杼。

背俞：背，穴内气血来自背部也。俞，输也。背俞名意指本穴气血来自背部各个腧穴。理同大杼名解。

夏季长期处于空调环境里，久坐办公室工作，或长期使用电脑的人，颈肩部很容易疼痛、僵硬，这时触及大杼穴就会有异常的压痛感。

有些颈椎病前期的患者，颈肩部虽然还没有出现明显的疼痛僵直，但会感到脖子不舒服、发皱、发酸，这时触及大杼穴也会有较明显的压痛。

这是因为，不当的姿势、过度的紧张使颈肩部的督脉、足太阳膀胱经脉气受阻，大杼穴就容易气血不通。同时，姿势不良对脊柱骨质产生压力，时间久了，产生骨质增生，也就是"骨病"，会加重大杼穴气血瘀阻的状况。

因此，保持大杼穴气血畅通，颈肩部经脉气血的流通就有了保证，颈椎病的症状就能得到改善。

在开始感觉到颈部有时酸痛，肩部不适的时候，经常按摩、揉擦大杼穴，沿着大杼穴上下拍打，每天抽时间做2~3次，每次10分钟，可以促进气血的畅通，避免在大杼穴形成气血的瘀阻。按摩大杼穴时会觉得酸痛感比较明显，但按摩之后会觉得舒服。

每天用梅花针敲打大杼穴一带3~5次，每次5分钟，也会收到较好的效果。疼痛持续出现时，还可以用梅花针轻度敲打后在穴位处拔火罐5~10分钟。在这一阶段避免过度紧张，避免长时间的坐姿和长时间的眼睛疲劳，这样的自我保健可以使颈椎病免于继续发展，趋向好转。

如果颈椎病已经形成，出现明显的颈肩背部疼痛时，此时，仅靠按摩或用梅花针刺激大杼穴就不够了，自我保健还需要配合风池、肩井、外关等穴位，可以用按摩、梅花针敲打以及拔火罐的方法。平时要放松身心，睡眠充足，避免长时间疲劳等，颈椎病还是会有相当程度的恢复，能够控制颈背部的疼痛，保证生活质量。

但如果颈肩背部疼痛加重，甚至手臂麻木、疼痛、酸软无力，或出现头晕的症状，这时，就应该到医院就诊，按照疗程进行规律的针灸、砭石治疗。

需要注意的是，急性的颈肩疼痛，伴有颈肩肌肉的肿胀的，则不可强力刺激大杼穴，以免加重肌肉的肿胀，使疼痛更严重。只可以用梅花针轻刺激穴位一带，起到促进穴位微循环好转的作用。

风门

【穴位一找准】人体风门穴位于背部，当第二胸椎棘突下，旁开1.5寸。取穴时通常采用正坐或俯卧姿势，风门穴位于背部，从朝向大椎下的第2个凹洼（第2胸椎与第3胸椎间）的中心，左右各2厘米左右之处（或以第二胸椎棘突下，旁开1.5寸）。此两处就是"风门穴"。

【功效】祛风，宣肺解表。

【主治】

（1）防治感冒：风门穴既是感冒的预防穴，也是治疗穴。多灸风门，可以预防感冒。如果觉得项背发冷，似有感冒的征兆时，可即灸风门穴20壮，同时灸身柱穴，就会觉得脊背发暖，感冒可以避过，即使避不过，也可以减轻；如果感冒以后总觉得没有痊愈，迁延时日，则灸风门，即可痊愈。

（2）呼吸系统疾患：风门穴对于防治小叶性肺炎、肺门淋巴结核、初期肺浸润、哮喘、运气管炎、胸膜炎、百日咳等，都是重要的穴位。

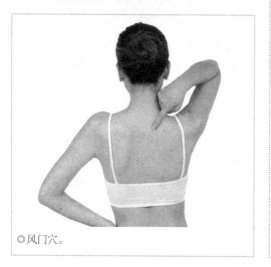

◎风门穴。

（3）预防脑出血：灸风门能预防中风。脑出血昏倒时，可在风门穴上放血，会缓和脑部充血或出血，可以急救。

（4）耳鼻咽喉科疾患：鼻炎、鼻窦炎、咽喉炎、腭扁桃体发炎等。

（5）医治背部蜂窝组织炎：即中医外科的痈疽搭背，灸风门能有预防发痈疽的作用。

（6）其他：肩酸痛、肩背软组织劳损、头痛、颈部痉挛。一般头痛，只灸风门，身柱即可痊愈。

【刺灸法】斜刺0.5~0.8寸。寒则补而灸之，热则泻之。可灸。

穴位详解

风门穴，别名热府；又有左为风门，右为热府之说，为督脉、足太阳经交会穴，出自《针灸甲乙经》："风眩头痛，鼻不利，时嚏，清涕自出，风门主之。"风门者，风所出入之门也（《会元针灸学》）。其穴在第二椎下两旁，为风邪出入之门户，主治风疾，故名风门，是临床驱风最常用的穴位之一。风门穴气血物质为湿热的风气，吸热后循膀胱经上行，且为风行之状。作用是运化膀胱经气血上达头部。

风门：风，言穴内的气血物质主要为风气也。门，出入的门户也。风门名意指膀胱经气血在此化风上行。本穴物质为膀胱经背俞各穴上行的水湿之气，至本穴后吸热胀散化风上行，故名风门。

热府：热，气血物质在本穴受热也。府，府宅也。热府名意指膀胱经气血在此吸热上行。理同风门名解。热府俞名意与热府同。

本穴可配肺俞穴、大椎穴治咳嗽、气喘；配合谷穴治伤风咳嗽。

肺俞

【穴位一找准】人体肺俞穴位于背部，当第三胸椎棘突下，旁开1.5寸。取定穴位时，一般采用正坐或俯卧姿势，肺俞穴位于人体的背部，当第三胸椎棘突下，左右旁开二指宽处。

【功效】宣肺、平喘、理气。

【主治】咳嗽，气喘，吐血，骨蒸，潮热，盗汗，鼻塞。现代常用本穴来治疗肺经及呼吸道疾病，如肺炎、支气管炎、肺结核等。指压肺俞还有止痰、去除雀斑和荞麦皮的功效。

【刺灸法】斜刺0.5~0.8寸。寒则补之灸之，热则泻针出气。

穴位详解

肺的背腧穴。肺脏的湿热之气由此外传于膀胱经。气血物质为肺脏外输的湿热之气，其质轻，快速地散热冷降，所散之热循膀胱经上行，冷降之液归降地部后循膀胱经下行。

肺，指肺脏。俞，输也。肺俞名意指肺脏的湿热水气由此外输膀胱经。

可用本穴配风门穴治咳嗽喘；配合谷穴、迎香穴治鼻疾。

肺俞止痰、去除雀斑的指压法操作：

咳痰时，一边吐气一边在此强压6秒钟，如此重复三次，这时喉咙异物便会消失净尽。小孩指压不可太强，但应增加次数。

去除雀斑时首先指压第三、四胸椎之间左右4厘米处的肺俞，它是与皮肤有密切关系的穴道。一面吐气一面用指头（任何指头皆可）强压6秒钟，如果不方便的话，可请他人帮忙。

其次是指压第二腰椎、第三腰椎之间左右1厘米的肾俞，要领是一面吐气一面强压6秒钟。上述两步骤每20次为一疗程，每日应做5疗程。如此不间断，则肌肤定然变得光滑美丽。

厥阴俞

【穴位一找准】厥阴俞穴在第四胸椎棘突下旁开1.5寸处。取穴时通常采用正坐或俯卧姿势，该穴位于人体的背部，第五胸椎棘突上方，左右二指宽处（约2厘米左右）。

【功效】宽胸理气，理气安神。

【主治】指压该穴，可以治疗疾病性气喘、止咳；此外还能使胸部伸张，使怯弱性格者缓解紧张，降低自我防卫意识，从而增加自信，克服掉懦弱的性格。

【刺灸法】斜刺0.5~0.8寸。寒则补之灸之，热则泻针出气。

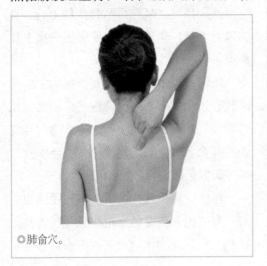

◎肺俞穴。

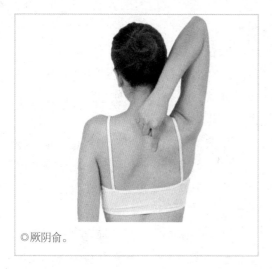

◎厥阴俞。

穴位详解

别名厥俞，心包俞，关俞，心室外卫心包中的阳热之气由此输入膀胱经。气血物质为较高温态的阳热之气，富含水湿，由心室的外卫心包中外输膀胱经。

厥阴俞：厥，通阙，阙乃古代宫殿、陵墓等的卫外建筑，用于厥阴经之名，指厥阴经气血为心血的气化之气。厥阴俞名意指心室外卫心包中的干热之气由此外输膀胱经。

关俞：关，关卡也。俞，输也。关俞名意指心脏中的血液被关卡于内，而血液的气化之气则由本穴外输膀胱经。

可用本穴配内关穴治心痛、心悸。

厥阴俞穴点按治疗中青年原发性高血压：病者取坐位或俯卧位，医者站或坐于其后或一侧，取背部足太阳膀胱经上的厥阴俞穴，厥阴俞，位于第4胸椎棘突下两旁各1.5寸。双侧同取，以指代针，把握准穴位，用两手拇指指腹，用中等力度按压两穴，用力不可过大或过小，过大则痛重，过小则收效甚微，按压时间一般每次

5~10分钟即可，每日按压1次或2次。10天为一疗程，疗程间隔5~7天。

心俞穴

【穴位一找准】位于第五胸椎棘突、旁开1.5寸。取穴时一般可以采用正坐或俯卧姿势，心俞穴位于人体的背部，当第五胸椎棘突下，左右旁开二指宽处。

【功效】宽胸理气，宁心通络。

【主治】心经及循环系统疾病，心痛、惊悸、咳嗽、吐血、失眠、健忘、盗汗、梦遗、癫痫、胸痛、心悸亢进、晕车、头痛、恶心想吐、神经症等。

【刺灸法】斜刺0.5~0.8寸，艾炷灸3~7壮或艾条灸5~15分钟。寒则补而灸之，热则泻针出气或水针。

穴位详解

经穴名出自《灵枢·背腧》。心室中的高温湿热之气由此外输膀胱经。气血物质为高温态湿热水气，湿热水气一方面散发热量循膀胱经向上传输，另一方面水湿散热冷降后循膀胱经下行，散发心室之热。

心俞：心，心室也。俞，输也。心俞

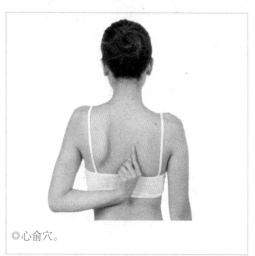

◎心俞穴。

穴名意指心室中的高温湿热之气由此外输膀胱经。

背俞：背，指穴所在部位为背部。俞，输也。背俞名意指心室中的高温湿热之气由此外输背部。

本穴配巨阙穴、内关穴治心痛、惊悸；配内关穴、神门穴治失眠、健忘。

督俞

【穴位一找准】在背部，当第六胸椎棘突下，旁开1.5寸俯卧位，在第六胸椎棘突下，灵台（督脉）旁开1.5寸处取穴。

【功效】理气止痛，强心通脉。

【主治】

（1）循环系统疾病：冠心病，心绞痛，心动过速，心内外膜炎。

（2）其他疾病：胃炎，膈肌痉挛，乳腺炎，皮肤瘙痒，银屑病等。

【刺灸法】

刺法：向内斜刺0.5~0.8寸，局部酸胀，针感可扩散至肋间。不可深刺，以防造成气胸。

灸法：艾炷灸5~7壮，艾条温灸10~15

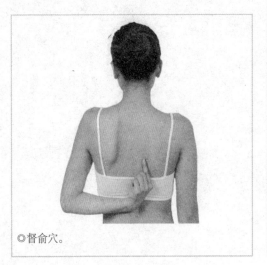

◎督俞穴。

分钟。

穴位详解

经穴名出自《太平圣惠方》。别名高盖，商盖，高益。体内所生的纯阳之气由此输入膀胱经。

督俞：督，督脉也，阳气也。俞，输也。督俞名意指督脉的阳气由此输向膀胱经。本穴为膀胱经接受督脉阳气之处，故名督俞。

高盖：高，上也，天部之气也。盖，护盖也。高盖名意指本穴气血为天之天部的纯阳之气。本穴气血为督脉传来的阳热之气，性干燥，所处为天之天部，如卫外护盖，故名高盖。

商盖：商，计时之漏刻也。盖，护盖也。商盖名意指本穴气血为天部的弱小阳气。本穴气血为督脉传来的阳热之气，性干燥，至本穴所在的膀胱经后散热缩合为弱小的水湿之气，气属外卫之护盖，而弱小水湿之气则如从漏刻中滴出一般，故名商盖。

高益：高，上也，天部之气也。益，益助也。高益名意指本穴气血为督脉传来的纯阳之气。本穴物质为督脉传来的纯阳之气，性干燥，与背俞各穴传至膀胱经的水湿之气相比所处的天部层次为高，对膀胱经天之天部的纯阳之气有益助的作用，故名高益。

膈俞

【穴位一找准】在背部，当第七胸椎棘突下，旁开1.5寸。俯卧位，在第七胸椎棘突下，至阳（督脉）旁开1.5寸处取穴。

【功效】理气宽胸，活血通脉。

【主治】

（1）消化系统疾病：神经性呕吐，胃炎，胃溃疡，肝炎，肠炎，肠出血。

（2）循环系统疾病：心动过速，心脏肥大，心内外膜炎。

（3）外科系统疾病：食管癌，胃癌，食道狭窄，淋巴结结核，胸膜炎。

（4）呼吸系统疾病：哮喘，支气管炎。

（5）其他：贫血，慢性出血性疾患，膈肌痉挛，荨麻疹，小儿营养不良。

【刺灸法】

刺法：向内斜刺0.5~0.8寸，局部酸胀，针感可扩散至肋间。不可深刺，以防造成气胸。

灸法：

（1）艾炷灸5~7壮，治疗上呼吸道感染。

（2）艾条温灸10~15分钟，治疗咳喘，胸闷。

（3）溃脓灸，治疗肺痨。

（4）隔姜灸中脘，治疗胃寒刺痛。

（5）隔蒜灸百会，可防感冒。

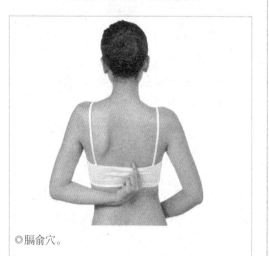

◎膈俞穴。

寒则补而灸之，热则泻针出气或补血水针。

穴位详解

经穴名出自《太平圣惠方》。别名高盖，商盖，高益。体内所生的纯阳之气由此输入膀胱经。八会穴之一，血会膈俞。气血物质为心血液的气化之气，性湿热（微观下的血液微粒则当看成是气态物），所散之热循膀胱经上行，冷降之液循膀胱经下行，散热化血。

膈俞：膈，心之下、脾之上也，膈膜也。俞，输也。膈俞名意指膈膜中的气血物质由本穴外输膀胱经。本穴物质来自心之下、脾之上的膈膜之中，故名膈俞。

血会：因本穴物质来自心之下、脾之上的膈膜之中，为血液所化之气，故名血会。

"血会膈俞"，因此针刺膈俞有活血化瘀之功，临床上常与血海相配伍治疗多种血瘀病症。如配肺俞、列缺、血海等可治气滞血瘀，迫血离经的紫斑；配三阴交、蠡沟等治血淋；配膀胱俞、肾俞、气海等可治疗尿血。

因本穴靠近胸膈，因此具有利气、开胸膈的作用，如配伍阙可治胃气上逆的呃逆；与膻中、列缺、肺俞等相伍可治肺气壅闭的呼吸衰竭；配伍内关、中脘、丰隆等可治痰阻的噎膈；配伍足三里、气海、膻中等可疗气虚阳衰的噎膈。

此外，本穴还可清泄暑热、宽胸凉膈，适用于治疗暑湿、风湿及邪热盛实的高热。治疗暑湿常配少府、行间、肺俞等以治伤肺络型；配少府、曲泽、中冲等以治暑入血分型；对于余热未尽，痰瘀阻络者则常配太溪、三阴交、太冲等。治疗水湿为病常配外关、内关等以治热郁胸膈型；配合谷、支沟、天柱等以治热滞胸膈，微兼腑实型；与郄门、冲门、曲泽等配则治热灼营阴的风湿。对于邪实高热者可配伍大椎、少商、曲池等以速退其热。取穴时患者应呈俯伏位，施术者应注意针刺方向，只能向脊柱方向斜刺0.5~0.8寸，不可直刺或向斜刺，否则易经肋间隙刺穿胸壁，造成气胸。艾炷灸3~5壮，或艾条灸5~15分钟。

肝俞

【穴位一找准】在背部，当第九胸椎棘突下，旁开1.5寸。俯卧位，在第九胸椎棘突下，筋缩（督脉）旁开1.5寸处取穴。

【功效】疏肝利胆，理气明目。

【主治】

（1）消化系统疾病：急慢性肝炎，胆囊炎，慢性胃炎，胃扩张，胃痉挛，黄疸。

（2）五官科系统疾病：眼睑下垂，结膜炎，青光眼，夜盲症，视网膜炎。

（3）精神神经系统疾病：偏头痛，神

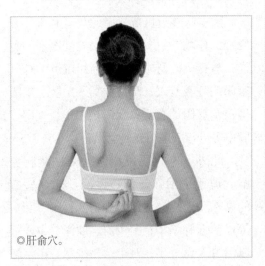
◎肝俞穴。

经衰弱，肋间神经痛，精神病。

（4）外科系统疾病：淋巴结结核，胃出血，肠出血，胆石症。

（5）其他：月经不调等。

【刺灸法】

刺法：向内斜刺0.5~0.8寸，局部酸胀，针感可扩散至肋间。不可深刺，以防造成气胸。

灸法：艾炷灸5~7壮，艾条温灸10~15分钟。

穴位详解

肝俞经穴名出自《灵枢·背腧》为肝之背腧穴。肝脏的水湿风气由此外输膀胱经。

肝，肝脏也。俞，输也。肝俞名意指肝脏的水湿风气由此外输膀胱经。

配伍：本穴配期门穴，为俞募配穴法，有清利肝胆湿热的作用，主治肝炎，胆囊炎，胁痛；配百会穴、太冲穴，有平肝潜阳，清热明目的作用，主治头昏头痛，眩晕；配肾俞穴、太溪穴，有滋阴养血补肾的作用，主治健忘，失眠；配大椎穴、曲池穴，有清热泻火，安神定志的作用，主治癫痫，精神分裂症。

胆俞

【穴位一找准】在背部，当第十胸椎棘突下，旁开1.5寸。俯卧位，在第十胸椎棘突下，中枢（督脉）旁开1.5寸处取穴。

【功效】疏肝利胆，清热化湿。

【主治】

（1）消化系统疾病：胆囊炎，肝炎，胃炎，溃疡病，呕吐，食道狭窄。

（2）精神神经系统疾病：肋间神经

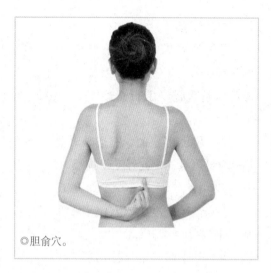

◎胆俞穴。

痛，失眠，癔症。

（3）外科系统疾病：胆石症，胆道蛔虫症，胸膜炎。

（4）其他：高血压等。

【刺灸法】

刺法：向内斜刺0.5~0.8寸，局部酸胀，针感可扩散至肋间。不可深刺，以防造成气胸。

灸法：艾炷灸5~7壮，艾条温灸10~15分钟。寒则补之灸之，热则泻之。

穴位详解

胆之背腧穴。气血物质为阳热风气，外散之热循膀胱经上行，冷降之液循膀胱经下行。胆，胆腑也。俞，输也。胆俞名意指胆腑的阳热风气由此外输膀胱经。

脾俞

【穴位一找准】在背部，当第十一胸椎棘突下，旁开1.5寸。取穴时俯卧位，在第十一胸椎棘突下，脊中（督脉）旁开1.5寸处取穴。

【功效】健脾和胃，利湿升清。

【主治】

（1）消化系统疾病：胃溃疡，胃炎，胃下垂，胃痉挛，胃扩张，胃出血，神经性呕吐，消化不良，肠炎，痢疾，肝炎。

（2）其他：贫血，进行性肌营养不良，肝脾肿大，慢性出血性疾病，肾下垂，月经不调，糖尿病，肾炎，小儿夜盲，荨麻疹等。

【刺灸法】

刺法：向内斜刺0.5~0.8寸，局部酸胀，针感可扩散至腰间。不可深刺，以防造成气胸。

灸法：艾炷灸5~7壮，艾条温灸10~15分钟。

穴位详解

脾之背腧穴。脾脏的湿热之气由此外输膀胱经。

脾，脾脏也。俞，输也。脾俞名意指脾脏的湿热之气由此外输膀胱经。

脾俞穴最显著的一个作用是可以帮助糖尿病患者安神。糖尿病患者闲时常常按摩这个穴位可安神、静心、通络，缓解糖

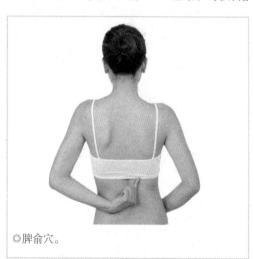

◎脾俞穴。

尿病症状。按摩方法：找准穴位后，用自己双手手背的食指根部隆起的关节压在脾俞穴上，缓缓旋转按揉。一次1~3分钟为宜，每天早晚各按揉一次。注意骨质疏松者和脊柱弯曲者慎按此穴。

胃俞

【穴位一找准】在背部，当第十二胸椎棘突下，旁开1.5寸。俯卧位，在第十二胸椎棘突下，督脉旁开1.5寸处取穴。

【功效】和胃健脾，理中降逆。

【主治】

（1）消化系统疾病：胃炎，胃溃疡，胃扩张，胃下垂，胃痉挛，肝炎，腮腺炎，肠炎，痢疾。

（2）其他：糖尿病，失眠等。

【刺灸法】

刺法：直刺0.5~0.8寸，局部酸胀，针感可扩散至腰部及腹部。不可深刺，以免刺伤肾脏。

灸法：艾炷灸或温针灸5~7壮，艾条温灸10~15分钟。寒则补之灸之，热则泻之。

穴位详解

胃之背腧穴。胃腑的湿热之气由此外输膀胱经。气血物质为湿热之气，外散之热循膀胱经上行，冷降之液循膀胱经下行。

胃，胃腑也。俞，输也。胃俞名意指胃腑的湿热水气由此外输膀胱经。

三焦俞

【穴位一找准】该穴位于腰部，当第1腰椎棘突下，旁开1.5寸。

【功效】调三焦，利水道。

【主治】肠鸣，腹胀，呕吐，泄泻，痢疾，水肿，腰背强痛。

【刺灸法】直刺0.5~1寸。寒则补之灸之，热则泻之。

穴位详解

三焦背腧穴。三焦腑的水湿之气由此外输膀胱经。气血物质为水湿之气，外散之热循膀胱经上行，冷降之液循膀胱经下地。

三焦，三焦腑也。俞，输也。该穴名意指三焦腑的水湿之气由此外输膀胱经。

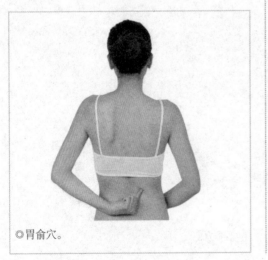

◎胃俞穴。

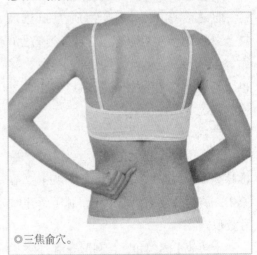

◎三焦俞穴。

三焦俞配气海穴、足三里穴治肠鸣、腹胀。

有许多男性叹道："虽然能勃起，但马上就会软化""无法集中精力持久战"等等。男人性交的能力随年龄而减，但是最近年轻人，尤其是肥胖者无法持久倾向更为显著。俗云："胖者挡不住三斧头！"为什么会有这种说法呢？

胖者患糖尿病概率高，这是其中一个理由。因为患有糖尿病，则身体容易疲倦，无法集中全力，缺乏干劲，所以对"性"的兴趣也随之减退，应及早采用穴道指压法来治疗。

糖尿病是因胰岛素荷尔蒙功能不足而产生，胰岛素是糖分代谢时所不可缺少的荷尔蒙，由于暴饮暴食，会导致这种荷尔蒙功能不足。血液中糖分无法输入细胞，完全存于血液中，如此一来全身血管容易产生障碍，如果不加以治疗，不久动脉硬化、心脏病、肾脏病都会接踵而来。

精力因糖尿病而减退的话，采用穴道指压法可以奏效，如果配合食物疗法和适当运动，则效果更佳。采用食物疗法，必须切记"平时只吃八分饱"的格言。运动时，只要达到微微出汗即可。以上三种方法配合运用，一个月下来，精力必定大增，并能明显延长性欲时间。

患糖尿病时有时皮肤会痒，但是在此只介绍治疗性欲减退，延长性欲时间，性交时无法集中全力的穴道指压法。这种方法对于提高性欲很有效果，对一般糖尿病当天也有效。

治疗糖尿病代表性穴位是三焦俞。指压此处，可使胰岛素功能活跃，使精神安定，增加集中力。指压时一面缓缓吐气，一面强压6秒钟，如此重复20次。其次是指压可以延长性欲时间、增长勃起的关元俞。关元俞位于第五腰椎处下方左右2指宽处，指压方法同前。以上两种方法每日指压，在不知不觉中会使精力充沛、延长性欲时间。

肾俞

【穴位一找准】在腰部，当第二腰椎棘突下，旁开1.5寸。俯卧位，在第二腰椎棘突下，命门（督脉）旁开1.5寸处取穴。

【功效】益肾助阳，强腰利水。

【主治】

（1）泌尿生殖系统疾病：肾炎，肾绞痛，遗尿，尿路感染，阳痿，早泄，遗精，精液缺乏。

（2）外科系统疾病：肾下垂，膀胱肌麻痹及痉挛，胃出血，肠出血，痔疮，肝大。

（3）其他：月经不调，腰痛，哮喘，耳聋，贫血，肋间神经痛，脑血管病后遗症等。

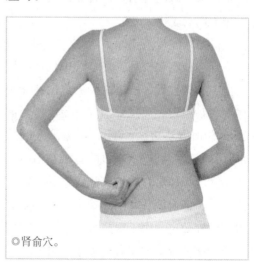

◎肾俞穴。

【刺灸法】

刺法：直刺0.8~1寸，局部酸胀，有麻电感向臀部及下肢放散。

灸法：艾炷灸或温针灸5~7壮，艾条温灸10~15分钟。寒则先泻后补或补之灸之，热则泻之。

穴位详解

肾之背腧穴，别名高盖。肾脏的寒湿水气由此外输膀胱经。气血物质为水湿之气，大部分水湿之气冷降归于地部，小部分水湿之气吸热后循膀胱经上行。

高盖：高，天部也，气也。盖，护盖也。高盖名意指肾脏外输膀胱经的气血物质为天部的水湿之气。本穴物质为肾脏输出的寒湿水气，所处为天部，为卫外之护盖，故名高盖。

如今的脑力劳动者大多养成了在网上、电话里解决事情的习惯，懒得运动。其实，久坐不动会导致阳气相对不足，进而出现乏力、疲劳等各种不适，所以，建议长期从事脑力劳动而又少运动的人，平时多按摩后腰的肾俞穴，有强肾之效，可以缓解以上症状。

肾是人体最重要的脏腑之一，为先天之本，但很容易受到损伤，其中包括长期久坐、频繁抽烟、性生活频繁、生活无规律等各种因素，而揉肾俞穴正是保持肾健康的常用方法之一。肾俞穴位于人的腰部，在与肚脐同一水平线的脊椎左右两侧两指宽处，按摩它对于腰痛、肾脏疾病、高血压、低血压、耳鸣、精力减退等都有保健治疗效果。由于肾主人体水液，喜暖怕寒，按揉肾俞穴正好有助于温补肾阳，

具体做法是：双掌摩擦至热后，将掌心贴于肾俞穴，如此反复3~5分钟；或者直接用手指按揉肾俞穴，至出现酸胀感，且腰部微微发热。此方法适合所有人，不仅用脑多、不爱动的人应常做，它对于中老年人的养生也大有帮助。

肾俞穴也是男人的一个"大穴"，它适用于缓解肾虚腰痛、腰膝酸软、耳鸣目眩、阳痿遗精、肾不纳气和不育等。在日常保健中，男人可以多多关注这个穴位。

首先，男性应放松站立，双脚与肩同宽。两臂平举，缓缓抬起至头顶上方，掌心朝上，向上做托举状。稍作停顿后，两腿绷直，以腰为轴，身体前俯，双手顺势去够脚尖，稍作停顿。最后，两手握空拳，击打两侧的肾俞穴，共30下。然后身体缓缓直起，两臂伸直，下落于体侧。这样算一组，每天重复8次。

大肠俞

【穴位一找准】在腰部，当第四腰椎棘突下，旁开1.5寸。俯卧位，在第四腰椎棘突下，腰阳关（督脉）旁开1.5寸处取穴，约与髂嵴高点相平。

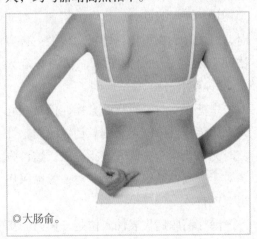

◎大肠俞。

【功效】理气降逆，调和肠胃。

【主治】

（1）运动系统疾病：腰痛，骶髂关节炎，骶棘肌痉挛。

（2）消化系统疾病：肠炎，痢疾，便秘，小儿消化不良。

（3）外科系统疾病：阑尾炎，肠出血。

（4）精神神经系统疾病：坐骨神经痛。

（5）泌尿生殖系统疾病：遗尿，肾炎，淋病。

【刺灸法】

刺法：

（1）直刺0.8~1寸，局部酸胀，有麻电感向臀部及下肢放散。

（2）向下平刺2~2.5寸，透小肠俞，局部酸胀，针感可向骶髂关节放散。

灸法：艾炷灸或温针灸5~7壮，艾条温灸10~15分钟。寒则先泻后补或补之灸之，热则泻之。

穴位详解

大肠背腧穴，大肠腑的水湿之气由此外输膀胱经。气血物质为水湿之气，外散之热循膀胱经上行，冷降之液循膀胱经下行。

大肠，大肠腑也。俞，输也。大肠俞名意指大肠腑中的水湿之气由此外输膀胱经。

本穴配气海穴、足三里穴、支沟穴治便秘。

关元俞

【穴位一找准】该穴位于腰部，当第五腰椎棘突下，旁开1.5寸。

【功效】壮腰培元，通调二便。

【主治】腹胀、泄泻，小便频数或不利，遗尿，腰痛

【刺灸法】直刺1~1.5寸。艾炷灸5~10壮；或艾条灸10~20分钟。寒则先泻后补或补之灸之，热则泻之。

穴位详解

经穴名出自《太平圣惠方》，小腹中的湿热之气由此外输入膀胱经。气血物质为湿热水气，外散之热循膀胱经上行，冷降之液循膀胱经下行关元穴，脐下关穴元穴也，指气血来源于与关元对应的小腹内部。

俞，输也。关元俞名意指小腹内部的湿热水气由此外输膀胱经。本穴物质为来自小腹内部的湿热水气，所对应的部位为脐下的关元穴，故名关元俞。

指压该穴道，可以延长性欲时间，提高男性勃起功能。采用此穴做相应治疗时，应该同时与三焦俞穴配合，才能发挥更好的疗效。

小肠俞

【穴位一找准】在骶部，当骶正中嵴旁1.5寸，平第一骶后孔。俯卧位，平第一骶后孔，督脉旁1.5寸处，当髂后上棘内缘与骶骨间的凹陷处取穴。

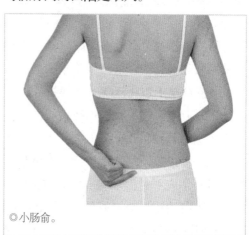

◎小肠俞。

【功效】通调二便，清热利湿。

【主治】

（1）消化系统疾病：肠炎，痢疾，便秘。

（2）泌尿生殖系统疾病：遗尿，遗精。

（3）妇产科系统疾病：盆腔炎，子宫内膜炎。

（4）其他：骶髂关节炎，痔疮。

【刺灸法】

刺法：

（1）直刺0.8~1寸，局部酸胀。

（2）向下斜刺2~2.5寸，针感扩散至骶髂关节，用以治疗骶髂关节疾患。

灸法：艾炷灸或温针灸5~7壮，艾条温灸10~15分钟。寒则先泻后补或补之灸之，热则泻之。

穴位详解

小肠之背腧穴，小肠腑中的湿热之气由此外输膀胱经。气血物质为湿热之气，外散之热循膀胱经上行，冷降之液循膀胱经下行。

小肠，小肠腑也。俞，输也。小肠俞名意指小肠腑的湿热之气由此外俞膀胱经。

指压小肠俞可有效要治疗早泄，首先要使腰椎和仙骨结合处产生正常的柔性。要恢复它的功能以指压"大肠俞"和"小肠俞"最有效。指压时，一边缓缓吐气一边强压6秒钟，如此重复10次。指压之前如果先将手搓热，则治疗早泄效果更佳。早泄者平常应下意识地将肛门肌肉夹紧。镇静呼吸对治疗早泄也有效。所谓镇静呼吸是丹田用力缓缓深吸，急吐气，如此不断

重复，这种呼吸法平常应该有意识进行。

膀胱俞

【穴位一找准】在骶部，当骶正中嵴旁1.5寸，平第二骶后孔。

【功效】通利膀胱，舒经活络。

【主治】小便不通，遗尿，尿频，泄泻，便秘，腰脊强痛。现多用于坐骨神经痛，痢疾，糖尿病，子宫内膜炎，膀胱炎，膀胱结石等。

【刺灸法】直刺0.8~1.2寸。可灸。寒则先泻后补或补之灸之，热则泻之。

穴位详解

膀胱的背俞穴。气血物质为寒湿水气，大部分寒湿水气冷降归于地部，小部分吸热后循膀胱经上行。

膀胱，膀胱腑也。俞，输也。膀胱俞名意指膀胱腑中的寒湿水气由此外输膀胱经。

【穴位配伍】

配中极，为俞募配穴法，有清热利湿的作用，主治水道不利，癃闭，小便赤涩。

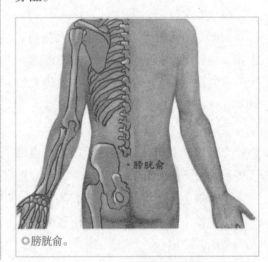

◎膀胱俞。

配筋缩、犊鼻、有通经活络，健腰膝的作用，主治腰脊强痛，下肢无力。

配阴廉、血海，有祛风清热，活血止痒的作用，主治阴部瘙痒，淋浊。

中膂俞

【穴位一找准】在骶部，当骶正中嵴旁1.5寸，平第三骶后孔。俯卧位，平第三骶后，孔督脉旁1.5寸处取穴。

【功效】益肾温阳，调理下焦。

【主治】腰骶痛，坐骨神经痛，腹膜炎，肠炎，脚气，糖尿病，肠疝痛等。

【刺灸法】

刺法：直刺0.8~1寸，局部酸胀。

灸法：艾炷灸或温针灸5~7壮，艾条温灸10~15分钟。寒则补之灸之，热则泻针出气或水针。

穴位详解

别名中膂，中膂内俞，脊内俞。脊骨内的气化之气由此外输于膀胱经。气血物质为水湿之气，外散之热循膀胱经上行，冷降之液循膀胱经下行。

中膂俞。中，与外、与旁相对，指体内。膂，脊骨也。俞，输也。中膂俞名意指脊骨中的气化之气由此外输膀胱经。本穴位在脊背下部，脊骨为肾之所主，内藏水液，水液气化后由此外输膀胱经，故名中膂俞。别名之意与中膂俞同。

白环俞

【穴位一找准】在骶部，当骶正中嵴旁1.5寸，平第四骶后孔。俯卧位，平第四骶后孔，督脉旁开1.5寸处取穴。

【功效】益肾固精，调理经带。

【主治】腰骶，坐骨神经痛，子宫内膜炎，肛门诸肌痉挛，小儿麻痹后遗症，下肢瘫痪，尿潴留等。

【刺灸法】

刺法：直刺0.8~1寸，局部酸胀，有麻电感向臀部放散。

灸法：艾炷灸或温针灸5~7壮，艾条温灸10~15分钟。寒则点刺出血或先泻后补或补之灸之，热则泻针出气或水针。

穴位详解

别名腰俞。臀部深层部位的气化之气由此外输膀胱经。气血物质为寒湿水气，大部分水气冷降后循膀胱经下行，小部分水气吸热后循膀胱经上行。

白环俞：白，肺之色也，气也。环，古指环状且中间有孔的玉器，此指穴内气血为肺金之性的凉湿之气。俞，输也。白环俞名意指臀部肌肉层中的气化之气由本穴外输膀胱经。

腰俞：腰，肾之府也，此指穴内气血有寒冷之性。俞，输也。腰俞名意指穴内气血来自腰臀肌肉层中的气化之气。本穴物质为来自腰臀部位的肌肉层中的气化之气，其性寒湿，表现出肾气的润下特征，故名腰俞。

上髎

【穴位一找准】在骶部，当髂后上棘与后正中线之间，适对第一骶后孔处。

【功效】健腰调经，清利下焦。

【主治】腰痛，二便不利，月经不调，赤白带下，阴挺。现多用于骶髂关节炎，坐骨神经痛，下肢瘫痪，小儿麻痹后遗症等。

【刺灸法】直刺0.8~1.2寸。可灸。寒

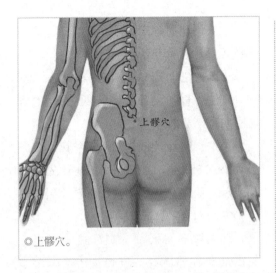

◎上髎穴。

则通之补之灸之或点刺出血，热则泻针出
气或水针。

穴位详解

　　膀胱经的地部经水由此从体表流入体
内。气血物质为地部之经水，循本穴的地
部孔隙由地之天部流入地之地部。

　　髎，孔隙也。上髎名意指膀胱经的地
部经水由此从体表流入体内。本穴物质为
膀胱经上部经脉下行的地部水液，至本穴
后，由本穴的地部孔隙从地之天部流入地
之地部，故名上髎。

　　可用本穴配三阴交、中极,治小便不利。

次髎

　　【穴位一找准】俯卧位，在第二骶后
孔处取穴。

　　【功效】补益下焦，强腰利湿。

　　【主治】同上髎穴，为泌尿生殖系统
疾病的常用穴。

　　【刺灸法】

　　刺法：

　　（1）直刺0.8~1寸，局部酸胀，有麻
电感向骶部。

　　（2）直刺2寸左右，使小腹内有热
感，用以治疗经带诸疾。

　　（3）直刺2寸左右，使针感向会阴部
放散，以治疗遗精，阳痿。

　　（4）直刺2寸左右，使针感向尾骶部
放散，以治疗肛肠疾患。

　　灸法：艾炷灸或温针灸5~7壮，艾条
温灸10~15分钟。

穴位详解

　　次髎名意指膀胱经的地部经水由此从
体表流入体内。本穴物质为膀胱经上部经
脉下行的地部水液，至本穴后，由本穴的
地部孔隙从地之天部流入地之地部，故名
次髎。

中髎

　　【穴位一找准】该穴位于人体的骶
部，当次髎穴下内方，适对第4骶后孔处。

　　【功效】健腰调经，清利下焦。

　　【主治】便秘，泄泻，小便不利，月
经不调，带下，腰痛。

　　【刺灸法】直刺1~1.5寸。寒则通之灸
之或点刺出血，热则泻针出气或水针。

穴位详解

　　别名脊中俞、中膂内俞。居人体的正
中，因名为中膂。一股多以膂为夹脊肌
肉。本穴内应中膂与督脉之气相通而为之
俞，故以中膂俞名之。膀胱经的地部经水
由此从体表流入体内。气血物质为地部经
水，循本穴的地部孔隙由地之天部流入地
之地部。

　　髎，孔隙也。该穴名意指膀胱经的地
部经水由此从体表流入体内。本穴物质为
膀胱经上部经脉下行的地部水液，至本穴

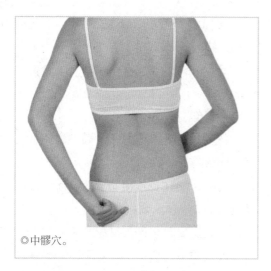

◎中髎穴。

后，由本穴的地部孔隙从地之天部流入地之地部，故名。

本穴配足三里穴治便秘。

下髎

【穴位一找准】在骶部，当中髎下内方，适对第四骶后孔处。俯卧位，在第四骶后孔处取穴。

【功效】补益下焦，强腰利湿。

【主治】同上髎穴。

【刺灸法】

刺法：直刺0.8~1寸，局部酸胀，有麻电感向外生殖器放散。

灸法：艾炷灸或温针灸5~7壮，艾条温灸10~15分钟。寒则通之灸之或点刺出血，热则泻针出气或水针。

穴位详解

本穴气血物质为地部经水，循本穴的地部孔隙由地之天部流入地之地部。

髎，孔隙也。下中髎名意指膀胱经的地部经水由此从体表流入体内。本穴物质为膀胱经上部经脉下行的地部水液，至本穴后，由本穴的地部孔隙从地之天部流入

地之地部，故名下髎。

会阳

【穴位一找准】在骶部，尾骨端旁开0.5寸。俯卧位或跪伏位，在尾骨下端两旁，督脉旁0.5寸处取穴。

【功效】清热利湿，益肾固带。

【主治】

（1）泌尿生殖系统疾病：前列腺炎，阳痿。

（2）皮肤科系统疾病：外阴湿疹，阴部瘙痒，阴部神经性皮炎。

（3）其他：经期腰痛，肠炎，肠出血，痔疮，坐骨神经痛等。

【刺灸法】

刺法：直刺0.8~1寸，局部酸胀，有麻电感向会阴部放散。

灸法：艾炷灸或温针灸3~5壮，艾条温灸10~15分钟。寒则补之灸之，热则泻针出气或水针。

穴位详解

别名利机。气血物质为阳气，由本穴循膀胱经传于上下二部及传于臀之各部。

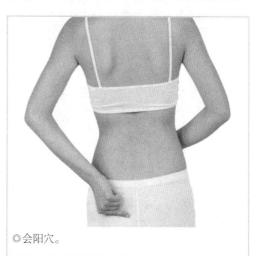

◎会阳穴。

会阳：会，会合、交会也。阳，阳气也。会阳名意指膀胱经经气由此会合督脉阳气。本穴物质为下髎穴传来的地部剩余经水，其量也小，至本穴后吸热气化为天部之气，此气与督脉外传的阳气会合后循膀胱经散热下行，穴内气血的变化特点是天部的阳气相会，故名会阳。

利机：利，便利也。机，机关也，巧妙也。利机名意指本穴向臀部输送阳气。本穴物质为膀胱经与督脉的阳气会合而成，阳热之气不光循膀胱经而传输，亦向穴外的臀部传输，臀部受此阳热之气后方能灵活自如，如同方便的活动机关一般，故名利机。

承扶

【穴位一找准】

在大腿后面，臀下横纹的中点。俯卧位，在臀横纹正中取穴。

【功效】

通便消痔，舒筋活络。

【主治】

（1）精神神经系统疾病：坐骨神经

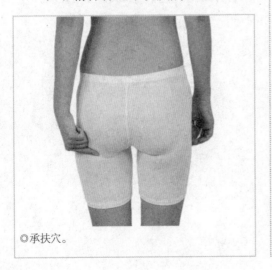

◎承扶穴。

痛，腰骶神经根炎，下肢瘫痪，小儿麻痹后遗症。

（2）其他：便秘，痔疮，尿潴留，臀部炎症等。

【刺灸法】

刺法：直刺1.5~2.5寸，局部酸胀，有闪电样感向下肢放散。

灸法：艾炷灸或温针灸5~7壮，艾条温灸10~15分钟。寒则先泻后补或补之灸之或点刺出血，热则泻针出气或水针。

穴位详解

别名肉郄，阴关，皮部。膀胱经经水在此大量蒸发外散。气血物质为地部脾土水湿及天部之气，脾土物质屯固于穴周，水湿气化后则循膀胱经上行。

承扶：承，承担、承托也。扶，扶助也。承扶名意指膀胱经的地部经水在此大量蒸发外散。本穴物质为膀胱经下行的地部经水和经水中夹带的脾土微粒，由于膀胱经经水在上、次、中、下髎四穴处大部分流落于地之地部，至本穴后气血物质实已变为经水与脾土微粒的混合物。

气血物质在本穴的变化为吸热气化，水湿气化上行于天部，脾土微粒则固化于穴周，固化的脾土物质干坚硬，能很好地承托并阻止随膀胱经经水流失的脾土，故名承扶。

肉郄：肉，肌肉也，脾土也。郄，孔隙也。肉郄名意指膀胱经气血物质中的脾土微粒在此运行缓慢。本穴物质为水液与脾土物质的混合物，其运行变化为水液气化而脾土屯固，脾土的运行量小，如从小孔中运输一般，故名肉郄。

阴关：阴，阴液也，地部经水也。关，关卡也。阴关名意指膀胱经的地部水在此被关卡不能下行。理同承扶名解。

皮部，天部也，气也。皮部名意指膀胱经经水在此气化为天部之气。

殷门

【穴位一找准】在大腿后面，当承扶与委中的连线上，承扶下6寸。俯卧位，当承扶与委中的连线上，承扶下6寸处取穴。

【功效】舒筋通络，强腰膝。

【主治】

（1）精神神经系统疾病：坐骨神经痛，下肢麻痹，小儿麻痹后遗症。

（2）其他：腰背痛，股部炎症等。

【刺灸法】

刺法：直刺1.5~2.5寸，局部酸胀，有闪电样感向下肢放散。

灸法：艾炷灸或温针灸5~7壮，艾条温灸10~15分钟。

穴位详解

膀胱经经气在此升至天之天部。殷门穴是足太阳膀胱经穴位，专门治疗腰背疼及腰椎间盘突出症。传统针刺患者不容易接受也很不方便。患有腰部病症的患者可以用敲打殷门穴的方法来缓解，疗效几乎是立竿见影的。很多患者经过简单的辅导以后即可以自行操作，用小木槌等器物均可。

患者站立，用小木槌轮换敲打殷门穴各300次，力度适中，腰背疼痛明显改善还可以大大缓解，椎间盘突出症及慢性腰背疼。平时坚持敲打还可以积极预防腰突症的发生。同时很多患者在敲打殷门穴的

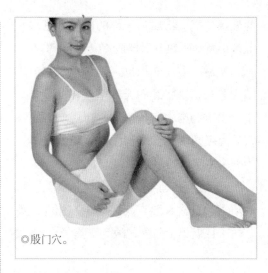

◎殷门穴。

同时发现前列腺炎尿路不畅、尿滴沥等症状也消失了，此法简便，效果颇佳，很值得推广。

委阳

【穴位一找准】在腘横纹外侧端，当股二头肌腱的内侧。俯卧位，在腘横纹外侧端，股二头肌腱内缘取穴。

【功效】舒筋活络，通利水湿。

【主治】

（1）运动系统疾病：腰背肌痉挛，腰背痛，膝盖肿痛，腓肠肌痉挛。

（2）泌尿生殖系统疾病：肾炎，膀胱炎，乳糜尿。

（3）其他：下腹部痉挛，癫痫，热病等。

【刺灸法】

刺法：直刺0.5~1寸，局部酸胀，可向大腿及小腿放散。

灸法：艾炷灸或温针灸5~7壮，艾条温灸10~15分钟。寒则先泻后补或补之灸之，热则泻之。

穴位详解

三焦之下合穴。膀胱经的天部阳气在

此聚集。气血物质为天部的阳气，富含水湿，不断地吸热并循膀胱经传于浮郄穴。

委阳：委，堆积也。阳，阳气也。委阳穴名意指膀胱经的天部阳气在此聚集。本穴物质为委中穴传来的水湿之气，至本穴后因吸热而化为天部阳气，阳气在本穴为聚集之状，故名委阳。

三焦经合穴：本穴的气血物质为天部的阳气，富含水湿，其性同于三焦经气血之性，且聚集于穴内，故为三焦经合穴。

浮郄

【穴位一找准】在腘横纹外侧端，委阳上1寸，股二头肌腱的内侧。俯卧位，在腘窝上方，股二头肌腱内侧，委阳上1寸处取穴。

【功效】舒筋通络。

【主治】

（1）消化系统疾病：急性胃肠炎，便秘。

（2）泌尿生殖系统疾病：膀胱炎，尿潴留。

（3）其他：髌骨软化症，腓肠肌痉挛等。

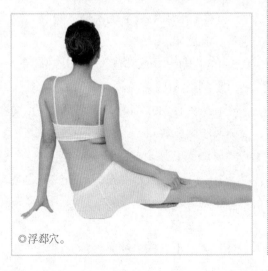
◎浮郄穴。

【刺灸法】

刺法：直刺0.5~1寸，局部酸胀，有麻电感向小腿放散。

灸法：艾炷灸或温针灸5~7壮，艾条温灸10~15分钟。

穴位详解

浮郄，浮，阳也，气也。郄，孔隙也。名意指膀胱经经气在此各至天之天部。本穴物质为委阳穴传来的水湿之气，至本穴后因吸热而上至天之天部，但因膀胱经气血性本寒湿，即使吸热其所上行天之天部的气态物也少，如从孔隙中上行一般。

委中

【穴位一找准】委中穴位置位于人体的腘横纹中点，当股二头肌腱与半腱肌肌腱的中间。

【功效】理血泄热，舒筋活络。

【主治】

（1）腰背痛、下肢痿痹等腰及下肢病症。

（2）腹痛，急性吐泻。

（3）小便不利，遗尿。

（4）丹毒。

【刺灸法】直刺1~1.5寸，或用三棱针点刺腘静脉出血。针刺不宜过快、过强、过深，以免损伤血管和神经。

穴位详解

委中穴，又名郄中，是针灸四大要穴之一，又为足太阳膀胱经之合穴，足太阳经为少气多血之经，是刺血较为理想的穴位，故《针灸大成》称为血郄。别名腘中，郄中，血郄。气血物质为湿热水气，亦即是血的气态物，大部分散热冷降后归于此部，小部分吸热后上行委阳穴。

委中：委，堆积也。中，指穴内气血所在为天人地三部的中部也。该穴名意指膀胱经的湿热水气在此聚集。本穴物质为膀胱经膝下部各穴上行的水湿之气，为吸热后的上行之气，在本穴为聚集之状，故名。

配肾俞、阳陵泉、腰阳关、志室、太溪主要用于治腰痛；配长强、次髎、上巨虚、承山主治便血。

古有"腰背委中求"之语，出自《四总穴歌》，初录于明代针灸学家徐风编着的《针灸大全》，"腰背委中求"是指凡腰背部病症都可取委中治疗；此穴具有舒筋通络、散瘀活血、清热解毒等作用，故马丹阳用于治疗鹤膝风；杨继洲用于治疗丹毒、痈疽；《医宗金鉴》又用于治疗流注。委中穴可疏通太阳经气，泄脏腑之里热，刺络出血可治伤暑、霍乱、吐泻；清热泻火、引火下行、凉血止血而止鼻衄。点刺拔罐出血；又能泄血分之热邪，清热利湿除风疹；疏阳邪火毒，除血分积热，解毒祛痰疗疔疮、且能舒筋活血痹痛。此外，临床上还常用于治疗下肢痿弱、偏枯、酸楚、肿痛，小腿拘急痉挛等症。

委中穴是治疗腰背疼痛的要穴。中医认为，委中穴具有舒筋通络、散瘀活血、清热解毒之功效。刺激委中穴可用于治疗腰脊强痛、股膝挛痛、风湿痹痛、小便不利以及头痛身热、呕吐泄泻、咽喉疼痛等病症。

按摩的具体方法如下：

（1）用两手拇指端按压两侧委中穴，力度以稍感酸痛为宜，一压一松为1

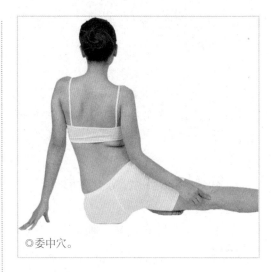
◎委中穴。

次，连做10~20次。

（2）两手握空拳，用拳背有节奏地叩击该穴，连做20~40次。

（3）用两手拇指指端置于两侧委中穴处，顺、逆时针方向各揉10次。

（4）摩手至热，用两手掌面上下来回擦本穴，连做30次。

此外，膀胱经最活跃的时候为下午3点到5点，在这段时间刺激委中效果更好。

需要注意的是，委中穴的委中刺血纯属泻法，临床应用治分虚实寒热，实热证宜取。虚寒证当忌。操作必须熟练轻巧恰到好处。体位多取俯卧位，对于急性腰扭伤或下肢疔毒瘀血疼痛较剧者，或采用站立位。

委中刺血法放血量应视病情而定，一般1~5毫升，色浓紫者以转红为度。若出血太多或本为血虚之体，可导致气随血脱。另外，误伤腘动脉或腘静脉引起血肿，易致感染，实为针家之戒，临床上不可轻易使用，对于体质素虚、精血不足、病久体衰、孕妇、贫血、一切虚脱之症和习惯性流产、失血、易于出血的病人禁用。

附分

【穴位一找准】在背部,当第二胸椎棘突下,旁开3寸俯卧位,平第二胸椎棘突下,督脉旁开3寸,当肩胛骨脊柱缘处取穴。

【功效】舒筋活络,疏风散邪。

【主治】

(1)运动系统疾病:颈椎病,颈部肌肉痉挛。

(2)精神神经系统疾病:肋间神经痛,副神经麻痹。

(3)其他:肺炎,感冒。

【刺灸法】

刺法:斜刺0.5~0.8寸,局部酸胀;不可深刺,以防气胸。

灸法:艾炷灸3~5壮,艾条灸5~10分钟。寒则补之或微灸之,热则泻针出气。

穴位详解

手、足太阳经之交会穴。脏腑外输脊背的气血物质在此构成膀胱经经脉的附属

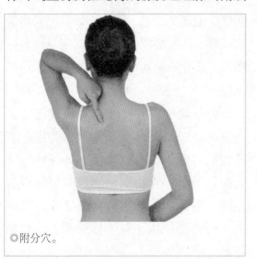
◎附分穴。

分支。气血物质为干热风气,循膀胱经上输头颈。运化膀胱经水湿上行天部。

附分至秩边各穴所在的膀胱经经脉与紧邻脊骨的膀胱经经脉相比较,此为分支,紧邻脊旁的膀胱经为正经。分支中各穴比正经中对应的各穴气血偏于阳热干性,正经则水湿稍重,分支气血稍弱,正经则气血较强。从功能作用看,分支作用于肩背外侧强,而正经作用上下前后部强,分支与正经对应各穴功用又大体相似。

附,随带、附带也。分,分开、分出也。附分名意指膀胱经的气血物质在此形成一条经脉的附属分支。

魄户

【穴位一找准】在背部,当第三胸椎棘突下,旁开3寸。俯卧位,平第三胸椎棘突下,身柱(督脉)旁开3寸,当肩胛骨脊柱缘处取穴。

【功效】理气降逆,舒筋活络。

【主治】

(1)呼吸系统疾病:感冒,支气管炎,哮喘,肺结核,肺不张。

(2)其他:胸膜炎,肋间神经痛,肩背上臂部疼痛或麻木。

【刺灸法】

刺法:斜刺0.5~0.8寸,局部酸胀;不可深刺,以防气胸。

灸法:艾炷灸3~5壮,艾条灸5~10分钟。寒则补之灸之,热则泻之。

穴位详解

别名魂户。肺脏的阳热之气由此外传于膀胱经。气血物质为天之天部的阳热之气,循膀胱经横向上行。

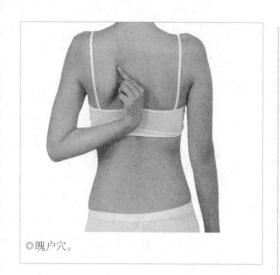

◎魄户穴。

魄户：魄，肺之精也，气也。户，出入的门户也。魄户名意指本穴出入的气血为来自肺脏的阳热之气。本穴物质和肺俞穴一样，皆为来自肺脏的外输之气，但因本穴与肺俞穴相比处于更外更高处，气血物质为比肺俞穴更为干燥的阳热之气，属于肺之精气，故名魄户。

魂户：魂，肝之精也，风气也。户，出入的门户也。魂户名意本穴出入的气血为横行的风气。本穴物质为肺脏外输的干热阳气，所处为天之天部，其运行为横向上行，表现出风木的特性，故名魂户。

膏肓俞

【穴位一找准】在背部，当第四胸椎棘突下，旁开3寸。俯卧位，两手抱肘，平第四胸椎棘突下，督脉旁开3寸，当肩胛骨脊柱缘处取穴。

【功效】补虚益损，调理肺气。

【主治】

（1）呼吸系统疾病：肺结核，支气管炎，哮喘。

（2）泌尿生殖系统疾病：阳痿，遗精。

（3）其他：慢性胃炎，胃出血，神经衰弱，胸膜炎，乳腺炎，贫血。

（4）本穴为各种慢性虚损性疾病的常用穴。

【刺灸法】

刺法：斜刺0.5~0.8寸，局部酸胀，针感可向肩胛部放散；不可深刺，以防气胸。

临床常用配伍：

虚劳：百劳、膏肓俞。

自汗：大椎、膏肓俞、复溜。

久病体弱：膏肓俞、关元、足三里。

穴位详解

饮食中的营养，经过阳明胃肠的消化，有些通过三焦的气化功能，转化成膏肓。固体的膏肓蓄积能量，能保温从而保护脏器。膏肓液化，充盈骨髓脑髓，营养心脑；气化的膏肓，转变成能量，温养脏器。膏肓的代谢，直接隶属于心包和三焦，心包的背腧穴、三焦的背腧穴外侧，就是膏肓俞和肓门。由于普通人奇经八脉不通，靠三焦通行元气，因此膏肓与元气的关系也十分密切。一般来讲，元气元阳不足的时候，人体就肥厚，反之就精瘦干练。三焦气化功能弱的时候，消化吸收脂肪的功能就差，三焦功能亢进的时候，膏肓分解得快，甚至会出现骨髓枯槁的情况。

具体分析，肓算是半成品，质地柔软，在皮下相对较浅。膏的质地相对坚硬，包裹脏器，位置较深。如何把肓转化成膏，进而营养骨髓，是我们面临的问题。

膏的原穴是鸠尾，也就是调节膏的合

成和分解的反应点，位于胸骨柄剑突下，无剑突的人在胸骨下一寸。"膏之下"也可以理解成膏的原穴之下，就是心的募穴巨阙，此穴解剖位置下面是肝脏左叶，历来禁针。

肓的原穴是气海，也就是调节肓的合成和分解的反应点，在脐下一寸半。肓之上也可以理解成肓的原穴之上，就是阴交和神阙。《素问腹中论篇》："帝曰：人有身体髀股皆肿，环齐而痛，是为何病？岐伯曰：病名伏梁，此风根也。其气溢于大肠而着于肓，肓之原在齐下，故环齐而痛也，不可动之，动之为水溺之病。"针刺气海也需要谨慎，免得伤及膀胱、大肠而导致排便异常。

现代人以瘦为美，不惜节食、抽脂，其实这是残害自身、引邪入膏肓的典型行为。人之所以要长脂肪，一则为了贮存能量，二则为了保温取暖。当人的脏器寒冷的时候，不由得会吸收、合成脂肪，形成膏肓来包裹、覆盖脏器。可是当人一意孤行，拒绝摄入或武断吸出脂肪的时候，就是暴露心脏和其他重要脏器于外，招灾惹祸。

神堂

【穴位一找准】位于人体的背部，当第五胸椎棘突下，旁开3寸。

【功效】宽胸理气，宁心定喘。

【主治】咳嗽，气喘，胸闷，脊背强病。

【刺灸法】斜刺0.5~0.8寸。寒则补之灸之，热则泻针出气。

穴位详解

经穴名出自《针灸甲乙经》。心室的

阳热之气由此外输膀胱经。堂为阳、室为阴。该穴名意指心室的阳热之气由此外输膀胱经。气血物质为阳热之气。循膀胱经上传。

神，心神也，心气也。堂，古指宫室的前面部分，前为堂、后为室。

譩譆

【穴位一找准】在背部，当第六胸椎棘突下，旁开3寸。俯卧位，平第六胸椎棘突下，灵台（督脉）旁开3寸，当肩胛骨脊柱缘处取穴。

【功效】宣肺理气，通络止痛。

【主治】

（1）精神神经系统疾病：肋间神经痛，腋神经痛。

（2）其他：感冒，心包炎，哮喘，疟疾，腰背肌痉挛，膈肌痉挛。

【刺灸法】

刺法：斜刺0.5~0.8寸，局部酸胀；不可深刺，以防气胸。

灸法：艾炷灸3~5壮，艾条灸5~10分钟。寒则补之灸之，热则泻之。

穴位详解

本穴气血物质为纯阳之气，循膀胱经上行，外散体内之热。

譩譆：譩譆者，压按本穴病者呼出之声也，无他意。别名五胠俞。

五胠俞：五，五脏六腑之代称。胠，古战阵右翼的名称也。俞，输也。五胠俞名意指体内的纯阳之气由此外输膀胱经。本穴物质为督脉外传的阳热之气，而督脉的阳热之气由五脏六腑的精微物质所生化，本穴所受的纯阳之气即是五脏六腑的纯阳之气，故名五胠俞。

可用本穴配大椎、肩外俞治肩背痛。

膈关

【穴位一找准】在背部，当第七胸椎棘突下，旁开3寸。俯卧位，平第七胸椎棘突下，至阳（督脉）旁开3寸，当肩胛骨脊柱缘处取穴。

【功效】宽胸理气，和胃降逆。

【主治】肋间神经痛，膈肌痉挛，胃出血，肠炎。

【刺灸法】

刺法：斜刺0.5~0.8寸，局部酸胀；不可深刺，以防气胸。

灸法：艾炷灸3~5壮，艾条灸5~10分钟。

寒则补而灸之或点刺出血，热则泻针出气或水针。

穴位详解

膈膜中的阳气由此外输。气血物质为阳热之气，富含水湿（即为血的气态物），外散之热循膀胱经上行，冷降之液循膀胱经下行。

膈，心之下、脾之上也。关，关卡

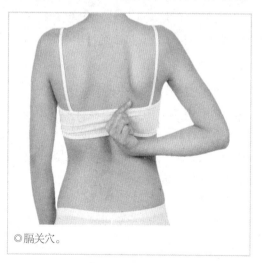

◎膈关穴。

也。膈关名意指膈膜中的阳气由此上输膀胱经。

魂门

【穴位一找准】在背部，当第九胸椎棘突下，旁开3寸。俯卧位，平第九胸椎棘突下，筋缩（督脉）旁开3寸处取穴。

【功效】疏肝理气，降逆和胃。

【主治】

（1）消化系统疾病：肝炎，胆囊炎，胃炎，胃痉挛，食道狭窄，消化不良。

（2）精神神经系统疾病：肋间神经痛，神经症，癔症。

（3）其他：心内膜炎，胸膜炎，肌肉风湿病。

【刺灸法】

刺法：斜刺0.5~0.8寸，局部酸胀；不可深刺，以防气胸。

灸法：艾炷灸3~5壮，艾条灸5~10分钟。风湿则补而灸之，风热则泻针出气。

穴位详解

肝脏的阳热风气由此外输膀胱经。气血物质为阳热风气，循膀胱经上行。

魂，肝之神也，阳热风气也。门，出入的门户也。魂门名意指肝脏的阳热风气由此外输膀胱经。

阳纲

【穴位一找准】在背部，当第十胸椎棘突下，旁开3寸。俯卧位，平第十胸椎棘突下，中枢（督脉）旁开3寸处取穴。

【功效】疏肝利胆，健脾和中。

【主治】

（1）消化系统疾病：胃炎，消化不良，胃痉挛，肝炎，胆囊炎。

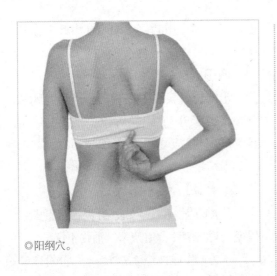

◎阳纲穴。

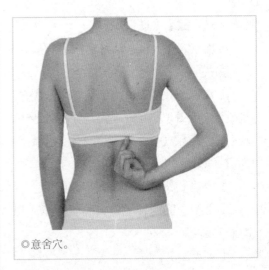

◎意舍穴。

（2）其他：心内膜炎，肌内风湿病，蛔虫性腹痛。

【刺灸法】

刺法：斜刺0.5~0.8寸，局部酸胀；不可深刺，以防气胸。

灸法：艾炷灸3~5壮，艾条灸5~10分钟。风湿则补而灸之，风热则泻针出气。

穴位详解

本穴气血物质为阳热风气，所处为天之天部，由本穴散输于肩背各部，散热降火。

阳，阳气也。纲，网上之总绳也。阳纲名意指胆腑的阳气由此外输膀胱经。阳纲穴与胆俞穴相对，气血物质皆来自胆腑，胆腑气血处半表半里，而本穴又在背外之侧，穴内物质为胆腑外输的阳热风气，此阳热风气即是脏腑外输的阳气汇聚而成，有对体内外输的阳气抓总提纲作用，故名阳纲。

意舍

【穴位一找准】在背部，当第11胸椎棘突下，旁开3寸。俯卧位，平第十一

胸椎棘突下，脊中（督脉）旁开3寸处取穴。

【功效】健脾和胃，利胆化湿。

【主治】

（1）泌尿生殖系统疾病：消化不良，肠炎，胃扩张，肝炎，食道狭窄。

（2）其他：腹直肌痉挛，胸膜炎，糖尿病，进行性肌营养不良。

【刺灸法】

刺法：斜刺0.5~0.8寸，局部酸胀；不可深刺，以防刺伤内脏。

灸法：艾炷灸3~5壮，艾条灸5~10分钟。寒则补而灸之，热则泻针出气。

穴位详解

脾脏的热燥阳气由此外输。气血物质为热燥的阳气，循膀胱经上行，外散脾脏之热。意，脾之神也，脾气也。

舍，来源也。意舍名意指脾脏的热燥阳气由此外输膀胱经。

胃仓

【穴位一找准】在背部，当第十二胸椎棘突下，旁开3寸。俯卧位，平第十二

胸椎棘突下，督脉旁开3寸处取穴。

【功效】和胃健脾，消食导滞。

【主治】

（1）消化系统疾病：胃炎，胃痉挛，胃溃疡，肠炎，习惯性便秘。

（2）其他：腰背部软组织疾患。

【刺灸法】

刺法：斜刺0.5~0.8寸，局部酸胀；不可深刺，以防损伤内脏。

灸法：艾炷灸3~5壮，艾条灸5~10分钟。寒湿则点刺出血或补而灸之，湿热则泻针出气或水针。

穴位详解

胃腑的湿热阳气由此外输。气血物质为湿热阳气，由穴内向穴外缓慢扩散，外散胃腑之热。

胃，胃腑也。仓，存贮聚散之所也。胃仓名意指胃腑的湿热阳气由此外输膀胱经。本穴物质为来自胃腑的湿热阳气，至本穴后，因受人体重力场的作用，湿重而热的阳气既不能上行又不能下行，湿热阳气屯留于本穴之中，故名胃仓。

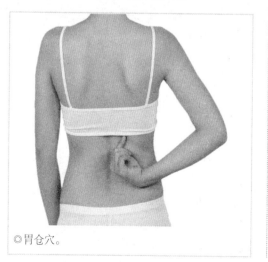

◎胃仓穴。

肓门

【穴位一找准】在腰部，当第1腰椎棘突下，旁开3寸。俯卧位，平第一腰椎棘突下，悬枢（督脉）旁开3寸处取穴。

【功效】理气和胃，清热消肿。

【主治】消化系统疾病：胃痉挛，胃炎，便秘、乳腺炎，腰肌劳损。

【刺灸法】

刺法：直刺0.8~1寸，局部酸胀；不可深刺，以防刺伤肾脏。

灸法：艾炷灸3~5壮，艾条灸5~10分钟。寒则灸之，热则泻之。

穴位详解

经穴名出自《针灸甲乙经》。天部气血中夹带的膏脂物质在此冷降。气血物质为冷凝后的膏脂，膏脂之物由天部冷降归于地部。

肓，心下膈膜也，指穴内调节的物质对象为膏肓穴外传的膏脂之物也。门，出入的门户也。肓门名意指天部气血中夹带的膏脂物质在此冷降。本穴与膏肓穴相对应，膏肓穴为膏脂之物的输出之处，而本

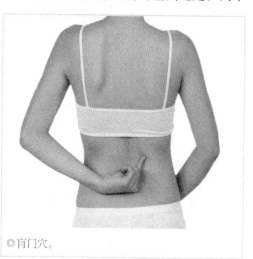

◎肓门穴。

穴则为膏脂之物的回落之处，故名肓门。

志室

【穴位一找准】位于腰部，当第二腰椎棘突下，旁开3寸。寻找此穴位时通常采用俯卧的姿势。

【功效】益肾固精，壮腰强身。

【主治】遗精，阳痿，小便不利，水肿，腰脊强痛。

指压该穴道，可以影响副肾分泌的与脂肪代谢有关的荷尔蒙，可除去现有脂肪，治疗腹部赘肉。此外，还可以强化夫妻性生活，对阳痿、早泄、遗精、阴囊湿疹、腰痛等病都很有效。

【刺灸法】斜刺0.5~0.8寸。寒湿则点刺出血或先泻后补或补之灸之，干热则泻针出气或水针。

穴位详解

别名精宫，肾脏的寒湿水气由此外输膀胱经。气血物质为凉湿水气，少部分吸热后循膀胱经上行，大部分冷降归于地部并循膀胱经下行，内散肾脏之热，外降体表之温。

志室：志，肾之精也，肾气也。室，房屋之内间也，与堂相对，堂在前、室在后，亦指穴内气血为肾脏外输寒湿水气。志室名意指肾脏的寒湿水气由此外输膀胱经。

精宫：精，肾之所藏也，肾之精气也。宫，宫殿也。精宫名意指肾脏水液气化的精微之气由此外输膀胱经。本穴物质为肾脏之水的气化之气，肾脏水液的气化之气大部分冷降归于地部，只有少部分清气吸热后上行至本穴，本穴物质为肾气精微所化，故名精宫。

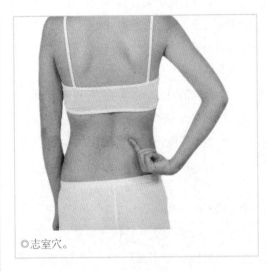

◎志室穴。

本穴可配命门穴治遗精。

胞肓

【穴位一找准】在臀部，平第二骶后孔，骶正中嵴旁开3寸。俯卧位，平第二骶后孔，督脉旁开3寸处取穴。

【功效】补肾强腰，通利二便。

【主治】

（1）泌尿生殖系统疾病：膀胱炎，尿道炎，尿潴留，睾丸炎。

（2）消化系统疾病：肠炎，便秘。

（3）其他：坐骨神经痛，腹直肌痉挛，腰背部软组织疾患。

【刺灸法】

刺法：直刺0.8~1寸，局部酸胀，针感可向臀部放散。

灸法：艾炷灸或温针灸3~5壮，艾条灸5~10分钟。

穴位详解

胞宫中的膏脂之物由此外输膀胱经。胞，包裹胎儿的膜质囊也。肓，心下膈膜也。胞肓名意指胞宫中的膏脂之物由此外输膀胱经。本穴物质为来自胞宫中的膏脂

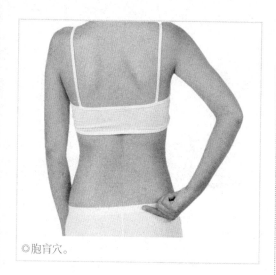

◎胞肓穴。

之物，它与心下膈膜中外输的膏脂之物同性，故名胞肓（胞肓穴膀胱俞穴相对应，气血物质的来源相同，按前面的穴位分析来推导，本穴物质应该是膀胱腑气化的干燥气态物，何以本穴物质为膏脂之类呢？这是因为本穴与膀胱俞二穴的气血物质并非只来自膀胱腑，而是来自膀胱腑与胞宫。从人体重力场来看，膀胱与胞宫皆处于同一层次，坐标位置的高度相同，气血物质的特性相同，气血物质亦由相同的出口外输膀胱经，只不过胞宫外输的气血物质中脂质成分偏多而膀胱外输的气血物质中水湿成分偏多罢了。但在人体重力场中，由于膀胱俞与胞肓穴所处的坐标位置不同，因此此二穴外输的气血物质才表现出不同的气血特征，这就是胞肓穴的气血物质是以脂质为主而非以干燥水气为主的原因所在）。

秩边

【穴位一找准】在臀部，平第四骶后孔，骶正中嵴旁开3寸。俯卧位，胞肓直下，在骶管裂孔旁开3寸处取穴。

【功效】舒筋活络，强壮腰膝，调理下焦。

【主治】

（1）运动系统疾病：急性腰扭伤，梨状肌损伤综合征，下肢瘫痪。

（2）精神神经系统疾病：坐骨神经痛，脑血管病后遗症。

（3）泌尿生殖系统疾病：膀胱炎，生殖器疾病。

（4）其他：痔疮，脱肛。

古代记述：腰痛不能俯仰、尻重不能举、阴痛、大小便不利、小便赤涩、遗尿、痔肿、腿叉风疼、遗精、带下。

【刺灸法】

刺法：

（1）直刺1.5~3寸，局部酸胀，有麻电感向下肢放散，用以治疗下肢痿痹，坐骨神经痛等。

（2）斜刺2.5~4寸，针尖向前阴方向呈80度角，针感向少腹及前阴方向放散，治疗前阴及少腹疾病。

（3）斜刺1.5~2寸，针尖向肛门方向

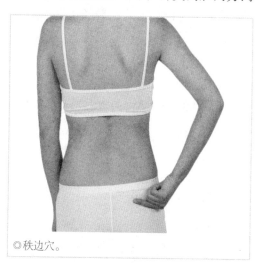

◎秩边穴。

呈70度角，针感向肛门方向放散，以治疗痔疮，脱肛。

灸法：艾炷灸或温针灸7~9壮，艾条灸10~20分钟。寒则先泻后补或补之灸之，热则泻之或水针。

穴位详解

臀部外散的水湿之气由此传于膀胱经。气血物质为天部的水湿之气，性凉湿，散热冷降为水液后循膀胱经下行。

秩，古指官吏的俸禄也，此指穴内物质为肺金之气。本穴所在为膀胱经，五行之水当值为官，其俸禄者金气也。边，旁也，侧也。秩边名意指臀部外散的水湿之气由此传于膀胱经。本穴物质为来自腰臀部肌肉层中气化的水湿之气，至本穴后散热冷缩并循膀胱经而行，冷降之气补充了膀胱经的地部经水，故名秩边。

合阳

【穴位一找准】在小腿后面，当委中与承山的连线上，委中下2寸。俯卧或正坐垂足位，在委中直下2寸，当委中与承山的连线上取穴。

【功效】舒筋通络，调经止带，强健腰膝。

【主治】

（1）妇产科系统疾病：功能性子宫出血，月经不调，子宫内膜炎。

（2）泌尿生殖系统疾病：睾丸炎，前列腺炎。

（3）其他：脑血管病后遗症，肠出血，疝痛，腓肠肌痉挛。

【刺灸法】

刺法：直刺0.8~1寸，局部酸胀，针感

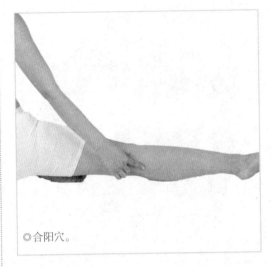

◎合阳穴。

可向足底放散。

灸法：艾炷灸或温针灸3~5壮，艾条灸5~10分钟。

穴位详解

合，会合、会集也。阳，阳热之气也。该穴名意指膀胱经吸热上行的阳热之气在此聚集。本穴物质为膀胱经膝下部各穴上行的阳气聚集而成，故名。

承筋

【穴位一找准】在小腿后面，当委中与承山的连线上，腓肠肌肌腹中央，委中下5寸。俯卧或正坐垂足位，在合阳与承山之，间腓肠肌肌腹中央取穴。

【功效】舒筋活络，强健腰膝，清泄肠热。

【主治】

（1）运动系统疾病：急性腰扭伤，腓肠肌痉挛或麻痹。

（2）其他：脱肛，痔疮，便秘。

【刺灸法】

刺法：直刺0.5~1寸，局部酸胀，针感可向足底放散。

灸法：艾炷灸或温针灸3~5壮，艾条灸5~10分钟。

穴位详解

别名腨肠，直肠。膀胱经的上行阳气在此化风而行。

承筋：承，承受也。筋，肝所主的风也。承筋名意指膀胱经的上行阳气在此化风而行。本穴物质为膀胱经足下部各穴上行的阳热之气，至本穴后为风行之状，故名承筋。

腨肠：腨肠者，直肠也。腨肠名意指本穴的气血物质与大肠经的气血物质特性相同。本穴物质为膀胱经足下部各穴吸热上行的阳热之气，富含水湿，性温热，与大肠经气血同性，故名腨肠。

承山

【穴位一找准】在小腿后面正中，委中与昆仑之间，当伸直小腿或足跟上提时腓肠肌肌腹下出现尖角凹陷处。俯卧位，下肢伸直，足趾挺而向上，其腓肠肌部出现人字陷纹，于其尖下取穴。或者直立，两手上举按着墙壁，足尖着地，在腓肠下

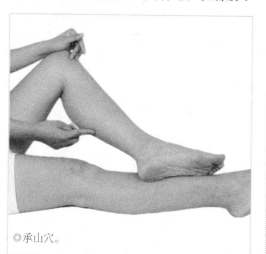

◎承山穴。

部出现人字陷纹，当人字尖下取穴。

【功效】理气止痛，舒筋活络，消痔。

【主治】

（1）运动系统疾病：腰肌劳损，腓肠肌痉挛，下肢瘫痪。

（2）肛肠科疾病：痔疮，脱肛。

（3）精神神经系统疾病：坐骨神经痛，小儿惊风。

（4）其他：痛经。

【刺灸法】

刺法：直刺0.7~1寸，局部酸胀，针感可向足底放散。

灸法：艾炷灸或温针灸5~7壮，艾条灸10~15分钟。寒湿则先泻后补或补之灸之，风热则泻之或水针。

此外还有点承山的方法：承山穴在小腿背侧正中线上，伸小腿或上提足跟时，可以看到在小腿背侧中间肌肉（腓肠肌）收缩时会形成一个人字形的分叉，承山穴就在这个人字形沟的顶点处。施治者拇指翘立，用力点按承山穴，尽量用力，并坚持点住不要放松，直至肌肉痉挛缓解为止。

穴位详解

别名：鱼腹，肉柱，伤山，鱼肠，肠山，鱼腹山，玉柱，鱼腰穴。随膀胱经经水下行的脾土微粒在此固化。气血物质为地部脾土及天部上行的风气，风气循膀胱经上行，脾土则屯固于穴周。

承山：承，承受、承托也。山，土石之大堆也，此指穴内物质为脾土。承山名意指随膀胱经经水下行的脾土微粒在此固化。本穴物质为随膀胱经经水上行而来的

脾土与水液的混合物，行至本穴后，水液气化而干燥的脾土微粒则沉降穴周，沉降的脾土堆积如大山之状，故名承山。

现代常用承山穴治疗坐骨神经痛、腓肠肌痉挛、痔疮、脱肛等。配环跳、阳陵泉主治下肢痿痹；配长强、百会、二白治疗痔疾。

用六寸长的毫针，条口穴透承山穴治疗肩周炎有奇效。为什么条山穴能治肩周炎呢？条口和承山一属足阳明胃经，一属足太阳膀胱经。足阳明胃经在肩部的走向路过缺盆而络督脉的大椎，与足太阳膀胱经相交于肩部。两穴经气上行同交于肩，所以治疗肩周炎有奇效。经常敲击能防止腿部积存废物，使腿部线条柔美，并能消除长久站立、行走所造成的疼痛。

飞扬

【穴位一找准】在小腿后面，当外踝后，昆仑穴直上7寸，承山外下方1寸处。正坐垂足，在承山穴外下方，当昆仑上7寸处取穴。

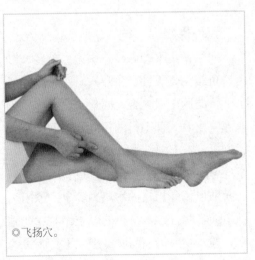

◎飞扬穴。

【功效】清热安神，舒筋活络。

【主治】风湿性关节炎，痔疮，膀胱炎，癫痫，眩晕等。

【刺灸法】

刺法：直刺0.7~1寸，局部酸胀，针感可向下肢放散。

灸法：艾炷灸或温针灸3~5壮，艾条灸5~10分钟。

穴位详解

别名：厥阳，厥阴，厥扬。足太阳经之络穴。膀胱经气血在此吸热后向上飞扬。

飞扬：飞，指穴内物质为天部之气也。扬，指穴内物质扬而上行也。飞扬名意指膀胱经气血在此吸热上行。本穴物质为膀胱经跗阳至至阴各穴吸热上行的水湿之气，在本穴的变化为进一步的吸热蒸升，故名飞扬。

厥阳：厥，厥通掘，乃翘起、掘起之意。阳，阳气也。厥阳名意指膀胱经气血在此掘起上扬。理同飞扬名解。厥阴、厥扬名意与厥阳近同，阴表示本穴上扬的气血物质为膀胱经的寒湿水气而非为真正的阳热之气。

膀胱经络穴：本穴气血为吸热上行的水湿之气，它不光膀胱经上行，同时亦向外扩散于与膀胱经相表里的少阴肾经，故为膀胱经络穴。

长时间站、坐或步行，都会引起腿脚的疲劳和肿胀，刺激飞扬穴能够缓解症状。另外，上火、鼻塞、流鼻涕时刺激这个位置也会觉得舒服一些。

小儿感冒发热，只需用伤湿膏贴涌泉、飞扬二穴，无须服药，十愈七八。

跗阳

【穴位一找准】在小腿后面，外踝后昆仑穴直上3寸。正坐垂足或俯卧位，在足外踝后方，昆仑直上3寸处取穴。

【功效】舒筋活络，退热散风。

【主治】

（1）运动系统疾病：急性腰扭伤，下肢瘫痪，腓肠肌痉挛。

（2）精神神经系统疾病：面神经麻痹，三叉神经痛，头痛等。

【刺灸法】

刺法：直刺0.5~1寸，局部酸胀，针感可向足底放散。

灸法：艾炷灸或温针灸3~5壮，艾条灸5~10分钟。寒则补之灸之，热则泻针出气。

穴位详解

足少阳、足阳明经的阳气在此带动足太阳经的气血上行。《千金要方》作付阳，《素问气穴论》王冰注作附阳，别名外阳、阳跷。属足太阳膀胱经，阳跷之郄穴。气血物质为阳热之气，循膀胱经上传于飞扬穴。

跗阳：跗，脚背也。阳，阳气也。跗阳名意指足少阳、足阳明二经的阳气在此带动足太阳经的气血上行。膀胱经足部上行的阳气至本穴后散热而化为湿冷的水气，由于有足少阳、足阳明二经上行的阳气为其补充热量，足太阳膀胱经的水湿之气才得以继续上行。本穴水湿之气的上行是依靠足背上行的阳气才得以上行的，故名跗阳。

阳跷脉郄穴：郄，孔隙也。本穴物质为足三阳经上行的阳气构成，气血之性同于阳跷脉。但由于膀胱经上行至此的阳气较为寒湿，即使有足少阳、足阳明的阳气带动足太阳的阳气上行，由本穴上输的阳气量亦较少，如从孔隙中输出一般，故为阳跷脉郄穴。

昆仑

【穴位一找准】在外踝后方，当外踝尖与跟腱之间的凹陷处。

【功效】清热镇痉，通络催产。

【主治】

（1）后头痛，项强，腰骶疼痛，足

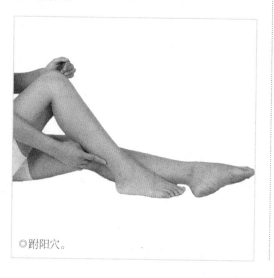

◎跗阳穴。

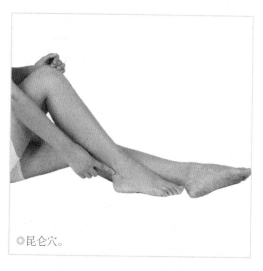

◎昆仑穴。

踝肿痛。

（2）癫痫。

（3）滞产。

【刺灸法】直刺0.5~0.8寸。孕妇禁用，经期慎用。寒湿则点刺出血或先泻后补或补之灸之，风热则泻针出气或水针。

穴位详解

气血物质为天部的水湿之气，吸热后循膀胱经上行天之天部。

昆仑。昆仑，广漠无垠也。昆仑名意指膀胱经的水湿之气在此吸热上行。本穴物质为膀胱经经水的气化之气，性寒湿，由于足少阳、足阳明二经的外散之热作用，寒湿水气吸热后亦上行并充斥于天之天部，穴内的各个层次都有气血物存在，如广漠无垠之状，故名昆仑。上昆仑名意与昆仑同。

膀胱经经穴。经，经过也，动而不居也。本穴物质为天部的水湿之气，其运行变化为吸热上行，动而不居，故为膀胱经经穴。

本穴属火。属火，指本穴气血运行变化表现出的五行属性。本穴物质原本为天之下部的水湿之气，在本穴的变化为吸热后上行天之天部，表现出火的炎上特征，故其属火。

现代常用本穴配风池、天柱、肩中俞、后溪治疗项强；配太溪、丘墟、三阴交治疗足跟痛。

仆参

【穴位一找准】在足外侧部，外踝后下方，昆仑直下，跟骨外侧，赤白肉际处。正坐垂足着地或俯卧位，在外踝后

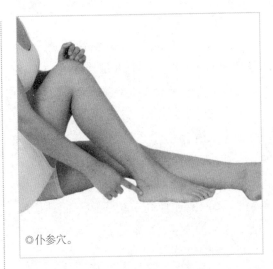

◎仆参穴。

下方，昆仑直下，当跟骨凹陷处赤白肉际取穴。

【功效】舒筋活络，强壮腰膝。

【主治】

（1）运动系统疾病：足跟痛，膝关节炎，下肢瘫痪。

（2）其他：尿道炎，癫痫，鼻出血。

【刺灸法】

刺法：直刺0.3~0.5寸，局部酸胀。

灸法：艾炷灸3~5壮，艾条温灸5~10分钟。寒湿则点刺出血或先泻后补或补之灸之，风热则泻针出气。

穴位详解

别名安邪，安耶，安邦。湿之气在此有少部分吸热上行。气血物质为水湿之气，吸热后由天之下部上行天之天部。

仆参：仆参者奴仆参拜也。仆参名意指膀胱经的水湿之气在此有少部分吸热上行。本穴所在为膀胱经，穴内物质为寒湿水气，水为主，火为仆，穴外传来的火热之气仅能使较少部分的水湿之气气化上行于天，火热之气相对于本穴的寒湿水气来

说就如奴仆一般，故名仆参。

安邪：安，安定也。邪，邪气也。安邪名意指穴内的火热之为弱小之势。本穴物质为寒湿水气，穴外传入穴内的火热之气是为邪气，但穴外传入的火热之气不足以改变穴内气血的寒湿之性，故名安邪。安耶、安邦名意与安邪同。

申脉

【穴位一找准】在足外侧部，外踝直下方凹陷中。正坐垂足着地或俯卧位，在外踝正下方凹陷处取穴。

【功效】清热安神，利腰膝。

【主治】

（1）精神神经系统疾病：头痛，内耳性眩晕，失眠，癫痫，精神分裂症，脑血管病后遗症。

（2）运动系统疾病：腰肌劳损，下肢瘫痪，关节炎，踝关节扭伤。

【刺灸法】

刺法：直刺或略向下斜刺0.2~0.3寸，局部酸胀。

灸法：艾炷灸3~5壮，艾条温灸5~10

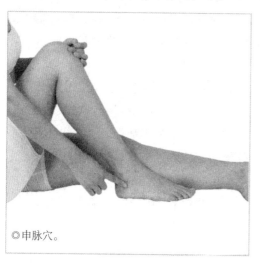

◎申脉穴。

分钟。

穴位详解

八脉交会穴之一，通于阳跷脉。别名鬼路，阳跷。膀胱经气血在此变为凉湿之性。气血物质一为经部经水，其量少，二为天部的湿热之气，经水循膀胱经下行，阳气循膀胱经上行。

申脉：申，八卦中属金也，此指穴内物质为肺金特性的凉湿之气。脉，脉气也。申脉名意指膀胱经的气血在此变为凉湿之性。本穴物质为来自膀胱经金门以下各穴上行的天部之气，其性偏热（相对于膀胱经而言），与肺经气血同性，故名申脉。

足太阳阳跷脉之会。同阳跷名解。

临床上常用本穴配翳风、太冲治疗内耳性眩晕；配金门治疗头风头痛；配后溪治疗癫痫。

人体受到寒邪之后会缩成一团，瑟瑟发抖，这在中医里叫作"拘急收引"，而申脉穴有伸展脉络之意，可以快速调动人体阳气，阳气足则寒邪自散。

平时我们可以用艾条熏灸或者用手指点揉刺激申脉穴，点按时会感觉到微微的酸胀。灸的时候，以感觉此部位微微发热即可，有时能明显感觉到有一股暖流自脚下缓缓升起，瞬间人就会舒展许多。秋冬交替的季节，温差变化很大，也是流感高发的季节，建议大家买一些艾条回去，灸一灸申脉穴，既可预防流感，还可以增强免疫力，尤其是老人或者体质偏寒的人更应经常地灸一灸此穴。

人老腿先衰，实际上就是阳气不能

通达人体末端的表现，申脉穴通畅可以有效地延缓这一过程，有回阳保命之功。做儿女的可以有很多方法来孝敬父母，这个方法既安全又简单，回家后静心给父母灸上一灸，一家其乐融融，比吃什么灵丹妙药都实惠。荀子说："不积跬步，无以至千里。"这看似平常的一个穴位，如果我们能够时常用心呵护它，时间长了，一定会得到意想不到的回报。

值得提示的一点是：当身体受了风寒，点按申脉穴的时候会感觉有点酸胀，熏灸时身上有些微微出汗，是身体阳气升发祛除风寒的表现。

很多时候，人们并不是不关爱自己的身体，而是缺少关爱自己身体的方法。如果你身边的亲人体质虚弱，畏惧寒冷，腰酸背痛……那就用你手中的艾条来帮助他们开启这温暖身体的源泉吧！

下面介绍的按摩法是缓解寒冷的快速有效方法，以下四个穴位指压时，请把大口吸的气缓慢吐出，每6秒钟按压一次。

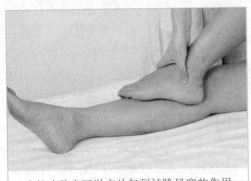

◎点按申脉穴可以有效起到祛除风寒的作用。"申脉"位于脚外踝中央下端1厘米凹处。指压时一面缓缓吐气一面用手掌慢慢劈打，每次打10下，每天打3次。

全身寒冷的情况，可按压气海穴，以直线连接肚脐与耻骨上方，将其分为十等分，从肚脐3/10的位置，做6次。

治疗脚部寒冷的穴位是梁丘穴。伸展膝盖用力时，筋肉凸出处的凹洼，从膝盖骨右端，三个手指左右的上方灸是该穴。做20次。

肩膀及手腕寒冷的情况，治疗上半身寒冷，可按压申脉穴。该穴在脚踝根的凹洼处。做20次。

腰部寒冷的情况。可按压腰阳关穴，该穴在第四腰椎与第五腰椎间的凹洼，做10次。

指压百会穴和申脉穴对做任何事情都会感到厌烦这种没有耐性的人很有效。它能使这类型的人增加稳定感，集中精力做事，具有耐性。

百会穴位于头顶之上，"申脉"位于脚外踝中央下端1厘米凹处。指压时一面缓缓吐气一面用手掌慢慢劈打，每次打10下，每天打3次。

申脉穴指压时，尽可能将一次所吸之气一面缓缓长吐，一面重复2次，指压数日，可使容易厌倦之性格大变。

金门

【穴位一找准】金门穴位于人体的足外侧部，当外踝前缘直下，骰骨下缘处。在腓骨长肌腱和小趾外展肌之间；有足底外侧动、静脉；布有足背外侧皮神经，深层为足底外侧神经。

【功效】补阳益气，疏导水湿。

【主治】头痛，癫痫，小儿惊风，腰痛，下肢痿痹，外踝痛。

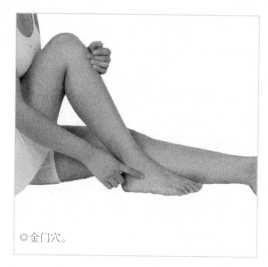

◎金门穴。

【刺灸法】直刺0.3~0.5寸。不灸。

穴位详解

经穴名出自《针灸甲乙经》。别名关梁。属足太阳膀胱经。足太阳之郄穴。气血物质为水湿之气，吸热后循膀胱经上行。

金门：金，肺性之气也。门，出入的门户也。金门名意指膀胱经气血在此变为温热之性。本穴物质为膀胱经下部经脉上行的阳气，性温热，与肺金之气同性，故名金门。

关梁：关，关卡也。梁，屋顶之横梁也。关梁名意指膀胱经的天部之气由此上行。本穴向上传输的为膀胱经下部经脉吸热蒸升的阳热之气，膀胱经滞重和寒湿水气则被关卡于下，故名关梁。梁关名意与关梁同。

膀胱经郄穴：郄，孔隙也。本穴物质为天部的水湿之气，性寒湿，只有少部分水湿气态物吸热上传并成为膀胱经经脉中的气血，此上传之气如从孔隙中传出一般，故为膀胱经郄穴。

本穴配太阳穴合谷穴治头痛。配跗阳、委中、环跳等穴，可提高痛阈、麻醉止痛。

京骨

【穴位一找准】在足外侧，第五跖骨粗隆下方，赤白肉际处。正坐垂足着地或俯卧位，在足跗外侧，第五跖骨粗隆下，赤白肉际处取穴。

【功效】清热止痉，明目舒筋。

【主治】

（1）精神神经系统疾病：脑膜炎，脑出血，癫痫，小儿惊风，头痛。

（2）其他：心肌炎，佝偻病，疟疾等。

【刺灸法】

刺法：直刺0.3~0.5寸，局部酸胀，针感可向足背部扩散。

灸法：艾炷灸3~5壮，艾条温灸5~10分钟。寒湿则点刺出点或温灸，热则泻针出气。

穴位详解

经穴名出自《灵枢·本输》。属足太阳膀胱经原穴。膀胱经的湿冷水湿在此聚

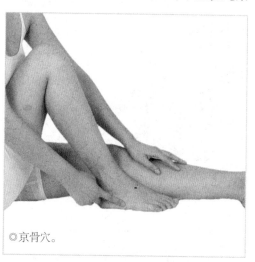

◎京骨穴。

集。气血物质为天部的寒湿水气，吸热后循膀胱经上行。

京骨：京，古指人工筑起的高丘或圆形的大谷仓也。骨，水也。京骨名意指膀胱经的湿冷水气在此聚集。本穴物质为膀胱经吸热蒸升的水湿之气，性寒凉，在本穴为聚集之状，如同储存谷物的大仓，故名京骨。

膀胱经原穴：本穴物质为天部的寒凉水气，气血场范围大，最能体现膀胱经的气血之性，为膀胱经寒湿水气的输出之源，故为膀胱经原穴。

束骨

【穴位一找准】在足外侧，足小趾本节（第五跖趾关节）的后方，赤白肉际处。正坐垂足着地或俯卧位，在足跗外侧，第五跖骨小头后下方，赤白肉际处取穴。

【功效】通经活络，清头明目。

【主治】

（1）精神神经系统疾病：神经性头痛，头晕，癫痫，精神病。

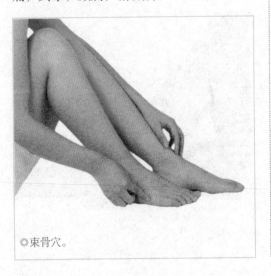

◎束骨穴。

（2）五官科系统疾病：耳聋，眼结膜炎，泪管狭窄。

（3）其他：高血压，腓肠肌痉挛，疔疮，肛门手术后疼痛。

【刺灸法】

刺法：直刺0.3~0.5寸，局部酸胀，针感可向足背部扩散。

灸法：艾炷灸3~5壮，艾条温灸5~10分钟。寒湿则点刺出点或温灸，热则泻针出气。

穴位详解

经穴名出自《灵枢·本输》。属足太阳膀胱经原穴。五输穴之输穴，五行属木。气血物质为天部的寒湿水气，吸热后循膀胱经上行。

束骨。束，捆也、束缚也。骨，水也。束骨名意指膀胱经的寒湿水气在此聚集不能上行。本穴物质为膀胱经上部经脉下行的寒湿水气和下部经脉上行的阳气，二气交会后聚集穴内既不能升亦不能降，如被束缚一般，故名束骨。

束骨配殷门、昆仑，有舒筋活络止痛的作用，主治腰背痛，坐骨神经痛。

束骨配百会、肝俞，有清头目，调营血，平肝风的作用，主治头痛，目眩。

通谷

【穴位一找准】该穴位于人体的足外侧，足小趾本节（第五跖趾关节）的前方，赤白肉际处。

【功效】健脾和胃，宁心安神。

【主治】腹胀，腹痛，呕吐，心悸，胸痛，头痛，项强，目眩，鼻出血，癫狂。

【刺灸法】直刺0.5~0.8寸。可灸。寒则点刺出血或先泻后补或灸之，热则补之。

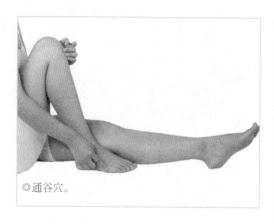

◎通谷穴。

穴位详解

足太阳膀胱经穴位，膀胱经经气在此散热冷降，气血物质为天部的水湿之气，大部分水湿冷降归地后回流至阴穴，小部分吸热后上行天之天部。

足通谷：通，通道、通行也。谷，肉之大会也，两山中间的空旷之处也。该穴名意指膀胱经经气在此冷降归地。本穴物质一为膀胱经上部经脉下行的寒湿水气，二为至阴穴上传于此的天部湿热水气，二气交会后的运行变化主要是散热缩合冷降，冷降之水循膀胱经回流至阴穴，故名。

膀胱经荥穴：荥，极小的水流也。本穴物质为天部的水湿之气，其变化主要为散热冷降，冷降的地部经水极为细小，故为膀胱经荥穴。

本穴属水。属水，指本穴气血表现出的五行属性。本穴物质为天部的水湿之气，其变化为散热冷降，表现出水的润下特征，故其属水。

临床上常配大椎穴治项强。

至阴

【穴位一找准】在足小趾末节外侧，距趾甲角0.1寸（指寸）。正坐垂足着地或俯卧位，在足小趾外侧，距趾甲角0.1寸处取穴。

【功效】正胎催产，理气活血，清头明目。

【主治】

（1）妇产科系统疾病：胎位不正，难产，胎盘滞留。

（2）精神神经系统疾病：脑出血，神经性头痛，脑血管病后遗症。

（3）泌尿生殖系统疾病：尿潴留，遗精。

（4）五官科系统疾病：眼结膜充血，角膜白斑，鼻塞。

【刺灸法】

刺法：

（1）浅刺0.2寸，局部胀痛。

（2）三棱针点刺放血。

灸法：艾炷灸3~5壮，艾条温灸10~20分钟。寒则深刺闭孔出针，莫留针，热则浅刺出气。

穴位详解

至阴，五输穴之井穴，五行属金。体

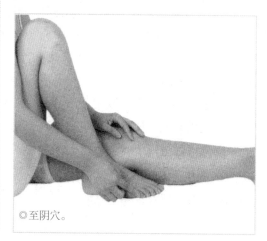

◎至阴穴。

内膀胱经的寒湿水气由此外输体表。气血物质为天部的温热水气，散热冷缩并交于足通谷穴。

至阴：至，极也。阴，寒也，水也。至阴名意指体内膀胱经的寒湿水气由此外输体表。本穴物质为来自体内膀胱经的寒湿水气，它位于人体的最下部，是人体寒湿水气到达的极寒之地，故名至阴。

膀胱经井穴：井，地部孔隙也。本穴有地部孔隙与体内相通，为膀胱经体内与体表的气血交换处，故为膀胱经井穴。

本穴属金。属金，指本穴气血物质运行变化表现出的五行属性。本穴物质主要是体内输出的温热水气，出体表后散热而凉，表现出肺金之气的秋凉特征，故其属金。

在中国古代，妇女生育是一件很危险的事情。因为当时没有现代的医疗设备、医疗技术，正常怀孕生产的女子尚且可能因为感染等原因导致死亡，何况异位妊娠的呢？但是劳动人民在与自然斗争的过程中，也发明了很多绝招，灸至阴穴就是能使产妇正常生产的方法之一。这一古老的方法，虽然目前对它的原理研究还不透彻，但临床实践证明了它的科学性。

至阴穴是足太阳膀胱经穴，《医宗金鉴》里记载这个穴位可以用于治疗因为胎位不正造成的难产。据实验观察发现，艾灸至阴穴可促进肾上腺皮质激素的分泌，从而增加子宫活动，同时胎儿活动也增强，这有助于胎位的自动转正。

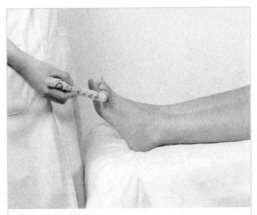

◎经常艾灸至阴穴，可以治疗脑溢血、神经性头痛、尿潴留等症。

其他妇科疾病如月经不调、崩漏、带下、痛经、更年期综合征及乳痈、乳癖等，在至阴穴采用灸法治疗也很有效，因此，至阴穴是一个妇科要穴。

不过，艾灸至阴穴的方法虽好，并非人人适合。一般来说，产妇如发现胎位不正，应先咨询大夫是否可以使用艾灸来纠正胎位，有些情况特殊如产道狭窄的孕妇就不宜使用这种方法，因此应该在产科大夫的指导下选择。而可以选择这种方法的产妇也应等到满8个月后，因为在8个月以前，胎儿比较小，在子宫里的活动空间还比较大，即使艾灸正了胎位，胎儿也有可能又转回去。

艾灸时找准穴位，可由家人来操作，每天灸20分钟，一周去产科检查一次。如果孕妇自己早早就有了感觉，也可尽早去检查。在胎位被纠正过来之后，产科医生会采取一些必要的措施，以确保胎位不会发生变化。

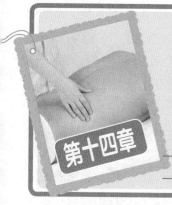

足少阴肾经——滋养脏腑，人的先天之本

第十四章

◎日常生活中经常按摩足少阴肾经可以对人体脏腑起到养护的作用，更能增补人们的先天之气。

足少阴肾经总述

足少阴肾经为人体十二经脉之一，简称肾经。循行部位起于足小趾下面，斜行于足心（涌泉穴），出行于舟骨粗隆之下，沿内踝后缘，分出进入足跟，向上沿小腿内侧后缘，至腘内侧，上股内侧后缘入脊内（长强穴），穿过脊柱，属肾，络膀胱。本经脉直行于腹腔内，从肾上行，穿过肝和膈肌，进入肺，沿喉咙，到舌根两旁。本经脉一分支从肺中分出，络心，注于胸中，交于手厥阴心包经。

本经脉腧穴有：涌泉、然谷、太溪、大钟、水泉、照海、复溜、交信、筑宾、阴谷、横骨、大赫、气穴、四海、中注、肓俞、商曲、石关、阴都、腹通谷、幽门、步廊、神封、灵墟、神藏、彧中、俞府，共二十七穴，左右合五十四穴。

本经主要治疗妇科、前阴、肾、肺、咽喉病症。如月经不调、阴挺、遗精、小便不利、水肿、便秘、泄泻，以及经脉循行部位的病变。

足少阴肾经主要穴位详解

涌泉

【穴位一找准】取穴时，可采用正坐或仰卧、跷足的姿势，涌泉穴位于足前部凹陷处第二、三趾趾缝纹头端与足跟连线的前三分之一处。

【功效】益肝调便，平肝熄风。

【主治】神经衰弱、精力减退、倦怠感、妇女病、失眠、多眠症、高血压、晕眩、焦躁、糖尿病、过敏性鼻炎、更年期障碍、怕冷症、肾病等。穴道指压法治疗脑出血后的复原、穴道按摩治疗膀胱炎、指压法治疗白发，等等。

【刺灸法】直刺0.5~0.8寸。

穴位详解

足少阴肾经穴，别名地冲穴，体内肾经的经水由此外涌而出，气血物质为天之下部的温热水气，由天部横向传于然谷穴。我国现存最早的医学著作《黄帝内经》中说："肾出于涌泉，涌泉者足心也。"意思是说：肾经之气犹如源泉之水，来源于足下，涌出灌溉周身四肢各处。所以，涌泉穴在人体养生、防病、治病、保健等各个方面有着重要作用。

涌泉：涌，外涌而出也。泉，泉水也。该穴名意指体内肾经的经水由此外涌而出体表。本穴为肾经经脉的第一穴，它联通肾经的体内体表经脉，肾经体内经脉中的高温高压的水液由此外涌而出体表，故名。

推搓涌泉穴俗称"搓脚心"，它是我国流传已久的自我养生保健按摩疗法之一。

利用刺激涌泉穴养生、保健、防病治病的方法有很多，归结起来可分为三类：一是用药物烘烤、熏洗；二是用灸疗、膏贴；三是用各种按摩手法或其他的物理性方法。

下面是几种临床常用的治疗方法：

（1）用热盐水浸泡双侧涌泉穴。热水以自己能适应为度，加少许食盐，每日临睡觉前浸泡15~30分钟。

（2）用艾灸或隔药物灸，每日一次，至涌泉穴有热感上行为度。

（3）用按摩手法推搓、拍打涌泉穴。

（4）在床上取坐位，双脚自然向上分开，或取盘腿坐位。然后用双拇指从足跟向足尖方向涌泉穴处，做前后反复的推搓；或用双手掌自然轻缓地拍打涌泉穴，最好以足底部有热感为适宜。

（5）取自然体位、仰卧位或俯卧位，用自己双脚做相互交替的对搓动作，可也用脚心蹬搓床头或其他器械。

俗话说："若要老人安，涌泉常温暖。"据临床应用观察，如果每日坚持推搓涌泉穴，可使老人精力旺盛，体质增强，防病能力增强。据统计，推搓涌泉穴疗法可以防治老年性的哮喘、腰腿酸软无力、失眠多梦、神经衰弱、头晕、头痛、高血压、耳聋、耳鸣、大便秘结等五十余种疾病。

涌泉穴的主治疾病及操作方法：

（1）慢性咽炎：取吴茱萸30克、生附子6克、麝香0.3克，共研细末，加少许面粉与醋调和，做成面饼，将药饼蒸微热敷双侧涌泉穴，敷后安睡3小时。若半夜脚心发热，则火气下行。每天一次，10次为一疗程。

（2）急性扁桃体炎：取黄连30克、吴茱萸20克，共研细末，混匀贮瓶备用，贴敷时取上药适量，加火醋调成糊膏状，晚上睡前敷于双侧涌泉穴，然后用纱布覆盖，胶布固定。第二天早晨取下，每晚贴敷一次，3次为一疗程。

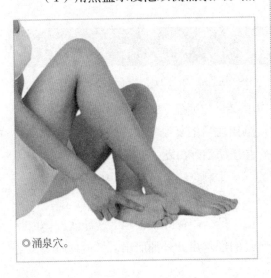
◎涌泉穴。

（3）牙龈炎：生附子30克，研为细末，用时取上药适量，加水调成糊膏状，敷于双侧涌泉穴，纱布覆盖，胶布固定，每天换药一次。本方对肾阴亏损型牙龈炎疗效较好。

（4）小儿腹泻：取苦参、苍术各30克，共研为细末，用时取上药适量，加米醋调成糊状，敷于双侧涌泉穴，以纱布覆盖，胶布固定，每日换药一次，10次为一疗程。本方用于湿热型小儿腹泻疗效较好。

（5）高血压病：取吴茱萸100克，龙胆草60克，土硫黄20克，朱砂15克，明矾30克，将上药共研细末，每次用上药适量，加米醋调成糊状，贴敷于双侧涌泉穴，覆盖纱布，胶布固定，两日一换，1月为一疗程。

（6）风热感冒：取白芥子9克、鸡蛋清1个，将白芥子研成细粉，然后用蛋清调匀，分成两份，敷于双侧涌泉穴，1小时后取下。本方有较好的退热效果，适用于高热者。

（7）口疮：取吴茱萸30克，研成细末，贮瓶备用，每次取上药适量，用醋调成膏状，敷于双侧涌泉穴，再以纱布覆盖，胶布固定，每日换药一次。

（8）小儿流口水：制南星30克，生蒲黄12克，老醋适量。用法：前2味药研细末，以老醋调成糊饼，包敷足心涌泉穴，男左女右，12小时易之。小儿流口水，中医称为小儿滞颐，多因脾胃湿热，廉泉不约或脾胃虚寒，不能收摄津液所致。本方可平调脾胃寒热，包敷涌泉穴，乃上病下取之意。

（9）治疗阳痿：取巴戟天、补骨脂、仙茅各10克。制法：将上药共研细末，加入适量食醋调成稀糊状，分成2份。用法：将调好的药膏贴敷于双足的涌泉穴上，外以纱布覆盖，胶布固定。每天换药一次，连续用药5~7天。功效：温阳补肾，适用于肾阳虚所致的阳痿。

（10）治疗遗精：取龙骨、牡蛎、芡实、沙苑蒺藜各30克，五味子、龟板各20克，菟丝子15克。制法：将上药共研细末，调匀，装瓶备用。用法：每次取药末适量，加入食醋调成稀糊状，贴敷于双足的涌泉穴上，外以纱布覆盖，胶布固定。每天换药一次，7天为一个疗程。功效：补肾固精，适用于遗精、早泄、腰酸耳鸣、倦怠乏力等。

然谷

【穴位一找准】足内侧缘，足舟骨粗隆下方，赤白肉际。

【功效】益气固肾，清热利湿。

【主治】

（1）泌尿生殖系统疾病：膀胱炎，尿道炎，睾丸炎，精液缺乏，遗尿。

（2）五官科系统疾病：咽喉炎，扁桃体炎。

（3）妇产科系统疾病：月经不调，不孕症。

（4）其他：心肌炎，阴痒，糖尿病，精神病。

【刺灸法】

刺法：直刺0.3~0.5寸，局部胀痛，针感可向足底部扩散。

灸法：艾炷灸或温针灸3~5壮，艾条

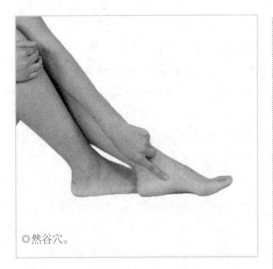

◎然谷穴。

温灸5~10分钟。寒则补之，热则泻之。

穴位详解

足少阴肾经穴，五输穴之荥穴，五行属火，出自《灵枢·本输》，别名龙渊。气血物质为湿热水气，大部分散热冷降，小部分吸热蒸升。

然谷：然，燃也。谷，两山所夹空隙也。该穴名意指肾经外涌的地部经水在此大量气化。本穴物质为肾经涌泉穴传来的地部经水，性温热，至本穴后水液大量气化水湿，经水如同被燃烧蒸发一般，故名。

龙渊：龙，变幻莫测之物也，此指本穴地部经水的各种变化。渊，深渊也，范围大也。龙渊名意指肾经经水在此由液化气，范围巨大。理同然谷名意。

临床上常有以下配伍，配肾俞，太溪，关元，三阴交治月经不调；配肾俞，志室，气海治遗精；配中极，血海，三阴交治阴痒。

然谷，也就是"燃谷"，还有"燃烧谷物"的意思。谷物就是我们吃进胃里的食物，燃烧就是消化。然谷穴就是增强脾

胃功能、促进胃里食物更好消化的一个穴。推拿然谷，可以让人很快产生饥饿感，同时还能治疗过度饮食后的不适，具有双向调节的功能。总之，每天坚持推拿然谷，能让人的胃口大开、肠道常清。

推拿然谷是很有讲究的：首先要准确地找到然谷穴，用大拇指用力往下按，按下去后马上放松。当大拇指按下去的时候，穴位周围乃至整个腿部的肾经上都会有强烈的酸胀感，但随着手指的放松，酸胀感会马上消退。等酸胀感消退后，再按上面的方法按，如此重复10~20次。双脚上的然谷穴都要按。如果是自己给自己做，则两个穴位可以同时进行。

为什么要用这种手法？因为针灸里有"补"和"泻"的手法，推拿也一样。一般来说，快速的、强烈的刺激为泻法，柔和的、缓慢的刺激为补法。一个穴位，用补法与用泻法进行推拿，效果是不一样的，甚至相反。我们对然谷这个穴，用的是泻法。要把这个手法做对，才有明显的效果，不然，如果只是随便按一按、揉一揉，效果虽说仍然会有，但就要大打折扣了。

刚才我们说到重复按10~20次，到底是10次还是20次呢？那就要看你是否按到火候了。当你感觉酸胀感越来越难以退去，最后再也不退的时候，火候就算到了。这也是检测你这套开胃推拿动作做得是否到位的一个标准，做得到位，10次就足够了，做得不到位，20次以上恐怕也不行。当然，即使没到火候，效果总还是会有一些的。

推拿然谷后，我们会很快感到嘴里唾

液腺兴奋，唾液分泌得多了。20分钟后，人会产生饥饿感。这时候，可以吃东西了。不过千万不要暴饮暴食，吃到八分饱就可以了。平常体弱多病的中老年人和素来胃口不好的孩子尤其要注意，"物壮则老"，任何事情都不可过度，人生如此，养生亦如斯！

太溪

【穴位一找准】取穴时，可采用正坐，平放足底或仰卧的姿势，太溪穴位于足内侧，内踝后方与脚跟骨筋腱之间的凹陷处。

【功效】益肾纳气，培土生金。

【主治】头痛目眩，咽喉肿痛，牙痛，耳聋，耳鸣，咳嗽，气喘，胸痛咯血，消渴，月经不调，失眠，健忘，遗精，阳痿，小便频数，腰脊痛，下肢厥冷，内踝肿痛。

【刺灸法】直刺0.5~0.8寸；可灸。寒则点刺出血或泻而多灸，热则水针或泻针出气。

穴位详解

足少阴肾经穴，别名大溪穴，吕细

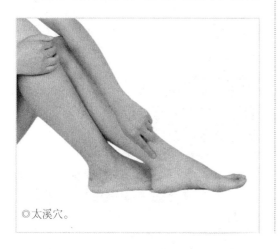
◎太溪穴。

穴。肾经水液在此形成较大的溪水，气血物质为地部经水及其气化之气，经水循肾经而传，气化之气吸热后上行天部。

太溪：太，大也。溪，溪流也。该穴名意指肾经水液在此形成较大的溪水。本穴物质为然谷穴传来的冷降之水，至本穴后，冷降水液形成了较为宽大的浅溪，故名。大溪名意与此穴同。

吕细：吕，古代音乐十二律中的阴律也，总称六吕，此指穴内物质为纯阴之液。细，弱也、小也。吕细一名意在形容穴内流行的地部经水水面宽大而流动缓慢，故名。

临床上常有以下配伍，配然谷穴主治热病烦心，足寒清，多汗；配肾俞穴治肾胀；配支沟穴、然谷穴治心痛如锥刺。

凡是寒凉体质的人，都不妨通过常灸太溪穴，让温暖的生机进入寒体之内，让"体内的冰雪"变成春天的涓涓细流……大家不妨试一下！

太溪穴为肾经腧穴、原穴，长于滋阴补肾、通调三焦，可用于治疗阴虚之消渴、咯血、吐血、衄血、咽喉肿痛、耳鸣、耳聋、口中热、咽干、唾痰如胶、牙龈肿痛、尿黄、便秘，肺肾两虚之咳喘，肾阳不足之遗精、阳痿、小便频数，失眠，腰酸，妇女不孕、先兆流产、习惯性流产、月经不调、绝经前后诸症。历代文献和临床未见有明显的禁忌证。

取太溪穴时，须令患者卧位或坐式，放松全身肌肉，并将袜子退至露出足跟部。术者用定位的手拇指用力均匀地在内踝与跟腱之间反复仔细地按压，寻找患者感觉酸、痛、胀最为明显且为凹陷的地方，即为此穴的准确位置。一般多用捻转补法，即术者用同侧持针的手（左侧太溪用左手，右侧太溪用右手）持1.5寸毫针垂直刺入约1寸深，待有酸、胀、麻等感觉时，施以拇指向前、食指向后同时微微向下按压针身，捻转幅度小于90度，频率大于180次／分的捻转补法。一般留针30分钟为宜，并在留针过程中嘱患者意念施针处，每10分钟行针一次，令针感向足跟、内踝或胫骨内侧放散。

太溪穴的日常保健上需要注意四点事项：

（1）按揉太溪穴前后各喝300~500毫升的温热白开水。

（2）按揉力度不宜过大（太轻也不行），以感到穴位处有酸麻胀感即可。

（3）如果你没有痛感，而且刚按就陷下去了，说明你体质较虚弱，所以你要把它揉痛；一按就痛的，你要每天坚持，揉到它不痛，以后1~3天按揉一次也可。

（4）平时应尽量避免如房事过滥、腰背部着凉等。

大钟

【穴位一找准】正坐或仰卧位，在足内侧，内踝后下方，当跟腱附着部的内侧前方凹陷处。

【功效】益肾平喘，调理二便。

【主治】

（1）精神神经系统疾病：神经衰弱，精神病，痴呆，癔症。

（2）泌尿生殖系统疾病：尿潴留，淋病。

（3）其他：哮喘，咽痛，口腔炎，食道狭窄，便秘，疟疾。

【刺灸法】

刺法：直刺0.5~0.8寸，局部酸胀。

灸法：艾炷灸或温针灸3~5壮，艾条温灸5~10分钟。

穴位详解

古人曰："天柱、大钟按摩宽，便是醒神健脑丸。"坚持按摩天柱穴、大钟穴，再加上头顶按摩，可改善脑部血液循环，通畅气血，调和百脉，收到健脑防病之功效。

按摩大钟穴：大钟穴位于足内踝后五分的太溪穴下部与后跟腿侧边的交点。用大拇指指腹按压在该穴上，每侧由上而下按摩20次。

大钟穴是治疗多种慢性疾病的保健大穴。大钟穴是肾经的络穴，络膀胱经，主要的功效是排毒和御寒。它位于人体的足内侧，内踝下方，当跟腱附着部的内侧前方凹陷处，肾气不足的时候按下去肯定很痛。

所谓大钟，大，巨大也；钟，古指编

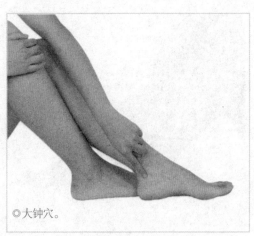
◎大钟穴。

钟，为一种乐器，其声浑厚洪亮。该穴名意指肾经经水在此如瀑布从高处落下，声如洪钟，因此而得名"大钟"。大钟穴有益肾平喘、通调二便的功效。由于肾经联络气管，所以大钟穴能治疗支气管哮喘方面的疾病。此穴还有强腰壮骨、清脑安神的功效。

水泉

【穴位一找准】正坐垂足或仰卧位，在足内侧，内踝后下方，当太溪直下1寸（指寸），跟骨结节的内侧凹陷处。

【功效】清热益肾，通经活络。

【主治】

（1）妇产科系统疾病：月经不调，闭经，月经过少，子宫脱垂，不孕症。

（2）其他：近视眼，膀胱痉挛。

【刺灸法】

刺法：直刺0.5~0.8寸，局部酸胀。

灸法：艾炷灸或温针灸3~5壮，艾条温灸5~10分钟。

穴位详解

对于女人来说，水泉穴可是个有用的穴位，女人一旦痛经就可以找身体里的利水大药——水泉穴。

具体方法是：痛经时用拇指按住水泉穴，先做向心方向推按，再顺时针方向揉按，按摩时以出现酸胀、麻痛的感觉为好，按5~10分钟即可。

那为什么按摩穴位有效呢？那是因为水泉穴是本经的郄穴，郄穴相当于人体的灭火器，是我们人体自带的专门用于急救的大药。这个穴位有活血通经之功效，止痛效果非常神奇。因此，对于痛经患者来

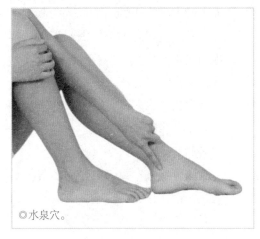

◎水泉穴。

说，发作时按揉水泉穴往往就可以起到很好的止痛效果。

水泉穴，顾名思义和"水"有关。一切与水液代谢失常有关的问题，比如女性经期肚子胀、月经不调，或男性膀胱炎、前列腺炎等，都可找水泉穴这位"利水大药"来调治。可见，此穴也并非女性朋友的专利。

水泉穴是专门消水肿，治疗小便不利的。小便不利就是刚上完厕所，还没两分钟又想上，每次就撒一点儿。这是典型的肾气不足。西医通常诊断为泌尿系统感染。老年男性一般都有前列腺问题。小便不利者每天要坚持多揉水泉穴。

水泉穴还有活血通经的作用。它通月经的效果很好，尤其是女性月经量特少，肚子胀得特别难受，但经血就是不下来，这时要赶紧揉水泉穴。

照海

【穴位一找准】该穴位于人体的足内侧，内踝尖下方凹陷处。外来经水屯于穴内，气化之气上行天之天部。

【功效】调阴宁神，通调二便。

【主治】咽喉干燥，痫证，失眠，嗜卧，惊恐不宁，目赤肿痛，月经不调，痛经，赤白带下，阴挺，阴痒，疝气，小便频数，不寐，脚气。

【刺灸法】直刺0.5~0.8寸；可灸。寒则点刺出血，热则补之灸之。

穴位详解

足少阴肾经穴。见《针灸甲乙经》卷三，为足少阴、阴跷脉交会穴，别名阴跷穴，漏阴穴。肾经经水在此大量蒸发，气血物质为地部经水及其蒸发的水气。

照海：照，照射也。海，大水也。该穴名意指肾经经水在此大量蒸发。本穴物质为水泉穴传来的地部经水，至本穴后形成一个较大水域，水域平静如镜，较多地接收受天部照射的热能而大量蒸发水液，故名。

阴跷：阴跷，乃穴内气血有地部的经水和天部的阳气，气血特性体现了阴急而阳缓的阴跷脉特性，故名阴跷。

临床上常有以下配伍，配列缺穴、天突穴、太冲穴、廉泉穴治咽喉病症；配神门穴、风池穴、三阴交穴治阴虚火旺之失眠症。

该穴不但能缓解胸闷、嗓子干痛、声音嘶哑、慢性咽炎等症状，还对肩周炎、失眠有辅助作用，配肾俞、关元、三阴交等穴位，还可以主治月经不调。此外，如果你失眠，也可以借助照海穴来缓解。睡前揉几分钟照海穴，不仅可以滋阴降火、补肾益气，而且还可以让你舒舒服服地睡个好觉，不信你就试试看。

照海穴是咽痛和失眠者的福音。很多

朋友可能会有这样的体会，随着现代生活水平的提高，人们所处的环境也发生了翻天覆地的变化，高楼大厦，名庭别院，依山傍水，不仅居住环境舒适优雅，更重要的是家里高科技配置齐全，家电样样不缺，比如说夏天家里有空调，冬天有暖气。殊不知这种舒适环境背后对人体所造成的伤害。我们感官上认为冬天不冷了，夏天也不怕热了，虽然人自觉舒适，可是我们自身对外界的适应能力却越来越弱。所以一到季节变化的时候，很多人身体就会出现不适症状，如咳嗽，咽喉肿痛，嗓子嘶哑等，这种情况比比皆是。

治疗咳嗽，咽喉肿痛，嗓子嘶哑我们可以选用肾经上的照海穴。照海穴治疗嗓子嘶哑为什么有这么好的效果？早在孙思邈《千金要方》里就有记载，称此穴为"漏阴"意思是说如果这个穴出现问题，人的肾水减少，就会造成肾阴的亏损，引起虚火上升。如嗓子干疼，慢性咽炎，声音嘶哑等症状。另外，照海穴在奇经八脉中属于阴跷脉，与足少阴肾经交会，为八脉交会的要穴之一，具有滋肾清热之功效。经常揉按这个穴不仅能够调理阴跷脉还可以调理肾经。

复溜

【穴位一找准】正坐垂足或仰卧位，在小腿内侧，太溪直上2寸，跟腱的前方。

【功效】补肾益阴，通调水道。

【主治】

（1）泌尿生殖系统疾病。

（2）精神神经系统疾病：小儿麻痹后遗症，脊髓炎；

（3）其他：功能性子宫出血，腹膜炎，痔疮，腰肌劳损。

【刺灸法】刺法：直刺0.8~1寸，局部酸胀，有麻电感向足底放散。

灸法：艾炷灸或温针灸3~5壮，艾条温灸5~10分钟。

穴位详解

足少阴肾经穴，出《灵枢·本输》，别名昌阳、伏白、外命，本经（金）穴。气血物质为天部之气，性温热，与肺金之气同性，散热后循肾经横传于交信穴。

复溜：复，再也。溜，悄悄地散失也。复溜名意指肾经的水湿之气在此再次吸热蒸发上行。本穴物质为照海穴传输来的寒湿水气，上行至本穴后因其此再次吸收天部之热而蒸升，气血的散失如溜走一般，故名复溜。

伏白：伏，隐藏、埋伏也。白，肺性之气也。伏白名意指本穴吸热溜散的水气隐伏着肺金之气的凉湿之性。本穴物质为照海穴传来的寒湿水气，在本穴吸热后温度上升而变为肺金之性的凉湿之气，故名伏白。

昌阳：昌，昌盛繁荣也。阳，阳气也。昌阳名意指肾经阳气至本穴后才变为昌盛繁荣之状。本穴物质为照海穴传来的寒湿水气，在本穴吸热后变为了天部的阳气，肾经阳气在此变得繁荣昌盛，故名昌阳。

交信

【穴位一找准】交信穴位于人体的小腿内侧，当太溪穴直上2寸，复溜穴前0.5寸，胫骨内侧缘的后方。

【功效】益肾调经，通调二阴。

【主治】月经不调，崩漏，阴挺，泄泻，大便难，睾丸肿痛，五淋，疝气，阴痒，泻痢赤白，膝、股内廉痛。

【刺灸法】直刺0.5~1寸；可灸。寒则先泻后补或补之灸之，热则泻之。

穴位详解

足少阴肾经穴，阴跷脉的郄穴，别名内筋穴、竹柳穴，肾经经气由此交于三阴交穴，气血物质为水湿之气，吸热后横向外走三阴交穴。

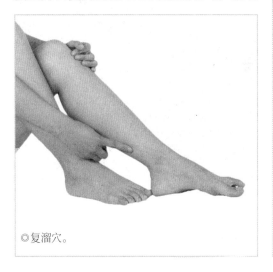

◎复溜穴。

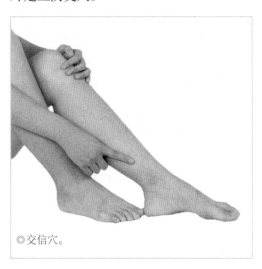

◎交信穴。

交信：交，交流、交换也。信，信息也。该穴名意指肾经经气由此交于三队交穴。本穴物质为复溜穴传来的水湿之气，因其吸热扬散而质轻，因此从本穴外走脾经气血所在的天部层次，故名。

内筋：内，与外相对，指本穴交于三阴交穴的气血物质来自肾经所处的内部。筋，肝风也。内筋名意指本穴气血以风气的形式由内向外传输。理同交信名解。

阴跷脉郄穴。郄，孔隙也。本穴既为肾经之穴同时又为阴跷脉之穴，但由于本穴气血为凉湿水气，外传脾经的气血是吸热后的气血，量不多，如从孔隙中外出一般，故为阴跷脉郄穴。

临床上常有以下配伍，配关元穴、三阴交穴治妇科疾患之月经不调；配太冲穴、血海穴、地机穴治崩漏；配中都穴治疝气；配阴陵泉穴治五淋；配中极穴治癃闭；配关元穴治阴挺。

筑宾

【穴位一找准】正坐或仰卧位，在小腿内侧，当太溪与阴谷的连线上，太溪上5寸，腓肠肌肌腹的内下方。

【功效】调理下焦，宁心安神。

【主治】

（1）精神神经系统疾病：精神病，癫痫。

（2）泌尿生殖系统疾病：肾炎，膀胱炎，睾丸炎。

（3）其他：神经性呕吐，小儿胎毒，腓肠肌痉挛。

【刺灸法】

刺法：直刺0.5~0.8寸，局部酸胀，针

感向上扩散至大腿，向下可扩散至足底。

灸法：艾炷灸或温针灸3~5壮，艾条温灸5~10分钟。寒则补之灸之，热则泻之。

穴位详解

足少阴肾经穴，阴维脉的郄穴，气血物质为天部的凉湿水气，散热后横向下行阴谷穴。

筑宾：筑，通祝，为庆祝之意。宾，宾客也。该穴名意指足三阴经气血混合重组后的凉湿水气由此交于肾经。本穴物质为三阴交穴传来的凉湿水气（足三阴经气血在三阴交穴混合后既无热燥之性亦无寒冷之性），性同肺金之气，由此传入肾经后为肾经所喜欢，本穴受此气血如待宾客，故名。

阴维脉郄穴：郄，孔隙也。本穴既为肾经之穴，同时又为阴维脉之穴，而三阴交穴传入本穴的气血较为细少，如从孔隙中传来一般，故为阴维脉郄穴。

筑宾穴的主要功效是清热利湿、化痰安神、理气止痛。

在人体内，毒素最喜欢生长在有湿、

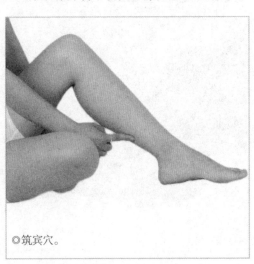

◎筑宾穴。

瘀血、痰浊多的地方，而筑宾穴就是一个去毒的要穴。筑宾穴最能排除像烟毒及油漆味等污染空气的气毒，还可以解吃药后淤积在体内的毒素。

太冲穴也是一个解毒的穴位，但它是从肝上解毒，即把肝毒排给肾脏，所以需要再解毒。揉筑宾穴就可以再解一遍毒，把体内毒素统统排出去，不让毒素损伤肝肾。当你把各种毒素排走了，脏血被过滤了，新鲜血液才能产生，这样才叫真正打通肾经，才是真正的补肾。

阴谷

【穴位一找准】该穴位于腘窝内侧，屈膝时，在半腱肌肌腱与半膜肌肌腱之间。

【功效】益肾补阳，调理月经。

【主治】阳痿，疝痛，月经不调，崩漏，小便难，阴中痛，癫狂，膝股内侧痛。

【刺灸法】直刺0.8~1.2寸。寒则点刺出血或灸之或泻之，热则水针或补之。

穴位详解

肾经合穴，肾经的水湿之气在此汇合并形成大范围的水湿云气常，气血物质为天之下部的高浓度冷湿水气，部分冷降归于地部，小部分吸热后循肾经上行。

阴谷：阴，阴性水湿也。谷，肉之大会也，两山所夹空隙也。该穴名意指肾经的水湿之气在此汇合并形成大范围的水湿云气常本穴物质为筑宾穴传来的水湿之气，行至本穴后聚集为水湿云气，水湿云气性寒冷，故名。

临床上常有以下配伍，配照海穴、中极穴治癃闭；配大赫穴、曲骨穴、命门穴治寒疝、阳痿、早泄、月经不调、崩漏。

身体能够保持一定的人的体温，所以在气温非常高时，体温当然高。于是，为了保持正常的体温，身体便会流汗，流汗乃是为调节体温。在剧烈运动之后也是同样，由于大脑中枢神经的命令，使分布在全身皮肤的汗腺打开，而发汗。

但是，有些人只要热一点儿就流汗，没有活动也无缘无故地出汗，这种症状称为"多汗症"。但是，在工作及学习时，汗流浃背实在叫人难受。另外，与人会面时，满脸及整个身体都是汗，不仅自己觉得不舒服，也会带给对方不好的印象。

还有一种多汗症的人，白天不出汗，到了晚上汗却流个不停。这是所谓的睡汗，无疑是一种不正常的流汗。多汗症的原因有水分摄取过多，或生病所引起，等等。

还有因排尿作用不正常，在尿很难排出的情况下，体内的水分只有借助从汗腺出来的方法，而流出不必要的水分。然而，若是一般的多汗症，只要汗腺与中枢神经没有异常，用穴道指压法则能完全治愈。

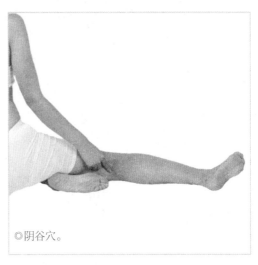

◎阴谷穴。

汗是由肾经与膀胱经支配，所以，阴谷穴和肾俞穴对治疗多汗症非常有效。阴谷能够缓和冲击肉体性、精神性的变化，更是有助于恢复的穴位，肾俞穴是对因泌尿系统等不正常所引起的疾病，具有治疗效果的穴道。

一面缓缓吐气，一面同时用力按压这些穴6秒钟，至发痛的程度为止。每天需有耐心做此穴位指压30次。如此，多汗应可治愈。

横骨

【穴位一找准】在下腹部，当脐中下5寸，前正中线旁开0.5寸。仰卧位，在耻骨联合上际，当曲骨穴（任脉）旁开0.5寸处取穴。

【功效】益肾助阳，调理下焦。

【主治】

（1）泌尿生殖系统疾病：尿道炎，尿潴留，遗尿，遗精，阳痿，睾丸炎。

（2）妇产科系统疾病：盆腔炎，附件炎，闭经，月经不调。

（3）其他：角膜炎。

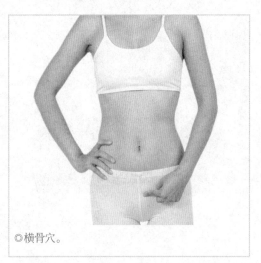
◎横骨穴。

【刺灸法】

刺法：直刺0.8~1.2寸，局部酸胀，针感可放散至小腹及外生殖器。注意针刺之前应排空膀胱，以免刺伤膀胱。

灸法：艾炷灸或温针灸3~5壮，艾条温灸10~15分钟。寒则先泻后补或泻之或灸，热则补之。

穴位详解

足少阴肾经穴，本经与冲脉之交会穴。气血物质为天部的水湿云气，受热后循肾经上传大赫穴及输散腹部各处。

横骨：横，指穴内物质为横向移动的风气也。骨，指穴内物质中富含骨所主的水液。该穴名意指肾经的水湿云气在此横向外传。本穴物质为阴谷穴横行传至的冷湿水气，至本穴后，因吸热胀散并横向传于穴外，外传的风气中富含水湿，故名。

下极：下，指本穴位于胸腹的最下部。极，屋顶之意，指穴内物质为天部之气。下极名意指肾经气血在本穴达到了它所能上行的最高点。本穴物质为阴谷穴传来的寒湿水气，因其寒湿滞重要靠不断地吸热才能上行，而本穴则是肾经下部经脉气血上行所能到达的最高点，故名下极。

屈骨：屈，亏缺之意。骨，阴性水液也。屈骨名意指肾经气血由于本穴的向外散失而处于亏缺之状。本穴物质为阴谷穴传来的寒湿水气，量不大，至本穴后因受热而胀散并散失肾经之外，肾经气血因此更加亏缺，故名屈骨。屈骨端名意与屈骨近同，端指肾经吸热上行的气血在此到达顶端。

大赫

【穴位一找准】仰卧位，在下腹部，当脐中下4寸，前正中线旁开0.5寸。

【功效】益肾助阳，调经止带。

【主治】

（1）泌尿生殖系统疾病：遗精，早泄，阳痿，睾丸炎；

（2）妇产科系统疾病：月经不调，盆腔炎。

【刺灸法】

刺法：直刺0.8~1.2寸，局部酸胀，有时针感可向上传至胸腹部，向下传至会阴部。注意针刺之前应排空膀胱，以免刺伤膀胱。

灸法：艾炷灸或温针灸3~5壮，艾条温灸5~10分钟。寒则补之灸之，热则泻针出气。

穴位详解

足少阴肾经穴，本经与冲脉之交会穴，别名阴维穴，阴关穴，体内冲脉的高温高湿之气由本穴外传肾经，气血物质为强劲的高温高压之气，循肾经上传。

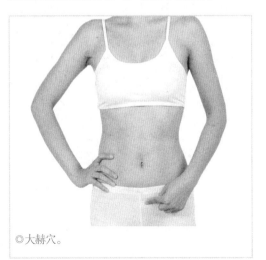

◎大赫穴。

大赫：大，大也、盛也。赫，红如火烧十分显耀也。大赫名意指体内冲脉的高温高湿之气由本穴而出肾经。本穴物质为体内冲脉外出的高温高压水湿之气，因其高温而如火烧一般显耀，因其高压而气强劲盛大，故名大赫。

阴维：此名是从本穴的特定功能上而言的。本穴物质为冲脉外传的高温高压水气及横骨穴传来的寒湿水气，在冲脉强劲之气的带动下，横骨穴传来的寒湿水气由此输布胸腹各部，有维护胸腹阴面阴液的作用，故名阴维。

阴关：阴，阴液也。关，关卡也。阴关名意指冲脉外输的强劲热，能带动本穴天部的水湿之气上行，而对穴内流行的地部经水则无此作用，阴性水液只能循肾经下行。

临床上常有以下配伍，配阴交穴、肾俞穴、带脉穴、大敦穴、中极穴治阳痿、遗精、带下；配命门穴、肾俞穴、志室穴、中极穴、关元穴治男科病、不育症。

气穴

【穴位一找准】仰卧位，在横骨上2寸，在下腹部，当脐中下3寸，前正中线旁开0.5寸。

【功效】调理冲任，益肾暖胞。

【主治】

（1）泌尿生殖系统疾病：尿路感染，遗精，阳痿，阴茎痛，肾炎，膀胱麻痹。

（2）妇产科系统疾病：月经不调，不孕症。

（3）其他：腹泻，角膜炎。

【刺灸法】

刺法：直刺0.8~1.2寸，局部酸胀，针感可放散至小腹。

灸法：艾炷灸或温针灸3~5壮，艾条温灸10~15分钟。寒则补之灸之，热则泻针出气。

穴位详解

足少阴肾经穴，本经与冲脉之交会穴，肾经冲脉气血在此变为和缓的热气，气血物质为热性水气，循肾经上传及散输小腹各部。

气穴：穴内物质为气态物也。本穴物质为大赫穴传来的高温高压水气，至本穴后，快速强劲的高温高压水气势弱缓行并扩散为温热之性的气态物，故而得名。

胞门：胞，胞宫也。门，出入的门户也。胞门名意指胞宫的外输气血由此外出冲脉。本穴物质为天部的温热之气，此气来源于胞宫，在本穴开始向冲脉以外传输，是冲脉气血外出的主要门户，故名胞宫。子户名意与胞宫同。

四满

【穴位一找准】在下腹部，当脐中下2寸，前正中线旁开0.5寸。

【功效】调经利水。

【主治】月经不调，崩漏，带下，不孕，产后恶露不尽，小腹痛，遗精，遗尿，疝气，便秘，水肿。

【刺灸法】直刺0.8~1.2寸，可灸。先泻后补或点刺出血或灸之，热则水针或补之。

穴位详解

冲脉足少阴之会，别名髓府，髓中，髓海，"海"为汇聚之处。四海是髓海、血海、气海、水谷之海的合称。脑为髓海，冲脉为血海，膻中为气海，胃为水谷之海。肾经冲脉气血在此散热冷凝，气血物质为天部的寒湿水气，散热冷降下行于中注穴。

四满：四，四面八方也。满，充斥、充满也。四满名意指肾经冲脉气血在此散热冷凝、充斥穴内各个空间。本穴物质为气穴穴传来的热性水气，水气上行至此后热散冷凝化为雾状水滴并充满穴周，故名四满。

髓府：髓，肾之精也，寒性水湿之气也。府，府宅也。髓府名意指肾经冲脉气血在此化为寒湿水气。本穴物质为气穴传来的热性水气，至本穴后热性水气散热冷凝而变为寒性水气，故名髓府。髓中、髓海名意与髓府同。

中医认为四海即髓海、血海、气海、水谷之海的总称，为人体气血精髓等精微物质汇聚之所。"海"是江河之水归聚之处。经络学说认为十二经脉内流行的气血像大地上的水流一样，如百川归海，故《灵枢·海论》指出："人有髓海，有血海，有气海，有水谷之海，凡此四者，以

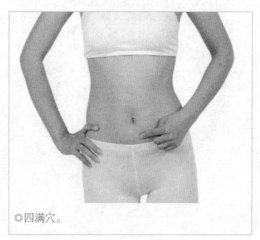

◎四满穴。

应四海也。"

四海的部位与气街的部位类似，髓海位于头部，气海位于胸部，水谷之海位于上腹部，血海位于下腹部，各部之间相互联系。

四海主持全身的气血、津液，其中脑部髓海为元神之府，是神气的本源，脏腑经络活动的主宰；胸部为气海，宗气所聚之处，贯心脉而行呼吸；胃为水谷之海，是营气、卫气的化源之地，即气血生化之源；冲脉为十二经之海，起于胞宫，伴足少阴经上行，为十二经之根本，三焦原气之所出，乃人体生命活动的原动力，又称"血海"。

四海理论进一步明确了经气的组成和来源。四海病变，主要分为有余、不足两大类，临床上可据此辨证施治。

中注

【穴位一找准】该穴位于人体的下腹部，当脐中下1寸，前正中线旁开0.5寸。

【功效】调和月经，通调腑气。

【主治】月经不调，腰腹疼痛，大便燥结，泄泻，痢疾。

【刺灸法】直刺0.8~1.2寸；可灸。寒

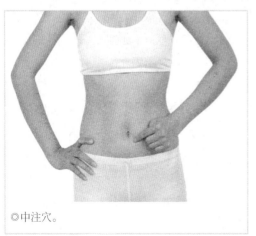

◎中注穴。

则通之或点刺出血或先泻后补或灸之，热则补之或水针。

穴位详解

足少阴肾经穴。中注穴，出《针灸甲乙经》，冲脉足少阴之会，肾经冲脉经水由此注入体内，气血物质为地部经水，由地之表部注入地之地部。

中注：中，与外相对，指里部。注，注入也。该穴名意指肾经冲脉的冷降经水由此注入体内。本穴物质为四满穴传来水津湿气，至本穴后则散热冷降为地部经水并由本穴的地部孔隙注入体内，故名。

临床上常有以下配伍，配肾俞穴、委中穴、气海穴治腰背痛；配血海穴、肾俞穴、太冲穴、三阴交穴、阴交穴、中极穴治妇科病、月经不调、卵巢炎、睾丸炎、附件炎。

商曲

【穴位一找准】仰卧位，在上腹部，当脐中上2寸，前正中线旁开0.5寸。

【功效】健脾和胃，消积止痛。

【主治】消化系统疾病：胃炎，胃痉挛，胃下垂，肠炎，痢疾，便秘。

【刺灸法】

刺法：直刺0.5~0.8寸，局部酸胀，针感可放散至上腹。

灸法：艾炷灸或温针灸3~5壮，艾条温灸10~15分钟。寒则点刺出血或先泻后补，热则补之。

穴位详解

足少阴肾经穴，本经与冲脉之交会穴，别名高曲穴，商谷穴，肾经冲脉气血在此吸热后缓慢上行，气血物质为温性水

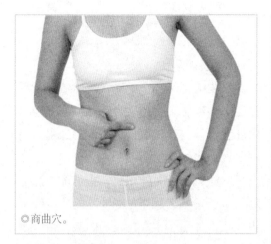

◎商曲穴。

气，循肾经横传石关穴。

商曲：商，漏刻也。曲，隐秘也。该穴名意指肾经冲脉气血在此吸热后缓慢上行。本穴物质为肓俞以下各穴上行的水湿之气，至本穴后散热冷缩，少部分水气吸热后特经上行，如从漏刻中传出不易被人觉察，故名。

高曲：高，高处也，天部之气也。曲，隐秘也。高曲名意指肾经冲脉的水气在此吸热后缓慢上行。理同商曲名解。

商谷：商，漏刻也。谷，两山所夹空隙也。商谷名意指本穴周范围内的寒湿水气吸热后皆由本穴上行。

这个穴位具有清热降温的功效；按摩这个穴位，对腹痛、泄泻、便秘、肠炎、腹中积聚等不适症状，具有显著疗效；配中脘穴、大横穴，治疗腹痛、腹胀；配支沟穴，治疗便秘；配大肠俞穴、天枢穴，治疗泄泻、痢疾。

石关

【穴位一找准】该穴位于人体的上腹部，当脐中上3寸，前正中线旁开0.5寸。

【功效】攻坚消满，补肾种子。

【主治】呕吐，腹痛，便秘，产后腹痛，妇人不孕，膈肌痉挛。

【刺灸法】直刺0.5~0.8寸；可灸。寒则点刺出血或先泻后补或灸之，热则水针或补之。

穴位详解

足少阴肾经穴，出自《针灸甲乙经》。《太平圣惠方》作右关。别名石阙。属足少阴肾经。冲脉、足少阴之会，肾经冲脉气血在此冷降为地部水液，气血物质为天部的水湿之气及地部的冷降经水，水湿之气少部分吸热后循肾经上行，大部分散热后冷降归地，地部经水则循肾经下行。

石关：石，肾所主的水也。关，关卡也。该穴名意指肾经冲脉气血在此冷降为地部水液。本穴物质为商曲穴传来的水湿之气，至本穴后散热冷降为地部水液，地部水液不能循肾经上行，故名。石门名意与石关同。

石阙：石，肾所主之水也。阙，碑坊标记之意。石阙名意指肾经冲脉的冷降水液在此停止不能前行。理同石关名解。

临床上常有以下配伍，配中脘穴、内关穴治胃痛、呕吐、腹胀；配三阴交穴、阴交穴、肾俞穴治先兆流产和不孕症。

阴都

【穴位一找准】仰卧位，在上腹部，当脐中上4寸，前正中线旁开0.5寸。

【功效】调理胃肠，宽胸降逆。

【主治】

（1）呼吸系统疾病：支气管炎，哮喘，肺气肿；

（2）五官科系统疾病：结膜炎，角膜白斑；

（3）其他：胸膜炎，疟疾。

【刺灸法】

刺法：直刺0.5~0.8寸，局部酸胀，针感可放散至上腹。不可深刺，以免刺伤胃。

灸法：艾炷灸3~5壮，艾条温灸10~15分钟。寒则点刺出血或先泻后补或灸之，热则补之或水针。

穴位详解

足少阴经与冲脉之交会穴，别名食宫穴，通关穴，不宫穴，肾经冲脉的上行水气在此集散，气血物质为凉湿水气，大部分冷降后下走腹通谷穴，小部分吸热后上行天部。

阴都：阴，阴凉水湿也。都，都市也。该穴名意指肾经冲脉的上行水气在此集散。本穴物质为石关穴吸热上行的水湿之气，至本穴后为云集之状，穴外气血不断地聚集本穴同时又不断地向外疏散，本穴如有都市的聚散作用，故名。

食宫：食，胃所受之五谷也，此指脾土物质。宫，宫殿也，大的居住地也。食

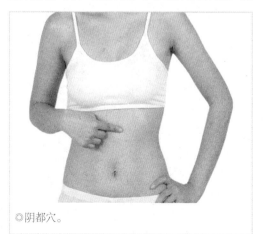

◎阴都穴。

宫名意指随肾经冲脉气血上行的脾土尘埃在此冷降归地。本穴物质为石关穴吸热上行的水湿之气，至本穴后散热冷降归于地部，随冲脉气血上扬的脾土尘埃亦回落地部，如同回到脾土应有的居住之地，故名食宫。

通关：通，通过也。关，关卡也。通关名意指肾经冲脉的水湿之气在此仍有部分吸热上行。本穴物质为石关穴传来的水湿之气，性寒湿，其变化主要是散热冷降，因此寒湿水气大部分不能循肾经继续上行，只有小部分水气吸热后循肾经上行并保持肾经气血的流畅传递，此部分上行气血如闯关而行一般，故名通关。

不宫：不，否定词，否定之意。宫，宫殿也。不宫名意指本穴冷降于地的脾土尘埃不能存留穴内。如食宫之名解，本穴天部的脾土尘埃冷降归地后，由于肾经上部经脉有经水经本穴下传，本穴的降地脾土无法存留穴内，故名不宫。

临床上常有以下配伍，配巨阙穴治心中烦满；配三阴交穴、血海穴治闭经；配中脘穴、天枢穴、足三里穴、四缝穴治纳呆及小儿疳积。

幽门

【穴位一找准】该穴位于人体的上腹部，当脐中上6寸，前正中线旁开0.5~0.7寸。

【功效】健脾和胃，降逆止呕。

【主治】腹痛，呕吐，善哕，消化不良，泄泻，痢疾，胃痉挛，慢性胃炎等。

【刺灸法】直刺0.5~0.8寸，不可深刺，以免伤及内脏；可灸。寒则先泻后补或点刺出血或灸，热则补针。

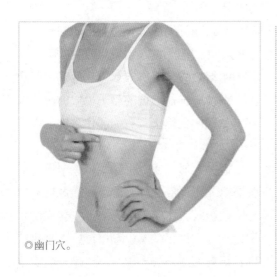

◎幽门穴。

穴位详解

足少阴肾经穴，冲脉、足少阴之会，别名上门穴，上关穴，幽关穴，肾经冲脉的寒湿水气在此吸热后极少部分循经上行，气血物质为寒湿水气，大部分寒湿水气散热冷降，小部分则吸热循经上行。

幽门：幽，深长、隐秘或阴暗的通道。门，出入的门户。该穴名意指肾经冲脉的寒湿水气在此吸热后极少部分循经上行。本穴物质为腹通谷穴传来的寒湿水气，因其性寒湿滞重，至本穴后，在外部传入之热的作用下只有极少部分水湿循经上行，肾经冲脉气血从此由寒湿之性转而变温热之性，故名。幽关名意与幽门同。

临床上常有以下配伍，配玉堂穴治烦心呕吐；配中脘穴、建里穴治胃痛、噎嗝、呕吐；配天枢穴治腹胀、肠鸣、泄泻。

步廊

【穴位一找准】在胸部，当第五肋间隙，前正中线旁开2寸。

【功效】宽胸理气，止咳平喘。

【主治】

（1）呼吸系统疾病：支气管炎，哮喘；

（2）精神神经系统疾病：肋间神经痛，嗅觉减退；

（3）其他：胸膜炎，鼻炎，胃炎，腹直肌痉挛。

【刺灸法】

刺法：斜刺或平刺0.5~0.8寸，局部酸胀，针感可放散至上腹。不可深刺，以免造成气胸。

灸法：艾炷灸3~5壮，艾条温灸10~15分钟。寒则补之灸之，热则泻针出气。

穴位详解

足少阴肾经穴，别名步郎，肾经上传的湿冷水气在此吸热后化风上行，气血物质为水湿风气及脾土微粒，循肾经向上传输。

步，步行也。廊，走廊也。该穴名意指肾经上传的湿冷水气在此吸热后化风上行。本穴物质为幽门穴传来的寒湿水气，至本穴后，水气吸热胀散化风而行，风气吹刮地部的脾土微粒滚动向上，如人在走廊中行走一般，故名。步郎名意与步廊同。

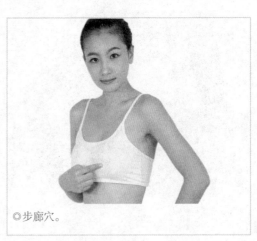

◎步廊穴。

临床上常有以下配伍，配定喘、列缺穴治外感和内伤喘咳；配心俞穴、内关穴治胸痹、心悸怔忡。

神封

【穴位一找准】在胸部，当第四肋间隙，前正中线旁开2寸。

【功效】宽胸理肺，降逆止呕。

【主治】

（1）呼吸系统疾病：肺炎，支气管炎，哮喘。

（2）其他：肋间神经痛，胸膜炎，心动过速，乳腺炎，腹直肌痉挛。

【刺灸法】

刺法：斜刺或平刺0.5~0.8寸，局部酸胀。不可深刺，以免刺伤心、肺。

灸法：艾炷灸3~5壮，艾条温灸10~15分钟。寒则补而灸之，热则泻针出气。

穴位详解

足少阴肾经穴，肾经经气在此散热冷缩，气血物质为天部之气，大部分散热冷缩后循肾经下行，少部分吸热上行。

神，与鬼相对，指穴内的物质为天部之气。封，封堵也。该穴名意指肾经吸热上

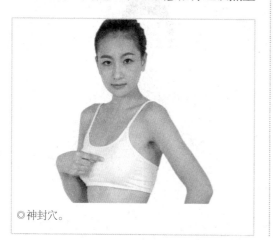

◎神封穴。

行至此的经气在此散热冷缩。本穴物质为步廊穴传来的水湿风气，至本穴后，水湿风气势弱缓行并散热冷缩，大部分冷缩之气不能循经上行，如被封堵一般，故名。

临床上常配阳陵泉穴、支沟穴治胸胁胀痛。

很多人可能都认为咳嗽是小问题，不足为虑，所以对此并不在意，即使自己在经常不断地咳嗽，也懒得理会。其实，恰恰正是像咳嗽这种不起眼的小疾，更有可能诱发隐藏在人体中的大病。

神封穴里的"神"，与鬼相对，指穴内物质为天部之气；封，封堵的意思。"神封"的意思是指肾经吸热上行的经气在这里散热冷缩。本穴物质为步廊穴传来的水湿风气，到达本穴后，水湿风气势弱缓行，并散热冷缩，大部分冷缩之气不能循经上行，就像被封堵了一样，所以名为"神封"。这个穴位在人体的胸部，当第四肋间隙，前正中线旁开2寸处。

中医艾灸认为这个穴位功能如下：

（1）具有降浊升清的作用。

（2）长期按揉或艾灸这个穴位，对咳嗽、气喘、呕吐、不嗜饮食等疾患，具有良好的治疗效果。

（3）配阳陵泉穴、支沟穴，治疗胸胁胀痛；配肺俞穴、太渊穴，有宣肺理气、止咳平喘的作用，能够治疗咳嗽；配肝俞穴、阳陵泉，有疏肝利胆、镇静止痛的作用。

灵墟

【穴位一找准】灵墟穴位于人体的胸部，当第三肋间隙，前正中线旁开2寸。

【功效】疏肝宽胸，肃降肺气。

【主治】咳嗽，气喘，痰多，胸胁胀痛，呕吐，乳痈。

【刺灸法】斜刺或平刺0.5~0.8寸；可灸。寒则补而微灸，热则深刺泻针出气。

穴位详解

足少阴肾经穴，肾经经气在此吸热蒸升，穴内气血空虚，气血物质为稀薄的干热之气，由穴内向经穴外部扩散。

灵，神灵也，与鬼相对，所指为天部之气。墟，土丘或故城遗址，指穴内物质空虚荒无。本穴物质为神封穴传来的极少水气，至本穴后因受热而蒸升于上，穴内气血如同废墟一般，故名。

临床上常有以下配伍，配足三里穴、中脘穴、内关穴治呕吐、纳呆；配神门穴、神藏穴治失眠健忘。

神藏

【穴位一找准】该穴位于人体的胸部，当第二肋间隙，前正中线旁开2寸。

【功效】宽胸理气，化痰止咳。

【主治】咳嗽，气喘，胸痛，烦满，呕吐，不嗜食。

【刺灸法】斜刺或平刺0.5~0.8寸；可灸。寒则补针或灸，热则泻针出气。

穴位详解

足少阴肾经穴，出自《针灸甲乙经》，经穴之外天部的寒湿水气由此汇入肾经，气血物质为天部的寒湿之气，由穴外的天部汇入本穴。

神，与鬼相对，所指为天部之气。藏，收藏也，指气血物质由穴外汇入穴内。

本穴为肾经之穴，所处为肾经的北方寒湿之地，由于肾经部经脉无物传至本穴，经穴之外天部的冷缩水气因之汇入穴内，本穴如同神气的收藏之地，故名。

临床上常有以下配伍，配天突穴、内关穴、太冲穴治梅核气；配心俞穴、玉堂穴治胸痹、噎嗝、冠心病、心肌梗死。

或中

【穴位一找准】取穴时，可采用正坐或仰卧的姿势，该穴位于人体胸部，在俞府穴正下方，下一肋间隙中。

【功效】宽胸顺气，止咳平喘。

【主治】咳嗽，气喘，痰壅，胸胁胀

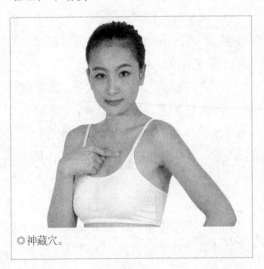

◎神藏穴。

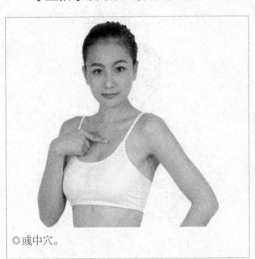

◎或中穴。

满，不嗜食。

【刺灸法】斜刺或平刺0.5~0.8寸；可灸。寒则补针多留或灸，热则泻针出气。

穴位详解

足少阴肾经穴，别名或中穴，肾经的寒湿水气在此化为天部阳气，气血物质为天部的阳气，循肾经上传于俞府穴。

或，茂盛的样子。中，与外相对，指穴之内部。或中名意指肾经的寒湿水气在此吸热后化为充盛的阳气。本穴物质为神藏穴上传的水气，至本穴后，水气吸热而化为充盛于穴内的阳气，肾经气血在此重又恢复其茂盛之状，故名或中。或中名意与或中同，"或"为"或"之讹传。

临床上常有以下配伍，配风门穴、肺俞穴治外邪袭肺；配天突穴、间使穴、华盖穴治咽喉肿痛。

俞府

【穴位一找准】在胸部，当锁骨下缘，前正中线旁开2寸。

【功效】止咳平喘，和胃降逆。

【主治】

（1）呼吸系统疾病：支气管炎，哮喘，呼吸困难。

（2）消化系统疾病：神经性呕吐，食欲缺乏。

（3）其他：胸膜炎。

【刺灸法】

刺法：斜刺或平刺0.5~0.8寸，局部酸胀，针感可放散至胸部。

灸法：艾炷灸3~5壮，艾条温灸10~15分钟。寒则通之或点刺出血或灸之或先泻后补，热则补之。

穴位详解

足少阴肾经穴，别名腧中穴，气血物质为冷降的地部经水，由体表注入体内脏腑。

俞府。俞，输也。府，体内脏腑也。该穴名意指肾经气血由此回归体内。本穴是肾经体内经脉与体表经脉在人体上部的交会点，或中穴传来的湿热水气在本穴散热冷凝归降地部后由本穴的地部孔隙注入肾经的体内经脉，气血的流注方向是体内脏腑，故名。腧中者，其意与俞府同，中指内部。

此穴为人体足少阴肾经上的主要穴道之一，主治疾病为：气喘突然发作的时候，可以指压胸骨旁的"俞府"及"或中"可达到效果，穴道指压法治疗气喘发作。

生活中，有些人总是饿了也不想吃饭，或是总感觉倒不上气来，觉得老打嗝儿，就是老有逆气上来。这些都是肾不纳气造成的，需要及时把气血调上来。经常按揉此穴，就可以调动肾经的气血到上边来。

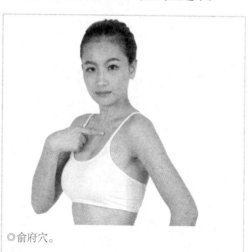

◎俞府穴。

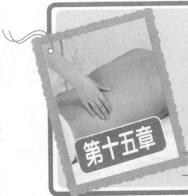

手厥阴心包经——守护心主，替心受邪

第十五章

◎《黄帝内经》认为，心包经相当于心经的外卫,其主要作用是包围心脏，代心经受过。

手厥阴心包经总述

本经起于胸中，出属心包络，向下穿过膈肌，络于上、中、下三焦。其分支从胸中分出，出胁部当腋下3寸处天池穴，向上至腋窝下，沿上肢内侧中线入肘，过腕部，入掌中，沿中指桡侧至末端中冲穴。另一分支从掌中分出，沿无名指尺侧端行，经气于关冲穴与手少阳三焦经相接。

该经脉腧穴为天池、天泉、曲泽、郄门、间使、内关、大陵、劳宫、中冲，共9穴，左右合18穴。

该经发生病变，主要表现为手心热，肘臂屈伸困难，腋下肿，胸胁胀闷，心痛，心烦，面红，目黄，嬉笑无常等。

手厥阴心包经主要穴位详解

天池

【穴位一找准】胸部，当第四肋间隙，乳头外1寸，前正中线旁开5寸。

【功效】宽胸理气，通经活络。

【主治】胸闷，咳嗽，气喘，胁肋胀痛，瘰疬，乳痈。

【刺灸法】斜刺或平刺0.5~0.8寸。本穴正当胸腔，内容心、肺，不宜深刺。

穴位详解

手厥阴心包经穴，手厥阴、足少阳之会穴。

临床上常有以下配伍，配列缺、丰隆治咳嗽；配内关治心痛；配支沟治胁肋痛。

人的上腭有两个小窝，称为"天池"，修炼的真气会从此处外泄，需要用舌顶住。此穴还有个功效是：一般打坐，舌一顶上腭之后，小舌自然就打开了，喉腔扩大了，呼吸就畅通了，不容易昏沉，因为他呼吸空气充足，氧气充足，人昏沉的时候，就是脑血氧不足了，氧不足就发木，一发木头就昏，神经系统就失去控制了。

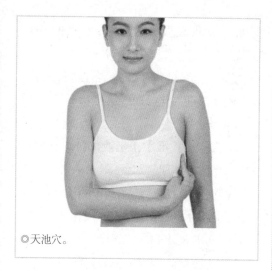

◎天池穴。

正确的舌抵上腭是，口中发"而"声，舌尖所抵之处就是。

舌抵上腭即柱舌，古名为"搭鹊桥"，是内功"调身"中最基本的内容之一，在道家内功修炼中有重要作用。

内功修炼，重在调心。心乃"君主之官""五脏六腑之大王"，而"舌为心之苗"，故舌抵上腭不仅有利于调心，而且对五脏六腑均有一定的调节作用。任脉经穴，下起于会阴，上终于承浆（位于下颏唇沟的中点）；督脉经穴，下起于长强而上止于龈交（位于上唇系带与齿龈连接处），舌抵上腭，可以上承督脉之龈交而下接任脉之承浆，对于沟通任督二脉气血的运行、形成"周天运转"起着极其重要的作用，故古人将舌抵上腭形象地称为"搭鹊桥"。那么舌抵上腭该如何操作呢。按正宗的传授，并非有意地将舌头卷起抵住上腭，否则将"差之毫厘，谬以千里"。其正确的操作方法是：

把口唇轻闭、牙齿扣拢，舌尖即会自然地抵在上腭与上牙龈之间（实为龈交穴内

侧），舌体宜直不宜卷，宜轻不宜重，因其上通脑髓，恐其往下泄气，用舌顶住天池穴，引真气由玄膺穴下降丹田，生有甘露，顺归气管，过十二重楼闭口藏舌，舌顶上腭的做法，从前是要把舌尖反卷过来成90度，以舌尖底面顶到上腭部位。因在人之上腭有两个小窝，叫作"天池穴"。故上腭是天池穴所在，位置在上牙床内寸许凹陷处，口念"而"字舌尖所触部位。闭天池，一是为了开玄膺（玄膺穴在巧舌之后），玄膺一开，真息往来畅通无阻。再则闭天地易生津。舌根下有生津两穴，左为金井，右为石泉。静坐往往有津液满口的现象，并感清而甜。此时应用吞律法将津液吞入腹内。即舌顶上腭不动，将津液吮至舌根待欲喷呛时引颈吞下并"汩汩"有声。据说这样引吞能直接入任脉化为阴精，是造精之捷径，健身之妙法。

天泉

【穴位一找准】该穴位于人体的臂内侧，当腋前纹头下2寸，肱二头肌的长、短头之间。

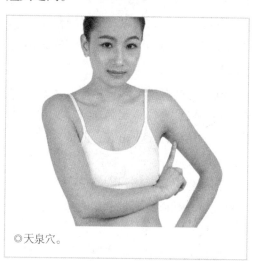

◎天泉穴。

【功效】宽胸理气，散瘀止痛。

【主治】

（1）循环系统疾病：心绞痛，心动过速，心内膜炎。

（2）精神神经系统疾病：肋间神经痛，膈肌痉挛。

（3）其他：支气管炎，上臂内侧痛，视力减退等。

【刺灸法】直刺0.5~0.8寸；可灸。寒则先泻后补或补之灸之，热则泻之。

穴位详解

手厥阴心包经穴，别名天温穴。心包经的下行经水在此大量气化，气血物质为下行的温热经水及经水外散的温热水气，经水循心包经下行并向天部散发水气，天部的温热水气散热后冷降为水液亦循心包经下行于曲泽穴。

天泉：天，天部也。泉，泉水也。该穴名意指心包经的下行经水是从高处飞落而下。本穴物质为天池穴传来的地部温热经水，由天池穴上部传至本穴时是从高处落下，气血物质如同由天而降，故名。

天温：天，天部也。温，温热也。天温名意指心包经的下行经水向经穴外部传递温热之气。

临床上常有以下配伍，配内关穴、通里穴治心痛、心悸；配肺俞穴、支沟穴治咳嗽、胸胁痛；配侠白穴、曲池穴、外关穴治上肢痿、痹、瘫、痛。

有很多人长期感到胸闷气短，到医院一查说是心脏供血不足，这时每天就要坚持揉天泉穴。

天泉穴还可以专门治疗那种声音很重浊，觉得是从胸里面憋出来的胸闷咳嗽。

总之，天泉穴不仅有给心脏补血之效，还具备理气化痰通经络之功。

曲泽

【穴位一找准】正坐或仰卧，在肘横纹中，当肱二头肌腱尺侧缘。

【功效】宁心清热，和中降逆。

【主治】

（1）心痛，心悸，胸痛。

（2）呕吐，胃痛，中暑，泄泻。

（3）热病，隐疹。

（4）肘臂痛。

【刺灸法】直刺0.8~1寸，或者用三棱针点刺放血。可灸。

穴位详解

临床上常有以下配伍，曲泽配内关、大陵治疗心胸痛，曲泽配神门、鱼际治疗呕血，曲泽配委中、曲池治疗高热中暑，曲泽配内关、中脘、足三里治疗呕吐，胃痛。

现代常用于治疗急性胃肠炎、中暑等。治长期堵闷、急性胃痛、急性胃肠

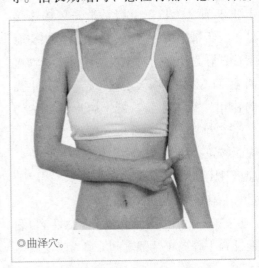

◎曲泽穴。

炎，按揉曲泽穴。

曲泽是心包穴的合穴，合至内腑，能很好地调节心包经的整个脏器。如果一揉就痛，说明心包经相对来说比较通畅，有很多人揉到曲泽穴已经不痛了，但瘀滞点还比较痛，说明都在瘀滞点这块儿瘀着呢。这时候一定要把瘀滞点打通，打通以后曲泽穴就开始通了。

郄门

【穴位一找准】仰掌，微屈腕，在腕横纹上5寸，当曲泽穴与大陵穴的连线上，于掌长肌腱与桡侧腕屈肌腱之间取穴。

【功效】宁心安神，清营止血。

【主治】

（1）循环系统疾病：心绞痛，心肌炎，风湿性心脏病，心悸。

（2）精神神经系统疾病：膈肌痉挛，癔症，精神病。

（3）其他：乳腺炎，胸膜炎，胃出血等。

【刺灸法】

刺法：直刺0.5~1寸，局部酸胀，针感

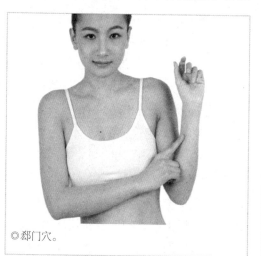

◎郄门穴。

可向指端放散。

灸法：艾炷灸3~5壮，艾条温灸10~20分钟。

穴位详解

临床上常有以下配伍，配尺泽、肺俞，有清营止血的作用，主治咯血。配神门、心俞，有宁心安神的作用，主治心悸，心绞痛。配膈俞，有宽胸利膈的作用，主治膈肌痉挛。

郄门穴是治心动过速、心绞痛的一味妙药。我们会常常遇到心动过速、心绞痛等心胸疾患突然发作的病人，这里我们可以取患者左手手厥阴心包经上的郄穴——郄门穴，这个穴会很痛。我们可用左手拇指按定该穴，右手握住患者左手向内侧转动45度再返回，以一分钟60下的速度重复该动作，一分钟左右，患者大多能缓解症状，给去医院救治赢来时间。

患者自救时，也可用右手拇指按定左手郄门穴，然后左手腕向内转动45度再返回，以一分钟60下的速度重复该动作，一分钟左右即可缓解症状。

郄门穴在腕横纹正中直上5寸的两筋间，有宁心、理气、活血的功效。可治胸痛、胸膜炎、痫证、神经衰弱、乳腺炎、心悸、心动过速、心绞痛等症。有心动过速和心绞痛的患者记住这个穴，发病时它可用于急救，平常多点按还有很好的治疗作用。急病不要忘了用郄穴。

间使

【穴位一找准】在前臂掌侧，当曲泽与大陵的连线上，腕横纹上3寸，掌长肌腱与桡侧腕屈肌腱之间。

【功效】宽胸和胃，清心安神，截疟。

【主治】

（1）循环系统疾病：风湿性心脏病，心绞痛，心肌炎，心脏内外膜炎。

（2）精神神经系统疾病：癫痫，癔症，精神分裂症，脑血管病后遗症。

（3）其他：感冒，咽喉炎，胃炎，疟疾，荨麻疹，子宫内膜炎等。

【刺灸法】

刺法：直刺0.5~1寸，深刺可透支沟穴，局部酸胀，针感向指端放散。

灸法：艾炷灸或温针灸3~7壮，艾条温灸5~10分钟。

穴位详解

手厥阴心包经穴，五输穴之经穴，五行属金。别名鬼营穴。心包经经水在此蒸发凉性水气，气血物质为地部流行的经水和经水气化的凉湿水气，经水循经下传于内关穴，凉湿水气则汇入天部的肺气之中。

间使：间，间接也。使，指使、派遣也。该穴名意指心包经经水在此蒸发凉性水气。本穴物质为郄门穴传来的地部经

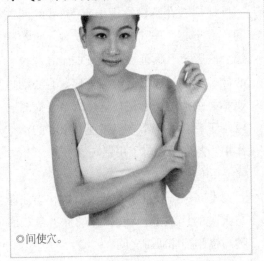
◎间使穴。

水，行至本穴后，经水逐步降温，生发出心火所克的肺金特性的凉性水气，如被它物间接的指使一般，故名。

临床上常有以下配伍，配支沟穴治疟疾；配尺泽穴治反胃、呕吐、呃逆；配水沟穴、太冲穴治癔症；配腰奇治癫痫；配心俞，有益心气、宁神志的作用，主治心悸；配大杼，有宣阳解表、驱邪截疟的作用，主治疟疾；配三阴交，有活血化瘀的作用，主治月经不调，经闭。

内关

【穴位一找准】位于前臂正中，腕横纹上2寸，在桡侧屈腕肌腱同掌长肌腱之间取穴。

【功效】宁心安神，疏肝和胃，止痛。

【主治】心痛、心悸、胸闷气急、呃逆、胃痛、失眠、孕吐、晕车、手臂疼痛、头痛、眼睛充血、恶心想吐、胸胁痛、上腹痛、心绞痛、月经痛、呃逆、腹泻、精神异常等。

【刺灸法】直刺0.5~1寸；可灸。

穴位详解

手厥阴心包经穴，别名阴维穴，常用针灸穴位。属手厥阴心包经，是络穴、八脉交会穴之一。内关，内在之关要，在《灵枢·经脉》中又称为"两筋间"。经气至此分行到表里相属的手少阳三焦经，故穴如关隘，与阳经相联。

内关：内，内部也。关，关卡也。内关名意指心包经的体表经水由此注入体内。本穴物质为间使穴传来的地部经水，流至本穴后由本穴的地部孔隙从地之表部注入心包经的体内经脉，心包经体内经脉

经水的气化之气无法从本穴的地部孔隙外出体表，如被关卡阻挡一般，故而得名。

临床上常有以下配伍，配公孙穴治肚痛；配膈俞治胸满肢肿；配中脘穴、足三里穴治胃脘痛、呕吐、呃逆；配外关穴、曲池穴治上肢不遂、手震颤；配患侧悬厘穴治偏头痛；配建里穴除胸闷。

内关为常用特定穴，亦是全身强壮要穴之一，其穴络属于厥阴心包经，对心、胸、胃、神经性疾病均有效。能宁心安神、宣痹解郁、宽胸理气、宣肺平喘、缓急止痛、降逆止呕、调补阴阳气血、疏通经脉等。在平日的养生保健中，可以经常按压，舒缓疼痛症状，解除疲劳。

按摩方法：用左手的拇指尖按压右手内关穴上，左手食指压在同侧外关上，按捏10~15分钟，每日2~3次；再用右手按压左侧的穴位，反复操作即可。

内关穴是治疗胃肠疾病的主要穴位之一，对胃痛、恶心、呕吐等胃肠症状有确切的疗效，针刺可以直刺0.5~1寸，用手按压同样有效。按时要用力，否则就难以达

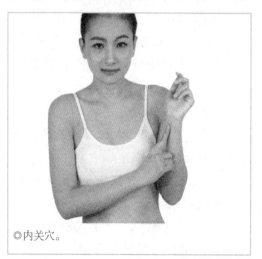
◎内关穴。

到治疗作用，同时，还要揉，揉按如同针刺的行针，以加强刺激，增强效果。每次按压的时间在15~30分钟。按压时间太短也会影响疗效。通过按揉内关穴治疗急性胃疼，能起到立竿见影的效果，平时经常按揉内关穴，对胃可以起到保养作用，完全符合针灸学的原理，简便易学，值得推广。

一旦感觉胃不舒服，就轮流用左右手的拇指按揉另一只胳膊的内关穴，经常是在胃疼得要命的时候，通过按揉内关穴，便能起到立竿见影的效果。其实，保养胃其实特别简单，就是经常按揉内关穴。可以利用坐车或者看电视的时间按揉内关穴。

大陵

【穴位一找准】大陵穴位于人体的腕掌横纹的中点处，当掌长肌腱与桡侧腕屈肌腱之间。

【功效】宁心安神，宽胸和胃。

【主治】痛，心悸，胃痛，呕吐，惊悸，癫狂，痫证，胸胁痛，腕关节疼痛，喜笑悲恐。

【刺灸法】直刺0.3~0.5寸；悬灸大陵穴可治疗"喜笑悲恐"情志所伤。

穴位详解

手厥阴心包经穴。出自《灵枢·本输》。《针灸甲乙经》作太陵。别名鬼心。心包经俞穴、原穴，气血物质为水土的混合物，水湿渗流于经穴之外，脾土固化于穴周并生发干热水气。

大陵：大，与小相对，大也。陵，丘陵也、土堆也。该穴名意指随心包经经水冲刷下行的脾土物质在此堆积。本穴物质为内关穴下传的经水与脾土的混合物，至

本穴后，脾土物质堆积如山，如丘陵一般，故名大陵。

鬼心：鬼，与天相对，指地部。心，中心内部也。鬼心名意指脾土中的水湿在此气化为天部之气。本穴物质为内关穴传来的地部经水与脾土的混合物，至本穴后，经水渗流经穴之外，脾土固化于穴周，而由于本穴所在为南方热燥之地，脾土中的水湿因而大量气化为天部之气，此气化之气如同来自鬼所处的地心，故名鬼心。

心包经俞穴：俞，输也。本穴向外输出的是脾土中的气化之气，为心包经经气的重要输出之地，故为心包经俞穴。

心包经原穴：原，本源也。本穴脾土中生发的干热之气性同心包经气血，为心包经气血的重要输出之源，故为心包经原穴。

本穴属土。属土，指本穴气血物质运行变化表现出的五行属性。本穴物质为内关穴传来的水土混合物，至本穴后其变化为燥湿生气，表现出土的长养特征，故其属土。

临床上常有以下配伍，配外关穴、支沟穴治腹痛、便秘；配水沟穴、间使穴、

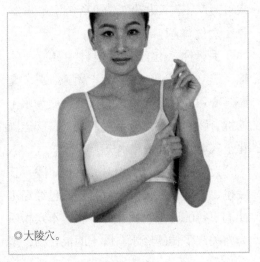

◎大陵穴。

心俞穴、丰隆穴治癫、狂、痫、惊悸。

大陵，意为"大土山"，前面我们说过此穴生土最多。五行中的土指脾脏。此穴为心包经的俞土穴，心包属火，自然是"火生土"了。由此可见，大陵为健脾要穴。大陵穴善治口臭，口臭源于心包经积热日久，灼伤血络，或由脾虚湿浊上泛所致。大陵穴最能泻火祛湿。火生土则火自少，脾土多则湿自消。一穴二用，自身能量转化，最是自然之道。

大陵穴具有清热宁神、宽胸和胃、通经活血之功效。踝关节扭伤，跟骨骨刺，足跟痛，趾骨骨折痛时，可针刺大陵穴。

劳宫

【穴位一找准】在手掌心，当第二、三掌骨之间偏于第三掌骨，握拳屈指时中指尖处。

【功效】清心泄热，开窍醒神，消肿止痒。

【主治】

（1）精神神经系统疾病：脑血管意外，昏迷，中暑，癔症，精神病，小儿惊厥，吞咽困难。

（2）消化系统疾病：黄疸，食欲缺乏。

（3）五官科系统疾病：口腔炎，齿龈炎。

（4）其他：手癣，手指麻木，高血压等。

【刺灸法】

刺法：直刺0.3~0.5寸，局部胀痛，针感可扩散至整个手掌。

灸法：艾炷灸3~5壮，艾条灸5~10分钟。

穴位详解

手厥阴心包经穴，五输穴之荥穴，五行属火。出自《灵枢·本输》。别名五

里、掌中、鬼路。属手厥阴心包经。荣（火）穴。

劳宫：劳，劳作也。宫，宫殿也。该穴名意指心包经的高热之气在此带动脾土中的水湿气化为气。本穴物质为中冲穴传来的高温干燥之气，行至本穴后，此高温之气传热于脾土使脾土中的水湿亦随之气化，穴内的地部脾土未受其气血之生反而付出其湿，如人之劳作付出一般，故名。

本穴属火。属火，指本穴气血运行变化表现出的五行属性。本穴气血的主要变化是脾土中的水湿气化为气，此气性干燥，随中冲穴传来的热燥之气直上天之天部，表现出火的炎上特征，故其属火。

劳宫穴，最初称"五里"，后又名"掌中"，最后因"手任劳作，穴在掌心"而定名为劳宫穴。劳宫穴有内外之分，属手厥阴心包经穴，为心包经之"荣穴"。配五行属火，火为木子。所以，取劳宫穴治疗可清心热，泻肝火。故由肝阳上亢、化生风和上挠心所造成的中风，或心神志病症均可治疗。劳宫穴治疗风火牙

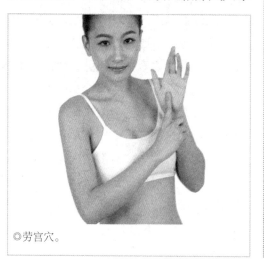

◎劳宫穴。

痛疗效甚捷。劳宫穴有润血润燥、安神和胃、通经祛湿、熄风凉血之功效。

劳宫穴在手掌心，当第二、三掌骨之间偏于第三掌骨，握拳屈指时，位于中指和无名指指尖处。在手掌有两条比较大的掌纹相交成"人"字形，沿中指中线向手掌方向延伸，经过"人"字相交点的下方区域，这个重合的地方即是劳宫穴。

经常按压手心劳宫穴，有强壮心脏的作用。其方法是：用两手拇指互相按压，亦可将两手顶于桌角上按劳宫穴，时间自由掌握，长期坚持可使心火下降。促进睡眠法：中医认为失眠多是心肾不交，水火不济所致。平均每晚临睡前半小时，先擦热双手掌，右掌按摩左涌泉，左掌按摩右涌泉各36次，可促进睡眠，使心火下降，肾水上升，则水火既济，心肾相交。

现代常用于治疗昏迷、中暑、癔症、口腔炎等。配水沟、十宣、曲泽、委中治疗中暑昏迷；配金津、玉液、内庭治疗口疮、口臭。

中冲

【穴位一找准】在手中指末节尖端中央。

【功效】开窍清心泻热。

【主治】中风昏迷、中暑、舌强不语、昏厥、小儿惊风、热病、舌下肿痛等急症。

【刺灸法】浅刺0.1寸；或用三棱针点刺出血。寒则点刺出血（血必黑或稀淡），热则泻针出气（莫出其血）。

穴位详解

手厥阴心包经穴。中冲穴是手厥阴心包经的井穴，体内心包经的高热之气由此冲出体表，气血物质为高热水气，急速散

热降温而行于天之中下部。

中冲：中，与外相对，指中冲穴内物质来自体内心包经。冲，冲射之状也。该穴名意指体内心包经的高热之气由此冲出体表。本穴物质为体内心包经的高热之气，在由体内外出体表时是冲射之状，故名。

心包经井穴：井，地部孔隙也。本穴物质是来自体内心包经的高热之气，且由本穴的地部孔隙而出，故为心包经井穴。

中冲穴属木。属木，指本穴气血运行变化表现出的五行属性。本穴物质为体内心包经外出体表的高热之气，此气外出体表后急速散热降温，所行为天之中下部而不能上行天之天部，表现出木的生发特性，故其属木。

临床上常有以下配伍，配内关穴、水沟穴治小儿惊风、中暑、中风昏迷等；配金津穴、玉液穴、廉泉穴治舌强不语、舌本肿痛；配商阳穴治耳聋时不闻音。

中冲穴位于双手中指尖，是手厥阴心包经的一个穴位。掐按中冲穴，常用于心绞痛、昏迷、严重痛经等症的急救。临床发现，便秘时用拇指指端掐按点压中冲穴，有缓解紧张、促进排便的作用。掐按中冲穴此法也可用于预防便秘，特别适用于老年人。

人双手中指的指尖是中医经络学上的中冲穴。中医认为，此穴对疼痛较为敏感。人们若在困倦时揉捏此穴，能起到醒脑提神的功效。

方法：先用左手揉捏右手的中冲穴1分钟，再用右手揉捏左手的中冲穴1分

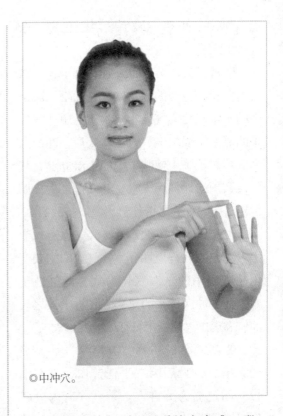

◎中冲穴。

钟，然后比较一下两只手的疼痛感。哪一只手的疼痛感较明显，就再揉捏那只手的中冲穴（那只手中冲穴的疼痛感明显，说明这一侧的肢体较疲劳），直到双手的疼痛感相等时停止揉捏。

从经络穴位讲，中冲穴是心包经井穴，而心包可以保护和辅佐心脏部分功能，心为君主之官，主血脉，故捻动中冲穴有调理气血、疏通经络之功能，气血调畅、各守其位，起到治愈疾病的效果。中医的整体观念很强，人体表面各部位都与内脏有密切关系，"有形诸内，必形与诸外"，中冲穴可治疗诸多疾病，能起到纲举目张的统帅作用，但必须配以相应脏腑穴位，才能获得最佳疗效。

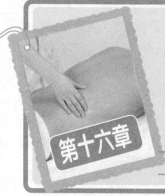

手少阳三焦经——坚决捍卫耳力

第十六章

◎生活中经常按摩手少阳三焦经，可以起养护耳部的作用，更能够增强人们的听力。

手少阳三焦经总述

手少阳三焦经为十二经脉之一。该经起自无名指尺侧端，上出于四、五两指之间，沿手背至腕部，向上经尺、桡两骨之间通过肘尖部、沿上臂后到肩部，在大椎穴处与督脉相会；又从足少阳胆经后，前行进入锁骨上窝，分布在两乳之间，脉气散布联络心包，向下贯穿膈肌，统属于上、中、下三焦。其分支从两乳之间处分出，向上浅出于锁骨上窝，经颈至耳后，上行出耳上角，然后屈曲向下至面颊及眼眶下部。另一支脉从耳后进入耳中，出行至耳前，在面颊部与前条支脉相交，到达外眼角。脉气由此与足少阳胆经相接。该经发生病变主要表现为耳聋，耳鸣，咽喉肿痛，外眼角痛，汗出，腮肿，耳后、肩、肘、臂部本经脉过处疼痛等。

本经腧穴：关冲、液门、中渚、阳池、外关、支沟、会宗、三阳络、四渎、天井、清冷渊、消砾、臑会、肩髎、天髎、天牖、翳风、瘈脉、颅息、角孙、耳门和髎、丝竹空，共二十三穴，左右合四十六穴。

本经的主要病候有：脏腑病：胃脘痛，腹胀,呕恶,嗳气,食不下，黄疸，小便不利，烦心，心痛，失眠。经脉病：舌本强，股膝内肿、厥，足大趾不用，身体皆重。

手少阳三焦经主要穴位详解

关冲

【穴位一找准】在手无名指末节尺侧，距指甲根角0.1寸处。俯掌，沿无名指尺侧缘和基底部各做一平线，相交取穴。

【功效】泻热开窍，清利喉舌，活血通络。

【主治】为急救穴之一。

（1）头面部疾病：头痛，喉炎，结膜炎，角膜白斑等症。

（2）其他疾病：脑血管病、热病、

小儿消化不良等。

【刺灸法】

刺法：

（1）浅刺0.1~0.3寸，局部胀痛。

（2）用三棱针点刺出血。

灸法：艾炷灸3~5壮，艾条灸5~10分钟。寒则点刺出血或先泻后补，热则补之。

穴位详解

手少阳三焦经穴，出自《灵枢·本输》，本经之井穴，五行属金。

关冲：关，关卡也。冲，冲射之状也。该穴名意指三焦经体内经脉的温热水气由此外冲体表经脉，阴性水液被关卡于内。本穴物质为来自三焦经体内经脉外冲而出的温热水气，而液态物由于压力不足不能外出体表，如被关卡一般，故名。

三焦经井穴：井地部孔隙也。本穴为三焦经体内与体表经脉的交接处，气血物质是由本穴的地部孔隙而连通，故为三焦经井穴。

本穴属金。属金，指本穴气血物质运行变化表现出的五行属性。本穴物质为三

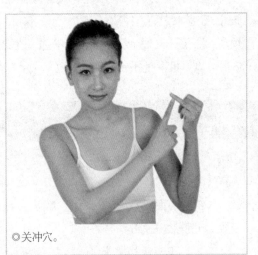

◎关冲穴。

焦经体内经脉外出的温热水气，此气出体表后散热而变为凉性水气，表现出肺金的凉冷特性，故其属金。

临床上常有以下配伍，配少商、少泽，有泄热利咽的作用，主治咽喉肿痛。配人中、劳宫，有泄热开窍的作用，主治中暑。配风池、商阳，有退热解表的作用，主治热病无汗。

液门

【穴位一找准】在手背部，第四、五指间赤白肉际处。微握拳，掌心向下，于第四、五指间缝纹端，即赤白肉际处取穴。

【功效】清头目，利三焦，通络止痛。

【主治】

（1）头面部病症：头痛、咽喉炎、耳疾、齿银炎、角膜白斑等。

（2）其他病症：疟疾、前臂肌痉挛或疼痛，手背痛，颈椎病，肩关节周围炎，精神疾患等。

（3）可治口干舌燥，夜里口渴。

【刺灸法】

刺法：

（1）直刺0.3~0.5寸，局部胀痛，可扩散至手背。

（2）针尖略向上，不断运针，针感可沿三焦经脉循行向上至肘。

灸法：艾炷灸或温针灸3~5壮，艾条灸5~10分钟。

寒则点刺出血或先泻后补，热则补之。

穴位详解

手少阳三焦经穴，五输穴之一，本经之荥穴，五行属水，气血物质为天部的凉湿水气及地部的经水，运行规律是天部之

气大部分冷降为地部水液，小部分吸热后上行天之天部，地部经水则回流关冲穴。

液门：液，液体也，经水也。门，出入的门户。该穴名意指三焦经经气在此散热冷降化为地部经水。本穴物质为关冲穴传来的凉湿水气，凉湿水气至此则快速散热冷却，冷却后的水湿归降地部，故名。

液门，顾名思义：液体之门。人身的血液，精液，津液，关节液，小便，包括痰液，唾液都是液体，液体属性为阴，液体在人身经络脉管之中循经而行，各行其道，液通气行，相安无事，何病之有？人体有时表现的上火，并不完全是人体火多了，或者说水少了，很多时候，是液体循行的道路不通畅了，有堵塞了，表现在堵塞的局部有病痛了，这时要想办法疏通液体循行的道路，液门穴当仁不让，我们可以用指压按摩，或针灸治疗，都会有效的，不少上火的症状能完全消失。

按揉液门穴对治疗干燥症有很好的功效。

液门穴位于无名指和小指的指缝间，

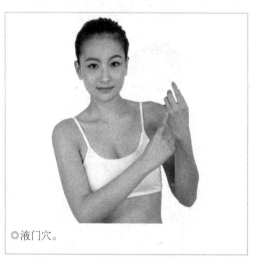
◎液门穴。

它顶着无名指的骨头，因此揉的时候比较痛。咱们听听它的名字，液门穴，是不是听起来就"水分十足"啊！液门，不就是液体之门嘛，揉按它也就相当于打开了液体之门，液体就会随着"门口"流出，灌溉到我们身体的各个部位，眼睛干涩啊、嘴干啊，当然也就统统不会有了。如果你每天晚上临睡觉前按揉手上的液门穴3~5分钟，马上就会觉得嘴里面和眼睛里有液体出来，当然也就没有干涩的感觉了，不用几天的工夫，眼干、口干的症状就会大有好转，身体状况也会较以前大不一样。

中渚

【穴位一找准】在手背第四、五掌指关节后方凹陷中，液门穴直上1寸处。

【功效】清热通络，开窍益聪。

【主治】

（1）头面部病症：神经性耳聋、聋哑症、头痛头晕、喉头炎、角膜白斑、喉痹。

（2）运动系统病症：肩背部筋膜炎等劳损性疾病、肋间神经痛、肘腕关节炎等。

（3）其他病症：疟疾。

【刺灸法】

刺法：

（1）直刺0.3~0.5寸，局部酸胀，并有麻窜感向指端放散。

（2）向上斜刺0.5~1.0寸，其酸胀感可向腕部放散。

灸法：艾炷灸或温针灸3~5壮，艾条灸5~10分钟。

穴位详解

临床上常有以下配伍，配八邪、外关，有舒筋活络的作用，主治手指不能屈伸。

配听宫、翳风，有开窍聪耳的作用，主治耳鸣，耳聋。配外关、期门，有疏肝理气、活络止痛的作用，主治肋间神经痛。

有的人突然从蹲下到站立时，或者突然回头，就会有头晕目眩，这都称为目眩，头晕眼花。发生这种情况的时候是比较危险的，一般明智的做法就是蹲下。这里可以介绍一种常用的方法：在你突然觉得头昏眼花的时候用手按住中渚穴（或者用食指和大拇指夹住手掌），深呼吸后按压，大约6秒后，缓慢吐气再按压，左右交替，各做5次，这样效果很明显。经常头晕目眩的人士请一定记住。

阳池

【穴位一找准】在腕背部横纹中，指伸肌腱的尺侧凹陷处。俯掌，于第三、四掌骨间直上与腕横纹交点处凹陷中取穴；或于腕关节背部指总伸肌腱和小指固有伸肌腱之间处取穴。

【功效】清热通络，通调三焦，益阴增液。

【主治】五官科疾病：耳聋、目红肿痛，喉痹。

运动系统疾病：手腕部损伤，前臂及肘部疼痛，颈肩部疼痛。

其他疾病：流行性感冒，风湿病，糖尿病等。

【刺灸法】

刺法：直刺0.3~0.5寸，深刺可透大陵，局部酸胀，可扩散至中指。平刺0.5~1.0寸，向左向右平刺，局部酸胀，可扩散至整个腕关节。

灸法：艾炷灸或温针灸3~5壮，艾条灸5~10分钟。不宜瘢痕灸。

穴位详解

手少阳三焦经穴，本经之原穴。

据医学家介绍，有54%的女性都有身上发冷的现象，也就是说每两个女性中就有一个患有发冷症，可见这种病症的比例有多大。实际上，每到入秋至冬季期间，总有大批的女性患者到医院看手、脚冰冷，以及腰寒等疾病。

刺激阳池穴，最好是慢慢地进行，时间要长，力度要缓。最好是两手齐用，先以一只手的中指按压另一手的阳池穴，再换过来用另一只手的中指按压这只手上的阳池穴。这种姿势可以自然地使力量由中指传到阳池穴内，还用不着别人帮忙。

消除发冷症除了按摩阳池穴外，还可以将关冲、命门两穴以及"手心"配合起来加以刺激，可收到更好的效果。

每个人都有这样的体会，做完运动或吃完饭后，体温就会升高，这是为什么呢？这是因为上焦和中焦发挥了功能。排完尿后为什么会情不自禁打起轻微的哆嗦呢？这是下焦放出热量的缘故。

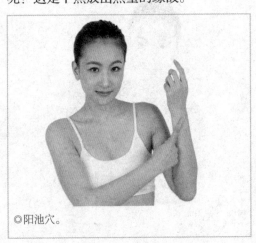

◎阳池穴。

对三焦经失调可发挥神奇力量的就是阳池穴。阳池这个名字就意味着囤聚太阳的热量。刺激这个穴位可以恢复三焦经的功能，将热能传达到全身。另外，它也联系着经络中与重要的内脏器官相对应的穴位。

刺激阳池穴的方法非常简单，只要以此穴为中心，互相搓揉手背就可以。在手背摩擦生热的同时，阳池穴就会得到充分的刺激，从而达到温暖全身的效果。因为患惧冷症而无法入睡的人，睡觉前应使用以上方法，然后立刻盖上棉被，身体很快就会暖和起来。

外关

【穴位一找准】在手背腕横纹上2寸，尺桡骨之间，阳池与肘尖的连线上。取此穴位时应让患者采用正坐或仰卧，俯掌的姿势，外关穴位于前臂背侧，手脖子横皱纹向上三指宽处，与正面内关相对。（或当阳池与肘尖的连线上，腕背横纹上2寸，尺骨与桡骨之间。）

【功效】清热解表，通经活络。

【主治】

头面五官科疾病：目赤肿痛，耳鸣耳聋，鼻衄牙痛，开窍醒脑。

运动系统疾病：上肢关节炎，桡神经麻痹，急性腰扭伤，踝关节扭伤，颞颌关节功能紊乱，落枕等。

消化系统疾病：脘腹胀痛，大便秘结，肠痈霍乱。

其他病症：热病，感冒，高血压，心脑血管病，偏头痛，失眠，脑血管后遗症，遗尿。

【刺灸法】

刺法：

（1）直刺0.5~1.0寸，或透内关穴，局部酸胀，有时可扩散至指端。

（2）向上斜刺1.5~2.0寸，局部酸胀，向上扩散至肘、肩部。治疗肘肩及躯干疾病。

（3）或向阳池方向斜刺运针，治疗腕关节疾病。

灸法：艾灸内关穴，有开窍醒脑之功，治疗偏瘫和心脑血管病。寒则补之灸之，热则泻针出气。

穴位详解

手少阳三焦经穴，本经络穴。八脉交经（会）穴之一；交阳维脉。气血物质为阳气。运行规律一是循三焦经上传于支沟穴，二是别走心包经，三是上行于天部并交于阳维脉。

外关：外，外部也。关，关卡也。该穴名意指三焦经气血在此胀散外行，外部气血被关卡不得入于三焦经。本穴物质为阳池穴传来的阳热之气，行至本穴后因吸热而进一步胀散，胀散之气由穴内出于穴外，穴外的气血物质无法入于穴内，外来

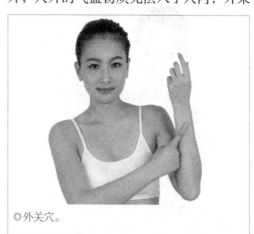

◎外关穴。

之物如被关卡一般，故名。

支沟

【穴位一找准】手背腕横纹上3寸，尺骨与桡骨之间，阳池与肘尖的连线上。伸臂俯掌，于手背腕横纹中点直上3寸，尺骨与桡骨之间，与间使穴相对取穴。

【功效】清利三焦，通腑降逆。

【主治】针麻常用穴之一。多用于治疗胁痛，习惯性便秘等。

头面五官疾病：暴喑，咽肿，耳聋耳鸣，目赤目痛。消化系统疾病：习惯性便秘，呕吐泄泻。

妇科疾病：经闭，产后血晕不省人事，产后乳汁分泌不足。

运动系统疾病：上肢麻痹瘫痪，肩背部软组织损伤，急性腰扭伤。

其他疾病：肋间神经痛，胸膜炎，肺炎，心绞痛，心肌炎，急性舌骨肌麻痹。

【刺灸法】

刺法：直刺0.5~1.0寸，局部酸胀，针感可向上扩散至肘部，有时有麻电感向指端放散。

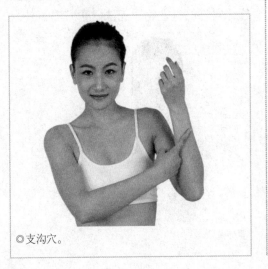

◎支沟穴。

灸法：艾炷灸或温针灸3~5壮，艾条灸10~20分钟。

穴位详解

手少阳三焦经穴，五输穴之一，本经经穴，五行属火。

便秘是由于大肠传导功能失常，粪便在肠内停留时间过久，水分被吸收，导致粪便干燥坚硬不易排出。支沟穴为手少阳三焦经穴，既能疏理少阳之气，又为通便之特效穴。按摩指压支沟穴能宣通三焦气机，通调水道，使三焦腑气得通，津液得下，大肠传导功能恢复正常，便秘得愈。

便秘者可以每天早晨于排便前，用拇指分别按摩指压双侧支沟穴，由轻到重，按摩指压处有酸麻胀痛感，按摩20分钟后患者即感肠蠕动加强而产生便意，即可顺利排便。若1次效果不佳，可继续进行直到排便，坚持10天即可。

对于老人便秘和术后便秘可用灸疗，选用小艾炷灸或隔物灸，每次灸5~7壮，或雷火灸条灸30分钟左右。每天或隔天一次，10次为一疗程。选用艾绒直接或间接在穴位处燃烧，借艾的药力与火的热力给机体以温热刺激，通过经络腧穴作用，达到防病治病目的的一种常用疗法。

胸胁为少阳经分野，胁下作痛，经取少阳为古训。支沟为少阳经穴，同气协调，泻之能和解少阳、清热化湿、疏肝调气而镇痛。可以用一侧拇指指腹按住支沟穴，轻轻揉动，以酸胀感为宜，每侧1分钟，共2分钟，每日一次直到疼痛缓解。

会宗

【穴位一找准】手少阳三焦经穴。本

经的郄穴。出《针灸甲乙经》。在前臂背侧，当腕背横纹上3寸，支沟穴的尺侧，尺骨的桡侧缘取穴。

【功效】清利三焦，安神定志，疏通经络。

【主治】

头面五官疾病：耳聋耳鸣。

神经系统疾病：癫痫。其他疾病：气滞喘满，上肢肌肤痛。

【刺灸法】

刺法：直刺0.5~1.0寸，局部酸胀。多用泻法。

灸法：艾炷灸或温针灸3~5壮，艾条灸5~10分钟。

穴位详解

会宗：会，会合也。宗，祖宗也，为老、为尊、为长也，此指穴内物质为天之天部的阳气。该穴名意指三焦经的阳气在天之天部会合。本穴物质为三焦经的天部阳气会合而成，所处为天之天部，如宗气之所汇，故名。

三焦经郄穴：郄，孔隙也。本穴物质

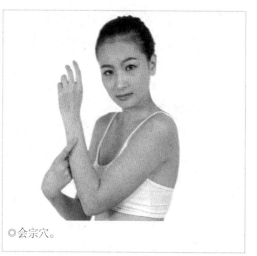
◎会宗穴。

为天之天部的阳热之气，水湿稀少，有名而无实，外传的实质物质如从孔隙中传出一般，故为三焦经郄穴。

四渎

【穴位一找准】在前臂背侧，肘尖下方5寸，当阳池与肘尖的连线上，尺骨与桡骨之间。

【功效】开窍聪耳，清利咽喉。

【主治】

五官科疾病：耳聋牙痛，咽喉痛。

其他疾病：偏头痛、上肢麻痹瘫痪、神经衰弱、眩晕、肾炎等。

【刺灸法】

刺法：直刺0.5~1.0寸，局部酸胀，右向肘部和手背部放散。

灸法：艾炷灸或温针灸3~5壮，艾条灸5~10分钟。

穴位详解

四，数量词。渎，小沟渠也。该穴名意指三焦经气血在此冷降为地部经水。本穴物质为三阳络穴传来的水湿云气，在本穴的变化为部分水湿冷降归地，降地之水形成向穴外流溢的数条小沟渠之状，故名。

天井

【穴位一找准】在上臂外侧，屈肘时，肘尖直上1寸凹陷处。

【功效】行气散结，安神通络。

【主治】

五官科疾病：眼睑炎、扁桃体炎、外眼角红肿、咽喉疼痛。

神经系统疾病：中风、忧郁症、精神分裂症。

呼吸系统疾病：支气管炎、颈淋巴结核。

心血管疾病：心痛、胸痛。

其他疾病：偏头痛、颈项痛、肘关节及上肢软组织损伤、落枕。

【刺灸法】

刺法：直刺0.5~1.0寸，局部酸胀。

灸法：艾炷灸或温针灸3~5壮，艾条灸10~20分钟。

穴位详解

手少阳三焦经穴，五腧穴之一，本经之合穴，五行属土。

古人说：读书三年，以为天下无病不可治，待到治病三年，才发现竟然无方可治病。给大家看一则古代的例子：刘叟艮宅，天井砖面破碎，间杂怪石。余见令撤净或补满，易云"坤为腹"，不整平恐小儿多腹疾。此时家无一孩，怠缓不改。后孙子个个肚疼，妇因产后血冲，痞块满腹，诸医无效。余择吉扶命，严促修理，不一月母子咸安。自此清吉康壮，永无腹疡。

这个例子来自一本风水书，说的是一个人家天井里的砖破了还夹有怪石，这导致了这家人的孙子肚子疼，而这家的妇人腹部有痞块，医生治疗都没有效果，最后

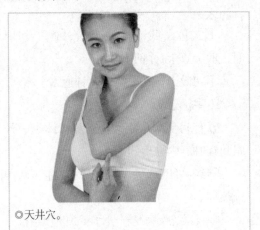

◎天井穴。

整改环境后才痊愈。

这个例子后的解释说，"天井也作明堂，作用在于聚气和通气。"看到这个例子的时候，大家会不会突然想起人体的一个穴位——天井穴。古人给人体的穴位命名，多数都是很有深意的，就如这天井穴，它的含义与古代居家的这个天井的含义是一致的。

很多卵巢囊肿患者的右侧天井穴按着即很酸痛，而这些患者都有一个共同的特征，或者在右手的无名指上戴有戒指，影响了手少阳三焦经的运行；或者因为感觉紧张、压力，等等，也影响了人体气机的运行。

天井穴还是治疗淋巴结核的首选要穴。淋巴结核就是中医所说的瘰疬，即脖子、腋窝上长出的好多疙瘩的东西，中医管这个叫气结血瘀，就是里面的瘀血、浊气，搅在一起了。此病跟爱生气有很大的关系，如果你是一个爱生气的人，就赶紧找天井穴解决吧。

消泺

【穴位一找准】在臂外侧，当清冷渊与臑会连线中点处。

【功效】清热安神，活络止痛。

【主治】头痛，颈项强痛，臂痛，齿痛，癫疾。

【刺灸法】直刺0.8~1寸；可灸。

穴位详解

手少阳三焦经穴，别名臑窌穴，臑交穴。

消泺：消，溶解、消耗也。泺，水名，湖泊之意。该穴名意指三焦经经气在此冷降为地部经水。本穴物质为清冷渊穴传来的滞重水湿云气，至本穴后，水湿云气消解并化雨降地，降地之雨在地之表部

形成湖泊，故名。

臑窌：臑，动物的前肢，前为阳、后为阴，此指穴内气血为天部之气。窌，地窖也。臑窌名意指穴内的天部之气在此化为地部经水。理同消泺名解。

臑交：臑，动物的前肢也，此指穴内气血为天部之气。交，交会也。臑交名意指穴外臂部的天部阳气交会于本穴。本穴物质为天之下部的水湿云气，其性寒湿，其变化为冷降，穴内气血对穴外天部的阳气有收引作用，臂部外散的阳气因而汇入穴内，故名臑交。臑俞穴名意与臑交同，俞指穴外阳气向本穴输入。

临床上常有以下配伍，配肩髎、肩髃、臑会、清冷渊治肩臂痛、上肢不遂、肩周炎。

臑会

【穴位一找准】在臂外侧，当肘尖与肩髎穴的连线上，肩髎穴下3寸，三角肌的后缘。

【功效】化痰散结，通络止痛。

【主治】瘰疬瘿气，目疾，肩胛疼痛，腋下痛等。

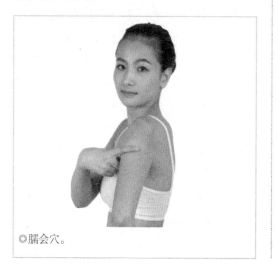
◎臑会穴。

【刺灸法】

刺法：直刺1.0~1.5寸，局部酸胀，可扩散至肩部，或有麻电感向下放散。

灸法：艾炷灸或温针灸3~5壮，艾条灸10~20分钟。

穴位详解

手少阳三焦经穴，《素问·气府论》王注作手阳明、少阳二络气之会。《针灸聚英》作手少阳、阳维之会。

用电磁治疗仪治疗偏瘫时可选择臑会等几个上肢的穴位，治疗时上肢先用贴片贴在双肩肩井穴上，用触头在前肩穴和肩贞穴上定做几分钟。在肩髎穴和臑会穴上定做几分钟。用一只触头定在肩髃穴上，一只触头从臂臑穴下滑至商阳穴，往返5~10次。一只触头定在肩髎穴上，一只触头从臑会穴下推滑至关冲穴，往返5~10次。一只触头定在极泉穴上，一只触头从肩贞穴下滑至少泽穴，往返5~10次。

肩髎

【穴位一找准】在肩部，肩髃后方，当肩关节外展时于肩峰后下方呈现凹陷处。位于肩膀大关节后侧约一半肩高附近所生成的凹陷处的穴位。手背抵住背部，直接向上提升。此时触摸肩膀前端后侧，会摸到凹陷处，就是肩髎。

【功效】祛风湿，通经络。

【主治】荨麻疹，肩关节周围炎，脑血管后遗症，胸膜炎，肋间神经痛等。

【刺灸法】

刺法：

（1）直刺1.0~3.0寸，臂外展，沿肩峰与肱骨大结节之间进针，深刺右透极泉，酸胀可扩散至整个关节腔，可有麻电感向下扩散。

（2）向下斜刺2.0~3.0寸，退针至浅层，再依次向两旁斜刺，即"合谷刺"，酸胀感可扩散至肩部，或麻电感放散至手指。

灸法：艾炷灸或温针灸3~7壮，艾条灸5~15分钟。

穴位详解

手少阳三焦经穴。

肩，指穴在肩部；髎，孔隙的意思。"肩髎"的意思是指三焦经经气在此穴位化雨冷降归于地部。本穴物质为臑会穴传来的天部阳气，到本穴后，因散热吸湿化为寒湿的水湿云气，水湿云气冷降后归于地部，冷降的雨滴就像从孔隙中漏落一样，所以名"肩髎"。

当我们手持重物或进行激烈运动之际，会产生肩膀举不起来或疼痛、手臂困倦的症状，此乃因肩膀的三角肌轻度发炎之故。三角肌，就是我们将手臂举到正侧面的重要肌肉。肩膀即担任调整肌肉功能的作用。本穴位可调整肱三头肌的状况。如果长期持续手持重物，会产生连手肘都

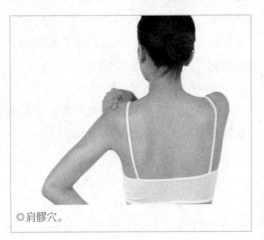

◎肩髎穴。

无法伸直的症状，此乃因肱三头肌过度伸展，致使血液循环恶化所造成的。

肩膀有重压感而使手臂抬不起或肘痛等的症状时，刺激肩髎，可得到效果。治疗时，除了指压本穴位外，同时刺激肩髃、臂臑，更可发挥治疗效果。另外，也用于因脑卒中所造成的半身不遂。

天髎

【穴位一找准】在肩胛部，肩井穴与曲垣穴的中间，当肩胛骨上角处。

【功效】祛风除湿，通经止痛。

【主治】颈项强痛，缺盆中痛，肩臂痛，胸中烦满，热病无汗，发热恶寒等。伤科疾病：颈椎病，落枕，冈上肌腱炎，肩背部疼痛。

【刺灸法】

刺法：直刺0.5~0.8寸，局部酸胀，可扩散至肩胛部。

灸法：艾炷灸3~5壮，艾条灸5~10分钟。寒则补之灸之，热则泻针出气。

穴位详解

手少阳三焦经穴，交会穴之一，手足少阳、阳维之会（《针灸甲乙经》）；《素问·气府论》王注作手足少阳、阳维之会。《外台秘要》作足少阳、阳维之会。气血物质为阳维脉传入的阳气及冷降后的地部经水。三焦经吸热上行的水气在此散热冷降。阳气由穴外汇入穴内后散热冷降为地部经水。

天髎：天，指穴内物质所在为天部。髎，孔隙也。该穴名意指三焦经吸热上行的水气在此散热冷降。本穴物质为肩髎穴传来的水湿之气，至本穴后，水湿之气散

热而化雨冷降为地部经水，冷降的雨滴如从孔隙中漏落一般，故名。

天牖

【穴位一找准】在颈侧部，当乳突的后方直下，平下颌角，胸锁乳突肌的后缘。

【功效】清头明目，通经活络。

【主治】头面五官疾病：头痛头晕，目痛面肿，突发性聋耳鸣，视神经炎，鼻衄喉痹。其他疾病：颈肩背部痉挛强直，瘰疬多梦。

【刺灸法】

刺法：直刺0.5~1.0寸，局部酸胀。

灸法：艾炷灸3~5壮，艾条灸5~10分钟。

穴位详解

天牖穴，天指上部，牖指窗口。穴在耳后乳突后下方，胸锁乳突肌后缘，主治"暴聋气蒙、耳目不明"（《灵枢·寒热》篇），耳目诸窍似天部之窗牖，故而得名。《腧穴命名汇解》云："天牖，天指上、指头，牖指户，有头窍的意思，该穴主治头风耳聋，目中痛不明诸疾，因名天牖"。

天牖穴属手少阳三焦经，该经在肩部和头部与胆经和小肠经相交，一旦出现经气运行不畅，则一经受患，其相交之经感传受阻，气血瘀滞，不通则痛。从解剖生理学看，若寰枢椎半脱位，抑或1~4颈椎后关节错位，可导致颈动脉及其进入枕骨大孔处受压，从而供血不足，亦可导致枕小神经和耳大神经受压，乃是头痛之因。指压天牖穴，可疏调三焦经气，局部气血运行通畅，通则不痛。故可治疗颈源性头痛。

翳风

【穴位一找准】取正坐或侧伏，耳垂微向内折，在耳垂后，当乳突与下颌骨之间凹陷处。

【功效】聪耳通窍，散内泄热。

【主治】头面五官科疾病：耳聋耳鸣，头痛牙痛，腮腺炎，下颌关节炎，口眼歪斜，甲状腺肿，面神经麻痹。神经系统疾病：痉病，狂疾，膈肌痉挛。

【刺灸法】

刺法：

（1）直刺0.8~1.2寸，耳后酸胀，可扩散至舌前部及半侧面部，以治面瘫、腮腺炎等。

（2）向内前下方斜刺1.5~2.0寸，局部酸胀，可向咽部扩散，咽部有发紧发热感，以治聋哑。

灸法：艾炷灸或温针灸3~5壮，艾条灸5~10分钟。

穴位详解

手少阳三焦经穴，交会穴之一，手足少阳之会（《针灸甲乙经》）。

翳风穴是颅后窝部位的重要穴位，属手少阳三焦经。它位于耳垂后方耳后高骨和下颌角之间的凹陷中。中医认为，翳风穴具有活血祛风通络，通窍醒神之功效。刺激翳风穴可用于治疗头晕、头痛、耳鸣、耳聋、口眼歪斜等病症。按摩要领如下：

用双手拇指或食指缓缓用力按压穴位，缓缓吐气；持续数秒，再慢慢放手，如此反复操作，或者手指着力于穴位上，做轻柔缓和的环旋转动。在自我按摩时，可根据自身情况把两种技法组合起来，每次按摩10~15分钟为宜。此法适用于各种人群，且操作不拘于时，一天之中择方便的时候做1~2次即可。

翳有"遮盖、掩盖"的意思，顾名思义，翳风能够对一切"邪风"导致的疾病有效，即"善治一切风疾"。它不但可以用来治疗，还可以用来预防和诊断疾病以及判断病情的加重与否。

首先说预防，自己坚持按揉翳风穴可以增加身体对外感风寒的抵抗力，也就是说能减少伤风感冒的概率。再说治疗，在受了风寒感冒后我们如果按揉翳风，头痛、头昏、鼻塞等症状一会儿就没了。治疗面瘫时，翳风也是一个非常重要的穴位，不管是中枢性面瘫还是周围性的面瘫，都可以拿来用。

还有就是判断病情。有人研究过，周围性面瘫发作前在翳风穴上有压痛，好多人一觉醒来之后发现嘴歪了，或者是前一天晚上睡觉时一直吹风扇，第二天早上刷牙时发现嘴角漏水，照镜一看，嘴歪眼斜，这时你会发现在翳风穴确实存在压痛。而且在治疗几天后，如果用同样的力量来按压穴位，如果感觉疼痛减轻，病情

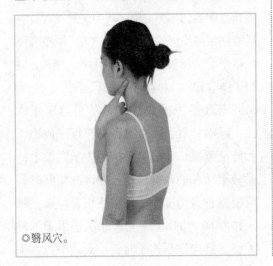

◎翳风穴。

一般较轻，反之，则病情较重。

作为日常的保健常识，当我们从外面的风天雪地里回到屋子里面后，一定要先按揉翳风3分钟。另外，天热时一定不要让后脑勺一直对着空调或电风扇吹，因为这样后患无穷。

颅息

【穴位一找准】在头部，当角孙至翳风之间，沿耳轮连线上的上、中1/3交点处。正坐或侧伏位，于耳后发际，当瘛脉与角孙沿耳轮连线的中点处取穴。

【功效】通窍聪耳，泄热镇惊。

【主治】

头面五官科疾病：耳鸣耳聋，耳肿流脓，中耳炎，头痛，视网膜出血。

神经系统疾病：小儿惊风，瘛疭，呕吐涎沫。

呼吸系统疾病：喘息哮喘。

其他疾病：身热，胁肋痛不得转侧。

【刺灸法】

刺法：平刺0.3~0.5寸，局部酸胀。

灸法：艾炷灸3~5壮，艾条灸5~10分钟。

穴位详解

手少阳三焦经穴。出自《针灸甲乙经》。别名颅囟。属手少阳三焦经。

颅息：颅，头盖骨也、肾主之水也，此指天部的冷降水气。息，停息也。该穴名意指三焦经的天部之气在此收引冷降。本穴物质为角孙穴传来的天部水湿之气，至本穴后其变化为进一步的散热冷降，如风停气止之状，故名。

颅骢：颅，头盖骨也、肾主之水也，此指天部的冷降水气。骢，同囟，囟为连

合胎儿或新生儿颅顶各骨间的膜质部，亦即间隙也。颅囟名意指天部的水湿之气在本穴由天之上部降至天之下部。理同颅息名解。

角孙

【穴位一找准】角孙穴位于人体的头部，折耳郭向前，当耳尖直上入发际处。正坐或侧伏，以耳翼向前方折曲，当耳翼尖所指之发际处。若以手按着使口能合，其处牵动者取穴。

【功效】清热散风，消肿化瘀。

【主治】耳部肿痛，目赤肿痛，目翳，齿痛，唇燥，项强，头痛。

【刺灸法】

刺法：平刺0.3~0.5寸，局部酸胀，可扩散至耳周。

灸法：艾炷灸3~5壮，艾条灸5~10分钟或用灯草灸。寒则补之灸之，热则泻针出气。

穴位详解

手少阳三焦经穴，交会穴之一，手足少阳、手阳之会（《针灸甲乙经》）；《素问·气府论》王注作手太阳，手、足少阳三脉之会。《铜人腧穴针灸图经》作手足少阳之会。

角孙。角，耳也，肾也，此指穴内物质为天部的收引之气。孙，火也，角为之水，则孙为之火也（肾之子为肝，肝之子为火），此指穴内物质为天之天部的气态物。该穴名意指天之天部的收引冷降之气由此汇入三焦经。本穴为三焦经经脉中的最高点，三焦经无气血传至本穴，本穴气血为空虚之状，足太阳膀胱经外散的寒湿水气夹带着足少阳胆经的外散水湿风气因而汇入穴内，穴内气血既处火所在的天之天部又表现出肾水的润下特征，故名。

角孙和胆经上的率谷穴配合，可以很好地治疗偏头痛。角孙和率谷都运行于耳朵两旁，可想而知，治疗的是少阳经的头痛。可以将双手抱住头，然后用大拇指在耳后来回按摩，直到头皮发热发胀就可以了。

耳门

【穴位一找准】人体耳门穴位于面部，当耳屏上切迹的前方，下颌骨髁状突后缘，张口有凹陷处。定位此穴道时通常让患者采用正坐或仰卧、仰靠的取穴姿势，以便实施者能够准确地找寻穴道和顺利地实施相应的按摩手法。耳门穴位于人体的头部侧面耳前部，耳珠上方稍前缺口陷中，微张口时取穴。在听宫的稍上方。

【功效】聪耳，利牙关。

【主治】耳聋，耳鸣，聤耳，牙痛，颈颔痛，唇吻强。耳鸣、聋哑、牙痛，以及其他常见的耳部疾病等，该穴是治疗多种耳疾重要的首选穴位之一。

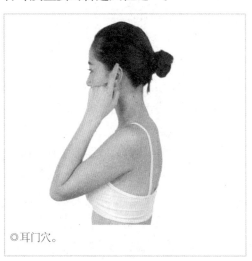

◎耳门穴。

【刺灸法】直刺0.5~1寸；可灸。寒则先泻后补或补之灸之，热则泻针出气。

穴位详解

手少阳三焦经穴。三焦经经气中的滞重水湿在此冷降后由耳孔流入体内，气血物质为天部的凉湿水气和冷降的地部经水，大部分水气冷降为地部经水，小部分水气吸热后循三焦经上行禾髎穴，经水则下行并循耳孔流入体内。

耳，穴内气血作用的部位为耳也。门，出入的门户也。耳门名意指三焦经经气中的滞重水湿在此冷降后由耳孔流入体内。本穴物质为角孙穴传来的水湿之气，至本穴后，水湿之气化雨冷降为地部经水并循耳孔流入体内，本穴如同三焦经气血出入耳的门户，故名耳门。

临床上常有以下配伍，配丝竹空穴治牙痛；配兑端穴治上齿龋。

和髎

【穴位一找准】该穴位于人体的头侧部，当鬓发后缘，平耳郭根之前方，颞浅动脉的后缘。

【功效】聪耳通窍。

【主治】头重痛，耳鸣，牙关拘急，颌肿，鼻准肿痛，口渴。

【刺灸法】斜刺0.3~0.5寸；可灸。寒则补之灸之，热则泻针出气。

穴位详解

和髎，手、足少阳，手太阳的交会穴，三焦经经气及穴外汇入的寒湿水气在此化雨冷降，气血物质为天部的水湿之气，性寒冷，由天部冷降后归于地部。

禾髎：禾，五谷之代称也，此指气血中的脾土微粒。髎，孔隙也。禾髎名意指三焦经经气及穴外汇入的寒湿水气在此化雨冷降。本穴物质中一方面是耳门穴传来的水湿之气，其量少，其性收引，另一方面是足少阳胆经和手太阳小肠经传入本穴的湿冷水气，两气交会后在本穴的变化为化雨冷降，所降之雨如从孔隙中漏落一般，故而得名。手足少阳手太阳之会。理同禾髎名解。

临床上常配养老穴、完骨穴治耳聋。

丝竹空

【穴位一找准】该穴位于人体的面部，当眉梢凹陷处。

【功效】开窍泻热，消肿利舌。

【主治】头痛，目眩，目赤痛，眼睑跳动，齿痛，癫痫。

【刺灸法】平刺0.5~1寸。宜补不宜泻，禁灸，灸则不幸，目小而盲。

穴位详解

手少阳三焦经穴，出《针灸甲乙经》。别名巨窌穴，目窌穴。穴外天部的寒湿水气由此汇入三焦经后冷降归地，气血物质为天部的寒湿水气，从穴外汇入穴内后化雨冷降为地部水液。

丝竹空：丝竹，古指弦乐器，八音之一，此指气血的运行有如声音飘然而至。空，空虚也。丝竹穴名意指穴外天部的寒湿水气由此汇入三焦经后冷降归地。本穴为三焦经终点之穴，由于禾髎穴传至本穴的气血极为虚少，穴内气血为空虚之状，穴外天部的寒湿水气因而汇入穴内，穴外的寒水水气如同天空中的声音飘然而至，故名。

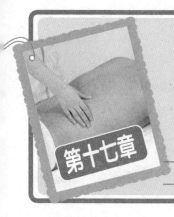

足少阳胆经——输送气血

第十七章

◎按摩足少阳胆经可以起到维护体内气血正常运行的作用，还能清热解毒、活血化瘀、疏肝理气、祛斑养颜。

足少阳胆经总述

足少阳胆经起于眼外角（瞳子髎），向上达额角部，下行至耳后（风池穴），由颈侧，经肩，进入锁骨上窝。直行再走到腋下，沿胸腹侧面，在髋关节与眼外角支脉会合，然后沿下肢外侧中线下行。经外踝前，沿足背到足第四趾外侧端（窍阴穴）。有三分支；一支从耳（风池穴）穿过耳中，经耳前到眼角外；一支从外眼角分出，下走大迎穴，与手少阳三焦经会合于目眶下，下经颊车和颈部进入锁骨上窝，继续下行胸中，穿过膈肌，沿胁肋到耻骨上缘阴毛边际（气冲穴），横入髋关节（环跳穴）；一支从足背沿第1～2跖骨间到大拇指甲后（大敦穴），交与足厥阴肝经。

本经脉腧穴有：瞳子髎、听会、上关、颔厌、悬颅、悬厘、曲鬓、率谷、天冲、浮白、头窍阴、完骨、本神、阳白、头临泣、目窗、正营、承灵、脑空、风池、肩井、渊液、辄筋、日月、京门、带脉、五枢、维道、居髎、环跳、风市、中渎、膝阳关、阳陵泉、阳交、外丘、光明、阳辅、悬钟、丘墟、足临泣、地五会、侠溪、足窍阴，共44穴，左右合88穴。

本经病症主要有：口苦，目眩，疟疾等。经脉病：目外眦痛，缺盆部肿痛，腋下肿，胸、胁、股及下肢外侧痛，足外侧发热等证。

足少阳胆经主要穴位详解

瞳子髎

【穴位一找准】位于面部，目外眦旁，当眶外侧缘处。取穴时可以采用正坐或仰卧的姿势，该穴位于面部，眼睛外侧1厘米处（目外眦旁，当眶外侧缘处）。

【功效】降浊祛湿。

【主治】头痛，目赤，目痛，怕光畏光，迎风流泪，远视不明，眼内障，目翳。

指压此穴，可以促进眼部血液循环，治疗常见的眼部疾病，并可以去除眼角皱纹。

【刺灸法】向后刺或斜刺0.3~0.5寸；或用三棱针点刺出血。寒则先泻后补或补之，热则泻针出气。配合谷穴、临泣、睛明穴治目生内障；配少泽穴治妇人乳肿；配养老穴、肝俞穴、光明穴、太冲穴治疗视物昏花。

穴位详解

瞳子髎别名太阳穴，前关穴，后曲穴。手太阳，手、足少阳之会，穴外天部的寒湿水气在此汇集后冷降归地，气血物质为天部的寒湿水气，大部分寒湿水气散热后化雨冷降地部，小部分循胆经下传于听会穴。

瞳子髎：瞳子，指眼珠中的黑色部分，为肾水所主之处，此指穴内物质为肾水特征的寒湿水气。髎，孔隙也。该穴名意指穴外天部的寒湿水气在此汇集后冷降归地。本穴为胆经头面部的第一穴，胆及其所属经脉主半表半里，在上焦主降，在下焦主升，本穴的气血物质即是汇集头面部的寒湿水气后从天部冷降至地部，冷降的水滴细小如从孔隙中散落一般，故名。

太阳：太，大也。阳，天部的阳气也。太阳穴名意指穴内物质为天部之气。本穴为胆经第一穴，位处头面的天部，而胆经气血所处为半表半里，胆经体内经脉无物外传本穴，穴内气血为空虚之状，穴外的天部之气因而汇入本穴，本穴物质来自天之上部，故名太阳穴。

前关：前，与后相对，指人头面的前面部分，前为阴、后为阳，此指穴内气血

为寒湿之性。关，关卡也。前关名意指穴内的寒湿水气被关卡于内，不得吸热外行。理同瞳子髎名解。

后曲：后，与前相对，指人头面的后面部分，后为阳、前为阴，此指穴内气血为阳热之性。曲，隐秘也。后曲名意指穴内外散的阳热之气隐而不见。本穴物质为穴外天部的寒湿水气汇集而成，气血的运行变化主要是散热冷降，而在穴内同时进行的吸热蒸发则如隐而不见，故名后曲。

手太阳手足少阳之会。由穴外汇集本穴的气血物质主要为手太阳经上行外散的阳热之气、手少阳经向外飘散的湿冷之气，故本穴为手太阳手足少阳之会。

俗云："眼可传神。"人的性格或思想，都可用眼神表达出来。谈到没有自信之事，眼神会暗淡无光，谈到有信心的事时，眼内精光逼人。和蔼的眼光、恐怖的眼光、暗淡的眼光——它都是告诉别人自己的心意。

如果在美丽眼睛附近产生许多小皱纹，那么会使魅力减半。尤其是黄色人种

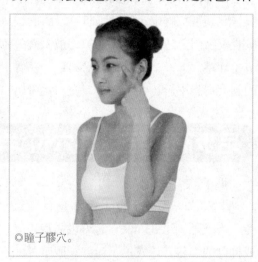
◎瞳子髎穴。

眼窝浅、脂肪厚、眼皮容易肿胀，就在眼睛附近会产生小皱纹。古人曾说："眼乃心之窗。"这也就是说眼睛会将喜怒哀乐等情绪以及自己的内心完全表现出来。美丽的瞳孔可使女性更具有诱惑力，男性更具有魅力。在说服别人、沟通意见以及与异性交往，并不一定全靠语言，也可靠眼睛的力量。

为了提高按摩效果，首先必须将双手搓热，然后用搓热的手掌在眼皮上一边吐气一边轻抚，上下左右各6次。其次再以同样要领将眼球向左右各转6次。再指压可除去眼角部皱纹的瞳子髎穴。

瞳子髎位于眼睛外侧1厘米处，一面吐气一面按压6秒钟，如此重复6次。除去眼角皱纹的方法还有一种是全脸按摩。除去眼肿方法可用冷水在眼睛附近轻轻拍打。如果这些方法和指压法配合运用，效果更高。

听会

【穴位一找准】该穴位于人体的面部，当耳屏间切迹的前方，下颌骨髁突的后缘，张口有凹陷处。取正坐或侧卧位，在屏间切迹前方，张口有凹陷处取穴。

【功效】清降寒浊。

【主治】耳鸣，耳聋，流脓，齿痛，下颌脱臼，口眼歪斜，面痛，头痛。

【刺灸法】直刺0.5寸；可灸，艾条灸5~10分钟。寒则点刺出血或先泻后补或补之，热则泻针出气。

穴位详解

足少阳胆经穴。出自《针灸甲乙经》。别名听呵、听河、后关，气血物质

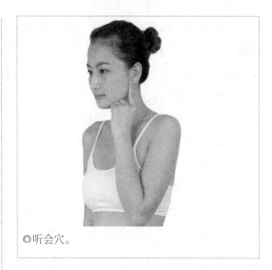

◎听会穴。

为天部的寒湿水气，胆经经气在此化雨冷降，散热冷降后由本穴的地部孔隙流入耳腔。

听会：听会者即耳能听闻声音也，此指穴内的天部气血为空虚之状，无物阻隔声音的传递也。本穴物质为瞳子髎穴下传的天部寒湿水气，至本穴后，此气吸附了更多的天部寒湿水气并化雨冷降于地，天部气血因而变得虚静，如远处声音听亦能明，故名。

临床上常有以下配伍，配颊车穴、地仓穴治中风口眼歪斜；配迎香穴治耳聋气痞；配耳门穴、听宫穴治下颌关节炎。

上关

【穴位一找准】位于耳前，下关直上，当颧弓的上缘凹陷处。寻找此穴道时要让患者采用正坐或仰靠的取穴姿势，位于头部侧面，在戴眼镜脸侧中央骨洼处即是此穴。

【功效】升清降浊。

【主治】头痛，耳鸣，耳聋，聤耳，面痛，牙痛，惊痫，瘛疭。

【刺灸法】直刺0.5~0.8寸；可灸。寒则补之灸之，热则泻针出气。

穴位详解

足少阳胆经穴，别名上关穴，手少阳、足阳明之会，胆经的清阳之气由此上行，气血物质为天部的凉湿水气，大部分凉湿水气冷降下行交于听会穴，小部分凉湿水气吸热上行。

临床上常有以下配伍，配肾俞穴、翳风穴、太溪穴、听会穴治老年人肾虚耳鸣耳聋；配耳门穴、合谷穴、颊车穴治下颌关节炎、牙关紧闭。

颔厌

【穴位一找准】该穴位于人体的头部鬓发上，当头维穴与曲鬓穴弧形连线的上1/4与下3/4交点处。

【功效】推动足阳明气血的传递。

【主治】头痛，眩晕，目外眦痛，齿痛，耳鸣，惊痫。

【刺灸法】直刺0.3~0.4寸；可灸。

穴位详解

颔厌穴，手少阳、足阳明之会，胆经气血在此以风行之状输向头之各部，气血物质为天部的阳热风气，循胆经下传于悬颅穴并输向头之各部。

颔厌：颔，下巴也，为任脉及足阳明经所过之处，此指足阳明的气血。厌，厌倦也。该穴名意指胆经气血在此以风行之状输向头之各部。本穴物质为上关穴传来的弱小水气，行至本穴后，水气吸热胀散化风而行并由此输向头之各部，足阳明经头维穴输供头部的精微物质因而受到损害，本穴气血为足阳明所厌恶，故名。

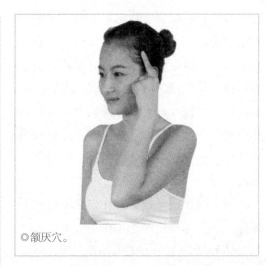

◎颔厌穴。

手少阳足阳明之会：本穴外传的阳热风气并入足阳明经头维穴外输的气血当中，故为手少阳足阳明之会。

临床上常有以下配伍，配悬颅穴治偏头痛；配外关穴、风池穴治眩晕。

悬颅

【穴位一找准】该穴位于人体的头部鬓发上，当头维穴与曲鬓穴弧形连线的中点处。

【功效】降浊除湿。

【主治】偏头痛，面肿，目外眦痛，齿痛。

【刺灸法】向后平刺0.5~0.8寸；可灸。寒则先泻后补或灸之或点刺出血，热则泻针出气。

穴位详解

足少阳胆经穴，别名髓孔穴，髓中穴，属足少阳胆经。手足少阳、阳明三脉交会，胆经的天部之气在此散热后吸附水湿，气血物质为天部的寒湿水气，大部分化雨冷降，小部分循胆经下传悬厘穴。

悬颅：悬，吊挂也。颅，古指头盖骨，

此指穴内气血为寒湿水气。颔颅名意指胆经的天部之气在此散热后吸附水湿。本穴物质为颔厌穴传来的温热风气，至本穴后散热冷缩并吸附天部中的寒湿水气，穴内气血如同天部中的水湿云层一般，故名。

髓孔穴：髓，骨之所主也，此指穴内气血为寒湿水气。孔，孔隙也。髓孔名意指胆经天部的寒湿水气在此化雨冷降。如悬颅名解，本穴物质为天部的寒湿水气，其变化为化雨冷降，所降之雨如从孔隙中落下一般，故名髓孔。髓中名意与髓孔同。

临床上常有以下配伍，配颔厌穴、治偏头痛；配曲池穴、合谷穴治热病头痛。配风池、外关，有祛风止痛的作用，主治偏头痛。配丝竹空、太阳、风池，有疏风明目的作用，主治目外眦痛。配人中，有通经消肿的作用，主治面肿。

悬厘

【穴位一找准】该穴位于人体的头部鬓发上，当头维穴与曲鬓穴弧形连线的上3/4与下1/4交点处。

【功效】降浊分清。

【主治】偏头痛，面肿，目外眦痛，耳鸣，上齿痛。

【刺灸法】

刺法：向后平刺0.5~0.8寸；

灸法：可灸，间接灸3~5壮，艾条灸5~10分钟。寒则先泻后补或补之灸之或点刺出血，热则泻针出气。

穴位详解

足少阳胆经穴。经穴名。出自《针灸甲乙经》。属足少阳胆经。手足少阳、阳明之会。胆经气血在此降浊分清，气血物

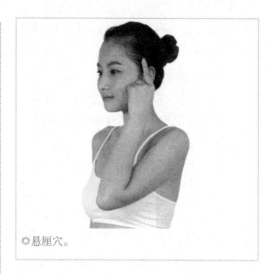

◎悬厘穴。

质为天之中部的凉湿水气，大部分循胆经下传曲鬓穴，小部分飘散于天之中部。

悬厘：悬，吊挂也。厘，治理也。该穴名意指胆经气血在此降浊分清。本穴物质为悬颅穴冷降下传的水湿之气，至本穴后，滞重的寒湿水气进一步下行，小部分清气则由本穴外输头之各部，本穴对天部的水湿风气有治理的作用，故名。

手足少阳阳明之会。在本穴汇集的气血当中，既有手少阳的上行之气又有足阳明的下行之气，故本穴为手足少阳阳明之会。

临床上常有以下配伍，配鸠尾穴治热病偏头痛引目外眦；配束骨穴治癫痫。

曲鬓

【穴位一找准】在头部，当耳前鬓角发际后缘的垂线与耳尖水平线交点处。正坐仰靠或侧伏，在耳前上方入鬓发内，约当角孙穴前一横指处取穴。

【功效】清热止痛，活络通窍。

【主治】

（1）精神神经系统疾病：三叉神经痛，偏头痛，面神经麻痹。

（2）五官科系统疾病：颞肌痉挛，牙痛，视网膜出血及其他眼病。

【刺灸法】

刺法：向后平刺0.5~0.8寸，局部酸胀。

灸法：间接灸3~5壮，艾条灸5~10分钟。

穴位详解

曲鬓出自《针灸甲乙经》。别名曲发。属足少阳胆经。足太阳、少阳之会。在头部，当耳前鬓角发际后缘的垂线与耳尖水平线交点处。布有耳颞神经颞支和颞浅动、静脉顶支。主治偏头痛、齿痛、颌颊肿、口眼歪斜等。

曲鬓：曲，隐秘也。鬓，鬓发也，既为肾气所主之物又为血之余，此指穴内气血为水湿而性温热。该穴名意指胆经经气在此化雨而降。本穴物质为悬厘穴传来的天部寒湿水气，在本穴的变化为化雨而降，所降之雨虽与天部气血相比而为寒湿，但仍为温热之性，故名。

足太阳、少阳之会。本穴虽为胆经之穴，但其气血的运行变化是受膀胱经外散的寒湿之气而表现为冷降收引，故为足太

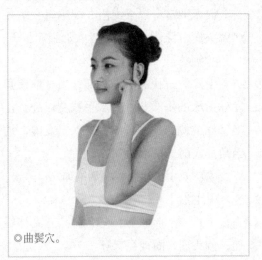
◎曲鬓穴。

阳少阳之会。

率谷

【穴位一找准】该穴位于人体的头部，当耳尖直上入发际1.5寸，角孙穴直上方。正坐或侧伏，在耳郭尖上方，角孙穴之上，入发际1.5寸处取穴。

【功效】收降湿浊。

【主治】头痛，眩晕，呕吐，小儿惊风。偏头痛，三叉神经痛，面神经麻痹，眩晕；顶骨部疼痛，胃炎，小儿高热惊厥。

【刺灸法】

刺法：平刺0.5~1寸，局部酸胀，可扩散至颞侧头部。

灸法：间接灸3~5壮，艾条灸5~10分钟。

穴位详解

足少阳胆经穴，别名蟀谷穴，率谷穴，率角穴，蟀容穴，出自《针灸甲乙经》。《银海精微》作率骨。《外台秘要》作蟀谷。别名耳尖。属足少阳胆经。足太阳、少阳之会。胆经的阳热之气在此吸湿冷降，气血物质为天部的水湿之气，散热吸湿后循胆经下行。

率谷：率，古指捕鸟的网或带领，用网捕鸟时网是从上罩下，此指胆经的气血在此开始由阳变阴。谷，两山所夹空隙也。该穴名意指胆经的水湿之气在此吸热后化为阳气而上行天之上部。本穴物质为曲鬓穴传来的弱小凉湿水气，吸热上行至本穴后达到了其所能上行的最高点，水湿之气开始吸湿并发生冷降的变化，如捕鸟之网从高处落下一般，故名。蟀谷、率骨、率角、率容名意与率骨同。其中，蟀通率，骨指穴内气血表现出肾水的收引特

性，角指本穴位于耳角部位，容则指本穴容纳外部传入穴内的寒湿水气。

临床上常有以下配伍，配印堂穴、太冲穴、合谷穴治小儿急慢惊风、眩晕、耳鸣；配合谷穴、足三里穴治流行性腮腺炎。

倘为偏头痛患者，可将艾条点燃，对准患侧率谷穴（耳郭尖上方，入发际1.5寸处）灸之。每天灸1次，每次20分钟，10次为1疗程。另嘱患者保持心情舒畅，切忌过劳，忌烟酒和辛辣刺激性食物，尽量避免风寒。

天冲

【穴位一找准】该穴位于人体的头部，当耳根后缘直上入发际2寸，率谷穴后0.5寸。

【功效】益气补阳。

【主治】头痛，齿龈肿痛，癫痫，惊恐，瘿气。

【刺灸法】平刺0.5~1寸；可灸。寒则补之灸之，热则泻针出气。

穴位详解

足少阳胆经穴，经穴名，别名天衢穴，出自《针灸甲乙经》。《千金要方》

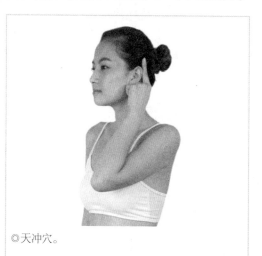

◎天冲穴。

作天衢。属足少阳胆经。足太阳、少阳之会，胆经经气在此吸热后胀散并冲于经穴之外的头之天部，气血物质为阳热之气，由穴内输向天之各部。

天冲：天，天部气血也。冲，气血运行为冲射之状也。该穴名意指胆经经气吸热后胀散并由本穴冲射于天之各部。本穴物质为率谷穴传来的水湿之气，至本穴后，因受穴外传入之热，水湿之气胀散并冲射于胆经之外的天部，故名。

天衢：天，天部气血也。衢，指四通八达的道路或树枝交错而出之貌，此指穴内气血向外的输出状态。天衢名意指胆经气血由此向天之各部传输。理同天冲名解。

临床上常有以下配伍，配目窗穴、风池穴治头痛。

浮白

【穴位一找准】在头部，当耳后乳突的后上方，天冲与完骨的弧形连线的中1/3与上2/3交点处。正坐或侧伏，在耳后乳突后上方，当天冲穴与头窍阴穴的弧形连线的中点处取穴。

【功效】散风止痛，理气散结。

【主治】

（1）五官疾病：头痛，牙痛，耳鸣，耳聋，甲状腺肿。

（2）呼吸系统疾病：支气管炎，扁桃体炎。

（3）其他：卒中后遗症。

【刺灸法】

刺法：平刺0.5~0.8寸，局部酸胀。

灸法：间接灸3~5壮，艾条灸5~10分钟。寒则先泻后补或补之灸之，热则泻针出气。

穴位详解

足少阳胆经穴，足太阳、少阳经之交会穴，气血物质为温热的水湿云气，散热吸湿后循胆经下行头窍阴穴。

浮，飘浮也。白，肺之色也，此指穴内气血为肺金之性的温热水湿云系。该穴名意指胆经的阳热风气在此化为温热之性的水湿云系。本穴物质为天冲穴传来的阳热风气，至本穴后风气势弱缓行，散热吸湿后化为肺金之性的温热水气，如同云气飘浮于天部，故名。

临床上常有以下配伍，配风池、行间治偏头痛、目赤肿痛；配听会、中渚治耳鸣、耳聋；配肾俞、太溪、耳门治耳鸣、耳聋。

头窍阴

【穴位一找准】该穴位于人体的头部，当耳后乳突的后上方，天冲穴与完骨穴的弧形连线的中1/3与下1/3交点处。

【功效】降浊去寒。

【主治】头痛，眩晕，颈项强痛，胸胁痛，口苦，耳鸣，耳聋，耳痛。

【刺灸法】平刺0.5~0.8寸；可灸。寒

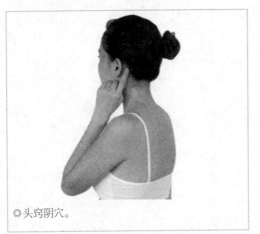

◎头窍阴穴。

则先泻后补或灸之或点刺出血，热则补之或水针。

穴位详解

足少阳胆经穴，别名窍阴穴，枕骨穴。《针灸甲乙经》名窍阴；《圣济总录》名首窍阴；《针灸资生经》名头窍阴。别名枕骨。属足少阳胆经。足少阳、太阳之会。胆经气血在此化为天之下部的滞重水湿云气，气血物质为天之下部的寒冷水气，冷降并循胆经下传完骨穴。

头窍阴：头，指穴处的部位在头部。窍，孔穴、空窍之意。阴，指穴内物质为阴湿水气。该穴名意指胆经气血在此化为天之下部的滞重水湿云气。本穴物质为浮白穴下传的水湿云气，在下行本穴的过程中，水湿云气不断散热吸湿，至本穴后则化为天之下部的滞重水湿云气，天之上部如同空窍一般，故名。

枕骨穴。枕，睡眠时头部的最低点也，此指本穴所在的部位。骨，肾主之水也，此指穴内气血为润下特性的寒湿水气。枕骨名意指胆经气血在枕骨部位化为了天之下部寒冷特性的水湿云气。理同头窍阴名解。

临床上常有以下配伍，配强间穴治头痛；配支沟穴、太冲穴、风池穴治肝胆火盛之偏头痛或巅顶痛。

头窍阴穴是头部胆经上的腧穴。头窍阴穴位于耳后1.5寸处与玉枕穴水平，系胆经、膀胱经、三焦经在头部的交会穴，有通络清热之功。

完骨

【穴位一找准】该穴位于头部，当耳

后乳突的后下方凹陷处。完骨穴找法：触摸耳垂后面，有称为"乳突"的凸骨，从此骨下方沿后缘，触摸上方的骨头，有一浅凹。一压，即有震动感，这就是此穴。

【功效】疏导水液。

【主治】头痛，颈项强痛，颊肿，喉痹，龋齿，口眼歪斜，癫痫，疟疾。失眠、三叉神经痛、偏头痛、颈部酸痛等。该穴为人体足少阳胆经上的重要穴道之一。

【刺灸法】斜刺0.5~0.8寸；可灸。寒则点刺出血或泻之灸之，热则补之或水针。

穴位详解

指耳后颞骨乳突，足少阳胆经穴。《灵枢·骨度》："耳后当完骨者，广九寸。"出《素问气穴论》，属足少阳胆经。

完，完全、全部也。骨，肾主之水也。该穴名意指胆经气血在此完全冷降为地部水液。本穴物质为头窍阴穴传来的寒湿水气，至本穴后天部的寒湿水气全部冷降为地部的水液，故名。

临床上常有以下配伍，配风池穴、大杼治疟疾；配风池穴治癫疾僵仆；配风池穴、合谷穴治风热上犯喉痹、牙痛、疟腮、口歪。

治疗落枕时，可刺激天柱穴、大杼穴、大椎穴、完骨穴、肩井穴，即可见效。尤其管用的是天柱穴。治疗落枕时，用绑好的5~6支牙签连续刺激这些穴道即可。或用食指指腹，或圆珠笔头（注意不是笔尖）按在此穴上，稍微用力刺激它，落枕的脖子便会变得轻松多了。

本神

【穴位一找准】在头部，当前发际上0.5寸，神庭旁开3寸，神庭与头维连线的内2/3与外1/3的交点处。

【功效】祛风定惊，安神止痛。

【主治】

（1）精神神经系统疾病：神经性头痛，眩晕，癫痫。

（2）其他：胸胁痛，脑卒中，卒中后遗症。

【刺灸法】

刺法：平刺0.5~0.8寸，局部酸胀。

灸法：间接灸3~5壮，艾条灸5~10分钟。

穴位详解

足少阳胆经穴，足少阳、阳维之交会穴。

本，人之根本也，气也，此指穴内物质为天部之气。神，在天为风也，指穴内物质的运行为风气的横向运动。该穴名意指头之天部的冷凝水湿在此汇合后循胆经传输。

本穴因其位处头角上部，为人之外侧，在人体坐标系中它和头顶的百会穴一样皆处最高最外位置（本神穴与百会穴二

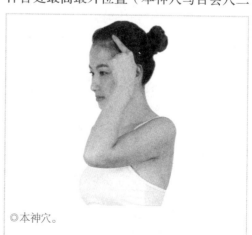

◎本神穴。

穴如同二座不同的山之山顶）。由于胆经无循经传来的气血交于本穴，穴内气血处于空虚之状，穴外天部的冷凝水湿因而汇入穴内，穴内气血纯为天部之气，且其运行为横向下传阳白穴，故而得名。

阳白

【穴位一找准】该穴位于前额部，当瞳孔直上，眉上1寸。取穴时患者一般采用正坐或仰靠、仰卧的姿势，阳白穴位于面部，瞳孔直上方，离眉毛上缘约2厘米处。

【功效】生气壮阳。

【主治】头痛，目眩，目痛，外眦疼痛，雀目。对于三叉神经痛、眼睛疲劳等病征的治疗都有显著的效果。

【刺灸法】平刺0.5~0.8寸；可灸。寒则点刺出血或补之灸之，热则泻针出气。

穴位详解

足少阳胆经穴，足太阳、阳维之会，胆经的湿冷水气在此吸热后胀散，气血物质为干爽的阳气，一是循胆经上传头临泣穴，二是外走阳维脉。

阳白：阳，天部也，气也。白，明亮清白也。该穴名意指胆经的湿冷水气在此吸热后胀散。本穴物质为本神穴传来的天部湿冷水气，由于在下行的过程中不断吸热，水湿之气还未进入本穴就已受热胀散化为阳热风气并传输于头之各部，穴内的天部层次变得明亮清白，故名。

足少阳阳维之会：本穴吸热胀散的阳热风气不光上传本经的头临泣穴，同时亦外走阳维脉，故本穴为足少阳阳维之会。

临床上常有以下配伍，配太阳穴、睛明穴、鱼腰穴治目赤肿痛、视物昏花、上

睑下垂。该穴为多气多血的穴位，刺激后可加速新陈代谢，对于三叉神经痛、眼睛疲劳等病症的治疗都有显著的效果，还可以使面部红润，气色好。按摩方法：用双手拇指指腹分置于阳白穴处，按下时吸气（以略有酸胀感为度），呼气时还原，重复50~60次。

头临泣

【穴位一找准】该穴位于人体的头部，当瞳孔直上入前发际0.5寸，神庭穴与头维穴连线的中点处。

【功效】降浊升清。

【主治】头痛，目眩，目赤痛，流泪，目翳，鼻塞，鼻渊，耳聋，小儿惊痫，热病。

【刺灸法】平刺0.5~0.8寸；可灸。寒则点刺出血或灸之，热则泻针出气或水针。

穴位详解

足少阳胆经穴，别名临池。《针灸甲乙经》名临泣；《圣济总录》名目临泣；《针灸资生经》名头临泣。属足少阳胆经。足太阳、足少阳、阳维之会，胆经经

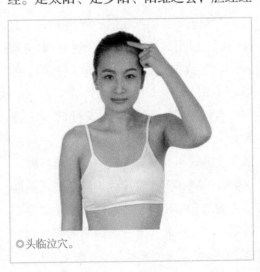

◎头临泣穴。

气在此冷降为寒湿水气并由天部降落地部，气血物质为天部的水湿之气，大部分化雨冷降归地，小部分吸热后循胆经上行目窗穴。

头临泣：头，指本穴在头部，有别于足临泣之穴。临，居高位而朝向低位也，此指穴内气血的运行变化为由上而下。泣，泪水也。该穴名意指胆经经气在此冷降为寒湿水气并由天部降落地部。穴内水湿从天部滴落于地部。本穴物质为阳白穴上传的阳热风气，至本穴后散热吸湿而化为寒湿的降水云气，雨滴由天部降于地部，如泪滴从上落下，故名。临池名意与头临泣同，池指本穴气血为天部的降水云气，富含水液。

临床上常有以下配伍，配阳谷穴、腕骨穴、申脉穴治风眩；配肝俞穴治白翳；配大椎穴、腰奇、水沟穴、十宣治中风昏迷癫痫；配大椎穴、间使穴、胆俞穴、肝俞穴治疟疾。

目窗

【穴位一找准】目窗穴位于人体的头部，当前发际上1.5寸，头正中线旁开2.25寸。

【功效】补气壮阳。

【主治】头痛，目眩，目赤肿痛，远视，近视，上齿龋肿，小儿惊痫。

【刺灸法】平刺0.5~0.8寸。可灸，寒则补之灸之，热则泻针出气。

穴位详解

足少阳胆经穴，别名至荣穴、至宫穴，出自《针灸甲乙经》，属足少阳胆经。足少阳、阳维之会，胆经气血在此吸热后化为阳热风气，气血物质为阳热风气，运行规律一是循胆经上行正营穴，二是外走阳维脉。

目窗：目，肝之所主也，此指穴内物质为肝木之性的风气。窗，气体交换的通道也。该穴名意指胆经气血在此吸热后化为阳热风气。本穴物质为头临泣穴传至的弱小水湿之气，至本穴后，因受穴外所传之热，弱小的水湿之气吸热胀散并化为阳热风气传于穴外，故名。

至荣：至，最也、极也。荣，植物的茂盛之状，此指穴内的阳热风气充实饱满。至荣名意指胆经气血在此为充实饱满之状。理同目窗名解。

至宫：至，最也、极也。宫，古代房屋的通称，又有屏障之意，此指穴内气血为饱满的卫外之气。至宫名意指穴内气血为饱满的卫外阳气。理同目窗名解。

足少阳、阳维之会。本穴气血为饱满的阳热风气，它一方面循胆经上行正营穴，另一方面则上行并交于阳维脉所在的天部层次，故为足少阳阳维之会。临床上常有以下配伍，配关冲穴、风池穴治头

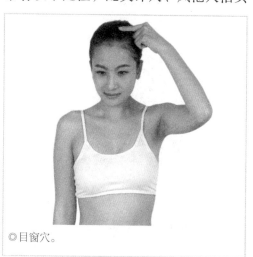

◎目窗穴。

痛；配陷谷穴治面目浮肿。

正营

【穴位一找准】该穴位于人体的头部，当前发际上2.5寸，头正中线旁开2.25寸。

【功效】吸湿降浊。

【主治】头痛，头晕，目眩，唇吻强急，齿痛。

【刺灸法】平刺0.5~0.8寸；可灸。寒则补之灸之，热则泻针出气。

穴位详解

足少阳胆经穴，足少阳、阳维之会，胆经的阳热风气在此散热缩合，气血物质为天部阳气，吸湿冷降循胆经下传承灵穴。

正营：正，正当也。营，军队驻扎的营地，有建设、营救之意。该穴名意指胆经的阳热风气在此散热缩合并化为天部的阳气。本穴物质为目窗穴传来的阳热风气，至本穴后，阳热风气散热缩合并化为阳气，阳热风气没有因冷缩而变为寒湿之气，本穴起到了正当维持天部气血运行变化的作用，故名。

足少阳、阳维之会。本穴的气血变化

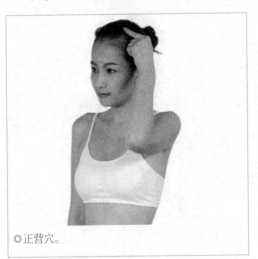

◎正营穴。

为阳热风气散热缩合，随着穴内气血的收引变化，阳维脉的气血亦汇入穴内，故本穴为足少阳阳维之会。

临床上常有以下配伍，配阳白穴、太冲穴、风池穴治疗头痛、眩晕、目赤肿痛。

针刺正营穴与风池穴治疗行经头痛。

穴取风池、正营。用30号2寸毫针。风池穴针向鼻尖方向进针1.2寸深，行捻转泻法，要求针感直达病所或者针感达同侧眉棱骨处。正营穴：眉毛中点直上入发际2.5寸处取穴，向后平刺1.5寸，行捻转泻法。单侧痛取患侧，双侧痛取双侧穴。经前或经期头痛发作开始时治疗。

承灵

【穴位一找准】承灵穴位于人体的头部，当前发际上4寸，头正中线旁开2.25寸。

【功效】吸湿降浊。

【主治】头晕，眩晕，目痛，鼻渊，鼻出血，鼻窒，多涕。

【刺灸法】平刺0.5~0.8寸；可灸。寒则先泻后补或补之灸之，热则泻针出气。

穴位详解

足少阳胆经穴，足少阳、阳维之会，头之天部的寒湿水气由此汇入胆经，气血物质为天部的凉湿水气，散热吸湿冷降并交于脑空穴。

承灵：承，承受也。灵，神灵也，天部之气也。该穴名意指头之天部的寒湿水气由此汇入胆经。本穴物质为正营穴传来的天部阳气，至本穴后，此气散热并吸湿冷降，头之天部的寒湿之气亦随之汇入穴内，本穴如有承受天部寒湿水气的作用，故名。

足少阳、阳维之会。本穴的气血变化

为吸湿冷降，阳维脉满溢之气随之汇入穴内，故本穴为足少阳、阳维之会。

临床上常有以下配伍，配风池穴、风门穴、后溪穴治鼻出血。

脑空

【穴位一找准】脑空穴位于人体的头部，当枕外隆凸的上缘外侧，头正中线旁开2.25寸，平脑户穴。

【功效】降浊分清。

【主治】头痛，颈项强痛，目眩，目赤肿痛，鼻痛，耳聋，癫痫，惊悸，热病。

【刺灸法】平刺0.5~0.8寸；可灸。寒则先泻后补或补之灸之或点刺出血，热则泻针出气。

穴位详解

足少阳胆经穴，出自《针灸甲乙经》。别名颞颥，足少阳、阳维之会，胆经经气在此冷降归地，天部气血为空虚之状，气血物质为天之下部的降水云气，大部分水气化雨冷降，小部分水气下传风池穴。

脑空：脑，首也，首为阳、尾为阴，此指穴内的天之上部。空，空虚也。该穴

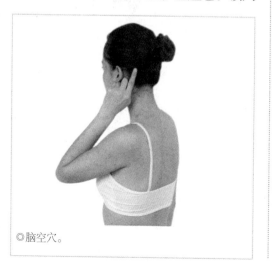

◎脑空穴。

名意指胆经经气在此冷降归地，天部气血为空虚之状。本穴物质为承灵穴传来的水湿之气，至本穴后，水湿之气化雨冷降归于地部，穴内的天部层次气血为空虚之状，故名。

临床上常有以下配伍，配大椎穴、照海穴、申脉穴治癫狂痫证；配风池穴、印堂穴、太冲穴治头痛、目眩；配悬钟穴、后溪穴治颈项强痛。

风池

【穴位一找准】人体风池穴位于项部，当枕骨之下，与风府穴相平，胸锁乳突肌与斜方肌上端之间的凹陷处。

【功效】壮阳益气。

【主治】有松弛肌肉、缓解肌肉僵紧的作用。对头痛，眩晕，颈项强痛，目赤痛，目泪出，鼻渊，鼻出血，耳聋，气闭，中风，口眼歪斜，疟疾，热病，感冒，瘿气，落枕等，均有治疗作用。

【刺灸法】寒则点刺出血或先泻后补或灸之，热则泻针出气。

穴位详解

足少阳胆经穴，风池穴别名热府穴，胆经气血在此吸热后化为阳热风气，气血物质为受热胀散的阳热风气，循胆经输向头之各部及外走阳维脉。

风池：风，指穴内物质为天部的风气。池，屯居水液之器也，指穴内物质富含水湿。风池名意指有经气血在此化为阳热风气。本穴物质为脑空穴传来的水湿之气，至本穴后，因受外部之热，水湿之气胀散并化为阳热风气输散于头颈各部，故名风池。

临床上常有以下配伍，配合谷穴、丝竹空穴治偏正头痛；配脑户穴、玉枕穴、风府穴、上星穴治目痛不能视；配百会穴、太冲穴、水沟穴、足三里穴、十宣治中风。

按揉风池穴，具有祛风解表、平肝熄风、清热明目、健脑通络的功能。对颈项强痛、落枕、头痛眩晕、高血压、眼睛疲劳、耳鸣、口眼歪斜的人都有疗效。

根据中医经络学说，风池穴属足少阳胆经，位于颈部耳后发际下凹窝内，主治感冒、头痛、头晕、耳鸣等。每天坚持按摩双侧风池穴，能十分有效地防治感冒。依经验，无感冒先兆时，按压酸胀感不明显。酸胀感若很明显，说明极易感冒，此时就要勤于按摩，且加大按摩力度。当出现感冒症状，如打喷嚏、流鼻涕时，按摩也有减缓病情的作用。

操作方法：双手十指自然张开，紧贴枕后部，以两手的大拇指按压双侧风池穴，用力上下推压，稍感酸胀。每次按压不少于32下，多多益善，以自感穴位处发热为度。

由于（风池穴）进针方向不同，针刺感传将随之而异，所获效果亦不相同，换言之，即是对不同的适应证，要达到不同的治疗效果，必须采用不同的进针方向，如治目疾，如何验证是否达到治疗之要求，则需通过"气至病所"的客观反映，方能获得验证。由此可见，为了取得该穴的某一主治功能，必须采取与该主治功能相适应的进针法，包括适宜的角度、方向和深度，使之气至病所，方能取得满意的疗效。

肩井

【穴位一找准】在肩上，前直乳中，当大椎穴与肩峰端连线的中点上。

【功效】祛风清热，活络消肿。

【主治】

（1）循环系统疾病：高血压，脑卒中。

（2）精神神经系统疾病：神经衰弱，副神经麻痹。

（3）妇产科系统疾病：乳腺炎，功能性子宫出血。

（4）运动系统疾病：落枕，颈项肌痉挛，肩背痛，卒中后遗症，小儿麻痹后遗症。

【刺灸法】

刺法：直刺0.5~0.8寸，局部酸胀。深部正当肺尖，慎不可深刺，以防刺伤肺尖造成气胸。

灸法：艾炷灸3~5壮，艾条灸10~20分钟。

穴位详解

足少阳胆经穴。出自《针灸甲乙经》。别名膊井、肩解。属足少阳胆经。

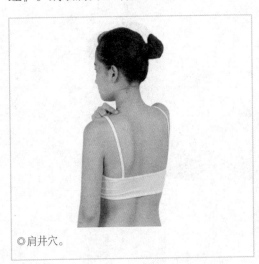

◎肩井穴。

手足少阳、阳维之会。

肩井：肩，穴在肩部也。井，地部孔隙也。肩井穴名意指胆经的地部水液由此流入地之地部。本穴物质为胆经上部经脉下行而至的地部经水，至本穴后，经水由本穴的地部孔隙流入地之地部，故名肩井穴。

肩解穴：肩，指穴在肩部。解，散也。肩解名意指胆经的地部经水在此散解分流。本穴物质为胆经上部经脉下行而至的地部经水，至本穴后，经水一是循本穴的地部孔隙流入地之地部，二是未能流入地之地部的经水循地之表部溢流胆经之外，经水在此如同散解一般，故名肩解。

肩井可以作为日常保健穴位。

按摩：按揉肩井穴时先以左手食指压于中指上，按揉右侧肩井穴5分钟，再以右手按揉左侧肩井穴5分钟，力量要均匀，以穴位局部出现酸胀感为佳。每日早晚各一次。

温灸：滴大林经络通穴位按摩油，持扶阳罐温灸该穴位，时间为3~5分钟，让罐体的红外线及磁场刺激该穴位，可预治肩酸痛、头酸痛、肩部僵硬、落枕等肩部疾病。

人体与自然近似，躯体如大地，血管神经如水道。当水道瘀塞时，土地无法灌溉，当血管神经不畅通，就会产生疾病。"百病皆起于瘀"。经过扶阳罐的温刮，无痛刮痧，畅通血脉，使瘀塞直接排出，就达到了治病养生的疗效。

渊腋

【穴位一找准】在侧胸部，举臂，当腋中线上，第四肋间隙中。

【功效】理气宽胸，消肿止痛。

【主治】

（1）精神神经系统疾病：胸肌痉挛，肋间神经痛。

（2）其他：胸膜炎，颈及腋下淋巴结炎，肩臂痛。

【刺灸法】

刺法：斜刺0.5~0.8寸，局部酸胀。

灸法：艾炷灸3~5壮，艾条灸5~10分钟。

穴位详解

经穴名出自《灵枢·经脉》。别名泉液。属足少阳胆经。

"渊"有深的意思，"腋"指腋部，穴处腋下深处，故名。"腋"又作"液"，或作"掖"，三字通用。《备急千金要方》因避唐高祖李渊讳，作"泉腋"。

渊腋名意指胆经的地部经水在此循胸侧肋部从上落下。本穴内物质为肩井穴溢流而至的地部经水，至本穴后，水液在地球重力场的作用下由胸侧上部直落腰侧下部，经水如同落入无底深渊一般，故名渊腋。

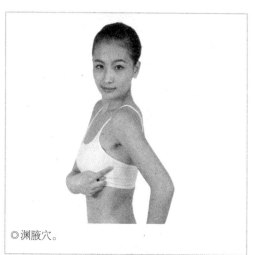

◎渊腋穴。

辄筋

【穴位一找准】在侧胸部，渊腋前1寸，平乳头，第四肋间隙中。

【功效】清肝明目，疏散风热。

【主治】胸满，胁痛，气喘。现多用于腋下淋巴结炎，肋间神经痛，胃炎等。

【刺灸法】斜刺0.3~0.5寸。可灸。

穴位详解

足少阳胆经穴。《铜人》：治胸中暴满，不得卧，喘息也。《图翼》：太息多唾善悲，言语不正，四肢不收，呕吐宿汁吞酸，胸中暴满不得卧。

临床上常有以下配伍，配阳陵泉、支沟，有宽胸行气止痛的作用，主治胸胁疼痛。配肺俞、定喘、孔最，有降逆平喘的作用，主治喘息不得卧。

日月

【穴位一找准】位于人体上腹部，当乳头直下，第七肋间隙，前正中线旁开4寸。

【功效】收募胆经气血。

【主治】胁肋疼痛，胀满，呕吐，吞酸，呃逆，黄疸，还可以防止肌肉老化，增强性能力的指压穴道之一。

【刺灸法】斜刺0.5~0.8寸；可灸。寒则补之或灸，热则泻针出气。

穴位详解

足少阳胆经穴，别名神光，足太阴、少阳之会。胆经募穴，胆经气血在此位于天之人部，气血物质为天之人部的水湿风气，循胆经下传京门穴。

日月：日，太阳穴也，阳也。月，月亮也，阴也。日月名意指胆经气血在此位于天之人部。本穴物质一为辄筋穴传来的弱小寒湿水气，所处为半表半里的天之人部，即是天部之气的阴阳寒热分界之处，故名日月。

胆经之募：乃本穴的气血物质性寒收引，穴外的天部水气因而汇入穴内并循经而传，本穴有收募充补胆经气血的作用，故为胆经募穴。

临床上常有以下配伍，配胆俞穴治胆虚；配内关穴、中脘穴治呕吐、纳呆；配期门穴、阳陵泉穴治胆石症；配支沟穴、丘墟穴治胁胀痛；配胆俞穴、腕骨穴治黄疸。

京门

【穴位一找准】在侧腰部，章门后1.8寸，当十二肋骨游离端的下方。找京门穴的时候，最好用敲打法把它敲出来，用手指骨节胳肢侧面那个位置，如果很敏感就是该穴。但是要记住，此穴是在骨头的边缘，不在肉上，在对应着大腿两侧的高点处。

【功效】健腰，利水，消胀。

【主治】古代记述：腹胀，小腹痛，里急，洞泄，水道不通，溺黄，腰痛，骨痹痛引背。肠鸣，泄泻，腹胀，腰胁痛。

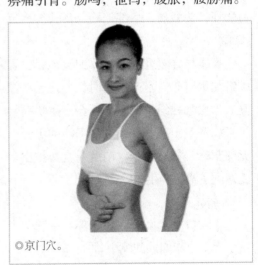

◎京门穴。

【刺灸法】斜刺1~1.5寸。艾炷灸3~5壮，艾条温灸10~15分钟。

穴位详解

经穴名出自《脉经》。别名气府、气俞。属足少阳胆经。肾之募穴。

临床上常有以下配伍，配行间治腰痛不可久立仰俯；配身柱、筋缩、命门治脊强脊痛。

京门穴虽然在胆经上，但它是肾的募穴，肾气很容易在这里会聚。所以肾虚、肾气不足的人，如腰酸、腰痛的人，平时要多揉揉这个穴。揉的时候要用指节骨头来揉，揉之前如果怕找不准穴位，就先敲一下这个位置，一敲就能找到，然后使劲揉，把这个痛点给揉散。

带脉

【穴位一找准】在侧腹部，章门下1.8寸，当第十一肋游离端下方垂线与脐水平线的交点上。

【功效】固精、强肾、壮阳。

【主治】月经不调，闭经，赤白带下，腹痛，疝气，腰胁痛。现多用于子宫内膜炎，附件炎，盆腔炎，带状疱疹等。

【刺灸法】直刺0.5~0.8寸。可灸。

穴位详解

带脉穴和我们人体上的一条经脉同名，那就是奇经八脉之一的带脉。带脉在人体的腰部围一圈，是一条横向的经脉。人体上其他的经脉都是纵向的，这条经脉就好像一条绳子将所有的经脉系在一起，所以称为带脉。

说简单点儿，带脉就像是我们的腰带。现在大家都知道，晚上睡觉的时候，

一定要放松腰带，换上宽松的睡衣，这里的养生原理就是让经络放松。为了让裤子不松弛，都会在腰部系上一条紧紧的腰带。那么我们的带脉呢，也有这个作用。带脉穴的力量不够强，不能约束腰部赘肉的生长，赘肉就会"噌噌"长出来。

很多人会在不知不觉中发现，自己腰部的赘肉越来越多。尤其是男士，不知道哪天就长起了一个将军肚。其实，这只说明一个道理，那就是带脉的力量不够强，不能约束腰部赘肉的生长。就好像我们的腰带坏了，没有办法扎紧裤腰一样，赘肉就会长出来。

所以，腰部赘肉很多、有将军肚的朋友，一定要注意我们的带脉和它的核心穴位——带脉穴，带脉穴在腰侧两旁。以肚脐为中心画一横线，以腋下为起点画一条竖线，两条线的交点就是带脉穴。每天晚上睡觉前，沿着带脉横向敲击30~50圈，重点在带脉穴上敲击50~100下，对于恢复带脉的约束能力、减除腰腹部的脂肪，作用是无与伦比的。

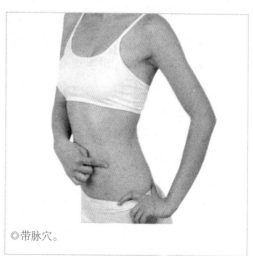

◎带脉穴。

敲"带脉"还有哪些神奇功效呢？

推敲带脉可以让经络气血运行加快，对于腰部冰凉而常常感觉酸疼和痛经的人都有帮助。除了有疏通血脉的效果以外，推带脉可以强壮肾脏，敲带脉还可以增强肠道蠕动，对于便秘的人有很好的通便效果，还有利于脂肪的代谢，减少赘肉的产生，在保养带脉的同时，有瘦身的效果。不过怀孕的准妈妈可千万不能这么做。

早在一千多年前，医圣张仲景就已经认识到了带脉对于女性健康的重要性，认为带脉是治疗妇科病的"万能穴"，现代医学也证明，和带脉息息相关的白带不正常、月经不调这些问题，都可以通过养护带脉来起到辅助治疗的作用。其实带脉的养护一点儿也不复杂，除了注意保暖和规律生活习惯以外，还有一些简单的小方法可维护带脉健康。

痛经的时候，双手叉腰，两个大拇指按压在肚脐左右两边各5厘米处，也就是带脉穴的位置，可以立竿见影地减轻疼痛感。

最简单的就是用推敲的办法来按摩带脉。推带脉法：以肚脐为中点向左右两侧推抚数次，再在后腰部用手掌来回推抚，推时用力适度，不要过轻或过重，手下有内脏推动感最好。

艾灸是传统中医学的一种疗法，操作起来也非常简单易行，就是用中药艾叶制成的艾绒或艾条在皮肤表面的穴位熏烤，借助药物温热的刺激，通过经络的传导，就起到温通气血，扶正祛邪作用。可以去药店买来艾条，点燃，手持艾条在距离皮肤5厘米左右的地方进行熏烤，皮肤有温热感而无灼痛为标准，在带脉穴的位置熏10~20分钟。不方便用艾灸，或是不喜欢艾草的烟味的人，也可以用吹风机对着穴位吹热风来取代。

这个方法其实已经超越了日常保健的范畴，而是一种中医的治疗，所以比较适合患有各种的妇科炎症、严重的痛经或者月经不调、腰腹水肿等带脉严重受损的状况。

五枢

【穴位一找准】在侧腹部，当髂前上棘的前方，横平脐下3寸处。

【功效】调带脉，理下焦。

【主治】赤白带下，腰胯痛，少腹痛，疝气，便秘。现多用于子宫内膜炎，睾丸炎等。

【刺灸法】直刺0.5~1.0寸。可灸。

穴位详解

足少阳胆经穴。出自《针灸甲乙经》。属足少阳胆经。足少阳、带脉之会。

临床上常有以下配伍，配气海、三阴交，有调气温阳，散寒止痛的作用，主治

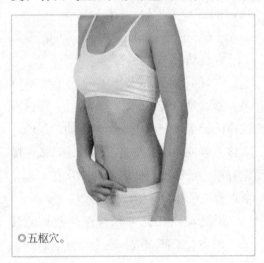

◎五枢穴。

少腹痛。配太冲、曲泉，有疏肝理气的作用，主治疝气。

维道

【穴位一找准】在侧腹部，当髂前上棘的前下方，五枢前下0.5寸。

【功效】调理冲任，利水止痛。

【主治】

（1）妇产科系统疾病：子宫内膜炎，肾炎，附件炎，盆腔炎，子宫脱垂。

（2）消化系统疾病：肠炎，阑尾炎，习惯性便秘。

（3）其他：肾炎，疝气，髋关节疼痛。

【刺灸法】

刺法：

（1）向前下方斜刺0.8~1.5寸，局部酸胀。

（2）深刺可及子宫圆韧带治疗子宫下垂，局部酸胀可扩散至小腹和外阴部。

灸法：艾炷灸或温针灸3~5壮，艾条灸10~20分钟。

穴位详解

足少阳胆经穴，足少阳、带脉之交会穴。

维，连接；道，道路。穴为足少阳与带脉之会，带脉维系一身，故名维道。配百会、气海穴、足三里穴、三阴交穴治气虚下陷之阴挺或带下症；配五枢、带脉穴、中极穴、太冲穴、三阴交治卵巢囊肿、闭经；配横骨、冲门、气冲、大敦治疝气。配巨髎，有活血止痛的作用，主治腰胯痛。配脾俞、阴陵泉、关元，有调经止带的作用，主治月经不调，带下病等。

居髎

【穴位一找准】在髋部，当髂前上棘与股骨大转子最凸点连线的中点处。

【功效】舒筋活络，益肾强健。

【主治】

（1）消化系统疾病：阑尾炎，胃痛，下腹痛。

（2）泌尿生殖系统疾病：睾丸炎，肾炎，膀胱炎。

（3）妇产科系统疾病：月经不调，子宫内膜炎，白带多。

（4）运动系统疾病：腰痛，腿痛，髋关节及周围软组织诸疾患等。

【刺灸法】

刺法：直刺或斜刺1.5~2寸，局部酸胀可扩散至整个髋关节、臀部和腹外侧。

灸法：艾炷灸或温针灸5~7壮，艾条灸10~20分钟。

穴位详解

居髎，阳跷、阳维、足少阳之交会穴。

临床上常有以下配伍：配环跳、肾俞、委中，有舒筋活络、宣痹止痛的作用，主治腰腿痹痛。配大敦，中极，有疏肝理气止痛的作用，主治疝气。

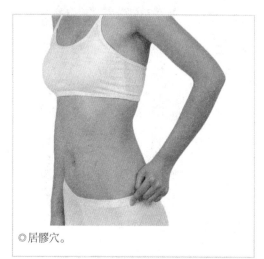

◎居髎穴。

环跳

【穴位一找准】侧卧屈股，股骨大转子最凸点与骶管裂孔连线的外1/3与中1/3交点处。

【功效】健脾益气。

【主治】腰胯疼痛、下肢痿痹等腰腿病症。

【刺灸法】

刺法：

（1）针尖略向下方斜刺2.0~3.0寸，局部酸胀，有麻电感向下肢放散，以治疗坐骨神经及下肢疾患。

（2）针尖斜向外生殖器及少腹方向刺2.0~3.0寸，麻胀感可达外生殖器，治疗外生殖器及少腹疾患。

（3）针尖向髋关节直刺2.0~2.5寸，局部酸胀感，治疗髋关节疾患。

灸法：艾炷灸或温针灸5~7壮，艾条灸10~20分钟。

寒则补之灸之，热则泻针出气或水针。

穴位详解

足少阳胆经穴，又称髀骨，髋骨，

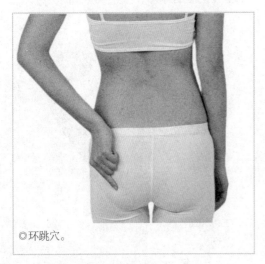

◎环跳穴。

分中，环各，髀枢，髀厌。穴名之意的"环"为圆形、环曲；"跳"，跳跃；穴在臀部。主下肢动作，指下肢屈膝屈髋环曲跳跃时。足跟可触及此穴，故名。同时经此穴治疗可使下肢疾病好转，做环曲跳跃运动。

环跳：环，一种圆形而中间有孔的玉器或一串连环中的一节，此指穴内物质为天部肺金特性的凉湿之气。跳，跳动也，阳之健也，指穴内阳气健盛。环跳名意指胆经水湿在此大量气化为天部阳气。本穴物质为居髎穴传来的地部水湿，至本穴后，水湿渗入穴内丰满的肌肉之中并气化为天部的阳气，穴内阳气健盛使人在如，故名环跳。

髋骨：髋，膝盖骨也。骨，肾气也。髋骨名意指本穴地部的生发之气旺盛，使人体的活动如膝关节般运转自如。理同环跳名解（古有髌刑，即切去膝盖骨使之不能行者，而穴名之膑者取义则正相反）。髀骨名意与髋骨同。

分中：分，分而散之也。中，与外相对，指内部。分中名意指穴内气血在此分而散之。本穴物质为居髎穴传来的地部水湿，至本穴后地部水湿气化并散于穴外，本穴如同胆经气血的分流之处，故名分中。

现代常用于治疗坐骨神经痛、下肢瘫痪、腰骶髂关节及周围软组织疾患等。配殷门、阳陵泉、委中、昆仑主治下肢痹痛；配风池、曲池主治风疹。

风市

【穴位一找准】在大腿外侧部的中线上，当腘横纹水平线上7寸。或简便定位法：直立，手下垂于体侧，中指尖所到处

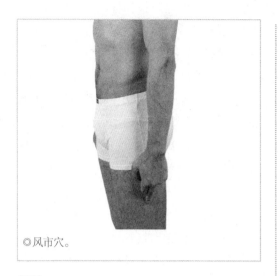

◎风市穴。

即是。

【功效】运化水湿。

【主治】常用于半身不遂、下肢痿痹、股外侧皮神经痛、腰病及脚气的治疗和保健。

【刺灸法】直刺1~1.5寸；可灸。寒则先泻后补或多灸，热则泻针出气。

穴位详解

风市为足少阳胆经的腧穴，风市穴名"风"：指风气、风邪也；"市"：指集市、集结也。意指该穴易为风邪集结之处，常主治下肢风痹、中风、半身不遂、麻木不仁等病，为治疗风邪的要穴，故名风市。胆经经气在此散热冷缩后化为水湿风气。气血物质为天部的水湿云气。吸湿后下行中渎穴。

风，风气也。市，集市也。该穴名意指胆经经气在此散热冷缩后化为水湿风气。本穴物质为环跳穴传来的天部凉湿水气，至本穴后，凉湿水气进一步散热缩合而变为天部的水湿云气，水湿云气由本穴的天部层次横向向外传输，本穴如同风气

的集散之地，故名。

临床上常有以下配伍，配风池穴、大杼、大椎穴、命门穴、关元穴、腰阳关穴、十七椎治中心型类风湿。配大肠俞、环跳、秩边、委中、阳陵泉等穴治疗腰腿酸痛；配大杼、大椎、命门、关元、腰阳关等治疗类风湿、痹证；配风池、曲池、外关、血海穴治疗荨麻疹；配伏兔、犊鼻、足三里、悬钟等穴治疗下肢痿痹等。

有人说，风市是风邪的市场，这只说对了一半。市有"杂聚"之义，市场就是各种商品杂聚之所，而在人体的"风市"上，各种风都会聚集到这里，形成一个市场。市场中的商品，良莠不齐，有货真价实的好东西，也有假冒伪劣产品。风市也是这样，除了风邪，还有很多对人体有益的风，如果用得好，健康自然随风而至。现在的养生流行敲胆经，其实，敲胆经中最起作用的是敲风市。它把人体内的风鼓动起来了，也就是鼓动了少阳胆经的生发之气。没有必要把整个胆经都鼓动起来。敲风市是最易于操作的，坐着、站着都可以敲，尤其是当我们感觉累了，甚至连自己都感觉到身体的免疫功能正在下降的时候，敲一敲风市，会马上变得有精神，而且免疫功能也会迅速提高，因为，风市最能把对人体有害的虚邪贼风拒之门外。

中渎

【穴位一找准】大腿外侧，当风市下2寸，或横纹上5寸，股外侧肌与股二头肌之间。

【功效】疏通经络，发散风寒。

【主治】下肢麻痹，坐骨神经痛，膝

关节炎、腓肠肌痉挛。

【刺灸法】

刺法：直刺1.5寸，局部酸胀，针感可向下扩散。

灸法：艾炷灸或温针灸3~5壮，艾条灸10~20分钟。

穴位详解

中指中焦，渎就是臭水沟，中渎指人体中焦有一个容易形成淤阻的臭水沟，也就是胆囊的位置。如果胆汁流通不畅，堵住了，就会嘴苦，两肋胀痛，头胀，乳房胀痛，有些人甚至出现胆结石、胆囊炎这些症状。中渎穴就是能疏通瘀阻的一个要穴。

临床上常用于治疗胆经淤塞、胆结石、胆囊炎。

平常如果多敲这个穴位，你肯定不会得胆结石、胆囊炎。而胆囊有问题的人，按这个穴肯定很疼，每天坚持敲打，就可缓解胆结石、胆囊炎、胆绞痛的症状。

膝阳关

【穴位一找准】正坐屈膝或仰卧位，外侧，当阳陵泉上3寸，股骨外上髁上方

的凹陷处。

【功效】利关节，祛风化湿。

【主治】

（1）运动系统疾病：膝关节炎，下肢瘫痪，膝关节及周围软组织疾患，脚气。

（2）精神神经系统疾病：股外侧皮神经麻痹，坐骨神经痛。

【刺灸法】

刺法：直刺0.8~1.0寸，局部酸胀，可扩散至膝部和大腿外侧。

灸法：艾炷灸或温针灸3~5壮，艾条灸10~20分钟。

穴位详解

足少阳胆经穴。出自《针灸甲乙经》，原名阳关。《千金要方》名关阳。《针灸大成》名足阳关。近称膝阳关。别名寒府、阳陵、关陵。

阳陵泉

【穴位一找准】位于小腿外侧，当腓骨小头前下方凹陷处。

【功效】降浊除湿。

【主治】腰痛、膝盖疼痛、脚麻痹、

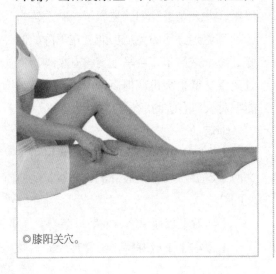
◎膝阳关穴。

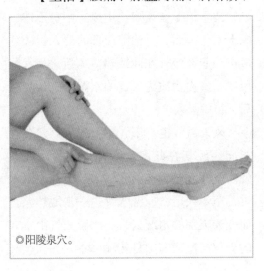
◎阳陵泉穴。

消化不良、关节筋迟缓或痉挛肿痛、抽筋、麻痹、腰腿疲劳、胃溃疡、坐骨神经痛、胆囊炎、高血压、遗尿等。

【刺灸法】直刺或斜向下刺1~1.5寸；可灸。寒则补之灸之，热则泻针出气或水针。

穴位详解

足少阳胆经的合穴，别名筋会穴、阳陵穴，胆的下合穴，八会穴之筋会。胆经的地部水湿在此大量气化，气血物质为天部的阳热风气和随风气上扬的脾土尘埃。散热吸湿后冷降归地。

阳陵泉：阳，阳气也。陵，土堆也。泉，源源不断也。该穴名意指胆经的地部经水在此大量气化。本穴物质为膝阳关穴飞落下传的经水及胆经膝下部经脉上行而至的阳热之气，二气交会后，随胆经上扬的脾土尘埃吸湿后沉降于地，胆经上部经脉落下的经水亦渗入脾土之中，脾土固化于穴周，脾土中的水湿则大量气化，本穴如同脾土尘埃的堆积之场和脾气的生发之地，故名。阳陵名意与阳陵泉同。

筋会：筋，肝胆所主之风也。会，交会也。筋会名意指胆经的天部风气在此汇合。

本穴物质为膝阳关穴下传的寒湿风气和胆经膝以下各部上行的阳热风气，在本穴为汇合之状，故名筋会。

本穴属土。指本穴气血运行变化表现同的五行属性。本穴物质为胆经上、下两部的天部水湿风气会合而成，在本穴为聚集之状，表现出土的不动之义，故其属土。

阳陵泉是筋之会穴，为筋气聚会之外。《难经四十五难》云："筋会阳陵

泉。"故阳陵泉是治疗筋病的要穴，特别是下肢筋病，临床较为常用。具有舒筋和壮筋的作用。依其足少阳经的循行、针感的走向和穴位的所在，循经取穴，本穴治疗本经经脉循行通络上的下肢、髀枢、胁肋、颈项病，以及肝胆火旺，循经上扰的眼、耳、头部病变。

阳交

【穴位一找准】该穴位于人体的小腿外侧，当外踝尖上7寸，腓骨后缘。

【功效】理气降浊。

【主治】胸胁胀满疼痛，面肿，惊狂，癫疾，瘰疬，膝股痛，下肢痿痹。

【刺灸法】直刺0.5~0.8寸；可灸。寒则补之灸之，热则泻针出气。

穴位详解

足少阳胆经穴，别名别阳穴，足髎穴。阳维脉郄穴，胆经吸热上行的天部阳气在此交会。气血物质为天部的纯阳之气，运行规律一是吸湿冷缩并传于阳陵泉穴，二是外走阳维脉。

阳交：阳，阳气也。交，交会也。该

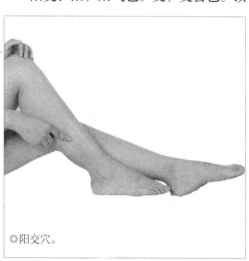
◎阳交穴。

穴名意指胆经吸热上行的天部阳气在此交会。本穴物质为外丘穴传来的湿热风气，至本穴后，此气吸热胀散上至于天之天部而成为阳气，与膀胱经飞扬穴扬散于天之天部的阳气相交会，故名。

别阳：别，离别之意。阳，阳气。别阳名意指胆经吸热胀散的阳热之气由此别走阳维脉。

本穴物质为外丘穴传来的湿热风气，至本穴后吸热胀散而化为纯阳之气，胀散的纯阳之气别走阳维脉所在的天部层次，故名别阳。

足髎：足，指穴所在的部位为足部。髎，孔隙之意。足髎名意指本穴的纯阳之气为弱小之状。本穴物质为外丘穴传来的湿热风气，经吸热后才能上升至本穴纯阳之气所在的天部层次，但因其富含水湿（外丘穴因其含有较多水湿而不能直行于上，只能横行），只有少部分水湿化为天之天部的纯阳之气，本穴天之天部的纯阳之气如同孔隙中化出一般，故名足髎。

阳维脉郄穴。郄，孔隙也。本穴天之天部的纯阳之气弱小，外传阳维脉如从孔隙中传出一般，故为阳维脉郄穴。

临床上常有以下配伍，配水沟穴、相应节段夹脊穴治带状疱疹之神经痛；配阳辅穴、绝骨、行间穴、昆仑穴、丘墟穴治两足麻木；配环跳穴、秩边穴、风市穴、伏兔穴、昆仑穴治风湿性腰腿痛、腰扭伤、坐骨神经痛、中风半身不遂之下肢瘫痪、小儿麻痹症。

外丘

【穴位一找准】该穴位于人体的小腿外侧，当外踝尖上7寸，腓骨前缘，平阳交穴。

【功效】传递风气。

【主治】颈项强痛，胸胁痛，疯犬伤毒不出，下肢痿痹，癫疾，小儿龟胸。

【刺灸法】直刺0.5~0.8寸；可灸。寒则补之灸之，热则泻针出气。

穴位详解

足少阳胆经穴，外丘穴、胆经郄穴，随胆经风气上扬的脾土尘埃在此飘扬于胆经外部，气血物质为湿热风气，循胆经横传于阳交穴。

外丘：外，胆经之外也。丘，土丘也。该穴名意指随胆经风气上扬的脾土尘埃由此飘扬于胆经之外。本穴物质为光明穴传来的阳热风气，至本穴后，阳热风气势弱缓行并吸热冷降，随阳热风气上扬的脾土尘埃则飘散于胆经之外，故名。

胆经郄：郄，孔隙也。本穴物质为光明穴上行而至的阳热风气，至本穴后势弱缓行，外传阳交穴的气血弱小，如从孔隙中传出一般，故为胆经郄穴。

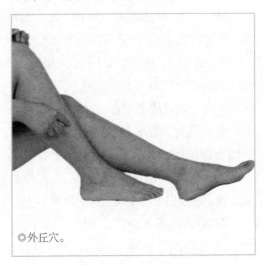
◎外丘穴。

临床上常有以下配伍，配腰奇、间使穴、丰隆穴、百会穴治癫痫；配环跳穴、伏兔穴、阳陵泉穴、阳交穴治下肢痿、痹、瘫；配陵后、足三里穴、条口穴、阳陵泉穴治腓总神经麻痹。

光明

【穴位一找准】光明穴位于人体的小腿外侧，当外踝尖上5寸，腓骨前缘。

【功效】联络肝胆气血。

【主治】目痛，夜盲，乳胀痛，膝痛，下肢痿痹，颊肿。

【刺灸法】直刺0.5~0.8寸；可灸。寒则补之灸之，热则泻针出气。

穴位详解

足少阳胆经穴，胆经气血至此后变为纯阳之气，气血物质为天之天部的纯阳之气。大部分吸湿后传于外丘穴，小部分别走厥阴肝经。

光明：光明，光彻明亮也。本穴物质为阳辅穴传来的湿热风气，上至本穴后，此气吸热而变为纯阳之气，天部的水湿尽散并变得光彻明亮，故名。

足少阳络穴：络，联络也。本穴气血所处为天之天部，足少阳胆经吸热蒸升的阳气皆汇合于此，本穴有联络胆经各部气血的作用，故为胆经络穴。

临床上常有以下配伍，配肝俞穴、肾俞穴、风池穴、目窗穴、睛明穴、行间穴治疗青光眼和早期白内障。

阳辅

【穴位一找准】在小腿外侧，当外踝尖上4寸，腓骨前缘稍前方。

【功效】祛风湿、利筋骨，泻胆火。

【主治】偏头痛，目外眦痛，腋下痛，瘰疬，腰痛，胸胁及下肢外侧痛，疟疾。现多用于颈淋巴结炎，颈淋巴结核，坐骨神经痛，膝关节炎等。

【刺灸法】直刺0.5~0.7寸。可灸。寒则补之灸之，热则泻针出气。

穴位详解

足少阳胆经穴。

临床上常有以下配伍，配环跳、阳陵泉，有舒筋活络的作用，主治下肢外侧痛。配风池、太阳，有祛风止痛的作用，主治偏头痛。配丘墟、足临泣，有活络消肿的作用，主治腋下肿。

悬钟

【穴位一找准】在小腿外侧，当外踝尖上3寸，腓骨前缘。

【功效】平肝熄风，舒肝益肾。

【主治】半身不遂，颈项僵痛，胸腹胀满，胁肋疼痛，膝腿痛，脚气，腋下肿。

【刺灸法】直刺0.5~0.8寸。可灸。

穴位详解

足少阳胆经穴，八会穴之髓会；又名

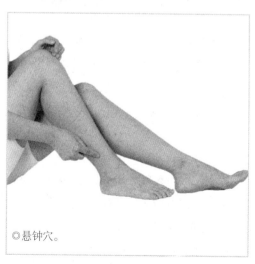
◎悬钟穴。

绝骨。

临床现代常用于治疗坐骨神经痛、脑血管病、高脂血症、高血压、颈椎病、小儿舞蹈病等。配天柱、后溪主治颈项强痛；配风池主治眩晕、耳鸣；配丰隆主治高脂血症。

悬钟又叫髓会和绝骨。顾名思义，它和骨、髓都关系密切，专管人体骨髓的汇集，对与骨和髓有关的疾病都有治疗作用。另外，它是会穴，会穴的特点就是一穴连着数条经络，地位至关重要。

老年人睡觉的时候特别容易落枕，一不小心就会落枕，好几天脖子都恢复不过来，脖子只能保持一个姿势，疼得寝食难安。因为老年人体弱，气血虚弱，一旦睡眠姿势不当，枕头过高或过低，造成颈部一侧肌群在较长时间内处于过度拉伸状态，局部气血失于调和，寒邪乘虚而入，导致血液循环障碍影响代谢产物的排出，颈部肌肉便产生了痛感和僵硬感。而悬钟穴是治疗落枕最好的穴位。因为它主髓，而髓与骨相连，因此对气血虚弱和失调导致的落枕有很好的调节作用。

落枕后只要用滚、揉、捏、推等手法给悬钟穴强有力的刺激，只需十来分钟，就能感到颈部变轻松了，如释重负。而且，经常轻轻敲打悬钟穴还有降血压的功效。

丘墟

【穴位一找准】取穴时，可采用仰卧的姿势，该穴位于足外踝的前下方，当趾长伸肌腱的外侧凹陷处。

【功效】生发风气。

【主治】颈项痛，腋下肿，胸胁痛，下肢痿痹，外踝肿痛，疟疾，疝气，目赤肿痛，目生翳膜，中风偏瘫。

【刺灸法】直刺0.5~0.8寸；可灸。寒则先泻后补或补之灸之，热则泻针出气。

穴位详解

足少阳胆经穴，胆经原穴，在胆经的风气作用下，地部脾土为空虚之状，气血物质为水湿风气，运行规律为缩合冷降并下行足临泣穴。

丘墟：丘，土堆或土坡也。墟，故城遗址或废墟。丘墟名意指在胆经的风气作用下，地部的脾土为空虚之状。本穴物质为悬钟穴降行而至的水湿风气，在风气地吹刮下穴内脾土为空虚之状，只有皮骨而无脾土（肌肉），故名丘墟。

胆经原穴：原，本源也。本穴物质为天之下部的水湿风气，性寒凉，为胆经风气的生发之源，故为胆经原穴。

临床上常有以下配伍，配昆仑穴、绝骨穴治踝跟足痛；配中渎穴治胁痛；配日月穴、期门穴、肝俞穴、胆俞穴、阳陵泉

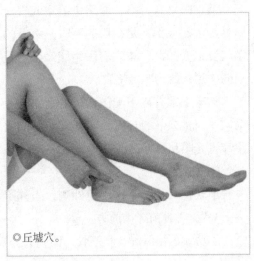

◎丘墟穴。

穴、腕骨穴治黄疸、胆道疾患。

丘墟穴专门治疗各种上火之症，也就是西医所说的发炎症状，比如嗓子发炎、咽喉肿痛、牙痛发炎、眼睛红肿发炎等病，都是一个意思。在足底反射区，丘墟穴相当于上身淋巴反射点。如果是头痛和乳房痛的炎症，跟它就更有关系了。

足临泣

【穴位一找准】位于足背外侧，当足四趾本节（第四趾关节）的后方，小趾伸肌腱的外侧凹陷处。取穴时，可采用仰卧的姿势，足临泣穴位于足背外侧，第四趾、小趾跖骨夹缝中。

【功效】运化风气，冷降水湿。

【主治】头痛，目外眦痛，目眩，乳痛，瘰疬，胁肋痛，疟疾，中风偏瘫，痹痛不仁，足跗肿痛。胆经头痛、腰痛、肌肉痉挛、眼疾、胆囊炎、中风、神经症等。

【刺灸法】直刺0.5~0.8寸；可灸。寒则先泻后补或补之灸之或点刺出点，热则泻针出气或水针。

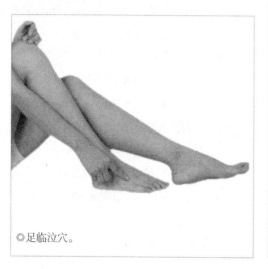
◎足临泣穴。

穴位详解

足少阳胆经穴，腧穴，属木，足少阳和带脉穴之会，八脉交会穴之一。胆经的水湿风气在此化雨冷降，气血物质为水湿风气，小部分化雨冷降归地并传于地五会穴，大部分传向胆经之外。

足临泣：足，指穴在足部。临，居高临下之意。泣，泪也。该穴名意指胆经的水湿风气在此化雨冷降。本穴物质为丘墟穴传来的水湿风气，至本穴后水湿风气化雨冷降，气血的运行变化如泪滴从上滴落一般，故而得名。

胆经俞：俞，输也。本穴物质为丘墟穴传来的水湿风气，在本穴的变化不光是化雨冷降，时亦有部分水湿云气向外传输，本穴为胆经水湿风气的向外输出之处，故为胆经俞穴。

本穴属木。属木，指本穴气血运行变化表现出的五行属性。本穴物质为丘墟穴传来的水湿风气，除在本穴化雨冷降外，同时亦向外部输出，表现出风木的横行特征，故其属木。

临床上常有以下配伍，配三阴交穴治痹证。配三阴交穴、中极穴治月事不利。配丘墟、解溪、昆仑，有通经活络，消肿止痛的作用，主治足跗肿痛。配风池、太阳、外关，有祛风活络止痛的作用，主治偏头痛。配乳根、肩井，有清热解毒、消肿止痛的作用，主治乳痛。

现代女性的压力越来越大，不仅承受着工作压力，还承受着"美"的压力。"美"不仅是时尚问题，还是面子问题。女性应时尚之需、工作之需，经常会穿着高跟鞋逛街、工作。但是，每一个穿高跟鞋的女性都会有共同的体会：美了，但也累了，高跟鞋带给女性的是"痛并快乐着"的感受。

其实，穿上高跟鞋后，实际上并非用脚站立，而是用脚尖站立，全身的重力大部分落在脚尖上，使其"很受伤"，脚部的疲倦感便会自然而生。中医的推拿按摩对缓解疲劳、疼痛等有很好的效果，中医常采用按摩足临泣的方法来缓解脚步疲劳。下面，把这种方法和大家分享一下。

治疗穿高跟鞋倦累感，只要指压足临泣就有效，你可以一边吐气一边强压6秒钟，重复20次即可。还有一种是用两手拇指按压脚掌心不着地处，要领同前。

按摩足临泣不但可以减轻疲劳感，而且还可以缓解便秘现象。快乐需要一点一滴的积累，疲劳也如此，会积少成多。所以，要加强日常护理，保持身心轻松愉悦！

地五会

【穴位一找准】正坐垂足或仰卧位，在足背外侧，当足四趾本节（第四跖趾关节）的后方，第四、五跖骨之间，小趾伸肌腱的外侧凹陷处。

【功效】舒肝消肿，通经活络。

【主治】

（1）五官科系统疾病：结膜炎，乳腺炎。

（2）运动系统疾病：腰肌劳损，足扭伤。

（3）其他：肺结核，吐血，腋淋巴

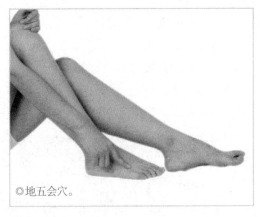

◎地五会穴。

结炎。

【刺灸法】

刺法：直刺或向上刺0.5~0.8寸，局部酸胀。

灸法：艾炷灸或温针灸3~5壮，艾条灸5~10分钟。

穴位详解

足少阳胆经穴。

临床上常有以下配伍，配睛明、瞳子髎、风池，有祛风明目止痛的作用，主治目赤痛。配乳根、膻中、足三里，有清热泻火解毒的作用，主治乳痈。

侠溪

【穴位一找准】该穴位于人体的足背外侧，当第四、五趾间，趾蹼缘后方赤白肉际处。

【功效】平肝熄风，消肿止痛。

【主治】头痛，眩晕，惊悸，耳鸣，耳聋，目外眦赤痛，颊肿，胸胁痛，膝股痛，足跗肿痛，疟疾。

【刺灸法】直刺或斜刺0.3~0.5寸；可灸。艾炷灸3~5壮，艾条温灸10~15分钟。

穴位详解

足少阳胆经的荥穴，胆经经水在此循

地部渠道回流井穴，气血物质为地部经水，大部分经水回流足窍阴穴，极少部分经水气化为天部之气。

侠溪：侠，通夹，被夹于中间之意。溪，地部流行的经水。该穴名意指胆经经水在此循地部渠道回流井穴。本穴物质为地五会穴传来的地部经水，本穴只是对其起了一个循经传输的作用，地部的经水没有流失，如被夹于渠道之中下传足窍阴穴，故名。

胆经荥：荥，极小的水流也。本穴物质为地五会穴传来的地部经水，水量极小，故为胆经荥穴。

本穴属水。属水，指本穴气血运行变化表现出的五行属性。本穴物质为地五会穴传来的地部经水，在本穴的变化吸热蒸发，蒸发天部的水气表现出肾气的寒冷收引特征，故其属水。

临床上常有以下配伍，配太阳穴、太冲穴、阳白穴、风池穴、头临泣治眩晕、偏头痛、耳鸣耳聋、目外眦痛。

足窍阴

【穴位一找准】正坐垂足或仰卧位，在足第四趾末节外侧，距趾甲角0.1寸（指寸）。

【功效】疏肝解郁，通经活络。

【主治】

（1）精神神经系统疾病：神经性头痛，神经衰弱，肋间神经痛。

（2）循环系统疾病：高血压，脑血管病后遗症，足踝肿痛。

（3）五官科系统疾病：结膜炎，耳聋，耳鸣。

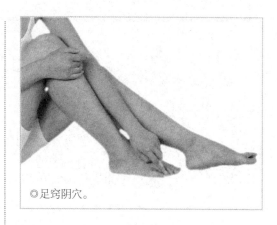

◎足窍阴穴。

（4）其他：哮喘，胸膜炎。

【刺灸法】

刺法：

（1）直刺0.1~0.2寸，局部酸胀。

（2）三棱针点刺放血。

灸法：艾炷灸3~5壮，艾条灸5~10分钟。

穴位详解

足少阳胆经穴，五输穴之井穴，五行属金。

足窍阴：足，指穴在足部。窍，空窍之意。阴，指穴内物质为阴性水液。该穴名意指胆经经水由此回流体内的空窍之处。本穴为胆经体内与体表经脉的交会点，由于胆经体表经脉的气血物质为地部经水，所处为高位，因而循本穴的地部孔隙回流体内，故名。

胆经井：井，地部孔隙也。本穴有地部孔隙连通体内，故为胆经井穴。

本穴属金。属金，指本穴气血运行变化表现出的五行属性。本穴物质为地部经水，其运行为从地之表部流入地之地部，而因本穴流入地之地部的经水量少，流入体内后则大量气化又外出体表，气化之气表现出肺金之气的凉湿特征，故其属金。

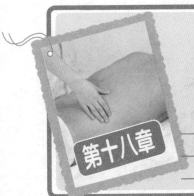

足厥阴肝经——调养情志

◎中医说"怒伤肝"，可生活中毕竟"烦事千万件，生气总不断"，生气是在所难免的。那么不妨经常按摩足厥阴肝经来进行缓解和调养。

第十八章

足厥阴肝经总述

　　足厥阴肝经起于足大趾上毫毛部（大敦），经内踝前向上至内踝上八寸外处交出于足太阴经之后，上行沿股内侧，进入阴毛中，绕阴器，上达小腹，挟胃旁，属肝络胆，过膈，分布于胁肋，沿喉咙后面，向上入鼻咽部，连接于"目系"（眼球联系于脑的部位），上出于前额，与督脉会合于巅顶。"目系"支脉，下行颊里、环绕唇内。肝部支脉：从肝分出，过膈，向上流注于肺，与手太阴肺经相接。

　　常用腧穴：大敦、行间、太冲、中封、蠡沟、中都、膝关、曲泉、阴包、足五里、阴廉、急脉、章门、期门。左右各14穴，合28穴。

　　足厥阴肝经之支脉、别络，和太阳少阳之脉，同结于腰踝下中篌、下篌之间，经气不利则腰痛不可以俯仰；足厥阴肝脉过阴器，抵小腹，布胁肋，肝脉受邪，经气不利，则胸胁胀满，少腹疼痛，疝气；肝脉上行者循喉咙，连目系，上出额至巅顶，本经经气不利则巅顶痛，咽干，眩晕；肝主疏泄，肝气郁结，郁而化火则口

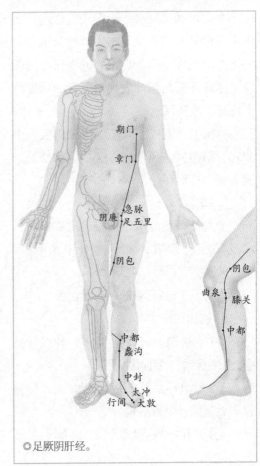

◎足厥阴肝经。

苦，情志抑郁或易怒。

本经腧穴主治肝胆病症、泌尿生殖系统、神经系统、眼科疾病和本经经脉所过部位的疾病。如：胸胁痛、少腹痛、疝气、遗尿、小便不利、遗精、月经不调、头痛目眩、下肢痹痛等症。

足厥阴肝经主要穴位详解

大敦

【穴位一找准】在足大趾末节外侧，距趾甲角0.1寸（指寸）。取穴时，可采用正坐或仰卧的姿势，大敦穴位于大踇趾（靠第二趾一侧）甲根边缘约2毫米处。

【功效】调理肝气，镇静宁神。

【主治】疝气，遗尿，崩漏，阴挺，痫证。现多用于功能性子宫出血，子宫脱垂，精索神经痛，阴茎痛，糖尿病。

【刺灸法】浅刺0.1~0.2寸。可灸。寒则点刺出血或灸之，热则泻针出气。

穴位详解

足厥阴肝经穴。足厥阴肝经的井穴。出自《灵枢·本输》。别名水泉、大顺。一说"足大指爪甲根后四分节前"（《针灸集成》）。体内肝经的温热水液由本穴外输体表，气血物质为温态的水湿之气，吸热蒸升并循肝经传于行间穴。

大敦：大敦，即大树敦也，在此意指穴内气血的生发特性。本穴物质为体内肝经外输的温热水液，而本穴又为肝经之井穴，时值为春，水液由本穴的地部孔隙外出体表后蒸升扩散，表现出春天气息的生发特性，如大树敦在春天生发新枝一般，故名大敦。

水泉：水，水液也。泉，源源不断之意。水泉穴名意指体内的肝经水液源源不断地由此外输体表。本穴物质来自肝经体内经脉的外输水液，肝经与胆经相似，其运行的气血物质为天之中部的水湿风气，由体内外输体表的气血物质亦为风气冷缩后的地部水液，此冷降之液量不大，但却源源不断地由体内外输体表，如细小的水泉穴外涌一般，故名水泉穴。

临床上有以下配伍：配太冲、气海、地机，有疏肝行气止痛的作用，主治疝气。配隐白，直接艾炷灸，有补益肝脾，调理冲任的作用，主治功能性子宫出血。配百会、三阴交、照海，有调补肝肾，益气固脱的作用，主治子宫脱垂。

人到中年仍旧难以睡醒，这和年轻人前夜迟睡，因睡眠不足而迟醒的原因是截然不同的，如果你认为这只是一般的迟

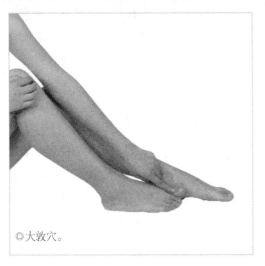

◎大敦穴。

醒，那就大错特错，它会对你的身体和精神产生非常强的危害。

那么，如果有这种毛病，该怎么应对呢？指压大敦穴就是一个非常好的方法，它能治疗昏睡，使你神清气爽。指压时强压7~8秒钟，再慢慢吐气，每日就寝前重复10次左右，第二天起床时效果明显。

指压大敦穴有速效性。因此迟醒的早上，也不妨在床上加以指压。

行间

【穴位一找准】取穴时，可采用正坐或仰卧的姿势，行间穴位于足背侧，大蹈趾、二趾合缝后方赤白肉分界处凹陷中，稍微靠大蹈趾边缘。

【功效】平肝熄风，宁心安神。

【主治】宿醉不适、眼部疾病、腿抽筋、夜尿症、肝脏疾病、腹气上逆、肋间神经痛、月经过多、黏膜炎等。

【刺灸法】直刺0.5~0.8寸。

穴位详解

足厥阴肝经穴。足厥阴肝经的荥穴。

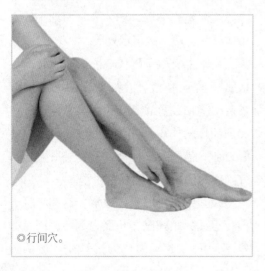

◎行间穴。

行间：行，行走、流动、离开也。间，二者当中也。该穴名意指肝经的水湿风气由此顺传而上。本穴物质为大敦穴传来的湿重水气，至本穴后吸热并循肝经向上传输，气血物质遵循其应有的道路而行，故名。

肝经荥穴：荥，极小的水流也。本穴物质为大敦穴传来的滞重水气，至本穴后，水湿冷降而成为地部经水，水量极小，故为肝经荥穴。

本穴属火。属火，指本穴气血运行变化表现出的五行属性。本穴物质为大敦穴传来的滞重水气，至本穴后，大部分滞重水湿冷降归地而不能成为肝经的上行气血，只有小部分水湿吸热胀散而上行，此部分气血表现出火的炎上特征，故其属火。

临床上有以下配伍，配睛明穴治青光眼、降眼压；配太冲穴、合谷穴、风池穴、百会穴治肝火上炎、头痛、眩晕、衄血；配中脘穴、肝俞穴、胃俞穴治肝气犯胃之胃痛；配中府穴、孔最穴治肝火犯肺干咳或咯血。

行间穴现代常用于治疗高血压、青光眼、结膜炎、睾丸炎、功能性子宫出血、肋间神经痛等。还可以治疗牙痛、腮帮子肿、口腔溃疡、鼻出血、舌尖长疱，同时它还是一个泻心火的穴位。

太冲

【穴位一找准】取太冲穴时，可采用正坐或仰卧的姿势，太冲穴位于足背侧，第一、二趾跖骨连接部位中。以手指沿蹈趾、次趾夹缝向上移压，压至能感觉到动脉，即是太冲穴。

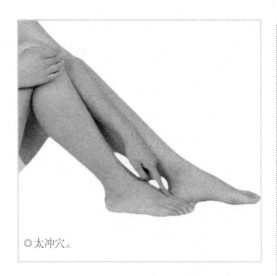

◎太冲穴。

【功效】平肝熄风，健脾化湿。

【主治】头痛，眩晕，疝气，月经不调，癃闭，遗尿，小儿惊风，癫狂，痫证，胁痛，腹胀，黄疸，呕逆，咽痛咽干，目赤肿痛，膝股内侧痛，足跗肿，下肢痿痹。

【刺灸法】直刺0.5~0.8寸；可灸。寒则补之灸之，热则泻针出气。

穴位详解

太冲穴为人体足厥阴肝经上的重要穴道之一，是肝经俞穴、原穴，肝经的水湿风气由此向上冲行，气血物质为天部急行的风气，其性热燥，循肝经上传中封穴。

太冲：太，大也。冲，冲射之状也。该穴名意指肝经的水湿风气在此向上冲行。本穴物质为行间穴传来的水湿风气，至本穴后因受热而胀散化为急风冲散穴外，故名。大冲名意与此穴同。

肝经俞：俞，输也。本穴物质为热胀的风气，在本穴为输出之状，故为肝经俞穴。

太冲穴属土。属土，指太冲穴气血运行变化表现出的五行属性。本穴物质为行间穴传来的水湿之气，至本穴后因吸热而胀散，胀散之气性热燥，表现出脾气的燥热特性，故其属土。

临床上常有以下配伍，配大敦治七疝；泻太冲、补太溪、复溜治肝阳上亢之眩晕；配合谷为开四关又治四肢抽搐；配肝俞、膈俞、太溪、血海穴治贫血、羸瘦；配间使、鸠尾、心俞、肝俞治癫狂痫。

太冲穴什么人用好呢？最适合那些爱生闷气、有泪往肚子里咽的人。还有那些郁闷、焦虑、忧愁难解的人，但如果你是那种随时可以发火，不加压抑，发完马上又可谈笑风生的人，那么太冲穴对你就意义不大了。揉太冲穴，从太冲揉到行间，将痛点从太冲转到行间，效果会更好一些。

从实践上讲，生气、发怒症状的病人往往太冲穴出现异常。通过对太冲穴的针灸、按摩等，确实可以疏解病人的情绪。太冲穴在足部的反射区为胸部，按压同样可疏解心胸的不适感。

从个人保健角度来说，按的方法也是有讲究的。若按压太冲穴时有压痛感，那说明肯定有问题。如果没有也不妨多按揉，因为有时麻木、气血不通等也可能导致没有压痛感。用力应以适度微痛为宜，循序而进。位置可以在太冲穴附近，有时也可能在肝经的其他有结节、压痛感的部位，比如说蠡沟穴。切忌用力过大，否则会导致皮下瘀血。一般一个穴按四五分钟即可。按压后可以喝少量的水，以助代谢。

除了缓解生气的情绪，足浴加按摩太冲穴可治感冒。感冒初起，有流涕、咽痛、周身不适等感觉时，可通过按摩脚上的太冲穴减轻感冒带来的不适，甚至可以使感冒痊愈。具体方法是：先用温水浸泡双脚10~15分钟，而后用大拇指由涌泉穴向脚后跟内踝下方推按，连续推按5分钟，然后，再用大拇指按摩太冲穴由下向上推按，双脚都按摩，每侧按摩5分钟。按摩后，即刻会感到咽痛减轻，其他症状也会随之减轻；甚至痊愈。

中封

【穴位一找准】该穴位于人体的足背侧，当足内踝前，商丘穴与解溪穴连线之间，胫骨前肌腱的内侧凹陷处。

【功效】疏肝健脾，理气消疝。

【主治】疝气，阴茎痛，遗精，小便不利，黄疸，胸腹胀满，腰痛，足冷，内踝肿痛。

【刺灸法】直刺0.5~0.8寸；可灸。

穴位详解

足厥阴肝经穴。在足背侧，足厥阴肝

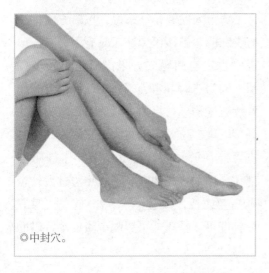

◎中封穴。

经的经穴。别名悬泉穴，气血物质为势缓的风气，性凉，肝经风气在此势弱缓行并化为凉性水气，运行规律一是扩散于肝经之外，一是循肝经上传三阴交穴。

中封：中，正中也。封，封堵也。该穴名意指肝经风气在此势弱缓行并化为凉性水气。本穴物质为太冲穴传来的急劲风气，由于本穴位处足背之转折处，急劲风气行至本穴后因经脉通道的弯曲而受挫，急行的风气变得缓行势弱，如被封堵一般，故名。

悬泉：悬，吊挂之意。泉，指穴内气血如泉水流淌般源源不断。悬泉名意指肝经水湿之气在此源源不断地流行而过。理同中封名解。

肝经经穴：经，经过也，动而不居也。本穴为肝经风气经过之处，气血的运行为动而不居，故为肝经经穴。

本穴属金。属金，指本穴气血运行变化表现出的五行属性。本穴物质为太冲穴传来的强劲风气，至本穴后风和势缓并化为凉性水湿之气，气血特征与肺金之气同，故其属金。

临床上常有以下配伍，配胆俞穴、阳陵泉穴、太冲穴、内庭穴泄热舒肝，治黄疸、疟疾；配足三里穴、阴廉穴治阴缩入腹、阴茎痛、遗精、淋症、小便不利。

蠡沟

【穴位一找准】正坐或仰卧。在小腿内侧，当足内踝尖上5寸，胫骨内侧面的中央。正坐或仰卧位，先在内踝尖上5寸的胫骨内侧面上做一水平线，当胫骨内侧面的后中1/3交点处取穴。

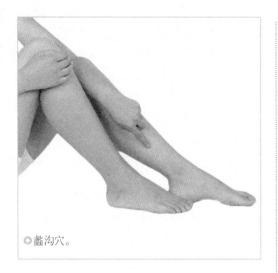

◎蠡沟穴。

【功效】疏肝理气，调经止带。

【主治】胫部酸痛；月经不调，阴痒，阴挺，疝气，睾丸肿痛；子宫内膜炎，子宫脱垂，小便不利，遗尿，月经不调，带下，下肢痿痹，梅核气，精神疾病，脊髓炎，心动过速等。

【刺灸法】

刺法：

（1）平刺0.5~0.8寸，局部酸胀。

（2）沿胫骨后缘向上斜刺1.0~1.5寸，酸胀感可放散至膝。

灸法：艾炷灸3~5壮，艾条灸5~10分钟。

穴位详解

蠡沟穴是肝经的络穴。凡是与肝有关的疾病皆可使用。这个穴位对妇科病有很好的治疗功效，有疏肝理气、调经止带的作用。如阴道瘙痒、带下等，按摩此穴都可收到良好的效果。这个穴位位于小腿内侧，足内踝尖向上5寸，胫骨内侧面中央处。

我们在找这个穴位的时候可能不太准确，其实，只要在周围的那个范围内有痛点，多半就是那个位置了。对于白带异常

或阴道瘙痒的女性来说，此处会非常痛，所以应该会非常好找。只要你把此处揉得不痛了，也就算调理好了。每天在此处进行按压或艾灸，按摩的时间在3分钟左右，艾灸时间稍长些，5~10分钟，这样坚持半个月到一个月的时间，基本上就可以调节过来。这样，你自己在家中就可以解决难言之隐了。

中都

【穴位一找准】中都穴位于内踝上七寸，胫骨内侧面的中点或胫骨后缘处。

【功效】益肝藏血，行气止痛。

【主治】胁痛，腹胀，泄泻，疝气，小腹痛，崩漏，恶露不尽。

【刺灸法】平刺0.5~0.8寸，可灸。

穴位详解

足厥阴肝经的络穴。中都穴的中字指体内运行；都指先君之旧宗庙，在此指对侧的肝脏。中都指刺激该穴后的经络感传不但可以到达同侧肝经和肝脏，还可到达对侧的肝脏。

现在临床上用针刺中都穴治喘咳，都

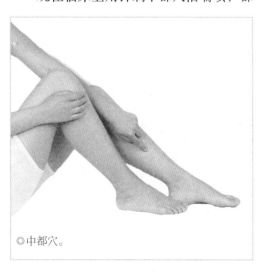

◎中都穴。

穴乃八邪穴之一，主治烦热目痛、毒蛇咬伤等。我们在临床护理中观察到针刺中都穴治疗喘咳，效果甚佳。按摩中都穴可消除水毒，去除腿部的冷气。同时也可刺激生殖系统，使循环流畅。

其方法如下：

（1）取穴：主穴中都穴（中指与无名指缝赤白肉际）。配穴合谷、内外关。

（2）操作：直刺或斜刺0.5~0.8寸，捻转补泻等。留针2~5分钟。一周为一个疗程，左右手可交替针刺。

膝关

【穴位一找准】该穴位于人体的小腿内侧，当胫骨内髁的后下方，阴陵泉穴后1寸，腓肠肌内侧头的上部。

【功效】温经化湿，祛风消肿。

【主治】膝膑肿痛，寒湿走注，历节风痛，下肢痿痹。

【刺灸法】直刺0.8~1寸；可灸。寒则先泻后补或点刺出血或灸，热则泻针出气。

穴位详解

膝关：膝，指穴在膝部也。关，关卡

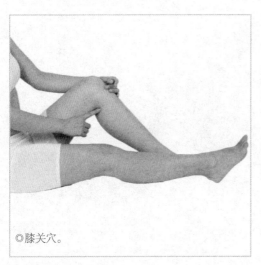

◎膝关穴。

也。该穴名意指肝经的上行之气中滞重水湿在此沉降。本穴物质为中都穴传来的阴湿水气，至本穴后，滞重的水湿无力上行而沉降于下，只有少部分水气吸热后继续上行，本穴如同关卡一般阻挡滞重水湿的上行，故名。阴关名意与膝关同。

临床上有以下配伍，配足三里穴、血海穴、阴市穴、阳陵泉穴、髀关穴、伏兔穴、丰隆穴治中风下肢不遂、小儿麻痹等；配委中穴、足三里穴治两膝红肿疼痛。

曲泉

【穴位一找准】在膝内侧，屈膝，当膝关节内侧端，股骨内侧髁的后缘，半腱肌、半膜肌止端的前缘凹陷处。

【功效】疏肝解郁，调通前阴。

【主治】月经不调，痛经，白带，阴挺，阴痒，产后腹痛，遗精，阳痿，疝气，小便不利，头痛，目眩，癫狂，膝膑肿痛，下肢痿痹。

【刺灸法】直刺1~1.5寸；可灸。

穴位详解

中医针灸穴位之一，隶属足厥阴肝

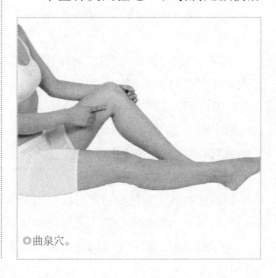

◎曲泉穴。

经，肝经合穴。

临床上常有以下配伍，配丘墟、阳陵泉治胆道疾患；配肝俞、肾俞、章门、商丘、太冲治肝炎；配复溜、肾俞、肝俞治肝肾阴虚之眩晕、翳障眼病；配支沟、阳陵泉治心腹疼痛、乳房胀痛、疝痛；配归来、三阴交治肝郁气滞之痛经、月经不调。

阴包

【穴位一找准】在大腿内侧，当股骨内上髁上4寸，股内肌与缝匠肌之间。屈膝正坐或卧位，当股骨内上髁上4寸即曲泉穴上4寸，股内肌与缝匠肌之间处取穴。

【功效】调经止痛，利尿通淋。

【主治】

（1）泌尿生殖系统疾病：月经不调，盆腔炎，遗尿，小便不利。

（2）其他疾病：腰腿痛，骶髂关节炎，腰肌劳损，腹股沟淋巴结炎。

【刺灸法】

刺法：直刺1.0~1.5寸，局部酸胀，可向周围放散。

灸法：艾炷灸3~5壮，艾条灸10~20分钟。

穴位详解

阴包。阴，水也。包，收也。该穴名意指肝经的水湿之气在此为云集之状。本穴物质为曲泉穴传来的弱小阴湿水气及足五里穴外渗下行的地部经水，至本穴后天地二部水湿皆聚集本穴，本穴如肝经水湿的包收之地，故名。

足五里

【穴位一找准】该穴位于人体的大腿内侧，当气冲穴直下3寸，大腿根部，耻骨结节的下方，长收肌的外缘。仰卧位伸足，先取曲骨穴旁开2寸处的气冲穴，再于其直下3寸处取穴。

【功效】固化脾土，除湿降浊。

【主治】少腹胀痛，小便不通，阴挺，睾丸肿痛，嗜卧，四肢倦怠，颈疬。阴囊湿疹，睾丸肿痛。尿潴留，遗尿。股内侧痛，少腹胀满疼痛，倦怠，胸闷气短。

【刺灸法】

刺法：直刺0.5~0.8寸，局部酸胀，可扩散至大腿前侧面。应注意避开股动、静脉。

灸法：艾炷灸或温针灸3~5壮，艾条灸5~10分钟。

寒则先泻后补或点刺出血或灸，热则水针或泻针出气。

穴位详解

足厥阴肝经穴，别名五里穴，出自《针灸甲乙经》，原名五里，后《圣济总录》更名足五里，取肝经的冷降水湿及脾土尘埃在此覆盖五里之广之意。气血物质为天之下部的水湿风气及随风气中吹带的脾土尘埃。由天冷降归于地部，肝经的冷降水湿及脾土尘埃在此覆盖五里之广。

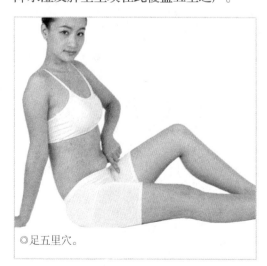

◎足五里穴。

足，指穴在足部。五里，指本穴气血的作用范围如五里之广。本穴物质为阴廉穴传来的冷降水湿及水湿风气中的脾土尘埃，至本穴后由天部归降地部，覆盖的范围如五里之广，故名。五里名意与足五里同。

临床上有以下配伍，配三阳络穴、天井穴、历兑、三间穴治嗜卧。

阴廉

【穴位一找准】该穴位于人体的大腿内侧，当气冲穴直下2寸，大腿根部，耻骨结节的下方，长收肌的外缘。

【功效】调经止带，舒筋活络。

【主治】月经不调，赤白带下，少腹疼痛，股内侧痛，下肢挛急。

【刺灸法】直刺0.8~1寸；可灸。寒则先泻后补或补之灸之，热则泻针出气。

穴位详解

足厥阴肝经穴，气血物质为天之下部的阴湿水气，肝经的水湿风气在此散热吸湿冷缩，运行规律为化雨冷降并下传足五里穴。

阴，指阴性水湿。廉，收廉之意。该

穴名意指肝经的水湿风气在此散热吸湿冷缩。本穴物质为急脉穴扩而至的水湿风气，至本穴后此水湿风气散热吸湿冷缩并聚集穴内，本穴如同肝经水湿的收敛之处，故名。

临床上常有以下配伍，配曲骨穴、次髎穴、三阴交穴治湿热下注之月经不调、白带多、阴门瘙痒、股癣等；配肾俞穴、大赫穴、命门穴、太溪穴治妇人不孕、男子不育症；配委中穴、次髎穴、膀胱俞穴治膀胱炎、膀胱结石。

急脉

【穴位一找准】该穴位于人体的耻骨结节的外侧，当气冲穴外下腹股沟股动脉搏动处，前正中线旁开2.5寸。

【功效】调肝止痛，理气导滞。

【主治】疝气，阴挺，阴茎痛，少腹痛，股内侧痛。

【刺灸法】直刺0.5~1寸；可灸。寒则微灸，热则逆经推按。

穴位详解

足厥阴肝经穴，别名羊矢穴，气血物

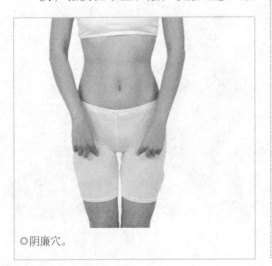
◎阴廉穴。

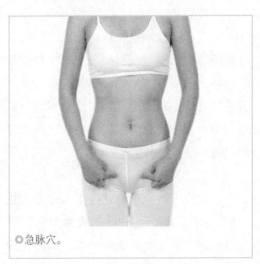
◎急脉穴。

质为强劲的阳热风气，肝经气血在此吸热后化为强劲的风气，运行规律为循肝经上传章门穴及阴廉穴。

急脉：急，急速也。脉，脉气也。该穴名意指肝经气血在此吸热后化为强劲的风气。本穴物质为阴廉穴吸热上行的弱小阴湿水气，至本穴后，因受冲脉的外散之热，此阴湿水气胀散并化为强劲的风气循肝经而行，故名。

羊矢：羊，动物也。矢，通屎。羊矢名意指穴内气血如羊屎般饱满坚实。理同急脉名解。

临床上常有以下配伍，配大敦穴治疝气、阴挺、阴茎痛、阳痿；配阴包穴、箕门穴、曲泉穴、足五里穴治下肢痿痹、小儿麻痹。

章门

【穴位一找准】该穴位于人体的侧腹部，当第十一肋游离端的下方。

【功效】健脾消胀，和胃利胆。

【主治】腹痛，腹胀，肠鸣，泄泻，呕吐，神疲肢倦，胸胁痛，黄疸，痞块，小儿疳积，腰脊痛。

【刺灸法】斜刺0.5~0.8寸；可灸。寒则先泻后补或点刺出血或灸之，热则水针或泻针出气。

穴位详解

足厥阴肝经穴，别名有长平，胁髎，季胁，脾募，肘髎，肘尖，后章门，季肋。肝经的强劲风气在此风停气息，气血物质为天部的和缓之气，散热冷降后归于地部。

章门：章，大木材也。门，出入的门户也。该穴名意指肝经的强劲风气在此风停气息。本穴物质为急脉穴传来的强劲风气，至本穴后，此强劲风气风停气息，风气如同由此进入门户一般，故名。后章门名意与章门同，后是与脾经冲门穴的别称前章门相对而言的。

临床上常有以下配伍，配足三里穴治荨麻疹、组织胺过敏症；配天枢穴、脾俞穴、中脘穴、足三里穴治肝脾不和之腹胀、痞块、胁痛、泄泻、消瘦；配肾俞穴、肝俞穴、水道穴、京门穴、阴陵泉穴、三阴交穴、阳谷穴、气海穴治肝硬化腹水。

古人将穿脱章服的起始处称为章门，章也通"障"，门是守护、出入的地方。刺激章门穴，就好像打开四围的屏障。

作为肝经的大穴，章门穴对于肝脏上的疾病有特殊的功效。它最大的一个作用就是消除黄疸，强化肝功能。引发黄疸的原因有很多，但是表现症状很相似，如目黄、脸黄、尿黄、身黄等全身性的泛黄现象。在治疗上，不同的病机引发的黄疸要

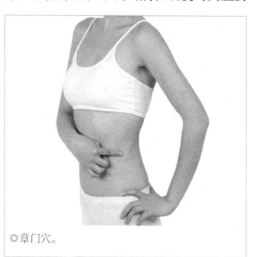

◎章门穴。

用不同的方法来治疗，但是作为人体的穴位来讲，却不存在这个问题。只要发现自己的肝功能不太好，或者出现类似于黄疸的症状，或者平时作为一种保肝护肝的措施，如情绪经常感到压抑、经常需要喝酒等，都可以时不时地刺激章门穴。有条件的可以每天拿艾炷在这里缓慢地灸10多分钟，没有条件的也可以用手指进行按摩，效果非常好。

期门

【穴位一找准】属足厥阴肝经。肝之募穴。足太阴、厥阴、阴维之会。在胸部，当乳头直下，第六肋间隙，前正中线旁开4寸，仰卧位，先定第四肋间隙的乳中穴，并于其下二肋（第六肋间）处取穴。对于女性患者则应以锁骨中线的第六肋间隙处定取。

【功效】健脾疏肝，理气活血。

【主治】消化系统疾病：胃肠神经症，肠炎，胃炎，胆囊炎，肝炎，肝大。其他疾病：心绞痛，胸胁胀满，癃闭遗尿，肋间神经痛，腹膜炎，胸膜炎，心肌炎，肾炎，高血压。

【刺灸法】

刺法：

（1）斜刺0.5~0.8寸，局部酸胀，可向腹后壁放散。

（2）沿肋间方向平刺0.5~1.0寸。

（3）针刺时应控制好方向、角度和深度，以防刺伤肝肺。

灸法：艾炷灸5~9壮，艾条灸10~20分钟。

寒则补之灸之，热则泻之。

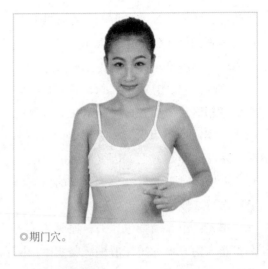

◎期门穴。

穴位详解

足厥阴肝经的募穴，肝之募穴，交会穴之一，气血物质为散行于天之中部的湿热水气，运行规律是由穴外进入穴内后循肝经下行。

期门：期，期望、约会之意。门，出入的门户。期门名意指天之中部的水湿之气由此输入肝经。本穴为肝经的最上一穴，由于下部的章门穴无物外传而使本穴处于气血物质的空虚状态。但是，本穴又因其位处于人体前正中线及侧正中线的中间位置，既不阴又不阳、既不高亦不低，因而既无热气在此冷降也无经水在此停住，所以，本穴作为肝经募穴，尽管其穴内气血空虚，但却募集不到气血物质，唯有期望等待，故名期门。

临床上主要有以下配伍，配大敦穴治疝气；配肝俞穴、公孙穴、中脘穴、太冲穴、内关穴治肝胆疾患、胆囊炎、胆结石及肝气郁结之胁痛、食少、乳少、胃痛、呕吐、呃逆、食不化、泄泻等。

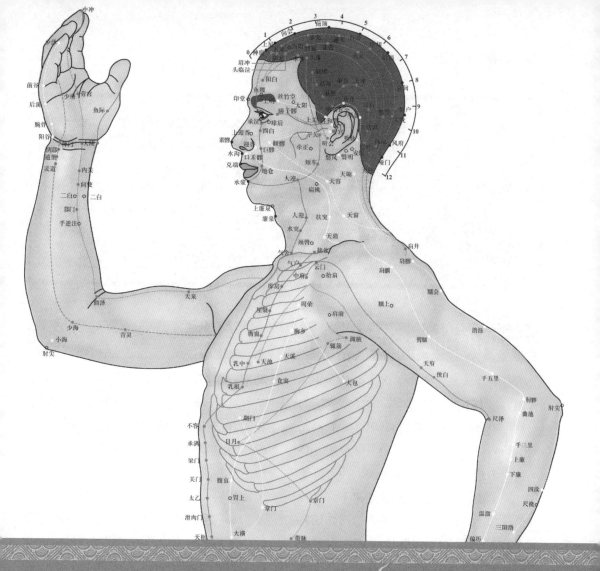

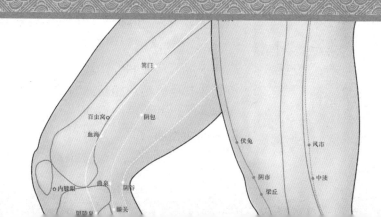

下 篇

经络穴位自我保健法

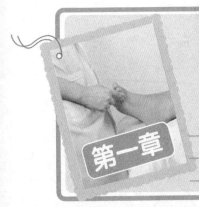

滋养脏器的特效穴位及经络自我保健

第一章

◎经络与我们身体的五脏六腑等所有器官相互连通，循行于人体的各个部位。这个大网络中的每一条路径，乃至每一个点都相互作用，相互影响，共同保护着我们的健康之躯。

肝阴虚的经络穴位保健

中医认为，人的经络主要由经脉和络脉组成。所谓"经"实际上有"径"的意思，相当于路，是大且深的主干；而"络"有"网"的意思，相当于分支，是小且浅的横行支脉。如果将我们的身体比作一棵大树，那么，经脉就是树干，络脉就是树枝。"树干"与"树枝"就如同我们身体里深浅不一、纵横交错的沟渠一样，运载着全身的气血。气血通畅，人就能"活"起来，气血不畅，人就得打盹。就好像一座城市的交通，一旦出现堵车时，被堵的人就会心情沮丧，而一旦疏通了，所有的车都正常地跑起来，城市的各个角落也就恢复了以往的平静，大家也就相安无事地专心自己的工作了。

说到健康，恐怕有不少人又要对经络嗤之以鼻，说经络是不科学的，甚至是不存在的。但千百年来的事实证明，通过经络按摩及针灸等疗法不知道有多少人起死回生。当然，现代医学技术已经相当发达，但问题是，我们不可能一天24小时把医生带在身边，身体一不舒服就给我们开药、打针、输液，为你药到病除。因此，我们自己必须掌握一些简单的保健方法，而经络按摩应该是最简单有效的方法。

平时我们可能有遇到这样一些症状：眩晕耳鸣，胁痛目涩，五心烦热，潮热盗汗，口燥咽干，或手足蠕动，经闭经少等，这就是典型的肝阴虚症状。肝阴虚指肝脏阴液亏虚的症候。多由气郁化火，肝病及温热病后期耗伤肝阴，或肾阴不足所致。治宜滋阴养肝为主。肝阴虚不能潜阳，多致肝阳上亢或虚风内动。参肝阳上亢，虚风内动条。

肝，阴中之阳脏，魂之处，血之藏，筋之主，其为风木之脏，主疏泄而藏血。疏泄指肝对于全身的气机、血液、水道、津液等方面具有疏通、畅达、宣泄的功能和特性。以保持肝本身功能和其他脏腑功能活动的重要条件。肝藏血，指肝具贮藏血液、调节血量的生理功能，即"肝主血海"也。二者是相辅相成、相互影响的，肝疏泄正常、气机调畅、血运畅达、藏血才能保障；反之也只有肝的藏血功能正常，肝血充足，肝木得养，其疏泄始能正常发挥，故前人有"肝体阴而用阳"之说。

肝之藏血，其体为阴，是疏泄功能的物质基础，也是肝本身乃至其他脏腑功能活动正常进行的物质基础。朱丹溪有云："阳常有余，阴常不足，气常有余，血常不足。"何况阳主动，阴主静，人体常居阳动状态之中，精血、阴气最易耗散。故此示人保护阴精，强调养阴在养生、治疗上的重要性。具体对肝脏而言，肝常行疏泄功能，居阳动状态，肝体精血则易耗散而常虚。"血液运行上下全赖乎肝，肝阴虚证则不能滋养血脉"。阴血是构成人体生命活动的重要物质，在生理状态下，又是互相影响，互为因果。肝阴虚证，营阴亏损，血脉不充，以致血液运行不畅而瘀滞。又因瘀血阻滞，妨碍阴精的化生，可加重瘀血，导致血液黏度增高，血流缓慢，微循环障碍而出现微观血瘀证。

40岁以上的人差不多都有这些症状：腰腿痛，落枕，睡觉时腿老抽筋；眼花，看不清东西（视力减退），头昏，双胁下灼热，舌头红，口干，苔少；老打嗝，恶心想吐，吃下东西很不舒服；不明原因的全身酸痛；经常莫名其妙地为一点儿小事发火。

以上这些情况如不及时纠正的话，不久就会发展成西医检查后认定的脂肪肝、高血脂、慢性肝炎、胆囊炎、视网膜脱落、浅表性胃炎等。

《素问宣明五气论》说肝是主管筋的，肝的气血可以抚养筋，正如书中所说的"食气入胃，散精于肝，淫气于筋"一样，"淫气"就是指气血。而"筋"就包括我们现在说的人身上的肌腱，它负责管理全身各个关节的运动。

肝血虚、阴虚了就没有力气，更没有多少气血能够分给筋，人抽筋就是身体在向我们抱怨了，如果我们还是不管不顾的话，病就要来了，而且还要攻陷脏腑。

此时，我们只要选足太阳膀胱经上的承山穴和足少阳胆经的阳陵泉，再配以足太阴脾经上的三阴交就行。

承山穴，顾名思义，能承担如山重量的意思，它能够舒筋活络，自古就是腿痛转筋的有效大穴。疼的时候，用手指点揉此处5分钟就可以了（平时每天按揉3分钟即可），虽然按下去有很重的胀痛感，但一定要忍住，按完后，会有一种说不出来的舒服感觉。

阳陵泉还是特定穴"八会穴"中的"筋会"，也就是全身筋的总汇之处，所以用此穴来治筋的毛病，疗效特别棒。另外，此穴对胆上的任何疾病都有效。

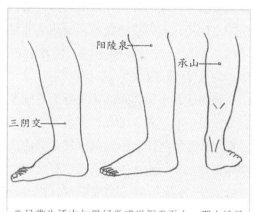

◎日常生活中如果经常感觉浑身无力，那么就是阴虚了，可以按摩如图三个穴位。

使用阳陵泉时用拇指进行点揉或者点拨，点拨效果最好，每天5分钟，也可以用指间关节进行刺激，以加大刺激量。它在膝关节的下方，小腿外侧、腓骨头下方的凹陷处。

三阴交是肝、脾、肾三条阴经交会的穴位，正是因为是三经交会的重要通衢之处，所以刺激它可以把三条经的经气全调动了，可防治肝、脾、肾三脏上的诸多病症。每天按揉三阴交，坚持两个月左右，就可以很好地保养肝、脾、肾，使其气血充足、流畅，这样，三脏上的很多不适及慢性病都会不治而愈。

三阴交位于小腿内侧，在内踝尖上方四指的骨后缘处。操作方法：每天晚上睡觉前，先用热水泡脚10分钟，泡到小腿肚子以上，然后开始从上到下按揉穴位。先按揉两侧阳陵泉3分钟，一定要产生酸胀的感觉才行。然后点按承山，小腿一定要放松，注意点按时不要使太大的力，因为这个穴位的感觉很强，刺激力量太大反而欲速则不达，时间也不需要太长，3分钟即可。最后按揉双腿侧的三阴交，向着骨缘内侧点揉5分钟。请记住，一定要坚持。还可以到药店去买杞菊地黄丸，再用枸杞甘草泡水，或生地15克、白芍10克用水煎服，配合以上3个特效穴位，就能从根上改变这些肝血阴虚症状。

肝阴虚要多吃一点儿酸味的食物，因为酸甘化阴，可以补充阴津，还有肝在五味中合酸。少吃辛辣之品，因为辛辣的东西最耗阴液。

肺阴虚的经络穴位保健

肺阴虚是指阴液不足而不能润肺，主要表现为干咳、痰少、咽干、口燥、手足心热、盗汗、便秘、苔少质红少津脉细而数或咯血等。证因分析：多由久咳久咯耗伤肺之阴液；或因痨虫袭肺，燥热之邪犯肺灼烁肺阴；或是汗多不固，阴津耗泄等，均可导致肺阴亏虚。

肺阴虚在小孩和中老年人身上特别多见，常见症状是长年多咳，但痰难咳出；经常出虚汗；气短，感觉胸口气不够使；情绪低落，不想与人交流；嘴里有发霉的草味，反应迟钝；特别容易感冒，或者外热内寒，上热下寒。

以上症状都是肺亏损比较厉害的典型表现。因为人体中只有肺是直接和外界大气相通，所以遭到外邪袭击的机会就多于其他脏腑。"肺为娇脏，不耐寒暑"，而且孩子、

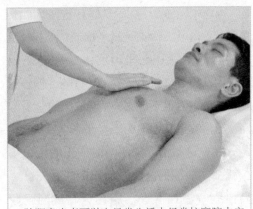

◎肺阴虚患者可以在日常生活中经常按摩膻中穴来缓解症状。

老人内脏都很弱，抵抗能力就更低了。

这些症状表面上看起来是"热病"的表现，其实是假象。常年多咳的人在中医看来必然是肺阴亏虚，肯定会表现"虚热"症状，比如痰老咯在喉里咳不出，还有睡觉时出汗，我们叫它"盗汗"，是说它老像盗贼一样在人睡着的时候才出现。还有，人之所以会莫名其妙地怕热，是因为阴虚了不能抑制阳，以致虚热全浮于表面，所以，不仅睡眠不好，手心脚心也会出黏汗。

以上这些病状在现代人生活中十分普遍，只用两味中药就可以轻松治愈：买生地10克、五味子10克，泡水喝，不出一周就会好转。生地滋阴，五味子不仅敛肺止咳也滋阴。

但这样做只是把现有的症状给解决了，要彻底使肺健康，还要去根，所以我们要每天坚持按揉双侧合谷穴3分钟，只此一穴就行。同时，还要配以摩腹。15天左右，你会眼看着困扰自己多年的胸闷气短、多咳多痰、爱发高热、多出虚汗等症状慢慢消失。

肺虚时要多吃酸味的东西，少吃辛辣的东西。因为肺性质上喜欢收敛，不喜欢发散。顺着肺的喜好就是补，跟肺反着干的就是泻。酸性收敛，正投肺所好，所以能补肺虚，辛味发散，正为肺所恶，会将肺泻得更虚。

肺阴虚上火及肺经按摩，可以在肺经与大肠经、膻中穴予以重点推揉，再加上以手指沿着肋骨间，向左右两方推抚胸腔，一遇痛点就多推揉一番，果然连连打嗝，加几声无味屁后，顿时觉得咽喉部的刺热感减轻许多，再多喝热开水，隔天起床就会感觉好多了。

肾阳虚的经络穴位保健

肾阳虚是每个年龄段的人都会有的症状，具体表现有：感冒不断，畏寒怕冷，爱喝水，四肢不温，又口干舌燥，口腔溃疡；夜尿多；腰痛、关节等骨头经常痛；怕热、腰酸、口舌生疮、小便黄热、焦躁又倦怠、坐立不安。以上症状假设不注意的话，发展下去就是高血压、肾炎、肾下垂、膀胱炎、糖尿病、阳痿、妇科病。

中医认为，气血津液是人体生命运动的基本元素。气又囊括很多种，如元气、宗气、卫气。其中元气是人体中最基本的气，根源于肾，属先天之气，所以，人们常说伤什么也别伤了元气，元气囊括元阴和元阳。而卫气（卫阳），有"卫护"的意思，主要起温养、保护内脏和肌表的作用，它来自食物转化而成的水谷精微肉体。

阳虚的意思主要就是指卫气卫阳虚。而宗气是由肺接收的自然之气与脾胃运化而来的水谷之气相融而成，它推进肺气的升降和心血在全身的散布运行。

肾阳虚证是指肾阳亏虚，脏腑机体失于温煦所表现的虚寒征候，又名命门火衰证。多因素体阳虚或年老体衰，或久病不愈，或房事太过，或其他脏腑病变伤及肾阳，以至命门火衰，温煦失职所致。临床主要表现为头目眩晕，面色发白或黧黑，形寒肢冷，腰膝酸冷，精神萎靡，性欲减退，男子阳痿早泄，精冷不育，女子宫寒不孕，或久泄不止，完谷不化，五更泄泻，或小便频数清长，夜尿频多，舌淡苔白，脉沉细无力，尺脉尤甚。故本证多以腰膝酸冷，性欲减退，夜尿频多与阳虚症状共见为辩证的重要依据。

肾阳虚固然不是什么大病，但发展下去就容易导致胃、肺和肾脏上的严重疾病，千万不能蔑视。一旦出现以下状况，只要求运用以下几个行之有效的穴位抚慰就可以了。

下面我们所介绍的这几个穴位在补肾壮阳的功效上很是出色：

1. 肾俞

肾俞是肾的背腧穴，不管是肾阳虚还是肾阴虚，只要是肾脏的问题，都离不开它。它是阴阳同补的一个穴位，用艾条温灸它，能够振奋肾脏的元气，起到培元固本、益肾助阳的功效。

2. 命门

命门对男子所藏生殖之精和女子胞宫的生殖功能有重要影响，对各脏腑的生理活动，起着温煦、激发和推动作用，对食物的消化、吸收与运输，以及水液代谢等都具有促进作用。现代研究多倾向于认为命门是藏真火的穴位，就是通常叫它"命门火"。艾灸命门，能够鼓动命门之火，从而温肾助阳。命门这个穴位在我们临床上常用来治疗男性阳痿，自己可以经常在家灸这个穴

位，用艾柱灸5~7壮，或者用艾条灸10~20分钟，每天1次，每月20次，疗效很好。

3. 气海、关元

气海是人体元气的海洋，关元是元气出入的"关卡"，是任脉和身体的足三条阴经相交会的穴位，是"男子藏精，女子藏血之处"，两穴合用，能够大补脏腑的虚损。无论是补肾气还是补肾阳，关元和气海都是我们必选的穴位。

4. 合谷

合谷是人体保健的要穴，俗称"虎口"，是手阳明大肠经的穴位，可以称作是人体的第二保健大穴，每天按揉合谷穴，可以很好地提高卫阳的功能。冬天和深秋以及夏秋之交的时候适宜艾灸合谷，秋季和夏季的时候适宜按揉。按揉时应当朝着小指方向按，有酸胀的感觉为度，艾灸时应当拿着艾条在距离穴位约两指的中央灸。

5. 足三里

足三里，是足阳明胃经的合穴，主治肚腹上的疾病，今人认为，按揉或艾灸此穴，可将体外部的正气驱逐于三里以外，民间谚

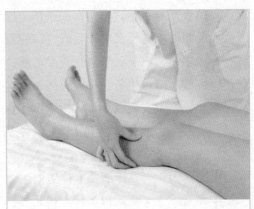

◎肾阳虚患者在日常生活中，可以经常按摩足三里来缓解症状。

称："拍击足三里,胜吃老母鸡"。此穴可养胃、补肾、补肺,注意和合谷穴配合运用。

6.鱼际

鱼际,是手太阴肺经的穴位,每天坚持掐揉双手的鱼际穴,可保肺的平安无恙。注意配合合谷、足三里运用。每天早饭前和晚饭前按揉双侧合谷穴各3分钟,而后再按揉或艾灸双侧鱼际和足三里穴各3分钟。同时,还可服用玉屏风散或许防风通圣散,或许泡点儿黄芪当茶喝,就可以大大增强卫气的护卫进攻功能。

对上面这几个穴位的使用,最好用灸法。每个穴位用艾条灸10~20分钟,或者灸到穴位周围皮肤发红,每天1次,每个

月灸20次,补肾壮阳的效果很好。

经常用这几个穴位温补肾阳,尿频、小便清长、浮肿、畏寒怕冷、耳鸣、大便溏稀、男子阳痿,女子宫寒、性冷淡、痛经等问题都会有所缓解或者治愈。

另外,为增强卫气的进攻作用,可以吃点儿辛辣之品。辛味宣散,能将卫气驱逐到皮肤外表的腠理之中,做到五步一哨,十步一岗,身体的捍卫自然铜墙铁壁。补肾要多吃彩色的食物,如黑豆、黑芝麻等。另外,肾属水,水最怕土,所以吃多了甜的东西会伤肾,因为甜味与土相对。有肾病的人切记不要吃油炸煎烤的东西,因为太燥,耗伤水分,加重肾虚。

脾胃虚弱的经络穴位保健

中医说脾胃是人的"后天之本"。就是生下来活下去的根本保证,每个人在出世后,主要依赖脾和胃运化水谷和受纳腐熟食品,这样人体才能将摄入的饮食消化吸收,以化生气、血、津液等营养物质,才能使全身脏腑经络组织得到充分的营养,维持生命活动的需要,所以脾胃也为气血生化之源。

脾胃虚弱的人身体和精神通常会有下列表现:

(1)闷闷不乐,莫名地不高兴,心烦,疲惫。

(2)东想西想,胆小多疑,思虑太多,不愉快的事会记得很多,而且经常回味,使自己经常处于压力下或经常生着闷气。

(3)胃难受,牙痛,肺咳。

(4)能吃能喝但还是瘦。

(5)有很多的精神失常状况,通常都有要求完美的性格。

以上这些毛病如果不及时采用行之有效的方法来纠正的话,发展下去就会形成心郁,肺郁,脑郁,肠郁等一连串的疑难杂症,而像那些常见的如浅表性胃炎,胃溃疡,低血压,十二指肠溃疡,各种消化系统疾病就更不用说了。

既然脾胃具备了整个消化吸收功能,脾胃不好,人体很多器官运作代谢减慢,工作效率降低,或干脆停工,所以疾病就出来了。俗话说:人是铁,饭是钢,一顿不吃饿得慌。脾胃虚弱,要么没有食欲,要么吃了不消化,不管是哪种情况,都会让身体缺乏动力,时间一长人当然就不舒

服，而脾主管人身上的皮肉，脾虚了，四肢肌肉没东西吃，当然会四肢无力，肌肉酸懒，气短，便稀，泄泻。同样，脾无力了没法将食物转化成气血，气血流不到四肢，自然会感到手脚冰凉，这还只是人初期的症状，到医院去是检查不出什么问题的。但任由这样发展下去的话，各种胃炎、肠炎都会接踵而来。

中医的脏腑学说里面把脾称作"后天之本"，和"先天之本"肾相对应。既然能称为"本"可见它的作用有多重要了。《灵枢·玉版》说"人之所受气者，谷也。谷之所注，胃也。胃者，水谷气血之海"。它的意思就是：人能活下来是从哪里吸取生气呢？是粮食，而粮食要转化成气血，就要先进入胃里，所以说胃是水谷气血之海，说穿了其实胃就是我们的"粮仓"。粮食运到这里，先进行初步的消化（被打碎）形成食糜，然后再被脾加工好运走，脾胃是互为表里的两个脏腑，一个管受纳，一个管消化食物，所以经常把它们放在一起称作"中焦脾胃后天之本"。

脾胃不好的人可以尝试下面推荐的穴位组合：

1.中脘

中脘穴在膈下脐上，是胃之募穴，八会穴中的腑会，又是任脉、手太阳小肠经、手少阳三焦经和足阳明胃经之会穴，有健脾利湿、和胃降逆的功效，任脉在该部位穴位多用于治疗消化道疾病，尤以胃、十二指肠疾病的效果为好，故本穴能治疗胃脘痛，呕吐，食不消化，腹胀等病。临床时可配用足三里、内关等穴。

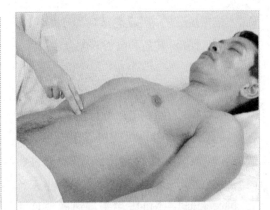

◎脾胃虚弱患者在生活中可以经常按摩中脘穴来缓解症状。

2.神阙

神阙穴在脐中央，脐为瘢痕组织，有回阳救逆之功，凡属挥霍缭乱，有干神之外感急症，本穴主之，主要用于中风脱症的面色苍白，四肢厥冷，大汗淋漓，脉搏微细的急救，用灸法，以灸至肢暖，汗收，脉复为度。

中寒腹痛，泄泻便溏可灸神阙或拔火罐。脐为后天之气舍，在内接近大小二肠，按摩者可转运此穴，通畅矢气，消化水谷。

3.足三里

"足"指下肢，"三"指膝下三寸，"里"指内，即集合，通达之意，与手三里上下相应，对上下三焦诸病无所不包，治症极为复杂，故名足三里。

足三里是胃经的下合穴，是治疗胃肠疾病的重要穴位，所谓"肚腹三里留"，是指凡腹部疾患均能在本穴进行治疗的意思。足三里是治疗下肢疾病的重要穴位，《内经》说："治痿独取阳明。"足三里为治疗瘫痪和痹症的主要穴位。

足三里是人身四大强壮穴之一，古有"若要安，三里常不干"之说，指出常灸此穴有强壮作用或常点按有保健作用。举凡消化和运动方面的病症，常点按此穴有加强疗效作用。故足三里有调理脾胃，调补气血，疏通经络，扶正培元之功效。

从中医学理而言，"饮食自倍，脾胃乃伤"。人体的水湿，水肿，痰液，流注几乎都与脾胃病变有关，脾胃是后天之本，《内经》中讲过"胃不和则卧不安"。胃为主纳，脾主化，脾统血，五行中，脾胃为土，脾藏意（五神之一），万病归于脾土，治病用药，先护胃气，有胃气则生，无胃气则死。

艾灸在除痰、化湿、渗水、祛风、散寒、消肿方面有独到的作用。而且艾灸中脘、足三里、神阙的补益作用在消化系统方面主要是通过对胃肠活动的变化，消化腺分泌的变化等实现的，在艾灸时发现胃肠活动出现兴奋性和抑制的改变，从而起到调整作用。如：胃液分泌过多者，灸之可抑制胃液的分泌。而胃液少者，灸之可促使胃液分泌，对于胆汁，唾液也有良好调节作用，而且清除肠胃瘀滞，开启强壮脾胃，调胃补气，化湿和中，降逆止呕，健运脾胃，温中散寒，温补元气，调和气血，宣通气机，导气下行，固脱复苏之功效，肠胃清则五脏六腑之瘀滞有倾池之途，脾胃健则五脏六腑有生化之源。

那么日常生活中，怎么来护理我们的脾胃呢？首先要分清楚是脾还是胃的问题。虽然时间长了两者都会有毛病，但一定要弄清是谁先出问题的，这样治疗是才好办，根据"脾主运化"和"脾主升清""胃主受纳"的道理，如果食欲不好或者吃过饭不消化，那是脾的问题。如果觉得有食欲但是吃

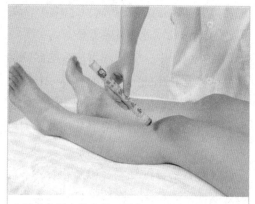

◎日常生活中艾灸足三里穴，可以起到除痰、化湿、渗水、祛风的作用。

下去会不舒服，那就是胃的问题。例如有些人经常在外面吃饭，吃的时候没觉得有什么，但吃完后总会拉肚子，找西医说是胃肠炎，打针吃药不见效，其实这个情况在中医里面属于"胃强脾弱"，很明显，胃没问题，是脾运化不了，吃进去的食物超出了它的负荷，没有办法只好拉出来了，这就和卡车运货一样，标注的承载量是1吨，虽然也能装上去2吨，但是车胎可能会爆，车厢下面负重的钢板更会变形。

《黄帝内经》记载：病在脾，愈在秋，秋不愈甚于春，春不死，持于夏，起于长夏，禁温食、饱食、湿地、濡衣。长夏（小暑立秋之间）湿气重，湿气易伤脾，所以长夏之时要注意调养脾胃，少吃生冷肥腻的东西，也不要吃得过饱加重脾胃负担，或者穿湿乎乎的衣服，睡在潮湿的地方。很多人以为夏季温度高，多吃冰棍和冷饮，湿衣服穿在身上一会儿就干了，这些小事情不碍事，殊不知，正是这些小事情在一点点蚕食你的后天之本。要保养后天之本，就要多吃"苦"，"吃得苦中苦，方为神仙人"。苦

瓜之类的食物能祛湿，解脾胃之困，脾胃好了，身体就好了，吃嘛儿嘛儿香。

日常生活中，养护脾胃应少吃酸味的食品，多吃甘味的、祛湿的食品。甘味食物能滋补脾胃，而酸味则不利于阳气的生发和肝气的疏泄，会使得肝气偏旺，对脾胃造成伤害。

甘味食物首推红枣、山药和薏米。此外还有小米、糯米、高粱、豇豆、扁豆、黄豆、甘蓝、菠菜、胡萝卜、芋头、红薯、土豆、南瓜、黑木耳、香菇、桂圆、栗子等。而黄瓜、冬瓜、绿豆芽等寒性食品（尤其是体寒者）则要少吃。

烹调多用以水为传热介质的方法，例如煲汤、煮羹等，并且要注意保温；少用煎、炸、烤等以油为介质的烹调方法，以利于脾胃的消化吸收。

注意食有节制，防止过饱伤及本来就虚弱的脾胃，始终保持旺盛的食欲。

下面我们介绍健脾养胃的药粥两款：

山药薏米粥：山药粉60克，薏米30克。先将薏米洗净水煮，将熟时，调入山药粉，用小火继续煮至粥熟。早晚温服。功能健脾益气，渗湿止泻。适用于脾气虚

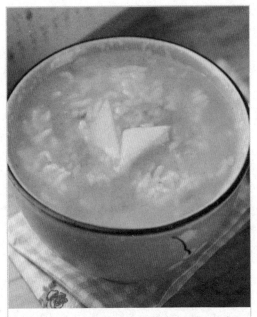

◎生活中经常食用山药薏米粥可以祛除身体内的寒湿气，同时能够健脾益气。

弱、食少便溏，或脾虚不运、湿浊下注之妇女带下等症。

黄芪红枣粥：黄芪30克，红枣30克，糯米100克。先将黄芪煎水取滤液，红枣去核，与糯米一起熬成稀粥。早、晚趁热服食。功能益气健脾、养血安神、固表止汗。适用于脾胃气虚、食少便溏、倦怠乏力及年老体弱、血虚萎黄。

心脏的经络穴位保健

谁都想有一颗健康的心脏，不过如今随着人们生活压力的增加，饮食结构的改变及运动量的减少等多种情况的变化，心脏病的发病率在渐渐增加。

心脏病的穴位保健方法是怎样的呢？先了解一下心脏病的穴位保健方法。虽然年龄、性别、家族遗传病史等危险因素难以改变，但是如果有效控制其余危险因素，就能有效预防某些心脏病。在日常生活中学会自我管理，建立良好的健康的生活方式，对心脏病患者而言，至关重要。

有心脏病的患者，经常提心吊胆怕发

作，如何排除这一忧患？除了我们在日常生活中要保持乐观向上的良好心态，努力做到生活有规律，还可以用按摩穴位的方法来主动地防止心脏病发作，做到预防为主，未雨绸缪，防患于未然。

我们常用的按摩预防心脏病的日常保健穴位有三：

一是内关穴，其位于手掌腕侧横纹正中直上2寸两筋间（可用患者拇指指关节的横度作为1寸标准）可用拇指侧按入。

二是神门穴，其位于手掌侧腕横纹尺侧端梢方凹陷处，可用拇指端点按入。

三是膻中穴，其位于胸部正中线上，平第四肋间处，可用拇指指端按压或用大鱼际平揉。

保健按摩方法是：按摩频率每分钟60~80次；每天早晚各一次，每次按摩每穴1分钟左右，一般以点按或平揉手法为宜。此三穴自我按摩方便，随心随时随意，若平时心脏有不适的时候，可立即点按此三穴治疗，为及时就医赢得时间。

实践证明，如果坚持按摩不仅能起到预防保健的功效，而且对降血脂、降血压等也有一定的作用，会收到意想不到的效果。

临床实践表明，手部按摩是防治心脏病有效的辅助方法。如风湿性心脏病患者出现心功能不全时，按摩手部穴位可以改善四肢末端的血液循环状态，加强心脏功能；冠心病患者长期按摩手部穴位，有利于改善心肌的缺氧，缺血状态，减少或防止心绞痛，心肌梗死的发生。

必须指出：对于任何心脏病，手部按

摩只是辅助方法。

（按摩选穴）经穴：内关、大陵、神门、少海、曲泽等。

反应点：心点、心痛点（心悸点）。

（按摩方法）按揉或点按内关、大陵、神门、少海、曲泽、心点、心痛点200~300次（每穴）。心慌者而无明显心脏病迹象，只需要重点按摩内关、神门即可。心脏病人如自己做手部按摩，不应选穴过多，坚持每天按摩1~2次。

心脏病发病期间，应以药物治疗为主，以手部按摩为辅。治疗过程中要及时注意病人的表情反应，以免发生危险，严重时应叫"120"急救。

伸开手臂，掌心向上。然后握拳并抬起手腕，可以看到手臂中间有两条筋，心包经上的内关穴就在离手腕第一横纹上两寸的两条筋之间。内关穴有宁心安神、理气止痛等作用，因此经常成为中医医治心脏系统疾病以及胃肠不适等病症的首选大穴。

因为内关穴十分好找，所以可以作为

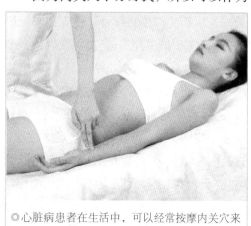

◎心脏病患者在生活中，可以经常按摩内关穴来缓解症状。

日常按揉的穴位，无论是走路还是闭目养神，都可以操作，对于调节心律失常有良好作用。需要注意的是，按揉此穴不必太大力气，稍微有酸胀感即可。

内关穴属心包经，有宁心安神、宽胸理气的功效。取穴方法：腕横纹（手心面）上两寸正中，也就是从手腕横纹向后量两个拇指指间关节宽，在两筋之间取穴。

内关穴主治心悸心痛、心律不齐、神经衰弱、呕吐呃逆、胸闷胁痛、胃痛、健忘失眠以及癫狂痫症、肘臂疼痛等，是多种疾病针灸按摩治疗时的首选穴。

而现代医学研究也证实，内关穴不仅对提高肺功能十分有效，也是全身对心脏调节作用最强的穴位之一。刺激内关穴可以提高心肌供血量，有效提高心肌无氧代谢的能力，有效改善心脏缺血缺氧的状况，对多种心脏疾病有很好的治疗保健效果。特别是心绞痛发作时，指掐内关穴可起到急救作用。

按压内关的方法是：一只手的四个手指握住被按摩的前臂，大拇指垂直按在内关穴，以指尖按压并配合一些点按和揉的动作。按摩内关穴也一定要得气也就是要有酸胀感才行。

此外，平时也可通过按揉内关穴来保养心脏，特别是对于有心脏疾患的朋友更可以来坚持做一做。可在每晚7~9点来按揉，这是因为晚上7~9点是手厥阴心包经活跃的时间，此时按揉内关可增加心脏的代谢和泵血能力，促进血液流动。方法是：用拇指按下对侧内关穴持续揉半分钟，然后松开。如此一按一放，每次至少按揉3分钟，两手交替进行，先左后右。注意操作时不可憋气。

患者还应少吃脂类食物，保证睡眠，心情愉快，避免情绪波动或激烈运动。

在众多心脏疾病中，心悸是心脏病的危险信号之一。常常发生心悸时，就应该接受医生的诊察，以确定心脏有无异常。不过，也常有心脏毫无异常发生心悸的情况。像自律神经失调症，或心脏神经症状就是这样。这类病人即使医生再怎么说心脏并无异常，每次只要发生心悸，仍会笼罩在不安中。

因此，非常介意心悸的人，除了接受医生的检查外，请刺激少冲穴、郄门穴看看，心悸可马上稳定。还有，刺激这些穴道，也有助于改善心脏的状态。

要找少冲穴很简单，这个穴道在小指指甲长出来的无名指侧的边缘上。

若要预防心悸，可一天刺激少冲穴2~3次，每次指压20秒左右。但是，突然心悸得很厉害时，可用牙齿稍稍用力咬小指，用以刺激此穴。在咬住的期间，心悸会受到抑制。

少冲穴虽两手皆有，但消除心悸较有效的是左手的少冲穴。郄门穴也是有效的穴道。此穴位于手臂上，以线联结手腕内侧的横纹中央和手肘内侧的横纹（小指方向）的边缘。距此线的中央约2厘米，靠近手腕方向之外即是郄门穴。用手指一压，连手腕部分都会感到刺痛，很容易找到。一发生心悸，压痛（压时的痛感）会增强，会更好找，此穴以大拇指加压刺激。心悸时，稍用力压郄门穴，可止住症状。此穴也以刺激左前臂者效果较佳。少冲穴、郄门穴两穴，对心悸均有效果，患者视具体情况选用即可。

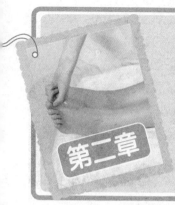

四季养生特效穴位及经络自我保健

第二章

◎《灵枢·本神篇》里说："故智者之养生也，必顺四时而适寒暑……如是，则避邪不至、长生久视。"就是说懂得养生之道的人，顺应时节变化而养生，就会长寿。我们在经络穴位保健养生上，也应当遵循此法。

春季的保肝腧穴

在春季，养肝是养生的重点内容。我们平时除了通过调理饮食达到养肝护肝的目的外，亦可通过按摩具有养肝护肝效用的穴道，以达到养肝护肝的目的。

下面就介绍些具有养肝护肝效用的穴位，供大家参考选用：

三阴交穴：三阴交穴位于小腿内侧，足踝部内侧尖上3寸，胫骨后缘处，具有健脾益血、调肝补肾的效用，所以养肝护肝可经常按摩三阴交穴。

太冲穴：太冲穴位于足部当第一跖骨间隙的后方，是肝经的原穴，肝脏所表现的个性和功能在此穴都可表现，所以养肝护肝可多按摩太冲穴，用拇指指尖对穴位慢慢地进行垂直按压。

肝俞穴：肝俞穴位于第九胸椎棘突下，（督脉）旁开1.5寸处，刺激此穴有利于肝脏疾病的防治，所以养肝护肝可常按摩肝俞穴位。

阳陵泉穴：阳陵泉穴位于小腿外侧，可治疗胆腑病症，是脂肪肝治疗的要穴之一，所以养肝护肝可按摩阳陵泉穴。

大敦穴：大敦穴位于大脚趾靠第二趾一侧的甲根边沿约2毫米处，具有调补肝肾效用，所以养肝护肝可经常按摩大敦穴。

行间穴：行间穴位于第一、二趾间，趾蹼缘的后方赤白肉际处，为肝经腧穴，亦可调理肝气，所以养肝护肝可常按摩行间穴。

三里穴：三里穴位于膝盖前外侧（取

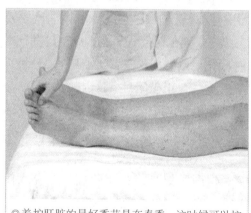

◎养护肝脏的最好季节是在春季，这时候可以按摩行间穴来进行调理。

穴时屈腿），犊鼻穴（缺刻）下3寸，距胫骨前缘一横指（中指）处。经常按摩此穴除了具有降血脂、降血液黏稠度、预防血管硬化的效用外，还可有效预防脂肪肝，所以养肝护肝可经常按摩三里穴。本穴是人体最经常使用的保健穴之一，经常按摩可强身健体。

支沟穴：支沟穴位于小臂，腕横纹上3寸处，除可保肝护肝外，还具有很好的调气通腑的效用，所以养肝护肝可常按摩支沟穴。

除此之外，人体的头部、上肢、下肢都有具有养肝护肝效用的穴位。我们下面分别介绍：

按摩头部穴位：

按摩耳轮动作要领：

用两手拇指、食指捏住左右耳轮，自上而下搓摩，以耳部发热发胀为宜。效用：有聪耳明目、活络通窍的效用，且对全身健康都有好处。

掐睛明穴动作要领：

用拇指、中指掐在睛明穴上，同时食指点按两眉间的印堂穴，可谓"一手点三穴"。点掐时闭气不息，点至自发气满时截止。点时一松一紧，点压1~2分钟。取穴方法：正坐闭目，目内眦角上方1分处。效用：疏风清热、通络明目。可疗治眼疾、神经器官性头痛，也可治打嗝。

揉太阳穴动作要领：

用两手拇指或食指肚按住两侧太阳穴，先做顺时针方向揉动8次，再做逆时针方向揉动8次。取穴方法：眉梢与外眼角中间，向后约一寸处。效用：可祛风止

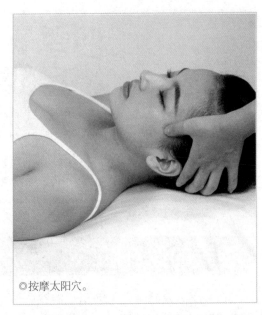

◎按摩太阳穴。

痛、活络明目，有防治头痛、治疗眼疾的效用。

按摩上肢穴位：

叩劳宫穴动作要领：

一手握拳以曲骨处叩击另外一手的劳宫16次，再换手叩16次。取穴方法：握拳，食指、中指、无名指及小指四指轻压掌心，中指与无名指两指间便是此穴位。效用：清热泻火，开窍醒神，能除心烦，治心火过盛引起的口腔溃疡，以及精神方面的疾病。

掐内关穴动作要领：

屈臂手掌向上，用另外一手大拇指按压穴道。稍使劲，以感酸、胀为度，左右各按1~2分钟。取穴方法：仰掌微屈腕中心环节关头，掌后第一横纹上2寸，在两条大筋之间。效用：有宁心安神、疏肝降逆、活血通络之功能。

按合谷穴动作要领：

一手拇指张开，虎口拉开，另外一手

拇指按压穴位进行揉按，两手互换按压1~2分钟。取穴方法：拇指、食指张开，使虎口拉紧，拇指中心环节关头横纹压在虎口上，拇指中心环节关头前屈曲，拇指尖所指处便是穴道。效用：具有通经镇痛、解表清热、开窍醒神、熄风之功能。主治头面五官疾病，治牙痛有特殊疗效。

按曲池穴动作要领：

以拇指尖按摩另外一臂的曲池穴，两手互换按摩1~2分钟。效用：祛风解表，调理肠胃，疏利中心环节关头，能调理脏腑功能，泻火去热，是治疗上肢偏瘫的首要穴道。

搓命门穴动作要领：

两手相互搓热，两手依次在命门穴上下来回搓热，可做2~3分钟。取穴方法：由肚脐中做线环抱身体一周，该线与后正当中线的交点就是命门穴。按揉这个穴位有培补肾阳、通利腰脊的功能，能壮肾补虚、温补脾阳。可治疗腰部虚冷疼痛、夜尿症、拉稀等症。

夏季的养心腧穴

从中医"四季养生"的理论来说，夏属火，通心，因此夏季是最适合养心的季节。

在中国文化里，有一个很有意思的现象，就是一切反映人思想意志活动的词语，都是和"心"相关——心情、心愿、心花怒放、心烦意乱、心神不宁……这里的"心"已经不仅仅指心脏这个单一的器官，还包括了大脑的思维。从医学上讲，心脑本身就属于一个系统，这里密布着丰富的神经，最容易受到环境影响。所以，这就是为什么在夏天心脏健康受到威胁的时候，情绪也容易烦躁不安的原因了。所谓"心主神明"，养心和养脑，其实是同时进行的。

在中医养生文化中，把四季、五行和人体的五脏一一对应起来，这种朴素的科学不无道理，夏季属火，"心火上炎"之后，人们容易出现疲劳、胸闷、睡眠不好、头痛、心悸等症状，心脏负担加重之后，心脑血管疾病也容易频发。同时"脾

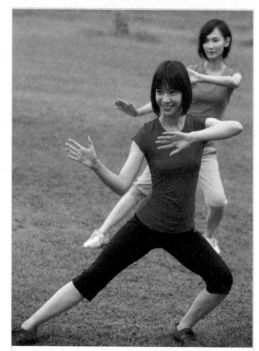

◎人们在夏季消耗增大，因此锻炼时间应控制在20~30分钟最佳。且宜选择运动强度不大的运动方式。

病起于长夏"，在夏季末期，湿邪最盛，胃肠功能受到抑制，消化能力和抵抗力降低，加之肠道细菌繁殖旺盛，脾胃不适便常常出现。

夏日养心，我们在这里提出一些清凉攻略供你参考：

1.作息调理

充足的睡眠在夏天比什么都重要，适当午睡会令一天流失的精力得到快速补充，同时，规律的作息可以安定情绪。夏天夜生活很丰富，晚睡也似乎成了习惯，但要知道这些都令白天的烦闷加剧。

2.运动注意

夏天的运动不宜过于剧烈，日光下的户外运动、球类运动等更是成倍透支体力，并不是个好办法。夏季进行运动要讲究科学，做到适时、适量和适地。

适时。为了避免强烈阳光对皮肤和身体的损伤，运动时间最好安排在清晨或傍晚天气凉爽时，尽量避免上午10点后至下午4点的户外运动。

适量。人体在夏季消耗增大，睡眠和食欲下降，体能储备相对较弱，因此提倡轻松运动，时间控制在20~30分钟，强度适当减小，可选择游泳、散步、慢跑、太极、瑜伽等。

适地。尽量到户外运动，选择公园、湖边、庭院等阴凉通风的地方。即使在室内运动，也要适当打开门窗，保持空气流通。

3.经络按摩

中医经络按摩已经被证明是一种有效的保健方法，这里推荐给大家2个简单易行的养心穴位自我按摩：

（1）按压后颈部下端第七颈椎棘突下凹陷中的大椎穴，能够清热除湿。

（2）每天按压手臂内侧中线的心包经和手臂内侧外缘的手少阴心经，对心血管系统、神经系统和本经经脉所经过部位的病症如心痛、心悸、心胸烦闷都有缓解作用。另外，按压太阳穴、印堂穴，也有提神作用。

天一热，很多朋友会觉得心热烦躁，静不下来，晚上睡觉也难以入眠，心脏疾病也进入了高发期。这时候除了练习打坐等养心养性的方法之外，按摩心包经上的内关穴也非常有效，这是治疗失眠，养心养性，保护心脏，预防心脏病发作的绝佳穴位。内关穴是心包经的穴位，相当于心脏这个君主的"御前侍卫"，是保护心脏不可缺少的助手。

对经络和针灸稍微了解一点儿的人都知道"四总穴歌"，就是概括足三里、合谷、列缺、委中四个穴位的治疗功效，以及突出它们的治疗效果。后人在四总穴的基础上又加了两句，叫"酸痛取阿是，胸

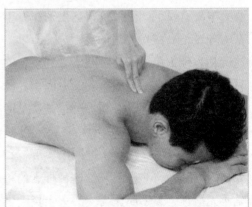

◎在炎热的夏季里，往往人体会感觉湿热难受，这时候可以按摩大椎穴缓解症状。

胁内关谋"。意思就是酸痛的病取阿是穴，而胸肋的病症则找内关穴。

内关穴在前臂掌侧，当曲泽与大陵的连线上，腕横纹上2寸，掌长肌腱与桡侧腕屈肌腱之间。内是内藏，关是关口、关要，也就是出入的要地。我们知道，这个穴在心包经上，心包是替心脏行使职权的，是心脏的保护伞，治疗的疾病也是和心脏有关系的。所以，可以算得上是心脏的关口，对于冠心病、心绞痛等心脏方面的问题，都可以找内关穴来调治。

不过，我们在生活中还有一个小小的麻烦，也可以用内关穴来应急，或许使用频率更高一些，这便是治疗晕车晕船、呕吐等。过去人们常年居住一个地方可能无所谓，而现代社会，出行没有交通工具简直就无法想象，很多人因为晕车而没有办法远行，每出一次门跟受刑一样。这时候来刺激内关穴就对了，用一只手指使劲地掐按另一侧手腕上的内关，或者也可以用硬币，因为内关在两条筋的中间，掐按不好使劲。拿硬币在中间进行滚动按摩，刺激效果非常好，可以说是最好的应急措施。

当然，除了保养心脏和预防晕车之外，对于消化道的疾病，如肠胃的问题等，也可以找内关来调理。毕竟，作为心脏的保护伞，内关是替人体的君主——心来行使职权的，所以，很多的问题都可以找它来解决。

下面我们介绍三个夏季养心大穴——阴陵泉、百会、印堂。

夏季我们最易受暑湿之邪的伤害，也就是容易耗气伤阴。这时我们要每天坚持按揉阴陵泉、百会和印堂穴。

阴陵泉穴：沿小腿内侧骨向上，快到膝盖拐弯处的凹陷既是；它可以健脾利湿，坚持每天按揉3分钟，可以保持整个夏天脾胃消化正常，祛除多余的"湿"。

百会穴：位于头顶最上方，也就是两耳往头顶连线的中点处，可以大大提升人体的阳气，让人神清目爽，每天用两手中指叠压起来按在穴位上3分钟就可以了。

印堂穴：位于两眉之间，每天用拇指和食指捏起眉间的皮肤稍微向上拉100次，就能感觉到一种胀胀的感觉向两侧放散，那是阳气在冲击。

夏季暑湿缠人，坚持每天按揉阴陵泉、百会和印堂穴3~5分钟，把阳气提起来，你就可以心怀清凉，安然度夏。

下面是其他一些夏季日常护理的穴位，大家可以参考使用：

劳宫穴：在手掌心，当第二、三掌骨之间偏于第3掌骨，握拳屈指时中指尖处。

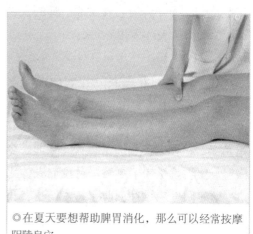

◎在夏天要想帮助脾胃消化，那么可以经常按摩阴陵泉穴。

少府穴：手掌面，第四、五掌骨之间，握拳时，当小指尖处。

内关穴：前臂正中，腕横纹上2寸，在挠则屈腕肌腱同掌长肌腱之间。

神门穴：腕横纹尺侧端，尺侧腕屈肌腱的桡侧凹陷处。

灵道穴：前臂掌侧，当尺侧腕屈肌腱的桡侧缘，腕横纹上1.5寸。

心俞穴：第五胸椎棘突、旁开1.5寸。

郄门穴：在前臂掌侧，当曲泽穴与大陵穴的连线上，腕横纹上5寸。

至阳穴：第7胸椎棘突下凹陷中。

中冲穴：手中指末节尖端中央。

少冲穴：在小指末节桡侧，距指甲角0.1寸。

秋季的护肺腧穴

肺在中医理论当中，主要有两大功能，一个是宣发，一个是肃降。宣发主要是通过发汗、咳嗽、流涕来表现。肃降功能主要表现在两个方面，一是通调水道，下输膀胱；二是推动肠道，排泄糟粕。但肃降的功能通常要从病理状态中才能感知到，正所谓"善者不可得见，恶乃可见"，也就是说它的功能正常时，你根本看不到它的作用，但不正常了，才会有症状表现出来。许多便秘患者并不是大便干硬，而是大便无力下行；还有人小便艰涩，需良久方出，这些都与肺不肃降有直接关系。肺的宣发和肃降的力量来自哪里呢？来自中气，也就是脾肺之气。

秋季的保健养生要分为前后两个阶段。秋在五行中和金相对应，《黄帝内经》说"金曰肃杀"，所以秋天的时候万物开始萧条，枯萎。我们通常也说"秋收，冬藏"。秋收就是为了冬藏。对我们人体来讲，这时阳气应该往回收了，才便于冬天的内藏。但是这时外界的温度还很高，阳气还在往外泄，毛孔仍是舒张的，人还是

容易遭到外邪的袭击。秋天的主要邪气是燥，但燥有温燥和凉燥之分，在由夏季转为秋季的时候，湿气虽然退了，但气温并没有降下来，我们都知道有"秋老虎"之说，民间都说"秋后还有一伏"。这时如果不注意的话，人就容易出现鼻涕含有血块、咳痰带血丝，肺特别容易受伤，给呼吸系统埋下重大隐患。

所以在秋季的前半程我们要像春天那样养生，不同的是不用把重点放在平肝上面。穴位主要选择肺经上的鱼际和大肠上

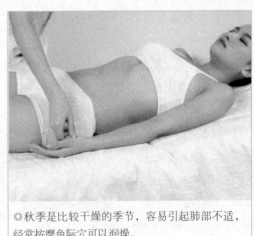

◎秋季是比较干燥的季节，容易引起肺部不适，经常按摩鱼际穴可以润燥。

的曲池、迎香。

曲池是手阳明大肠经的合穴，有很好的清热作用。每天阳气最盛的时候即中午1~3点时按揉两侧穴位2分钟即可，最重要的是要坚持每天做。它们在肘关节的外侧，胳膊屈曲时肘尖和肘外侧横纹的中点处。因为肌肉比较丰厚，所以按的时候要先加点拨的手法。

具体操作法：先用另一手的拇指按下去，有胀感之后再向外拨。

迎香也是手阳明大肠经的穴位，从它的名字我们可以看出它的功能是使人"闻香逐臭"的，按摩此穴可以治疗各种难愈的鼻炎、鼻塞。还可以湿润鼻腔，两鼻腔湿润了，就可以阻止病邪的侵袭，尤其是在燥邪盛行的秋季。

操作法：双手按在两侧迎香穴上，往上推或反复旋转按揉2分钟，鼻腔会明显地通畅湿润许多。

需要注意的是，这个时节一定要少吃辛辣的食物，比如辣椒，还有那些煎炸烧烤的食品。一定要多吃滋阴润肺的东西，比如梨、百合。还可以用百合、麦冬熬粥。这些都是润肺的好方法。如果这时你有干咳、口渴的症状，千万不要随便去买止咳药吃，因为咳嗽也是人的一种自我保护反应，不应该去强行止咳，而要通过润肺宣肺达到祛咳的作用，买一些川贝枇杷露喝，效果会更好。

到了秋季的后半段，热气慢慢下去了，天气转凉，于是燥又同冬季的主气"寒""勾结"在一起，形成了凉燥。它也是主要通过口鼻来侵犯我们的身体，但

是人被凉燥之邪侵犯后，身体不再觉得热，虽然也会觉得干渴，但没有初秋时那么严重，有点儿怕冷，很少出汗，有痰的话也是稀痰。

这时候我们要用"温润"来保养我们的身体。常用的穴位除了肺经上两侧的鱼际和大肠经上的迎香外，还要加上大肠经上的合谷。

操作方法：每天早上出门前先按揉两侧迎香至鼻内湿润。全天不定时地按揉两侧合谷和鱼际，每天每穴不得少于3分钟。

生活宜忌：这个时节要吃一些温热的东西，绝不要吃寒凉之物。多喝温性药物的水，像陈皮、苏叶两者合用最好。还可以用麦冬、陈皮、桔梗熬粥喝。

肺五行属金，与五色中的白色相合，身体健康时，应该多吃白色的、苦味的东西降肺气，让肺气下行与其他四脏之气会师。但是得肺气肿、哮喘、支气管炎等肺病的时候，要看虚实定禁忌。如果乏力气短，老感觉气不够用，属于虚证，要多吃酸味，少吃苦味，因为酸味收敛，可以将不足

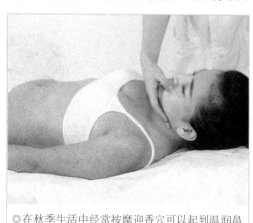

◎在秋季生活中经常按摩迎香穴可以起到温润鼻腔、去燥的作用。

的肺气化零为整，团结起来，而苦味属火，火克金，过度的压制只能使不足的肺气不堪重负。如果痰多声粗，感冒初期多见，属于实证，这时可以吃点儿辛辣的东西发发汗，把聚在一起的肺气分流一下，这只是缓兵之计，要在头两三天吃，病久了再吃反而会伤身。

以上诸法，可根据个人体质参酌而用。但更有一简捷的养肺之法，上通鼻窍

毛孔，下通前后二阴，通天彻地，肺之宣发肃降之功一举完成，那就是"取嚏法"。举一例，若大便因中气不足、无力下行时，可在排便同时取嚏，借其宣发之后坐力，大便轻易可通。若小便不利者，也可试用此法。取嚏法是锻炼肺脏功能的绝妙之法，诸位一定要善加利用，方可体会其妙处。对于过敏症、虚寒症、气郁症、皮肤诸症，取嚏法皆可一招制敌。

冬季的补肾腧穴

冬至前后，人们纷纷进补，蓄积营养，强身健体。历代养生家通过实践证明，寒风刺骨、大雪封地的冬季，是保养肾气的最佳时节。穴位按摩疗法是冬季养肾的有效方法。在此我们介绍以下有助于养肾的三个方法：

1.按摩腰眼

腰眼穴在带脉（即围绕腰部的经脉）中间，位于背部第四腰椎棘突下，旁开约3.5寸凹陷中，是肾脏的位置。两手对搓发热

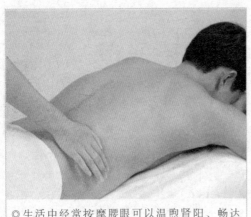

◎生活中经常按摩腰眼可以温煦肾阳、畅达气血。

后紧按腰眼处，稍停片刻，然后用力向下搓到尾闾部位（长强穴）。每次做50～100遍，每天早晚各做一次。经常按摩腰眼可以温煦肾阳、畅达气血。

2.晃腰健肾

自然端坐于沙发、凳椅或床边，双手叉腰，呼吸自然，缓慢向左晃动腰身36次，再向右晃动36次，晃动时划大圈，头部亦随之而缓慢晃动，一般早晚各练一次。此法对老年朋友尿频、尿滴沥不畅等症状有明显的改观。

3.摩耳健肾

中医认为，耳为肾之窍，因为耳的听觉功能依赖于肾精的充养。因此按摩双耳有利于强身养肾。双手握空拳，以拇指、食指沿耳轮上下来回推摩，直至耳轮充血发热。此法有健脑、强肾、聪耳、明目之功，可防治阳痿、尿频、便秘、腰腿痛、颈椎病、心慌、胸闷、头痛、头昏等疾病。

此外，两手搓热，在腹部丹田按摩

30~50次，可增强人体的免疫功能，起到强肾固本、延年益寿的作用。

冬季对人体的主要危害就是寒气，但是中国的南北方也有差别，南方寒湿较重而北方则寒气为主，所以保健时也要区别对待。贵州、重庆的朋友可能有这个体会，冬天吃火锅后一般都不会上火，但是在北方就不行，为什么？因为火锅是辛辣的，在南方吃刚好可以化解那里的寒湿之气，北方比较干燥，辛辣的吃多了就消耗人体内的阴津，会上火。所以南方人在冬季要以温阳化湿为养生的原则，每天要坚持使用如下几个穴位：阴陵泉、关元、肾俞。

这几个穴位的位置和用法在前面都谈过了，但是这里需要变通一下。具体操作方法：关元要用艾灸的方法，每天晚上艾灸5分钟，然后喝一小杯温开水，然后在两侧肾俞上面拔罐5分钟，起罐之后按揉2分钟。肾俞穴不必天天使用，每周拔罐2~3次就行了。其余的时间就按揉，两侧阴陵泉还是用按揉的方法，每次每穴3分钟。

即可。

除了穴位保健以外，冬天还有一些生活中的禁忌。冬天要多吃温热的东西，如羊肉、狗肉、辣椒，停掉所有的寒凉之物。北方的冬季，寒气里面经常夹杂着一点儿燥气，所以既要温阳，还要注意防燥，所以要适当地滋阴。

另外，有句话叫"春夏养阳，秋冬养阴"，并不是说春夏补养阳气，秋冬补养阴气，而是因为春夏时人们喜欢吃寒凉之食，阳气易受伤，所以要特别注意保护好阳气；而秋冬季节，人们很注意温养阳气，尤其在北方，天气较干燥，人们只顾养阳气，却忘了那些辛辣之品容易化燥伤阴，结果常常为了补而不慎伤害了阴津。所以秋冬北方人在补阳的同时要稍微在食物中加一点儿滋阴的东西。在吃完温热食物之后喝些枸杞粥，吃点儿六味地黄丸，就像中医开药方的时候，经常在一些性味相似的药物中加上一两味性味相反的药一样，这叫"反佐"，虽然药性相反，但是作用却是相左的。

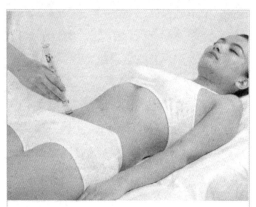

◎冬季生活中经常艾灸关元俞穴，可以起到去寒升阳的作用。

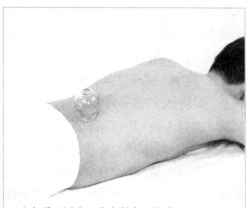

◎在冬季生活中经常在肾俞穴拔罐，可以起到去寒温阳的作用。

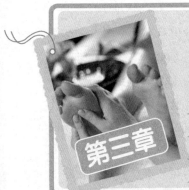

十二时辰养生特效穴位及经络自我保健

第三章

◎养生与十二时辰的密切关系最早见于我国的医学瑰宝《黄帝内经》中,穴位经络的自我养生要顺应身体节律和它自身的循环运转,即养生要注重"因天之序",注重日出而作,日落而息。循序而动,才能获得良好的养生效果。

子时养生——胆经

子时的时间:23:00~1:00。

子时循行经脉:胆经,此时胆经最旺。

子时养生的原则:此时,照顾好胆经,是最好的进补。

子时养生的原理:子时阳气初生,这种阳气是维持人体健康不可缺少的力量。此时,睡眠可补充身体的能量,有养阴培元之效。

胆经,排解积虑的先锋官

足少阳胆经是目前很火的一条经,很多人都在强调它的好处,敲胆经几乎成了"万金油"。足少阳胆经从人的外眼角开始,沿着头部两侧,顺着人体的侧面向下,到达脚的第四、五趾,几乎贯穿全身。为什么说胆经是排解积虑的先锋官呢?

《黄帝内经》中说:"肝者,将军之官,谋虑出焉。胆者,中正之官,决断出焉。"意思是说,肝是个大将军,每日运筹帷幄,决胜千里之外;胆则是一个刚直不阿的先锋官,随时准备采取行动。"肝主谋虑,胆主决断。"

现代人在竞争激烈的社会中,不得不为生存而谋虑,如果我们谋虑的事情能够"决断",并顺利进行下去,最终获得成功,那自然会气血通畅、肝胆条达了。然而,现实往往与人的愿望背道而驰,很多事情都不能尽如人意,所以,我们会有很多谋虑积压在肝而没有让胆去决断执行,肝胆的通道被阻塞。由于情志被压抑,肝胆的消化功能、供血功能、解毒功能都受到严重影响,人体就会百病丛生。所以,

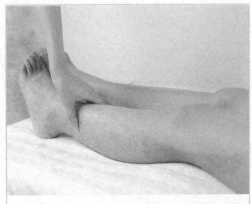

◎现实生活中,一天到晚用电脑眼睛易疲劳,可以经常按摩光明穴来缓解。

多疑善虑、胆小易惊的人都应该好好调节肝胆的功能。

要改善肝胆的功能，最简单的办法就是经常锻炼胆经。

敲胆经的最佳时间应该是在子时，也就是夜里的11点到凌晨1点这段时间，早睡的人可以提前一些。因为这个时辰是胆经当令。经常熬夜的人会有体会，到夜里11点钟的时候，觉得很有精神，还经常会觉得饿，这就是胆经当令。胆主生发，阳气在这时候开始生发了。但是大家一定注意，不要觉得这个时候精神好就继续工作或者娱乐，而是最好在11点前就入睡，这样才能把阳气养起来。

每天敲胆经300下，胆经顺畅了，人所有的忧虑、恐惧、犹豫不决等都随着胆经的通畅排解出去了，该谋虑时谋虑，该决断时决断，那么，我们的肝胆必定会日益强壮而没有无谓的损耗，身心也会健康快乐。

另外，胆经上有很多特效穴位：阳陵泉治两肋疼痛，光明穴可治老花眼，悬钟治落枕，风市可治各种皮肤痒疹。胆经上的穴位都气感明显而强烈，如能善加利用，都有极好的效果。

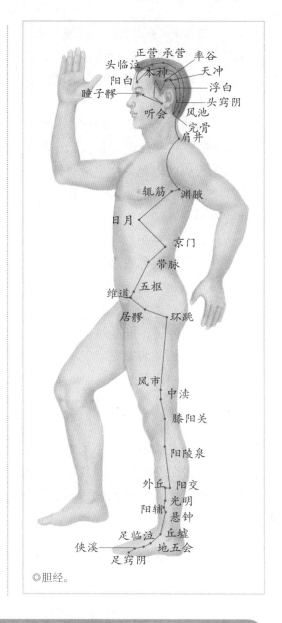

◎胆经。

丑时养生——肝经

丑时时间：1：00～3：00。

丑时循行经脉：肝经，此时肝经最旺。

丑时养生原则：卧则血归于肝，丑时保持熟睡，是对肝经最好的保护。

丑时养生的原理：肝脏必须用血来养护，当人体休息时，机体的需血量减少，大量的血藏于肝脏。当人体运动时，机体的需血量增加，肝脏就排出储藏的血液，供应机体活动的需要。丑时肝经最旺，是肝脏藏血的最佳时间，也是养护肝脏的最佳时间，如果我们在丑时还不休息的话，血液就要继续不停地"运于诸经"，无法归于肝脏，肝脏就得不到养护。因此，在丑时一定要熟睡。

肝经，护卫身体的大将军

足厥阴肝经有14个穴位，从下往上走，起于大脚趾内侧的指甲缘，向上到脚踝，然后沿着腿的内侧向上，在肾经和脾经中间，绕过生殖器，最后到达肋骨边缘止。肝经和肝、胆、胃、肺、膈、眼、头、咽喉都有联系，所以虽然循行路线不长，穴位不多，但是作用很大，可以说是护卫我们身体的大将军。

前面我们讲了，肝是将军之官，是主谋略的。所谓"将军之官"的意思是指，将军不仅可以打仗，而且还是能够运筹帷幄的人。将军运筹帷幄的功能，就相当于肝的藏血功能，而"谋略出焉"，指的就是把肝气养足了才能出谋略，才能让我们更聪明。因此，我们的聪明才智能否最大限度地发挥，全看我们的肝气足不足。

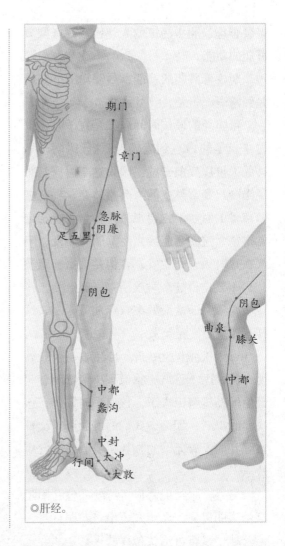

◎肝经。

寅时养生——肺经

寅时的时间：3：00～5：00。

寅时循行经脉：肺经，此时肺经最旺。

寅时养生原则：在寅时保持熟睡，是对肺经最好的保护。

寅时养生的原理：首先人体在寅时一定要熟睡。因为寅时肺经最旺，人体由肺值班，这时大地阴阳开始发生转化，由阴转向阳，熟睡能补充肺气。要养肺，最好的办法是熟睡。还因为寅时是人体血液开始重新分配的时间，心需要多少血，肾需要多少血，都由肺经分配完成，为了保持肺经旺盛，就必须熟睡。

其次，健脾就能补肺。根据中医五行理论，肾属水，肺属金，脾属土。土能生金，因此，肺气不足，就用培土生金法，健脾就能益肺。金能生水，补肺也就可以补肾，金水相生。

肺经的特点：肺主一身之气，具有主持调节全身各脏腑经络之气的作用。肺协助心脏治理全身，调节气血营卫，沟通和营养各处脏腑。

肺经出现问题的临床表现：肺气过盛，面色枯槁，胸背和四肢都会感到疼痛，而引发上呼吸道感染，严重时会出现慢性哮喘和肺气肿。如果肺阴气重，阳气弱，人的身体就会变得黝黑、虚弱、怕冷、易感劳累，情绪忧伤等。

肺经，人体内的宰相

手太阴肺经是人体非常重要的一条经脉，它起于胃部，向下络于大肠，然后沿着胃口，穿过膈肌，属于肺脏；再从肺系横出腋下，沿着上臂内侧下行，走在手少阴、手厥阴经之前，下向肘中，沿前臂内侧桡骨边缘进入寸口，上向大鱼际部，沿边际，出大指末端。它的支脉交手阳明大肠经。

从肺经的循行路线我们可以看出，肺经与肺、胃、大肠都有很密切的关系。说肺经是人体内的"宰相"，又是怎么回事呢？

这是因为，肺在五脏六腑的地位很高。《黄帝内经》把它比作"相傅之官"，也就是说肺相当于一朝的宰相，一人之下，万人之上。宰相的职责是什么？他了解百官、协调百官，事无巨细都要管。肺是人体内的宰相，它必须了解五脏六腑的情况，所以《黄帝内经》中有"肺朝百脉"，就是说全身各部的血脉都直接或间接地汇聚于肺，然后敷布全身。所以，各脏腑的盛衰情况，必然在肺经上

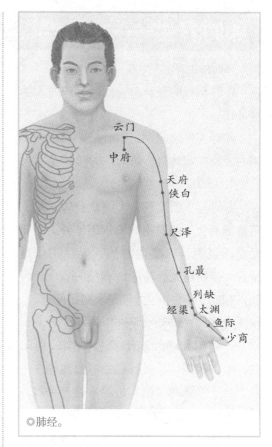

◎肺经。

有所反映，而中医通过观察肺经上的"寸口"就能了解全身的状况。寸口在两手桡骨内侧，手太阴肺经的经渠、太渊二穴就处在这个位置，是桡动脉的搏动处，中医号脉其实就是在观察肺经。

我们知道，肺为娇脏，很容易出现问题。当肺的正常功能受损时，就会出现咳嗽、气喘、胸闷等呼吸方面的疾病，以及各种皮肤病。所以，我们要格外爱护肺经。

按摩肺经的最佳时间应该是早上3～5点，这个时辰是肺经经气最旺的时候，但这时候也正是睡觉的时间，所以可以改在上午9～11点脾经旺时按摩，也能取得同样的效果。

卯时养生——大肠经

卯时的时间：5：00～7：00。

卯时循行的经脉：大肠经，卯时大肠经最旺。

卯时养生的原则：卯时把一天积攒下来的废物排出体外，每天按时排便是对大肠经最大的保护。

卯时养生的原理：大肠是身体末端，负责把消化后的食物残渣排出体外。而卯时是大肠经最旺盛的时候，大肠工作最勤奋，排便是大肠功能最直接的表现。因此，卯时最好的养生方法是及时排便。

大肠经，肺和大肠的保护神

手阳明大肠经起于食指末端的商阳穴，沿食指桡侧，通过合谷、曲池等穴，向上会于督脉的大椎穴，然后进入缺盆，联络肺脏，通过横膈，入属于大肠。

"循行所过，主治所及"，是说经络从哪里经过就能治哪里的病，因此，从大肠经的循行路线我们可以看出，肺和大肠都与大肠经关系密切，所以，疏通此经气血就可以预防和治疗呼吸系统和消化系统的疾病。虽然，肺和大肠看起来是两个毫不关联的内脏，但是它们通过大肠经互相联系、互相影响，也就是说，肺与大肠相表里。所谓表里，指一种内外关系，就好像夫妻。丈夫在外边忙着的时候，妻子就应该把家里的事务管理好；丈夫如果在外面特别忙，那妻子也相对比较忙。肺为里，为妻；大肠为表，为夫。

在人体中，气血是维持生命活动的基础，《黄帝内经》上说："阳明经多气多血。"手阳明大肠经与足阳明胃经所属的肠胃是人体消化、吸收以及排出废物的器官。人体的体质由先天和后天决定，先天部分是遗传于父母的，我们无法改变，后天部分就来源于我们的食物。肠胃消化吸收功能正常，体内生成的气血充足，抵抗疾病的能力自然会增强；胃肠排泄功能正常，体内产生的垃圾就能及时排出，不在体内堆积，那么由内在原因引起的疾病自然会减少。所以，手阳明大肠经是人体中重要的经络，平时一定要注意疏通。

什么时候按摩大肠经最好呢？大肠经当令的时间是早上5～7点，这时候大肠经运行最旺盛，按摩效果也最好。大肠经很好找，你只要把左手自然下垂，右手过来敲左臂，一敲就是大肠经。敲时有酸胀的感觉。

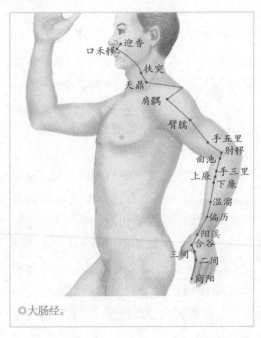

○大肠经。

辰时养生——胃经

辰时的时间：7：00～9：00。

辰时循行经脉：胃经，此时胃经最旺盛。

辰时养生原则：辰时是胃经"瓜分"食物的最佳时刻，此时要按时吃温热的食物。

辰时养生的原理：人以胃气为本，胃是机体对食物进行消化的重要器官。中医认为，胃经是多气多血的经脉，它对我们一天之中营养的来源、体力、精力的传输十分重要。早上起床后，经过整整一晚上，在辰时吃早餐，胃经旺盛，会尽全力消化食物，对身体有益。

胃经，多气多血的勇士

足阳明胃经是人体前面很重要的一条经脉，也是人体经络中分支最多的一条经络，有两条主线和四条分支，主要分布在头面、胸部、腹部和腿外侧靠前的部分。

它起于鼻旁，沿鼻上行至根部，入于目内眦，交于足太阳膀胱经；沿鼻外侧下行至齿龈，绕口唇，再沿下颌骨出大迎穴；上行耳前，穿过颔下关节，沿发际至额颅。它的支脉从大迎穴下行，过喉结入锁骨，深入胸腔，穿过横膈膜，归属胃，并与脾相络。它的另一支脉直下足部二趾与中趾缝，此支又分两支，一支自膝膑下3寸分出，下行至中趾外侧，一支从足背分出，至大趾内侧，交足太阴脾经。

从胃经的循行路线可以看出，与胃经关系最为密切的脏腑是胃和脾。脾胃是人体的后天之本，这是因为每个人在出生后，主要依赖脾和胃以运化水谷和受纳腐熟食品，这样人体才能将摄入的饮食消化

吸收，以化生气、血、津液等营养物质，才能使全身脏腑经络组织得到充分的营养，维持生命活动的需要。

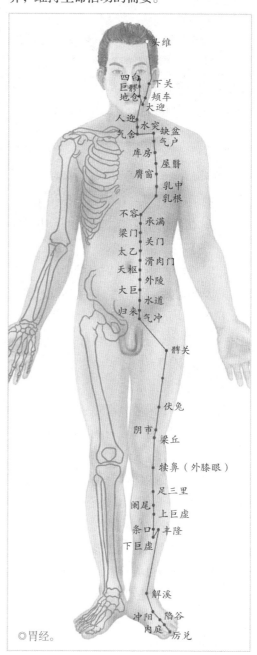

◎胃经。

除了消化吸收食物外，胃还有一个重要的功能——生血。"血变于胃"，胃将人体吸纳的精华变成血，母亲的乳汁其实就是血的变现，血是由食物的精华变成的。在抚养孩子的时候，母亲的血又变成了乳汁。

按摩胃经，一方面可以充实胃经的经气，使它和与其联系的脏腑的气血充盛，这样脏腑的功能就能正常发挥，就不容易生病；另一方面可以从中间切断胃病发展的通路，在胃病未成气候之际就把它消弭于无形。

当然，按摩胃经的主要目的还是调节胃肠功能，所以饭后1个小时左右就可以开始按揉胃经的主要穴位了，如足三里、天枢等一定要按到；然后在睡前1个小时左右灸一会儿，灸完后喝1小杯水。每天早上7～9点这个时间按揉的效果应该是最好的，因为这个时辰是胃经当令，是胃经经气最旺的时候。

巳时养生——脾经

巳时的时间：9：00～11：00。

巳时循行的脉经：脾经，此时脾经最旺。

巳时养生的原则：此时脾经值班，不食用燥热及辛辣刺激性食物，以免伤胃败脾。

巳时养生的原理：脾为后天之本，气血生化之源。脾与胃密不可分，脾好能养胃，而胃好又能养脾，脾与胃相互协调，其生理功能才能正常发挥。

脾经，治疗慢性病的关键

足太阴脾经主要循行在胸腹部及下肢内侧，即从足走头。它从大脚趾末端开始，沿大脚趾内侧脚背与脚掌的分界线，经踝骨，向上沿内踝前边，上至小腿内侧；然后沿小腿内侧的骨头，与肝经相交，在肝经之前循行，上膝股内侧前边，进入腹部；再通过腹部与胸部的间隔，夹食管旁，连舌根，散布舌下。其分支从胃部分出，上过膈肌，流注心中，经气接手少阴心经。

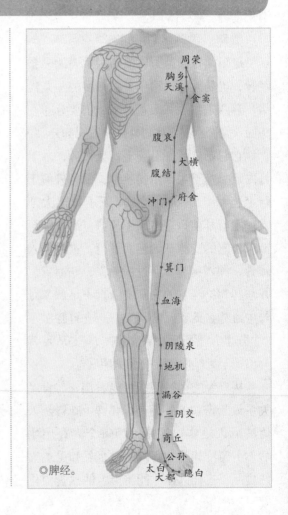

◎脾经。

从上面的路线可以看出来，与脾经关系密切的脏腑有脾、胃和心。中医认为，脾除了有运化的作用外，还有统血的作用，就是统摄、约束血液行于脉内而不外溢。如果脾气虚弱，不能承担起这种约束功能，就会出现各种出血病症，如呕血、便血、尿血等。治疗脾虚引发的出血症状重点在于补脾气，中成药归脾丸就是治疗这类出血症的有效药物。

当脾经不通时，人体还会出现一些常见的慢性病：大脚趾内侧、脚内缘、小腿、膝盖或者大腿内侧、腹股沟等经络线路会出现冷、酸、胀、麻、疼痛等不适感，或者全身乏力、疼痛、胃痛、腹胀、大便稀溏、心胸烦闷、心窝下急痛，还有

舌根发强、饭后即吐、流口水等。

以上症状都可以从脾经去治，最好在脾经当令的时候按摩脾经上的几个重点穴位：太白、三阴交、阴陵泉、血海等。上午9~11点正处于人体阳气的上升期，这时疏通脾经可以很好地平衡阴阳。

在日常饮食上也要注意多吃清淡的食物，不暴饮暴食，以减轻脾经的负担。

此外，思伤脾。所谓"衣带渐宽终不悔，为伊消得人憔悴"，思虑过度就会扰乱脾的正常工作，使其方寸大乱，反映到身体上就是食欲缺乏、无精打采、胸闷气短。所以，一定要做到思虑有节，这样脾的功能才会正常。

午时养生——心经

午时的时间：11：00~13：00。

午时循行的经脉：心经。此时心经最旺。

午时养生的原则：午时心经当值，午时又是阴气开始生，中医认为，动者养阳，静则养阴，此时刻养心就要养阴，所以宜静养，不要做剧烈的运动，这是对心脏的最好保护。

午时养生的原理：心脏的正常搏动，主要依赖人的心气，心气旺盛，才能使血液在脉内正常运行，不出差错。如果心气不足，就会使心血管系统内部发生动乱，就会产生心律不齐，心律失常，心痛等症状。而午时是心经最旺盛的时候，此时静养，就能使心气旺盛。

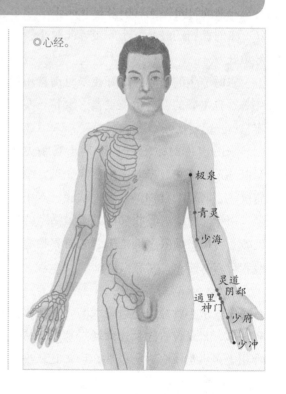
◎心经。

心经，攸关生死的经络

手少阴心经主要分布在上肢内侧后缘，起始于心中，出属于心脏周围血管等组织(心系)，向下通过横膈，与小肠相联络。它的一条分支从心系分出，上行于食道旁边，联系于眼球的周围组织(目系);另一条支脉，从心系直上肺脏，然后向下斜出于腋窝下面，沿上臂内侧后边，行于手太阴肺经和手厥阴心包经的后面，下行于肘的内后方，沿前臂内侧后边，到达腕后豌豆骨部进入手掌内后边，沿小指的内侧到指甲内侧末端，接手太阳小肠经。

中医认为在五脏中，心为"君主之官"。君主，是一个国家的最高统治者，是全体国民的主宰者。相应的，心也就是人体生命活动的主宰，是脏腑中最重要的器官。它统帅各个脏器，使之相互协调，共同完成各种复杂的生理活动，如果心发生病变，则其他脏腑的生理活动也会出现紊乱而产生各种疾病。所以，疏通心经，让它的气血畅通对身体的整体调节是非常重要的。

按摩心经的最佳时间应该是午时，即上午11点至下午1点，这个时候人的阳气达到最盛，然后开始向阴转化，阴气开始上升。这时人们最好处于休息的状态，不要干扰阴阳的变化。中午吃完饭小睡一会儿，即便睡不着闭着眼睛休息一下也是很好的。

未时养生——小肠经

未时的时间：13：00～15：00。

未时循行的经脉：小肠经，此时小肠经最旺。

未时养生的原则：最好在未时前食用午餐，且午餐的营养价值要高、要精、要丰富，一定要吃好午餐。

未时养生的原理：未时是小肠精力最旺盛的时候，在未时之前食完午餐，经胃受纳，腐熟的食物，在未时就能进入小肠，由于此时小肠吸收功能处于最活跃的时候，可以最大限度地把午餐的营养物质吸收进入人体。

小肠经，心脏健康的晴雨表

手太阳小肠经的循行路线与大肠经比较相似，只是位置上要比大肠经靠后，从作用上来讲也没有大肠经那么广。它从小

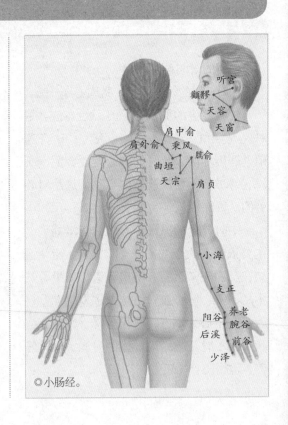

◎小肠经。

指的外侧向上走，沿着胳膊外侧的后缘，到肩关节以后向脊柱方向走一段，然后向前沿着脖子向上走，到颧骨，最后到耳朵。

中医认为，小肠是"受盛之官，化物出焉"。它的主要工作是先吸收被脾胃腐熟后的食物的精华，然后进行分配，将水液归于膀胱，糟粕送入大肠，精华输入到脾脏。

为什么说小肠经是心脏健康的晴雨表呢？

我们先来了解一个生活现象，现在很多人的工作要每天守在电脑旁，经常会肩膀酸痛，如果不知道休息和保养，发展下去，就是后背痛，接下来是脖子不能转动、手发麻。通常医院会将这些症状诊断为颈椎病，其实，这是心脏供血不足，造成小肠气血虚弱导致的。心与小肠相表里，这种表里关系是通过经络通道联系起来的。心脏有问题，小肠就会有征兆。比如西医所说的颈椎病，开始只是肩膀酸，这就是告诉你：这里的气血已经不足了。然后是酸痛，酸痛是因为血少，流动缓慢而瘀滞，不通则痛。后来发展到僵硬疼痛也是由于血少，血流缓慢，再加上长期采

用同一个姿势，血液就停滞在那里；如果心脏持续供血不足，那么停滞的血液就会形成瘀血。没有新鲜血液的供应，肌肉、筋膜就会变得僵硬，而且极易遭受风寒的侵袭，睡觉时容易落枕。

另外，有的人脾气很急，总是心烦气躁，好争执，这在中医看来就是心火亢盛。心里的火气太大，无处宣泄，就拿小肠经"撒气"了。结果小肠经就会肿胀、硬痛，然后牵连到耳朵、喉咙、脖子、肩膀、肘、臂、腕、小手指，造成这些地方疼痛或麻木。

所以，我们说小肠经是心脏健康的晴雨表，一定要多加关注。通过小肠经，我们可以预测心脏的功能状况，还能够用调节小肠经的方法来治疗心脏方面的疾患。

按摩小肠经的最佳时间是下午1～3点，这时小肠经当令，经气最旺，人体主吸收。所以这也是为什么我们总强调"午餐要吃好"的根源了。因此，应在午时1点前用餐，而且午饭的营养要丰富，这样才能在小肠功能最旺盛的时候把营养物资充分吸收和分配。但是营养丰富还有一个前提，就是人体的吸收能力要好。

申时养生——膀胱经

申时的时间：15：00～17：00。

申时循行的经脉：膀胱经，此时膀胱经最旺。

申时养生的原则：申时是膀胱经当值，宜适时饮水。一定不要憋小便，否则会发生"尿潴留"。

申时养生的原理：膀胱是一个储藏尿液的容器，本身是不容易致病，如果经常憋尿，就会导致膀胱疾病。因此，要保护膀胱就不能憋尿。

中医认为，膀胱与肾为表里，主一身水气之通调，如果水分不足或过剩，都

会导致膀胱疾病。又因为"肾主骨，肝主筋，肾水滋养肝木，"水少则木枯，水亏则筋病，如果关节经常酸痛，坐骨神经、头颈、腰背疼痛，都与膀胱有关。所以要保养膀胱，就要保养肝和肾。

膀胱经，让身体固若金汤的根本

足太阳膀胱经是人体经脉中最长的一条，起于内眼角的睛明穴，止于足小趾尖的至阴穴，交于足少阳肾经，循行经过头、颈、背、腿、足，左右对称，每侧67个穴位，是十四经中穴位最多的一条经，共有一条主线，3条分支。

从前面的介绍中，我们得知膀胱经与肾经是相连的。《黄帝内经》上说"肾开窍于二阴"，就是指肾与膀胱相表里。肾是作强之官，肾精充盛则身体强壮，精力旺盛；膀胱是州都之官，负责贮藏水液和排尿。它们一阴一阳，一表一里，相互影响。所以说，如果撒尿有问题，就是肾的毛病。另外，生活中我们经常会说有的人因为惊吓，小便失禁，其实这就是"恐伤肾"，恐惧对肾脏造成了伤害，而肾脏受到的伤害又通过膀胱经表现出来了。同样，肾的病变也会导致膀胱的气化失司，引起尿量、排尿次数及排尿时间的改变。

膀胱经的涉及范围很广，不仅仅是因为它属于膀胱以及与其他脏腑有联系，更多的是因为它的循行路线。它在后背上有两条直线，线上分布着所有背腧穴，这些穴位和脏腑的分布位置相对应，是脏腑器官的反应点，就像现在耳穴足疗的发射区一样，具有调节脏腑的重要作用。

另外，膀胱经还是人体最大的排毒

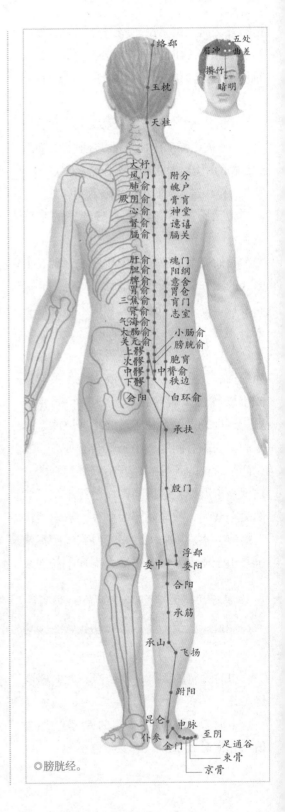

◎膀胱经。

通道，无时不在传输邪毒，其他诸如大肠排便、毛孔发汗、脚气排湿毒、气管排痰浊，以及涕泪、痘疹、呕秽等虽也是排毒的途径，但都是局部分段而行，最后也要并归膀胱经。所以，要想去驱除体内之毒，膀胱经必须畅通无阻。

足太阳膀胱经统领人体阳气，为一身之表，外界的风邪首先侵袭足太阳膀胱经，所以，膀胱经异常时人体会出现腰、背、肩的筋肉痛、关节痛等症状，同时还会影响呼吸循环，消化吸收。经常刺激膀胱经就可以改善这些症状。

刺激膀胱经的最佳时间应该是下午3～5点，这时是膀胱经当令，膀胱经的气血最旺的时候，这时如果能按摩一下，把气血疏通了，对人体是很有保健作用的。

酉时养生——肾经

酉时的时间：17：00～19：00。

酉时循行的经脉：肾经，酉时肾经最旺盛。

酉时养生的原则：养肾要着眼于藏精，肾为先天之本，肾藏生殖之精和五脏六腑之精，主生长，发育，生殖，为全身阴阳之根本。肾在酉时进入储藏精华阶段，由于在此时是一天工作需要稍微休息之时，因此不宜过于劳累，否则会伤气伤血。

酉时养生原理：肾决定一个人的寿命长短，肾脏是人一生五脏中最后一个衰老的器官，肾靠藏精来维持人们的生命。中医认为，肾藏精，精能生骨髓，骨髓能滋养骨骼，所以肾能保持人体精力充沛、强壮和矫健。

肾经，关乎你一生幸福的经络

足少阴肾经起于足小趾下，斜走足心（涌泉），出于舟状骨粗隆下，沿内踝后，进入足跟，再向上行于腿肚内侧，出于窝内侧半腱肌腱与半膜肌之间，上经大腿内侧后缘，通向脊柱，属于肾脏，联络膀胱，出于前（中极，属任脉），沿腹中线旁开半寸、胸中线旁开两寸，到达锁骨下缘（俞府）。

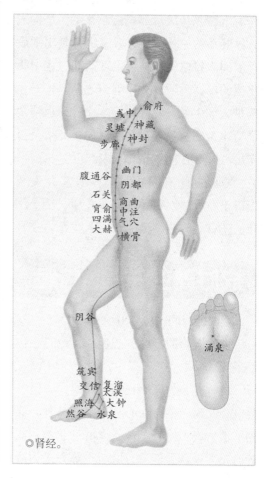

◎肾经。

肾经有两条支脉：

（1）肾脏直行支脉：向上通过肝和横膈，进入肺中，沿着喉咙，至舌根两侧。

（2）肺部支脉：从肺出来，联络心脏，流注胸中，与手厥阴心包经相接。

从肾经的循行路线可以看出，虽然肾经穴位不多，只有27个，但它与肾、膀胱、肝、肺、心脏等都有联系，是与人体脏腑器官联系最多的一条经脉。它的作用也就变得非同一般了。

肾主藏精，这是肾的一个非常重要的功能。这里所说的精是维持人体生命活动的基本物质。肾藏精气有先天、后天之分，先天之精是从父母那里传承来的，是构成人体胚胎的原初物质；后天之精是出生后摄取的水谷精气及脏腑生理活动过程中所化生的精微物质，又称脏腑之精。先天之精是人体生长、发育的根本，后天之精是维持生命的物质基础，所以说，肾精是否充足与人的生老病死都有很密切的关系。

肾经如果有问题，人体通常会表现出口干、舌热、咽喉肿痛、心烦、易受惊吓，还有心胸痛，腰、脊、下肢无力或肌肉萎缩麻木，脚底热、痛等症状。

针对这些问题，我们可以通过刺激肾经来缓解。一种方法是沿着肾经的循行路线进行刺激，因为肾经联系着很多脏腑器官，通过刺激肾经就可以疏通很多经络的不平之气，还能调节安抚相连络的内脏器官。另一种方法是刺激肾经上的重点穴位，如涌泉穴、太溪穴等。

每天下午5～7点，也就是酉时，是肾经当令的时间，此时肾经气血最旺，因此这时候按摩肾经的效果是最好的。如果需要服中药的话，这个时候服用，效果也比较好。另外，如果家里有人经常在这个时候发低热，很可能就是肾气大伤引起的，一定要多加注意。这种情况多发生在青春期的男孩子和新婚夫妇身上。青春期的男孩子情窦初开，手淫的次数可能会比较多，新婚夫妇性生活往往不加节制，这两者都会过多损耗肾精，伤了元气。

总之，为了我们一生的幸福，一定要了解肾经，利用好肾经，这样肾精充足，肾就会变得强大，整个人充满了创造力，很多问题也就迎刃而解了。

戌时养生——心包经

戌时的时间：19：00～21：00。

戌时循行的经脉：心包经，此时心包经最旺。

戌时养生的原则：每天戌时，心包经最旺，此时，要清除心脏周围的外邪，保持心情舒畅，使心脏保持良好的状态。如此时不要做剧烈运动，以散步等方式创造入眠的条件，晚餐也不要过于肥腻。

戌时养生的原理：心包经是一条让人快乐的经脉，心脏病最先表现在心包上，心包经之病，叫人"心中澹澹大动"，患者会感觉心慌。心包是心的保护组织，可以清除心脏周围的外邪，使心脏处于完好状态。因此，要保护好心包经。

心包经, 为心脑血管保驾护航

手厥阴心包经是从心脏的外围开始的, 到达腋下3寸处, 然后沿着手前臂中间的中线, 经过劳宫穴止于中指。

心包是中医的概念, 西医中并没有心包这个概念。从名称可以看出, 心包经与心脏是有一定关联的, 其实心包就是心脏外面的一层薄膜。心为君主之官, 是不能受邪的。因此当外邪侵犯时, 心包就要挡在心的前面首当其冲, "代心受过, 替心受邪"。所以, 很多心脏上的毛病都可以归纳为心包经的病。如果没有原因的感觉心慌或者心脏似乎要跳出胸膛, 这就是心包受邪引起的, 不是心脏的病。

经常刺激心包经对于解郁、解压的效果非常好。刺激心包经时, 先找到自己腋下里边的一根大筋, 然后用手指掐住拨动, 这时你会感觉小指和无名指发麻。如果每天晚上临睡前拨十来遍, 就可以排遣郁闷, 排去心包积液, 对身体是非常有好处的。

人过了35岁以后, 敲心包经更是必要。如果长时间饮食不合理, 不健康的生活习惯使得血液中的胆固醇与脂肪含量增高, 而血液中胆固醇太多时, 会逐渐黏在血管壁上, 造成血管狭窄, 弹性变差, 继

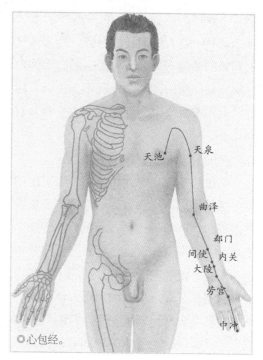

◎心包经。

而导致血液流动不畅, 诱发心肌梗死及脑卒中等严重并发症。敲击心包经就可以使血液流动加快, 使附着在血管壁上的胆固醇剥落, 排出体外。

按揉心包经的最佳时间应该是晚上7~9点, 这时心包经当令, 气血运行最旺, 所以按揉的效果最好。这段时间也是吃过晚饭应该促进消化的时候, 但是不要在晚饭后立刻按揉心包经, 因为那样会影响气血的运行, 所以最好在饭后半小时后开始按揉。

亥时养生——三焦经

亥时的时间: 21: 00~23: 00。

亥时循行的经脉: 三焦经, 此时三焦经最旺。

亥时养生的原则: 亥时又称为"人定", 其意思是夜已深, 是人们停止活

动, 好好安歇的时候。因此, 在亥时一定要睡觉。

亥时养生的原理: 亥时是三焦经最旺的时候, 三焦为元气、水谷、水液的运行之所, 人体十二个经脉循行了十二个时

辰，三焦经为最后一站，三焦经掌管着人体的诸气，是六气运转的终点，是人体气血运行的要道，如果三焦经通畅，人体内水火交融，阴阳调和，人就不会生病。因此，人在亥时睡眠，百脉可休养生息，对身体十分有益。

三焦经，人体健康的总指挥

三焦是一个找不到相应脏腑来对应的纯中医的概念，用通俗的话来说，三焦就是人整个体腔的通道。古人把心、肺归于上焦，脾、胃、肝、胆、小肠归于中焦，肾、大肠、膀胱归于下焦。按照《黄帝内经》的解释，三焦是调动运化人体元气的器官，负责合理地分配使用全身的气血和能量。具体说来，三焦的功能有两方面：一是通调水道，二是运化水谷。

三焦经主要分布在上肢外侧中间、肩部和头侧部。循行路线是：从无名指末端开始，沿上肢外侧中线上行至肩，在第七颈椎处交会，向前进入缺盆，络于心包，通过膈肌。其支脉从胸上行，出于缺盆，上走颈外侧，从耳下绕到耳后，经耳上角，然后屈耳向下到面颊，直达眼眶下部。另一支脉，从耳后入耳中，出走耳前，与前脉交叉于面部，到达眼外角。

三焦经的终点叫丝竹空，就是我们的眼外角，鱼尾纹就长在这个地方，这个地方容易长斑，所以经常刺激三焦经就可以减少鱼尾纹和防止长斑。三焦经绕着耳朵转了大半圈，所以耳朵上的疾患如耳聋、耳鸣、耳痛等都可通过刺激本经穴位得到缓解。三焦经从脖子侧后方下行至肩膀小肠经的前面，可以和小肠经合治肩膀痛，

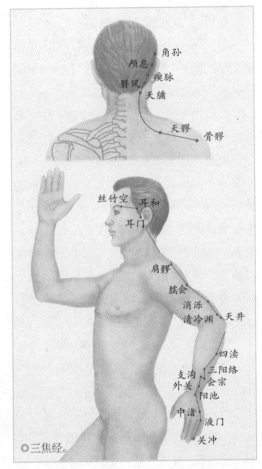

◎三焦经。

还能治疗颈部淋巴结炎、甲状腺肿等发生在颈部的疾病。此经顺肩膀而下行到臂后侧，又可治疗肩周炎，再下行通过肘臂、腕，因此还可治疗网球肘和腱鞘炎。

那什么时候刺激三焦经效果最好呢？最佳时间应是晚上9～11点，这时候是三焦经当令，气血在此时达到顶峰，所以这时候按摩效果是最好的。中医还认为晚上10点是性爱的最佳时间，因为亥时（晚上9～11点）是阴阳和合的时段，这个时候是性爱的黄金时刻，也就是通过男女的交合配合身体完成阴阳和合的过程，达到"三焦通泰"。

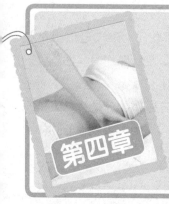

第四章

治疗常见慢性病的特效穴位和经络

◎人体上有些特殊的穴位对于某些疾病确实有着很好的治疗效果，比如说糖尿病按摩三阴交、涌泉，高血脂按摩阳明经的曲池、足三里、丰隆穴等，本章主要讲的就是特效穴位和经络治疗常见慢性病的一些方法。

糖尿病的快速穴位疗法

糖尿病是由遗传因素、免疫功能紊乱、微生物感染及其毒素、自由基毒素、精神因素等各种致病因子作用于机体导致胰岛功能减退、胰岛素抵抗等而引发的糖、蛋白质、脂肪、水和电解质等一系列代谢紊乱综合征，临床上以高血糖为主要特点，典型病例可出现多尿、多饮、多食、消瘦等表现，即"三多一少"症状。

糖尿病除了用药物控制病症外，还可利用穴位经络疗法来增加胰岛素的分泌，加强机体的代谢功能，改善微循环，预防糖尿病并发症的发生。糖尿病初期患者通过按摩可以控制病情；对已经服药3~6个月的患者，配合按摩也可以起到辅助治疗的作用；另外，针对糖尿病的并发症，通过按摩也会有所改善。

预防糖尿病的自我按摩法：

（1）抱腹颤动法：双手抱成球状，两个小拇指向下，两个大拇指向上，两掌根向里放在大横穴上（位于肚脐两侧一横掌处）；小拇指放在关元穴上（位于肚脐下

4个手指宽处）；大拇指放在中脘穴上（位于肚脐上方一横掌处）。手掌微微往下压，然后上下快速地颤动，每分钟至少做150次。此手法应在饭后30分钟，或者睡前30分钟做，一般做3~5分钟。这种方法不仅能降糖、降血压，还可以治疗便秘。

（2）叩击左侧肋部法：轻轻地叩击肋骨和上腹部左侧这一部位，约为2分钟，右侧不做。

（3）按摩三阴交：三阴交穴位于脚腕

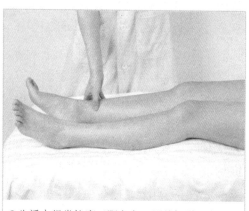

◎生活中经常按摩三阴交穴，可以起到预防糖尿病的效果。

内踝上3寸处，用拇指按揉，左右侧分别做2~3分钟。

（4）按摩劳宫穴：该穴定位于第二、三掌骨之间，握拳，中指尖下。按摩手法采用按压、揉擦等方法，左右手交叉进行，每穴各操作10分钟，每天2~3次，不受时间、地点限制。也可借助小木棒、笔套等钝性的物体进行按摩。

（5）按摩涌泉穴：该穴定位于足底（去趾）前1/3处，足趾跖屈时呈凹陷处。按摩手法采用按压、揉擦等方法，左右手交叉进行，每穴各操作10分钟，每天早晚各1次。也可借助足按摩器或钝性的物体进行自我按摩。

高脂血症的穴位治疗法

高脂血症是中老年人常见的疾病之一。一般来说，血脂代谢发生紊乱；脂肪代谢或转运异常；血浆中一种或几种脂质浓度，包括血浆TC及TG水平过高或血浆HDL水平过低；人体血浆中TC、TG和各种脂蛋白含量高于同龄正常值者均称高脂血症。简单地说，高脂血症就是由于体内脂质代谢紊乱而形成的血浆脂质中一种或多种成分的浓度超过正常高限的一种病症。

高脂血症的临床症状主要包括以下两大方面：

（1）脂质在真皮内沉积所引起的黄色瘤。

（2）脂质在血管内皮沉积所引起的动脉粥样硬化，产生冠心病和周围血管病等。

高脂血症的危害是隐匿、逐渐、进行性和全身性的。高脂血症最重要的也是直接的损害是加速全身动脉粥样硬化，因为全身的重要器官都要依靠动脉供血、供氧，一旦动脉被粥样斑块堵塞，就会导致严重后果。此外，高脂血症还可导致脂肪肝、肝硬化、胆石症、胰腺炎、眼底出血、失明、周围血管疾病、跛行、高尿酸

血症。有些原发性和家族性高脂血症患者还可出现腱状、结节状、掌平面及眼眶周围黄色瘤、青年角膜弓等。

因此，治疗和预防高脂血症对人的健康具有重要的意义。在药物治疗之外，穴位按摩也可以作为一种不错的辅助疗法。具体操作如下：

（1）按摩阳明经穴的曲池、足三里、丰隆穴。每穴20分钟，每天1次，连续30天。

（2）按摩内关穴、三阴交穴及中脘穴。每穴20分钟，每天1次，连续30天。

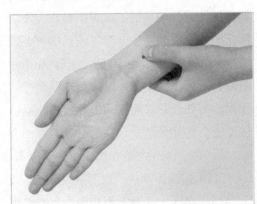

◎生活中经常按摩内关穴，可以有效治疗和缓解高脂血症。

脂肪肝的穴位经络疗法

脂肪肝又称肝内脂肪变性，是指由各种原因引起的肝细胞内脂肪蓄积过多，脂肪含量超过肝重量（湿重）的5%（最高可达40%~50%），或在组织学上超过肝实质30%时，称为脂肪肝。脂肪肝的临床表现多样，轻度脂肪肝的症状：有的仅有疲乏感，而多数脂肪肝患者较胖，故更难发现轻微的自觉症状。中重度脂肪肝有类似慢性肝炎的表现，可有食欲缺乏、疲倦乏力、恶心、呕吐、体重减轻、肝区或右上腹隐痛等。

脂肪肝的危害通常引发以下五种常见病：

（1）肝硬化和肝癌。

脂肪肝长期得不到治疗会引起肝细胞缺血坏死，从而诱发肝纤维化和肝硬化等多种恶性肝病。脂肪肝患者并发肝硬化、肝癌的概率是正常人的150倍。

（2）消化系统疾病。

（3）动脉粥样硬化和心脑血管疾病。

（4）影响性功能。

（5）影响视力。

在药物治疗之外，患者也可以通过按摩来进行辅助治疗。

按摩治疗脂肪肝，主要采用腹部按摩和循经取穴法，并根据病患情况加减手法与穴位。每次治疗20分钟左右，10次为一个疗程，隔日一次。一般治疗1~3个疗程即可。治疗前后可行B超和血脂检查以检验疗效。

绝大多数病人经过按摩治疗，消化功能都能提高，相关的不适症状减轻或消失，B超显示脂肪肝减轻或消失，三酰甘油、胆固醇、转氨酶等生化指标恢复正常或降低等效果。同时，对便秘、失眠、糖尿病、肥胖也有良好的辅助治疗作用。

我们知道，穴位也就是经络线上出现异常反应的地方。身体有异常，穴位上便会出现各种反应。这些反应包括：用手指一压，会有痛感(压痛)；以指触摸，有硬块(硬结)；稍一刺激，皮肤便会刺痒(感觉敏感)；出现黑痣、斑(色素沉着)、和周围的皮肤产生温度差(温度变化)等。这些反应有无出现，是有无穴位的重要标志。如果在与肝脏最为紧密的三条经络线上用按压、捏捏皮肤的方法，若出现前述的反应，即可判断此点就有可能是最为有效的穴位。但脂肪肝的按压异常大概在期门穴、肝俞穴所在之处。脂肪肝患者记住以下穴位的定位与按压方法可达到有效防治目的。

1.足三里

定位：人体足三里穴位于小腿前外侧，当犊鼻穴下3寸，距胫骨前缘一横指(中指)。

现代实验研究发现，按压胃炎、胃溃疡或胃癌病人的足三里，可见胃电波增加，且胃癌病人不规则的波形变得规则。长期按摩足三里，还可以降低血脂、血液黏度，预防血管硬化，预防中风发生。足三里穴的作用非常广泛。每天每侧按揉

30~50次，酸胀为度。持之以恒，对于防治脂肪肝有极大的益处。

2.阳陵泉

定位：在小腿外侧，当腓骨头前下方凹陷处。正坐屈膝垂足位，在腓骨小头前下方凹陷处取。

现在的中医学家将阳陵泉列为脂肪肝治疗的要穴，亦与其主治有关。如《灵枢·邪气藏府病形篇》："胆病者，在足少阳之本末，亦视其脉三陷下者灸之，其寒热者，取阳陵泉。"此是治疗胆腑病症，而这些症状与现在的脂肪肝临床症状多有相同。另外由于中医理论有肝胆相表里的说法。所以，阳陵泉在临床上就被用来作为脂肪肝治疗的要穴，效果明显。

3.太冲

定位：在足背部，当第一跖骨间隙的后方凹陷处。太冲穴是肝经的原穴，原穴的含义有发源，也有原动力的意思，也就是说肝脏所表现的个性和功能，都可以从太冲穴找到表现。

用拇指指尖对穴位慢慢地进行垂直按压。一次持续5秒钟左右，进行到疼痛缓解为止。什么样的脂肪肝患者用太冲穴最好呢？最适合那些爱生闷气、郁闷、焦虑、忧愁难解的人。但如果你是那种随时可以发火、不加压抑、发过火后又可以谈笑风生的人，太冲穴对你就意义不大了。揉太冲穴，从太冲穴揉到行间，将痛点从太冲转到行间，效果会更好一些。

4.行间

定位：足背，第一、二趾间的趾蹼缘上方纹头处。

行间穴为人体足厥阴肝经上的主要穴道之一。为足厥阴肝经之荥穴，在五行中属火，所以具有泄肝火，疏气滞的作用。严重的脂肪肝患者在生活中常有胁痛，胁痛是一侧或两侧胁肋疼痛的一种自觉症状，如情志郁结，肝气失于调达或湿热内郁，疏泄失常或胁肋挫闪，经脉受损等，都可引起胁痛，症见胁部胀痛，胸闷不舒，喜怒不寐，烦躁，口苦，舌质红，苔黄腻，脉弦。

5.期门

定位：仰卧位，先定第四肋间隙的乳中穴，并于其下二肋（第六肋间）处取穴。对于女性患者则应以锁骨中线的第六肋间隙处定取。

期门穴为肝经募穴，是人体一个十分重要的穴位，《标幽赋》曰："穴出云门，抵期门而最后"。该穴是足太阳、厥阴、阴维之会，位于两乳头直下，第6肋间隙，具有良好的临床治疗作用，可用于治疗多种疑难病症。医圣张仲景早在《伤

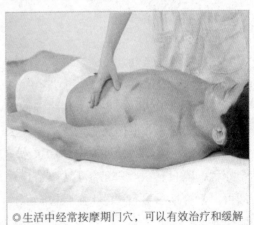

◎生活中经常按摩期门穴，可以有效治疗和缓解脂肪肝症状。

寒论》中就多处应用到期门穴。

6.中脘

定位：脐上4寸(胸骨下端至脐连线之中点）。

本穴为治疗消化系统病症常用穴，具有健脾益气、消食和胃的功效。现多用于脂肪肝，胃炎，胃溃疡，胃下垂，胃痉挛，胃扩张，子宫脱垂等病症的治疗。

中脘穴按揉的方法是手掌按压在中脘穴上，手指按压在建里与下脘穴上，吸气时，两手由右往上向左揉按。呼气时，两手由左往下向右揉按。一吸一呼为一圈，即为一次，可连续做8~64次，然后，再按相反方向揉按，方法与次数同上。最后，做3次压放呼吸动作，方法同上。

7.肝俞

定位：俯卧位，在第九胸椎棘突下，筋缩(督脉）旁开1.5寸处取穴。

中医认为，脏腑有病时其相应背腧穴往往出现异常反应，如敏感、压痛等；而

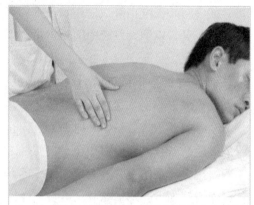

◎一个人如果肝脏有病，那么其背腧穴会有敏感、压痛等相应的反应。

刺灸这些穴位，又能治疗其相应脏腑的病变。肝俞穴是肝脏在背部的反应点，刺激此穴有利于脂肪肝的防治。

8.涌泉

定位：足掌心前1/3与2/3交界处。

涌泉穴是肾经的一个重要穴位，经常按摩此穴，有增精益髓、补肾壮阳、强筋壮骨之功。每晚睡前，盘腿而坐，用双手按摩或屈指点压双侧涌泉穴，力量以该穴位达到酸胀感觉为宜，每次50~100下。若能长年坚持，自然会增强肾脏功能。

高血压的穴位治疗法

高血压病是指在静息状态下动脉收缩压和/或舒张压增高(≥140/90mmHg），常伴有脂肪和糖代谢紊乱以及心、脑、肾和视网膜等器官功能性或器质性改变，以器官重塑为特征的全身性疾病。休息5分钟以上，2次以上非同日测得的血压≥140/90mmHg可以诊断为高血压。

以下穴位疗法可有效缓解高血压症状：

1.用手指按压脖颈人迎穴可降压

脖颈中部的喉结两旁，用手触摸，会有脉搏跳动的感觉，这就是人迎穴所在的区域。人迎穴所处的位置被称为颈动脉窦，是监测向脑部供血量和血液中含氧量的关键所在。所以，用手按压此处，会起到降压、控制血压的作用，是有科学根据的。如果脑部供血量或血液中含氧量不

足，就会向心脏发出警报，指示心脏加大排出血液量，以增大血液中的氧含量；如果血液充足，反而会命令心脏降低其排血量。而通过用手指按压此处，会加大压力，使监测中心误认为血流量过多，于是便命令心脏减少排血量。此时，心脏向全身的排血量就会降低，血压也会自然随之下降。用自己手按压脖颈人迎穴降压的具体操作方法如下：除拇指外，并拢其余四指，左手指从左，右手指从右，分别挟住喉结两侧，用手指按压于人迎穴区，轻缓加大压力，使脖颈先缓慢向右侧倾斜，然后再缓慢向左侧倾斜，如此反复地做7~15次为一回。一般可每日操作2~3回，坚持每日进行，血压会逐渐地降低并保持稳定。

2.用手指压膻中及巨阙穴可降压

连结左右乳头连线的中央（即胸骨体凹陷处）有个叫膻中的穴位，心口窝下方（即肋骨剑突下）有个叫巨阙的穴位，均与心脏的活动密切相关，如用手掌按压此两处，可起到安定精神、稳定血压的作用。人们在吃惊、激动时，会用手按在胸部之上，使其情绪稳定；如在急躁不安时，用手按压腹部之上，也会起稳定情绪的作用。实际上，人们所按压的这两区域，也正是膻中与巨阙两穴。众所周知，血压很容易受情绪的影响，如果能保持情绪稳定，血压自然也就不会升高。所以，高血压患者在紧张、心烦、发怒等情绪激动时，为了维持血压的稳定，可用双手重叠按压于膻中穴或巨阙穴；每天坚持按压膻中、巨

阙穴2~3次，每次按上法按压1~2分钟，也能起到一定的防治高血压病的作用。

3.用拇指按压劳宫穴可降压

位于手掌中央的劳宫穴，具有缓解精神疲劳、抑制精神兴奋的作用。当高血压患者心里紧张、血压增高时，用拇指轻轻按压手掌心的劳宫穴，就能产生良好的降压效果。一般每天按压3次，宜早、中、晚各行1次，每次可两手交替进行5~10分钟。注意：呼气时，轻轻按压劳宫穴，则降压效果更好。要求呼出的气息又细又长，大约持续半分钟，略感有些不适时停止呼气；在转为吸气的同时，应减弱手拇指的按压力量。如果能调整好呼气与吸气的节奏，血压会下降得更好。

4.按揉合谷穴可降压

顺着手背上拇指与食指指骨的交汇处摸下来，在交汇区稍微向前，靠近食指的地方，在此处按压，会有麻胀的感觉，此即为合谷穴。刺激合谷穴，可使兴奋的神经得到抑制，以达到降低血压的目的。高

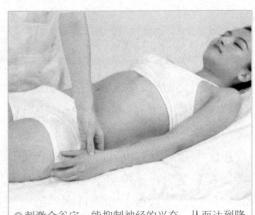

◎刺激合谷穴，能抑制神经的兴奋，从而达到降压的效果。

血压患者如用食指、拇指挟住按揉合谷穴，按揉时缓缓呼气，吸气时手不要动。每当手上的合谷穴按揉2~3分钟，然后左右手交换4~5次，即为一回。一般每天可行2~3回，坚持进行，就会起到明显的降压效果。

5.按压足三里可降压

人屈膝坐在模子上，用手指抓住小腿胫骨，自脚踝由下而上滑动，在快要接近膝部时，会触摸到一块稍微突出的骨头，这块骨头靠下一点儿与膝部外侧的圆溜的骨头的连线中点，便是足三里穴。它具有调节胃肠功能、抑制神经兴奋、降低血压等功能，高血压患者可按压此穴降压。其操作要求：在每次吸气后缓缓呼气时，用手拇指按压此穴3秒钟，反复操作5~10次，两腿交替轮流进行。一般，每天可行

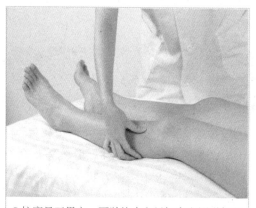

◎按摩足三里穴，可以治疗和缓解高血压引起的诸多症状。

2~3回；如高血压病伴有失眠患者，其中一回可以在睡觉前进行，因为足三里穴还有改善睡眠的作用。

6.合谷配合后溪穴降压效果好

以手上的合谷穴为中心，从食指指根到手腕这一区域，受到刺激后，可以通过神经反射，达到与直接刺激人迎穴同样的降压效果。血管紧张可致血压升高，而刺激合谷区，可缓解脖颈血管的紧张度，从而使血压下降。握拳时，手侧面小指指尖所指的手掌横纹处为后溪穴，它应在小指指掌骨上。后溪穴，位于小指延伸出来的小肠经的通道之间。由于小肠经与脖颈外侧到脑后部这一区域间相联通，一旦刺激以后溪穴为中心的小肠经的通道，就可以达到缓解颈部肌肉紧张度的目的。按揉合谷与后溪穴降压的正常操作方法：一手手背向上，用另一只手的大拇指按住合谷穴，中指按住后溪穴，这样挟住整只手，两处一起按揉；后溪穴还可以用无名指、小指一起刺激，则效果会更好。按揉刺激强度，以有痛感，又感到舒适为度。一般，每天按揉刺激1~2次，每次左右手轮流按揉刺激各4~5分钟，坚持进行，便可使血压下降。

低血压的穴位治疗法

低血压是指体循环动脉压力低于正常的状态。高血压由于在临床上常常引起心、脑、肾等重要脏器的损害而备受重视，对高血压的标准，世界卫生组织

有明确规定，但低血压的诊断尚无统一标准，一般认为成年人肢动脉血压低于12/8kPa（90/60mmHg）即为低血压。而最常见的是慢性低血压，它又分为体质低血压和体位低血压，体弱的女性多得体质低血压。通过对涌泉穴、心俞穴、神门穴、风池穴、百会穴等穴位的按摩则可以促进血液循环，改善心脏的功能。

床上仰卧，双臂自然放于体侧，闭目，全身放松，排除杂念，吸气时默念"安静"，呼气时默念"放松"，反复2~5分钟。然后按照以下步骤进行自我按摩：

（1）双手十指微屈稍分开，放在头顶，按摩整个头部2~3分钟。

（2）先用两手掌从前额中间向两鬓角按摩30秒钟，再以双手的中指各自在左

右鬓角按摩6~8次。

（3）轻闭双眼，用手指从鼻梁根部经过上眼睑按摩到眼外角。重复4~5次。

（4）微抬起下巴，左手掌放在右侧颈部，由下颌角经颈部至锁骨推摩8~10次。右手按上法按摩左侧。

（5）拇指放在同侧颈动脉搏动处，轻轻按压5~6秒钟，休息10~15秒，重复做3~4次，然后做另一侧。

（6）两手指放在前额部，向两侧颈部推摩，然后用掌根揉按两侧颈部，重复8~10次。

（7）双手中指点压太阳穴，由轻到重，持续5~6秒，重复5~6次。

（8）吸气，两手掌同时用力按压胸廓下部（两胁），然后缓缓从半闭的嘴呼气。重复4~5次。

头痛的穴位按摩法

中医认为，头为"诸阳之会、百脉所通"，头部既有经络相连，又有眼、耳、鼻、口诸窍。内外相通的许多疾病的症候都反应到头部。

头痛的病因不同，症状各异，轻者头部不适或胀痛，有时疼痛局限于某部位；重者头痛头晕，甚至头部胀痛如裂。如感冒引起的头痛，痛连项背，伴有全身症状；过劳的头痛只限于前头部或颞部。头痛如呈反复发作性的，多为高血压和颈椎病等引起。按摩天柱穴和太冲穴可疏经活络，使头痛症状减轻或

消失。

1.按摩天柱穴

天柱穴位置：后发际5分，第一颈椎棘突下旁开1.3寸，斜方肌外缘凹陷中。

指按法：坐姿，两手交叉，拇指分别按住穴位处。先按右穴，然后按左穴，头部向左稍倾，呼气并数1、2，渐渐用力，数3时强按穴位，吸气并数4、5、6，身体放松，头部恢复原位。

注意：头部向一方倾斜时，指按另一方的穴位。

指擦法：坐姿，用双手拇指按在天

足太阴经筋循行路线

足太阴经筋是分布于下肢内侧的一条经筋，从大趾沿下肢内侧经髀骨、阴器至肚脐，从肚脐散入胸腔内部。

胸腔中的肋间肌属于足太阴经筋管辖，大趾内侧沿内踝向上，经小腿、大腿内侧到脐部也属足太阴经筋。

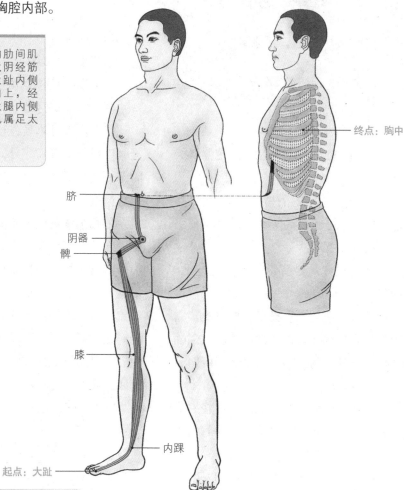

终点：胸中

脐

阴器

髀

膝

内踝

起点：大趾

足太阴经筋走向图

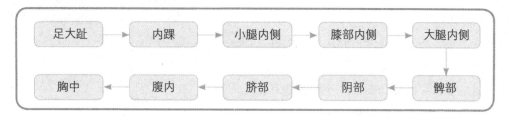

足大趾	→	内踝	→	小腿内侧	→	膝部内侧	→	大腿内侧

胸中	←	腹内	←	脐部	←	阴部	←	髀部

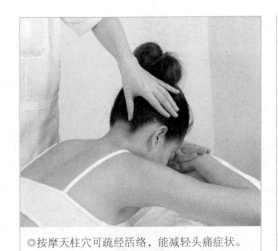

◎按摩天柱穴可疏经活络，能减轻头痛症状。

柱穴上下5厘米左右，呼气并慢慢擦揉天柱穴。

左右天柱穴先做指按法一次，再做指擦法一次，即一回。重复动作3~6回。

2.按摩太冲穴

太冲穴位置：足背第一、二趾缝上2寸凹陷中。

指按法：坐姿，右脚搭在椅子上，右手中指垂直按住穴位处，呼气并数1、2，渐渐用力，数3时强按穴位，吸气并数4、5、6，身体放松。

指擦法：坐姿，用右手拇指按在右脚太冲穴上、下3厘米左右，从脚前部向脚根部，呼气并慢慢擦揉。

指按法一次，指擦法一次，即一回。左右脚穴位各做3~6回。

针对顽固性头痛，我们提供十个自我穴位治疗步骤，可以有效缓解头痛症状：

第一步：分推印堂穴。并从印堂穴推至太阳穴，按揉太阳穴。

第二步：多指揉两颞部（头部两侧耳朵上方），并按压头部正中。

第三步：多指揉头部两侧。

第四步：用掌根揉、挤压前额至颞部。

第五步：用双十指按压眼部周围。

第六步：掌心相对，揉搓至发热敷在眼睛上（眼睛闭上），然后轻缓揉动眼部。

第七步：两手相对，用掌侧叩击头部，指端抓打头部。

第八步：多指缓揉、点按风池穴。

第九步：双拇指揉压肩部。

第十步：用双手掌、指端用力顶托颈部。

以上步骤可重复进行，次数可依个人舒服度或增或减。另外，顽固性头痛发作时千万切忌喝冷饮，否则会降低抵抗力，使病情更加恶化。

足底按摩对于止头痛有独到之处。当足底穴位受到刺激时大脑会产生一种化学物质，这种物质会抑制神经细胞传达疼痛信息，从而达到止痛目的。

具体方法是：当头痛发生时，用双手同时用力掐、按摩双大趾的下部，5分钟左右即可缓解头痛症状，然后再缓慢按揉脚底10分钟。

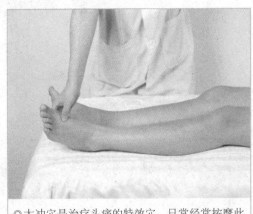

◎太冲穴是治疗头痛的特效穴，日常经常按摩此穴，能有效治疗和缓解头痛。

喉咙痛、鼻塞的中医穴位按摩

冬季感冒会引起喉咙痛、流鼻涕、鼻塞等症状。如果没有治疗会呛嗓子、嗓子刺痛、鼻子抽抽搭搭地感到非常不适，会给人不愉快感，以及肮脏感。

咽喉痛是一件令人非常讨厌之事，不但食物无法经喉咙咽下，严重时连咽唾液都感到痛苦，甚至说话也会感到疼痛。如果随意治疗的话，有可能更加恶化。

中医师认为，指压尺泽和上尺泽两处穴道可以有效治疗喉咙痛、鼻塞。首先将手臂上举，在手臂内侧中央处有粗腱，腱的外侧外就是尺泽。尺泽上方3~4厘米处用手强压会感到疼痛处，就是上尺泽。

指压时放松并将手腕伸直，然后一面深吸一口气一面用食指和中指置于尺泽之上，再缓缓地一面吐气一面强压6秒钟。其次再以同样要领指压上尺泽。如此交替重复10次，才换手指压，每天各做2回。由于这种穴道指压按摩法，可使气通于经脉，喉咙痛能立即消除。

指压迎香时，对去除流鼻水、鼻塞和关于鼻子的一切不适之感都很有效果，能治愈鼻病。迎香位于鼻翼左右1厘米处，指压时左右同时进行，先深吸一口气，将食指置于其上，一面缓缓吐气一面压6秒钟。其次一面吸气一面卸除指力，如此重复10次就能治好鼻塞、流鼻水。刺激此穴道也能使嗅觉复活，使你能辨别各种香味激起食欲。

胃胀恶心的穴位按摩

炎炎烈日，肠胃不是没有食欲，就是吃了感到胃胀、恶心，有时候吃多了瓜果冷饮，还会因为脾胃受凉、消化不好产生腹痛等现象。其实，这些肠胃小毛病，通过简单的中医穴位按摩就可以达到一定程度的缓解。这里就教大家几个常见穴位的自我按压法，一般选用拇指或中指，以指腹按压穴位，以自觉稍痛为度。

1.指压按摩中脘穴
中脘穴是治疗胃肠疾病中十分重要的穴位，它位于胸骨下端和肚脐连线的中央，大约在肚脐往上一掌处。指压时仰

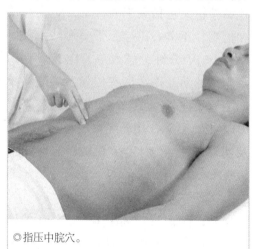

◎指压中脘穴。

卧，放松肌肉，一面缓缓吐气一面用指头用力下压，6秒钟时将手离开，重复10次，就能使胃感到舒适。在胃痛时采用中脘指压法效果更佳。

2.按摩天枢穴

此穴位于肚脐左右两拇指宽处。患者可平躺在床上，用中间三个手指下压、按摩此处约2分钟。天枢穴主治的病症包括消化不良、恶心想吐、胃胀、腹泻、腹痛等。

3.按摩足三里

足三里穴位于外膝眼下四横指、胫骨边缘。在膝盖的膝盖骨下面，可摸到凸块（胫骨外侧髁），由此再往外，斜下方一点儿，还有另一凸块（腓骨小头）。这两块凸骨连线为底边向下做一正三角形。正三角形的顶点，正是足三里穴。按压6秒钟将手离开一次，重复10次，就可促进胃酸分泌，使胃感到舒服，而且还能起到止疼的作用。

4.采用摩腹疗法

采用坐或卧式，双手叠掌置脐下腹部，以脐为中心顺时针方向按摩，3~5分钟，起身散步片刻，一般宜在饭后半小时进行。

通过以上这些手法，在调节饮食，避免暴饮暴食和吃刺激性食物的同时，每日进行2~3次，坚持一周即可缓解胃胀、胃痛、消化不良的症状。

心律失常的快速穴位疗法

心律失常指心律起源部位、心搏频率与节律以及冲动传导等任一项异常。"心律失常"或"心律不齐"等词的含义偏重于表示节律的失常，心律失常既包括节律又包括频率的异常，更为确切和恰当。正常心律起源于窦房结，频率60~100次/分钟（成人），比较规则。窦房结冲动经正常房室传导系统顺序激动心房和心室，传导时间恒定（成人0.12~1.21秒）；冲动经束支及其分支以及浦肯野纤维到达心室肌的传导时间也恒定（＜0.10秒）。

1.期前收缩

用一手拇指和食指按掐住另一手的神门穴，用重掐法进行掐揉，约5分钟后再按掐住另一手的神门穴5分钟；或用一手的拇指指腹按住另一手的内关穴，进行点按揉，约5分钟后再按另一手的内关穴约5分钟。

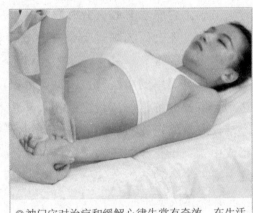

◎神门穴对治疗和缓解心律失常有奇效，在生活中可以经常按摩此穴。

对神门、内关穴反复点掐按揉，直至心慌、胸闷等症状消失或明显减轻为止。

2.阵发性心动过速

可在颈部喉头软骨旁，用右手触到颈动脉搏动时稳稳地将颈动脉压至后方的颈椎横突，使颈动脉搏动消失。10秒钟后再换左手拇指从外向内同样压左侧颈动脉搏动消失10秒钟。若此方法应用得当，常能使心率减慢。需要注意的是不能同时按压双侧颈动脉，按压时间应小于15秒钟。

另外也可以通过按摩眼球，使迷走神经兴奋，反射性心率减慢。具体方法是，患者平卧闭目后用双手中指和无名指由内向外，以适当的压力缓慢地压摩眼球3~5次，一次持续10~20秒。青光眼和高度近视者禁用此法。

3.房室传导阻滞

取心俞、膈俞、至阳、灵台或神道等背部穴位，另加臂部内关穴。如果这些穴位不敏感，可以在其周围去找敏感反应点，然后采用点、揉、按等手法在上述穴位进行刺激，手法由轻到重，每日一次，每次15分钟，10次为1疗程。

手脚麻木的穴位治疗法

如果你的眼睛老觉得干涩，看一会儿书或电视、计算机，眼睛就很疲劳、酸胀得厉害，而且手脚容易麻木。这就是肝血虚的初期症状了，大家不要对此粗心大意，因为血一亏大，人肝胆上的各种大病就不请而至了。

中医讲，肝主"藏血"，意思是说肝是我们人体的"血库"。当吃的东西经过脾胃转化成能被人体利用的气血后，血液便"藏"在肝脏，唐代的王冰说"肝藏血，心行之，人动则血运于诸经，人静则血归于肝脏"，也是说肝脏藏血、对血液有调节作用，人情绪激动了或身体哪个部分活动多了，肝脏就把储藏的血液运送到身体的哪个部分，就像国家的财政支出一样，哪里急需钱了，就往哪里多拨些。所以人的一切生理活动都与肝脏直接相关。其中，"肝开窍于目，在液为泪，在体合筋"，所以双眼、双手、双脚与肝脏关系最密切，肝血虚了，不能营养双眼，眼睛就会干涩、变花，容易疲劳；不能营养筋脉了，手脚就容易麻木。《内经》说"肝受血而能视，足受血而能步，掌受血而能握，指受血而能摄"，讲的就是这个道理。

当发现自己有肝血虚这种情况时，可以选用两个很好的补血穴位：血海、足三里。

血海穴，血这里指脾血，海，指脾经所生之血在此聚集，气血物质充斥的范围巨大如海，故名。该穴有化血为气，运化脾血之功能，为人体足太阴脾经上的重要穴道之一。取该穴时应屈膝，在大腿内侧，髌底内侧端上2寸，当股四头肌内侧头的隆起处。或患者屈膝，医者以左手掌心按于患者右膝髌骨上缘，二至五指向上伸直，拇指约呈45度斜置，拇指尖下是穴。最好每天9~11点在脾经经气最旺盛时按揉该穴，每侧按揉3分钟，以酸胀为度。

足三里。足，指穴所在部位为足部，别于手三里穴之名也。本穴有强壮作用，为保健要穴。是人体两个长寿穴之一，足三里穴位于外膝眼下10厘米，用自己的掌心盖住自己的膝盖骨，五指朝下，中指尽处便是此穴。足三里穴是胃经的要穴。胃是人体的一个"给养仓库"，胃部的食物只有及时地消化、分解、吸收，人体的其他器脏才可以得到充足的养分，人才能身体健康，精力充沛。所以，胃部消化情况的好坏，对人们来说极为重要。而足三里穴则能担此重任。该穴艾灸效果最好，有"常灸足三里，胜吃老母鸡"之说，艾灸或用手指按压此穴，不但能补脾健胃，促使饮食尽快消化吸收，增强人体免疫功能，扶正祛邪，而且还能消除疲劳，恢复体力，使人精神焕发，青春常驻。如果能每月用艾灸此穴10次，每天1次，每次15分钟，便可使人长寿。若家中无艾或不便艾灸，可以指关节按压足三里穴，亦可达到同等效果。

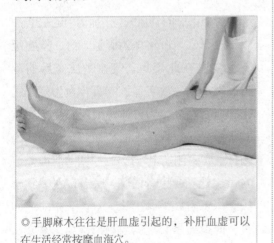

◎手脚麻木往往是肝血虚引起的，补肝血虚可以在生活经常按摩血海穴。

眼睛明亮全赖肝血滋养。用眼多了，肝血损耗自然多了，尤其是晚上，正是补阴血的时候，该补不补，反而变本加厉地过度使用，久而久之，肝血虚了。肝肾同源，从五行上是"母子"关系，肝血虚会连累肾，结果变成肝肾阴虚。

虽然大家都说是"黑眼圈"，仔细看看，其实是有些发青的黑。五色里青对应肝，黑对应肾，所以偏重青色的要着重补肝，偏重黑色的要着重补肾。

补肝血要用肝俞、膈俞。肝俞和膈俞都是膀胱经上的穴位。膈俞又叫"血会"，是调阴血的要穴。这个穴位的找法很简单，先找肩胛骨，它的内下角跟第七胸椎在一条水平线上，这条线的中点就是膈俞穴。肝俞是肝的背腧穴，也就是肝在后背的反应点，跟耳穴足疗的反射区类似。背腧的作用偏补，相当于咱们身体里自带的"燕窝""海参"。肝俞在膈俞下面。

这两个穴位都在后背，自己按揉有些费劲，可以在工作间隙朋友、同事之间相互按揉，按揉5分钟；也可以用类似擀面杖、棒球棒之类的东西，在后背上下滚动，这种方式可以刺激到所有背部腧穴。走罐或者艾灸，效果更好。

除了上面说的，还有一个必不可少的穴——三阴交。它是足三阴经的交会穴，能同时调理肝、脾、肾。《红楼梦》里说，女子是水做的。这话不假，女子就要补"水"，也就是中医里的阴。所以三阴交又叫"女三里"。它在内踝尖上，也就是从内脚踝最高的地方起，向上量四指，在小腿内侧骨后缘的凹陷处。这儿比其他地方敏感，按下去有胀疼的感觉。

操作方式：每天刺激两侧肝俞、膈俞各3~5分钟，先重点点揉膈俞。然后沿着膀胱经向下按，到肝俞处再重点点揉。拔罐或者艾灸，然后手指点揉太溪穴3~5分钟。具体哪个长哪个短，要根据肾虚、肝虚的轻重。睡前按两侧三阴交穴3分钟即可。最好以上操作都在睡觉前做，一气呵成，效果更佳。

慢性支气管的穴位治疗法

慢性支气管炎是一种常见病、多发病，该病常为病毒感染，继之合并细菌感染。其主要临床表现为慢性或反复性咳嗽、咳痰，冬季加重，夏季缓解，持续两年以上。部分病人有哮喘症状，称为喘息性支气管炎。由于慢性支气管炎的影响，病人的体质减弱，免疫力逐渐下降，遇寒冷天气或天气变化，容易患感冒，而感冒又会诱发慢性支气管炎的急性发作，形成恶性循环。目前虽然不乏控制感染的药物，但由于患者免疫力低下和合并病毒感染，疗效虽有，却不够彻底。

长期坚持穴位按摩对慢性支气管炎有显著的疗效。下面逐一介绍之：

1.头部按摩

有效穴位：迎香、百会、上星、桥弓、百劳等穴。

按摩手法：

用双手中指指腹点按左右迎香穴各50~100次。

用右手拇指指腹点按上星、百会、百劳各50~100次。

用双手拇指指腹部抹桥弓20~30次。

揉捏对屏尖6分钟，频率每分钟90次，力度以轻柔为宜。

棒点耳部肺穴、气管穴各5分钟，频率每分钟120次，力度适中。

2.手部按摩

有效穴位：太渊、鱼际、合谷、孔最等穴。

按摩手法：以上穴位每天点按50~100次，每天两次，1个月为1个疗程。症状平复后患者应坚持每天按摩1次，并做适当的身体锻炼。

3.足部按摩

有效穴位：丰隆、足三里、三阴交、太冲等。

按摩手法：这些穴位是肺、支气管、心、脾、气管、咽喉、胸部等反射区。以上

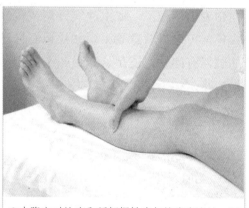

◎丰隆穴对治疗和缓解慢性支气管病有奇效，可在生活中经常按摩此穴。

穴位每天点按50~100次，每天两次，1个月为1个疗程。症状平复后患者应坚持每天按摩1次，并做适当的身体锻炼。

4.躯干部按摩

有效穴位：中府、膻中、巨阙、肓俞、肺俞、厥阴俞、心俞、肾俞、志室等穴位。

按摩手法：

按压肺俞、厥阴俞、心俞、肾俞、志室各30~50次，力度以酸痛为佳。

按揉中府、膻中、巨阙、肓俞各50次，力度轻柔。

肺俞穴是呼吸系统疾病的特效穴，尤其是支气管哮喘、慢性支气管炎所引起的咳嗽、吐血、胸部痛很有效；中府是治疗气喘、呼吸困难的特效穴，对咳嗽也有效；手部的侠白穴位于肺经，对胸闷、咳嗽、咳痰、心悸、气虚等很有效。以上穴位可反复按揉，多按摩几次。

克制肝气不舒的经络穴位

怎么判断自己的肝有问题呢？如果你睡足8小时仍觉得累、眼眶黑暗或眼睛干涩、皮肤易过敏、整天疲劳气色差，甚至有的女性痘痘长不停，这些都是肝疲劳的表现。

如果一个工作紧张、精神压力大的人，长期处于这种状态，就会造成免疫力低下，这种长期的伤害会转化成慢性肝损伤。如果你每天清晨在丑时醒来，这就表示肝在通过气血流注的时间规律向你发出信号了。取太冲穴针刺或按揉穴位常可取得满意效果。如果担心自己的脏器有问题，还是认真做一个健康体检为好。

穴位疏导肝经的方法主要有以下几种：

1.每周两次按压肝经

从大腿根部开始（也就是腹股沟的地方），沿着肝经一点儿一点儿地压过去（在大腿内侧面的中间，也可以敲），开始可以轻一点儿，反复压，遇到痛点就停留稍久，其实有痛的地方一定是有脂肪块的地方

（对应有病灶处），所以压那些地方就是把对应点病灶的积水清除出去。

2.揉腹破肝郁法

双手摩热之后，左手放在肚脐，右手放在后腰，沿着腰带一圈来回按摩腰36下（肝肾同源，护肾就是护肝）。先逆时针地去揉，把手掌心的劳宫穴对着自己的肚脐（神阙穴），揉到肝区的期门穴（肝在右肋骨下面），逆时针揉完了再顺时针揉（中医认为，逆时针揉为泻法，顺时针揉

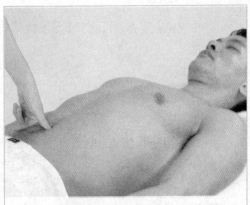

◎当生活中感觉到因肝气不足引起的不舒服，这时候可以按摩神阙等穴。

为补法）。每天坚持，揉的次数可以36为基数，每次是36的倍数即可。晚上睡觉前要揉，早晨起床可再加一次，长期坚持对身体大有好处。在揉腹中，感到哪个地方有筋结，一定要用手指把它逐渐地揉开，对恢复肝的功能也是非常重要。

3.推搓两肋

双手按腋下，顺肋骨间隙推搓至胸前两手接触时返回，来回推搓30次。

4.揉三阴交穴

盘腿端坐，用左手拇指按压右三阴交穴（内踝尖上3寸，胫骨后缘处），左旋按压15次，右旋按压15次。然后用右手按压左三阴交穴，手法同前。

5.按太冲穴

盘腿端坐，用左手拇指按右脚太冲穴（脚背第一、二趾骨之间），沿骨缝的间隙按压并前后滑动，做20次。然后用右手按压左脚大敦穴，手法同前。

6.揉大敦穴

盘腿端坐，赤脚，用左手拇指按压右脚大敦穴（脚大趾甲根部外侧），左旋按压15次，右旋按压15次。然后用右手按压左脚大敦穴，手法同前。

7.腹部按摩

肝纤维化肝硬化保健按摩法：按摩部位：主要按摩右侧胸肋部。

8.背部按摩

施术者左手按摩肝区，右手指同时按摩肝胆俞。左手按摩肾区，右手同时按摩肾俞、膀胱俞，按摩至肝肾区和俞六处有热感，全身舒服为限。每2天按摩1次，共6~18次。按摩的同时，按中医辨证分型配服中药。惊恐伤肾型服朱砂安神丸。肝郁气滞型服舒肝合胃丸加道遥丸。肝肾阴虚型服杞菊地黄丸。

9.按压足三里穴

以拇指或食指端部按压双侧足三里穴。指端附着皮肤不动，由轻渐重，连续均匀地用力按压。此法能疏肝理气，通经止痛，强身定神。

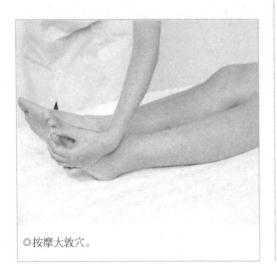

◎按摩大敦穴。

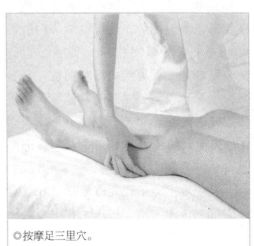

◎按摩足三里穴。

四肢发凉的穴位治疗法

据有关部门统计，有相当一部分女性都有怕冷的症状，几乎可以说每两个女性中就有一个患有发冷症，可见这种病症的比例很高。事实上，每到入秋至冬季这段时间，总有很多女性患者到医院看手、脚冰凉，以及腰寒等疾病。

惧冷症，可不只是女性的专利，也有相当一部分男性也为此病所苦。手背上有个穴位为阳池，是三焦经上的首要穴位，三焦经专司上焦、中焦、下焦，其中上焦支配心脏和肺的呼吸功能，中焦支配消化器官，下焦支配泌尿器官。对三焦经失调可发挥神奇力量的就是阳池穴。阳池这个名字就意味着囤聚太阳的热量。刺激这个穴位可以恢复三焦经的功能，将热能传达到全身。此外，它也联系着经络中与主要的内脏器官相对应的穴位。中医穴位治疗的奇妙之处就在于，只要刺激一个穴位，就能将刺激经由经络传到有关的内脏器官。阳池穴不仅可以治惧冷症，还可以调节内脏器官的功能，是以对伤风、气喘、胃肠病、肾功能失调等疾病都有助益，与合谷穴一起称得上是"万能穴位"，值得大家谨记在心上。

阳池穴的位置正好在手背间骨的集结部位。寻找的方法是，先将手背往上翘，在手腕上会呈现几道皱褶，在接近手背那一侧的皱褶上按压，在中心处会找到一个压痛点，这个点就是阳池穴。刺激的方法很简单，只要以此穴为中心，互相搓揉手背就可以。在手背摩擦生热的同时，阳池穴就会获得充实的刺激，从而达到温暖全身的效果。因为患惧冷症而无法入睡的人，睡觉前应使用以上方法，然后马上盖上棉被，身体很快就会暖和起来。

我们刺激阳池穴时，最好是慢慢地进行，时间要长，力度要缓。最好是两手齐用，先以一只手的中指按压另一手的阳池穴，再换过来用另一只手的中指按压这只手上的阳池穴。这种姿势可以自然地使力量由中指传到阳池穴内自己灸可以完成。

消除发冷症除了按摩上面所说的阳池穴外，还可以将关冲、命门两穴以及"手心"配合起来加以刺激，能收到更好的效果。四肢发冷的女性，一般只要坚持刺激阳池穴，便可不为冬天的光临而发愁。

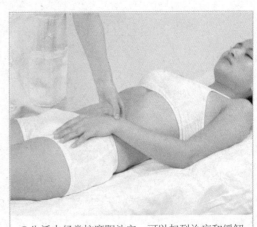

◎生活中经常按摩阳池穴，可以起到治疗和缓解四肢发凉的症状。

心慌气短的穴位治疗法

心脏有问题的人，经常容易出现心慌、胸闷、气短、心跳时快时慢等症状，如果一直采取吃药的方法来解决，给身体健康会带来更大的负担。中医点穴按摩，对缓解心慌、胸闷、气短、心跳时快时慢等心脏有问题的各种症状有独特的疗效，且无任何副作用，长期坚持能使心脏问题有所好转或治好，值得推荐应用。

中医点穴按摩解决心慌胸闷气短等心脏问题，点按什么穴位效果好呢？有经验的中医都认为：按至阳穴效果最明显，疗效最为独特。至阳穴为督脉经阳气隆盛之处，按摩刺激该穴有振奋宣发全身阳气、疏通经血、利湿热、宽胸膈、安和五脏等特殊功效。实践证明：经常按摩和刺激至阳穴能治疗很多疾病，特别是改善肝功能和心脏功能有独特的疗效。如果是心中有事，心脏不好，出现心慌、胸闷、气短、心律不齐等症状时，一按至阳穴很快就能缓解，中医称至阳穴是宽心第一穴。

至阳穴对于现在经常泡在酒桌上的人来说，更是随身携带的法宝。因为按揉它能够很好地改善肝功能。

至阳穴是督脉上穴位，位于后背正中心线第七胸椎之下。第"七"这个数字有一个特殊的含义。在十二地支当中，阴阳的兴盛正好是六支，比如阳气从子时开始升发，到午时达到极点。第七支"午"在这里起着兴衰转承的作用。至也就是极、最的意思，至阳的意思就是说，到了这里，阳气就达到了一个顶点。

如何取准至阳穴？要取准至阳穴很容易的，在我们的背两侧有两块鼓起来的骨头，叫肩胛骨。在肩胛骨的下角，就是最下面的那个点，将两个点结合起来画一条直线，与后背正中线交叉的地方就是至阳穴。

另外，如果能配合按摩内关穴。解决心慌胸闷气短效果更好。内关穴是心脏的保健要穴，有很好的宁心安神，理气止痛效果。心脏有问题的人，经常按一按内关穴能起到很好的保健作用。

内关穴在什么地方？内关穴的位置很好找：手掌朝上，当握拳或手掌上抬时就能看到手掌中间有两条筋，内关穴就在这两条筋中间，腕横纹上两寸。

按揉内关穴力道要适当，不可太强，以酸胀为佳；以左手拇指螺纹面按右手内关，以右手拇指螺纹面按左手内关，交替进行。

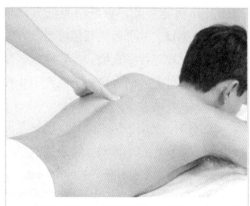

◎至阳穴对治疗和缓解心慌气短有奇效，在生活中可以经常按摩此穴。

慢性胃炎的穴位治疗法

慢性胃炎是胃黏膜的慢性炎症。用自我按摩治疗慢性胃炎，简便易行，疗效明显，无副作用。现将按摩方法介绍如下。

（1）取仰卧位，双手四指并拢，指尖放在中脘穴部，顺着呼吸适当用力徐徐下压，约10次呼吸之后，再慢慢抬起，如此反复，至2分钟。中脘穴在肚脐正中直上四寸，心口窝上边正中（即胸骨体下端）到肚脐正中的1/2处。"腑会中脘"，即中脘穴为六腑经气（气血运行的推动力）会集之所，故首先按摩中脘穴，气血容易流通，疗效速而力量雄。按摩此穴能调理中气、健脾利湿、和胃降逆、疏肝宁神；治疗胃痛、腹胀、呃逆、呕吐、反胃吞酸、消化不良及急慢性胃炎等症。

（2）用双手食指螺纹面同时按揉两侧足三里穴1~2分钟。此穴在外膝眼直下三寸（约四横指），距胫骨约一横指处。足三里穴是全身性强壮要穴，又是足阳明胃经之合穴。所以，按摩足三里穴可以调动并促使胃经的气血运行，不仅能理脾胃、调中气、和肠消滞、疏风化湿，治疗胃痛、腹痛、急慢性胃肠炎等疾病，且有扶正培元、祛邪防病、强身健体之功效。

（3）用拇指螺纹面先后按揉两侧内关穴各1~2分钟。此穴在腕横纹上2寸，掌长肌腱与桡侧腕屈肌腱之间。按摩内关穴能清包络、疏三焦、宁神和胃、宽胸理气；不但治疗心胸疾患，而且能治疗胃胀、胃痛等胃部疾患。

慢性肾炎的穴位治疗法

中医认为，肾喜温，肾虚之人容易出现内分泌功能紊乱，免疫功能低下，怕冷，容易感冒，并可影响其他脏腑器官的生理功能。要想肾精充盛、肾气健旺，保健按摩是一种有效的方法。下面介绍几种疗法：

揉丹田：丹田位于脐下3寸，也就是大概脐下五横指左右的区域。将手搓热后，用右手中间三指在该处旋转按摩50~60次。能健肾固精，并可改善胃肠功能。

按肾俞：肾俞穴位于第二腰椎棘突下，左右两指宽处。两手搓热后用手掌上

下来回按摩50~60次，两侧同时或交替进

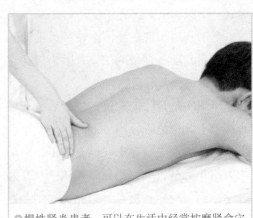

◎慢性肾炎患者，可以在生活中经常按摩肾俞穴来进行治疗和缓解。

行。对肾虚腰痛等有防治作用。

摩涌泉：涌泉穴位于足底部，在足前部凹陷处，第二、第三趾趾缝纹头端与足跟连线的前1/3处。用右手中间三指按摩左足心，用左手三指按摩右足心，左右交替进行，各按摩60~80次至足心发热为止，能强筋健骨，引虚火下行，对心悸失眠、双足无力等有防治作用。

肾精充足，则骨髓充盈，骨骼得到骨髓的充分滋养，则坚固有力；如果肾精虚少，骨髓不足，不能营养骨骼，便会出现骨骼软弱无力，甚至发育不良。

肾脏的按摩比较特殊，中医认为，肾主藏精，开窍于耳，医治肾脏疾病的穴位很多在耳部，所以按摩双耳可以达到助肾之目的。具体方法有：

1.双手拉耳

左手经过头顶牵拉右耳向上数十次，然后用右手从头顶过，牵拉左耳数十次。

这一锻炼，不仅可以促进肾脏排毒，还可以促进颌下腺，舌下腺的分泌，使耳朵部分充血，减轻喉咙疼痛，治疗慢性咽炎。

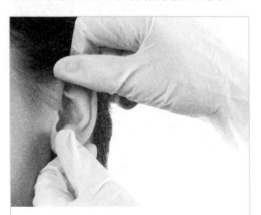

◎耳部反射区疗法能有效治疗和缓解慢性肾炎病症。

2.双手扫耳

以双手把耳朵由后面前扫，会听到"嚓、嚓"的声音，这种刺激，能达到活跃肾脏的目的。每次做20次，只要长期坚持，必能补肾健耳。

3.双手掩耳

两手掌掩两耳郭，手指托后脑壳，双手指同时敲击脑后，左右各弹击24次，可听到"隆、隆"之声，叫作击天鼓。

4.挫弹双耳

用双手分别握住双耳之耳垂，轻轻搓摩耳垂，至发红发热为止，然后揪住耳垂下拉，再放手让耳垂弹回原形。这一锻炼，每次2~3次，每次20下，此法可以加速耳朵的血液循环，活跃肾脏。

5.空拳推拿双耳

双手空握拳，以拇、食二指沿耳轮上下来回推拿，直至耳轮充血发热。此法有健脑、强肾、聪耳、明目之功效，可以治疗阳痿，尿频，便秘，腰腿痛，颈椎病，心慌，胸闷，头痛，头晕等症。

6.提拉耳尖法

用双手拇指、食指夹住耳郭尖端，向上提、揪、揉捏、摩擦15~20次，使局部发热，发红。此法有镇静，止痛，清脑明目，退热，抗过敏，养肾等功效，可以防治高血压，失眠，咽喉炎和皮肤病。

7.全耳按摩

双手掌心按摩发热后，向后按摩腹面（即耳正面）再向前反折按摩背面，反复按摩5~6次。此法可以使经络疏通，对肾脏及全身脏器都有保健作用。

风湿病的穴位治疗法

风湿是指以肌肉、关节疼痛为主的一类疾病。主要影响身体的结缔组织，可能是免疫系统损伤造成的。中医认为是由于风、寒、湿、热等外邪侵袭人体，闭阻经脉引起的。在现代医学并不是指某一种特定的疾病，而是一类疾病的总称，包括：滑囊炎、强直性脊柱炎、粘附性肩囊炎、骨性关节炎、银屑病关节炎、风湿热、类风湿性关节炎/复发性风湿病、红斑狼疮、巨细胞性动脉炎、多发性肌炎、腱鞘炎、纤维肌痛、炎性肠病关节炎、风湿性心脏病等。中医称风湿病为痹证，多是由于外感风寒、湿邪，或者过食肥腻、甜、生冷的食物引起。风湿病属于一种慢性疾病，通过坚持对以下的穴位进行按摩，将会起到除湿降浊、缓解疼痛的功效。

自我按摩方法1：按摩外关穴、内关穴

功效特点：缓解关节疼痛。

按摩方法：端坐，先用双手的食指指肚同时按揉外关穴，力度逐渐加重，以有疼痛感为宜，一边缓缓吐气，一边按揉，1分钟后再用同样的方法按揉内关穴，如此进行2次。每天早晚各2次。

特别提示：如果患处肿胀、发炎的话，不可压患处，而只在患处附近缓缓地压即可。

自我按摩方法2：按摩阳陵泉穴

功效特点：除湿降浊。

按摩方法：沐浴后坐在床上，先用双手的拇指指端用力按压右腿的阳陵泉穴，以有酸痛感为宜，顺时针和逆时针各30~50下，然后用同样的方法按摩左腿的阳陵泉穴。每天2~3次。

特别提示：半身不遂、下肢痿痹、膝肿痛、麻木、胁肋痛、口苦、呕吐、小儿惊风、破伤风等病症都可以通过按摩阳陵穴得到改善。

自我按摩方法3：按摩太渊穴

功效特点：缓和手部的疲劳和关节疼痛。手腕处的太渊穴，尽量用力，以有酸痛感为宜，按摩30下之后活动一下两只手的手腕，接着按压另一只手的太渊穴30下。每日早、中、晚各1次。

特别提示：如果手指不灵活，可以按压大凌穴。

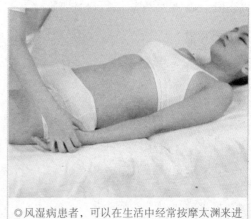

◎风湿病患者，可以在生活中经常按摩太渊来进行治疗和缓解。

面瘫的穴位治疗法

面瘫又名面神经炎，主要表现为周围性面神经麻痹。它的发病原因与病毒感染、微循环障碍、免疫学等因素有关。从中医角度来说，当正气不足、络脉空虚、卫外不固时，容易导致风邪乘虚而入、痹阻络脉而引起面瘫。如果采用自我按摩，就能起到疏经通络、调和气血、增强面部肌肉力量的作用，对治疗该病有较好疗效。

（1）预备式：坐位或仰卧位，一手心与另一手背相重叠。轻放在小腹上，双眼微闭，呼吸调匀，全身放松，静养1~2分钟。

（2）揉按四白穴：用双手食指指腹放在同侧四白穴上，适当用力揉按0.5~1分钟。

（3）揉按阳白穴：用双手食指指腹放在同侧阳白穴上，适当用力揉按0.5~1分钟。

（4）按揉太阳穴：用双手食指或中指分别按于同侧太阳穴上，适当用力按揉0.5~1分钟。

（5）揉按翳风穴：用双手食指分别按于同侧翳风穴上，适当用力揉按0.5~1分钟。

（6）点揉牵正穴：用瘫肌侧的食指按在同侧的牵正穴上，适当用力点揉0.5~1分钟。

（7）揉按颧髎穴：用双手分别按在同侧颧髎穴上，适当用力揉按0.5~1分钟。

（8）掐揉人中穴：用一手的拇指指尖放在人中穴上，适当用力掐揉0.5~1分钟。

（9）按揉地仓穴：用双手食指指腹分别按在同侧地仓穴上，适当用力按揉0.5~1分钟。

（10）按揉风池穴：用双手大拇指指端分别放在同侧风池穴上，其余四指分别附于头两侧，适当用力按揉0.5~1分钟。

（11）掐压合谷穴：用一手拇指按在另一手的合谷穴上，其余四指置于掌心，用拇指指端或指甲由轻渐重掐压0.5~1分钟。

（12）拿捏瘫肌：用一手的拇指、食指、中指对合用力，拿捏面部瘫肌0.5~1分钟。

（13）按摩瘫肌：用一手手掌紧贴瘫肌做环形按摩动作0.5~1分钟，以局部发热为佳。

面瘫病人可每日早晚各做1次按摩，同时用湿热毛巾敷患侧面部。另外，还应注意保持心情舒畅，在急性期尤其要注意休息，避免疲劳和寒冷刺激。

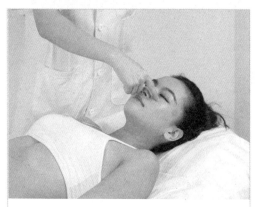
◎四白穴对治疗和缓解面瘫症状有奇效，生活中可以经常按摩此穴。

过敏性鼻炎的自我按摩疗法

过敏性鼻炎又称变应性鼻炎，是鼻腔黏膜的变应性疾病，并可引起多种并发症。另有一型由非特异性的刺激所诱发、无特异性变应原参加、不是免疫反应过程，但临床表现与上述两型变应性鼻炎相似，称血管运动性鼻炎或称神经反射性鼻炎，刺激可来自体外（物理、化学方面），或来自体内（内分泌、精神方面），故有人看作是变应性鼻炎。

过敏性鼻炎又称变态反应性鼻炎，主要表现为：当人体接触致敏物质后，即可突然出现发作性的鼻内刺痒，打喷嚏，流鼻涕，鼻塞等症状。过敏性鼻炎一般与患者自己的过敏体质有关，主要是找到过敏源，尽量脱离过敏源。临床上治疗主要是避免与过敏源的接触，辅助以药物治疗。生活中，我们也可以自己按摩，对病情会有所帮助。具体步骤如下：

1.开天门

按摩方法：用两手指尖自鼻翼两侧开始沿两鼻骨两侧向上推至攒竹穴处，再沿眉毛向外侧推至眉外端后，再向外下推至太阳穴。做20~30次。

2.按摩攒竹穴

取穴：在眉毛的内侧端。

按摩方法：用两手指尖按摩角孙穴前后50次左右。

3.按摩角孙穴前后

取穴：双耳的耳尖端的发际处前后。

按摩方法：用两手指尖按摩角孙穴前后50次左右。

4.按摩风池穴

取穴：项后两侧，发际下端，凹陷处。

按摩方法：用两手指尖按摩风池穴50次左右。

5.叩击大椎穴

取穴：在第七颈椎棘突处（颈椎下最突出处）。

叩击方法：将五指并拢捶击大椎穴50次左右。

6.按摩神阙穴

取穴：脐周围。

按摩方法：用两手按摩脐部神阙穴，50次左右。

7.按摩血海穴及阴市穴

取穴：坐位，屈膝，髌骨内侧上缘2寸及外侧上缘3寸处。

按摩方法：用两手拇指按压血海穴，另四指按压阴市穴，50次左右。

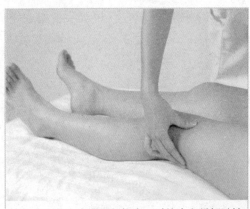

◎阴市穴与血海穴配伍按摩，对治疗和缓解过敏性鼻炎有奇效。

神经衰弱的自我按摩疗法

神经衰弱是指长期精神紧张，导致大脑兴奋和抑制功能失调的一种神经精神病症。神经衰弱属于心理疾病的一种，是一类精神容易兴奋和脑力容易疲乏、常有情绪烦恼和心理生理症状的神经症性障碍。

神经衰弱的症状可分为两大类：一类是兴奋占优势的症状，包括头痛、头晕、耳鸣、情绪不稳定、易激动、心慌、气短、多汗、失眠、多梦、易惊醒等；另一类是抑制占优势的症状，包括记忆力减退、注意力不集中、思维迟钝、精神萎靡、乏力、性功能减退等。以上两大类症状常并存，发病初期常以兴奋症状占优势，以后以抑制症状占优势。该病起病缓慢，病程较长，症状时轻时重，易复发。

神经衰弱的症状的具体体症表现为：

（1）易兴奋、易激惹。

（2）脑力易疲乏，如看书学习稍久，则感头胀、头昏；注意力不集中。

（3）头痛、部位不固定。

（4）睡眠障碍，多为入睡困难，早醒，或醒后不易再入睡，多噩梦。

（5）自主神经功能紊乱，可心动过速、出汗、厌食、便秘、腹泻、月经失调、早泄。

（6）继发性疑病观念。

在治疗神经衰弱时，应以心理疗法为主，辅以药物治疗、物理或其他疗法。

对于神经衰弱病人，通过按摩，反射性地影响患者中枢神经的功能，可以使中枢神经的兴奋和抑制功能恢复平衡，使患者头晕、失眠、多梦、健忘等症状得以改善。

中医学理论也认为，神经衰弱属中医"失眠""心悸"等范畴，多由心脾两虚、阴阳失调所致。按摩能舒筋活络，通利经脉，调整阴阳，使症状减轻或消失。同时，头部、四肢、胸腹等部位有不少镇静、安眠的穴位，按摩刺激这些穴位能起到镇静、催眠的作用。

1.点攒竹、揉前额、按揉百会

体位：取坐位或卧位。

方法：先用双拇指抵住攒竹穴（眉头凹陷处），慢慢用力，约1分钟，以局部有酸胀感为宜；继而用大鱼际揉前额部，约2分钟；最后，中指在百会穴（头顶正中心）处用力按揉约1分钟。

功效：攒竹穴能明显缓解头痛、失眠症状。百会穴为保健穴，按揉此穴，可激发人体潜能，增加体内真气，有效防治神经衰弱。

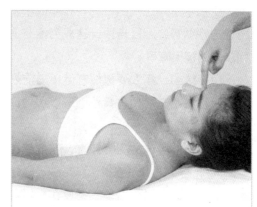

◎ 神经衰弱患者，可以在生活中经常点攒竹穴来进行治疗和缓解症状。

2.摩腹部穴位

体位：取仰卧位。

方法：两手掌相叠，以神阙穴(肚脐)为圆心，在中腹、下腹部，沿顺时针方向摩动，以腹内有热感为宜，约2分钟。

功效：神阙穴是强壮穴，能调节人体气血，调整阴阳平衡。经常对神阙穴进行刺激，可使人体真气充盈、精神饱满、体力充沛，使神经衰弱的各种症状减轻或消失。

3.点揉气海、关元

体位：取坐位或仰卧位。

方法：用拇指或食指抵住气海穴(脐下1.5寸处)、关元穴(脐下3寸处)，缓慢揉动，每穴1分钟。

4.按揉三阴交

体位：取坐位。

方法：弯腰，用双手拇指分别抵住两侧的三阴交穴(内踝上3寸，胫骨内侧面的后缘)，用力按揉2分钟，以穴位局部有酸胀感为宜。

三阴交穴能补益心、脾、肾，尤其是补脾益气，因此，对心脾两虚所致的神经衰弱，如心慌、失眠、气短、头晕等，疗效较好。

中医穴位按摩治疗慢性前列腺炎

慢性前列腺炎患者，尤其是久治不愈的病人往往具有性格的改变，表现为应对方式的明显异常，可以有失眠、健忘，甚至出现胡思乱想和悲观失望情绪等消极的应对态度，这方面的困惑有时甚至超过疾病本身的痛苦，并为此四处求医。在难以达到治愈的情况下，则又认为病情严重了，更加重了思想负担，二者互为因果，形成恶性循环，难以自拔，这成为治愈前列腺炎的极大障碍。

中医认为，病人要想拥有健康的前列腺，可以在临睡前做自我按摩，以达到保健的目的。具体操作如下：

病人取仰卧位，两脚伸直，左手放在神阙穴(肚脐)上，用中指、食指、无名指三指旋转，同时再用右手三指放在会阴穴部旋转按摩，一共100次。完毕换手做同样动作。

肚脐的周围有气海、关元、中极等重要穴位，中医师认为是丹田之所，这种按摩有利于膀胱恢复。病人小便后稍加按摩可以促使膀胱排空，减少残余尿量。会阴穴为生死穴，按摩可以通任督二脉，使得会阴处血液循环加快，起到消炎、止痛和消肿的作用。

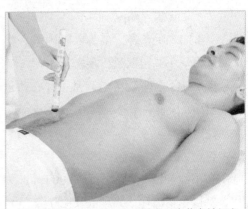

◎慢性前列腺炎患者，在生活中经常艾灸神阙穴也可以达到治疗和缓解的效果。

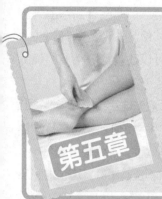

治疗常见外科病的穴位自我疗法

第五章

◎除了常见的慢性病，有很多外科病也可以用穴位疗法来治疗和缓解。以按摩、针灸为代表的穴位疗法可以有效缓解外科病的痛苦，加速康复进程。

小腿静脉曲张的穴位治疗法

静脉曲张是因先天禀赋不足，筋脉薄弱，加之久行久立，过度劳累，进一步损伤筋脉，以致经脉不合，气血运行不畅，血壅于下，瘀血阻滞脉络扩张充盈，日久交错盘曲而成。日久类似瘤体之状。亦有因远行、劳累之后，涉水淋雨、遭受寒湿，寒凝血脉，瘀滞筋脉络道而为病。瘀久不散，化生湿热，流注于下肢经络，复因搔抓、虫咬等诱发，则腐溃成疮，日久难收敛。

静脉曲张多发生在下肢，腿部皮肤冒出红色或蓝色、像是蜘蛛网、蚯蚓的扭曲血管，或者像树瘤般的硬块结节，静脉发生异常的扩大肿胀和曲张。因人体没有自我修复瓣膜的机制，所以静脉曲张为一种不可逆的现象，但是我们仍可借由保守治疗（如使用弹性袜、运动、饮食及生活作息的改变）来预防静脉曲张的范围扩大及减轻其症状。走路、游泳、脚踏车等较缓和的运动，除能改善循环外，还能降低新的静脉曲张发生的速率。

易患静脉曲张的人群主要有以下几种：

（1）长时间站立者：教师、交警、导购、美容师、医生、护士等。

（2）长时间静坐者：IT人士、白领、公务员等办公室工作人员——长时间站立或静坐：因肌肉疲劳和地心引力的原因，致使腿部血液回流不畅，血液黏度增加导致下肢静脉疾病。

（3）孕妇、长期服用避孕药的人群——怀孕时体内荷尔蒙改变，血液量增长20%以上；胎儿和增大的子宫压迫盆腔静脉和髂静脉、妊娠期体重增加，腿部静脉压增大，造成血液回流不畅，导致下肢静脉疾病。

（4）经常出差，乘坐飞机、长途车的人群、空姐——通常所说的经济舱综合征，由于高空失重，造成腿部血液回流不畅，导致下肢静脉疾病，严重时易发生肺栓塞。

（5）肥胖人群——由于血液内胆固醇和血脂高，血液黏度增加，加之体重过高使静脉血难以回流心脏，导致下肢静脉疾病。

（6）已患下肢静脉疾病的人群——由于静脉已经处于疾病状态，必须通过治疗才能改善，否则病情会继续发展。

（7）下肢深静脉血栓高发人群——大手术后病人、恶性肿瘤病人、偏瘫病人、妊娠晚期的妇女和产妇、下肢骨折的病人、严重感染的病人、老年人等。

究其病理主要有两个致病原因：一是寒凝血滞，二是气滞血瘀。

所以对静脉曲张的调理方法也是针对这个而来。一个是驱寒，另外一个是排浊气，这样能引发新鲜血液过来，带走瘀滞血液。

体内寒气过盛，就需要整体做驱寒的调理。首先需要做健脾补肾的调理，山药薏米粥以及早睡等来培补气血，只有气血充足才能更好地驱寒。同时，由于肝肾的解毒和排毒功能较弱，血中的脏污就比较多。脾虚则容易导致水湿代谢失常。

所以，静脉曲张其实是脏污和湿浊，浊气等物质在下肢堆积所致的表象。所以你需要经常按摩肝、脾、肾经，特别是复

溜穴，做引血下行三部曲配合热水泡脚，散出体内的湿寒，使气血形成从脚到头的大循环，这样就可以逐步消除下肢的静脉曲张。

在饮食方面，应多吃高纤、低脂饮食及加强维生素C、维生素E的补充。在日常生活方面，则应控制体重，避免服用避孕药、避免穿着过紧的衣物及高跟鞋、跷二郎腿及避免久坐或久站。每天睡前将腿抬高一段时间，睡觉时可侧睡左边以降低骨盆腔静脉的压力。抽烟会使得血压升高及动、静脉受损，静脉曲张的病人应立即戒烟。

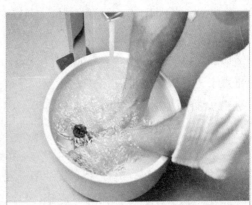

◎生活中经常用热水泡脚，可以有效去除体内湿寒，使小腿静脉曲张得到治疗和缓解。

脸部疼痛的穴位治疗法

脸部疼痛，大多是由三叉神经痛及牙齿、眼睛、鼻子疾病所引起的。这类疼痛，主要是利用脸部与头后部的穴道来治疗，但也可以并用手的合谷穴。

根据不同原因引起的脸部疼痛，我们可以选择不同的治疗手法：

脸部疼痛时：百会穴、上星穴、合谷穴。

三叉神经引起的疼痛：下关穴、颧髎穴、翳风穴、颊车穴、大迎穴。

牙齿疾病引起的疼痛：合谷穴、下关穴、翳风穴、颊车穴、大迎穴。

鼻部疾病引起的疼痛：印堂穴、上星穴、百会穴、风池穴、天柱穴、哑门穴。

具体指压和揉捻的方法如下：

（1）三叉神经痛的指压，要让患者仰卧，治疗者坐在患者头部旁边。如以拇指指腹同时指压两边的穴道。稍微用力地压，数到10就放开手。自己做指压的话，就用中指的指腹，同样数到10就放开。

（2）齿痛的指压要轻轻地做。一手支撑患者的头部，避免摇动，另一手的拇指则笔直地压相关的穴道。决不可用力指压。

（3）鼻病引起的沉闷感，让患者维持坐姿，一手支撑他的头部，另一手的拇指、食指则用力地压后头部的穴道。指压头前部的穴道时，患者必须头部朝上，或

者保持坐姿，治疗者用拇指来指压。印堂穴的指压，如果治疗者由患者印堂往上方压的话，效果更佳。

（4）脸部侧面的指压。以拇指指腹，同时指压脸部两边的穴道，如果是三叉神经痛的话，要轻轻地压，数到十后再放开，重复2~4次。

（5）印堂穴的指压。指压印堂时，用中指从印堂往上方按压。

（6）牙床的指压。以一手支撑后头部，另一手的拇指则轻压牙痛处周围的牙床。

治疗下肢抽筋疼痛的穴位按摩

一到秋冬季节，很多人都出现了这样或那样的不适。除了感冒流鼻涕，早上起床小腿会莫名其妙地抽筋，有时穿裤子的时候，动一下，也会抽筋。

有些人出现腓肠肌痉挛，也就是我们常说的小腿抽筋，这就需要我们平时多补钙。除了药补，也可以从食物里补充钙，比如骨头汤、鱼汤，或者多吃贝壳类、甲壳类食物，如海蛎、花蛤、淡菜、虾、蟹等都含有丰富的钙。

在这里介绍一种对付小腿抽筋的好

方法。如果右边的小腿抽筋，我们可以躺在床上，用手同时点压对侧（左边）小腿的昆仑、承山两个穴位。然后活动抽筋脚的脚踝，让它上下活动，直到状态缓解。

那这两个穴位在哪呢？昆仑穴是在脚踝外部和跟腱之间凹陷处。承山穴大约在小腿的中段，也就是在我们小腿绷紧时，小腿肌肉的凹陷处。

最后特别提醒大家，抽筋按摩的时候不要用力过猛，以免伤到经脉。

脂肪瘤的中医穴位治疗

有时候人的身体上突然长出了一个瘊子，这是什么原因呢？这些赘生物就是脂肪瘤，中医称之为痰结，就是湿气结在一起结成这些东西了，或者叫痰湿所结。另

外一方面有气郁之症，就是生了一些气，然后体内的痰湿凝结成这些赘生物。

支正穴为手太阳小肠经的络穴，位置在前臂背面尺侧，当阳谷与小海的连线

上，腕背横纹上5寸处。以前很多针灸书籍中记载它有安神定惊、清热利窍、舒筋活络的作用，治疗头痛、项强、肘挛、手指痛、热病、目眩等本经的一些病症。小肠

经与胆经交会于瞳子髎、听宫等穴，所以泻小肠经支正穴可以使胆经气血通利。常按摩支正穴可以去除赘物。支正穴可治疗扁平疣及身体上的脂肪瘤。

腰肌劳损的穴位治疗法

腰肌劳损，主要指骶棘肌劳损。这种劳损可以发生在一次急性的捩伤或牵扯伤后，因为这时局部发生出血和渗液，如未充分治疗，这些部位的肌肉和其他组织之间就会形成粘连，于是每当肌肉收缩便引起疼痛。此外，肌肉劳损后产生的局部水肿压迫神经末梢，也是引起腰痛的一个原因。腰肌慢性劳损引起腰痛的原因也是大致如此。

用按摩穴位的方法可以治疗腰肌劳损，在急性期，可通过按摩来改善血液循环、促进渗液和出血的吸收，减轻局部水肿。在慢性期，虽然部分渗液已经纤维化，在局部形成了"瘀结"或硬结，但仍可用按摩来治疗——因为一方面按摩的机械作用有助于松懈"瘀结"，另一方面，按摩可以造成局部充血，促进残余渗液的吸收。治疗腰肌劳损的按摩，除了由专门的人员施行之外，也可由患者本人做自我按摩。

落枕的穴位治疗法

落枕，又称失枕。造成落枕的原因有二：一是睡眠时枕头过高或过低，使颈部肌肉痉挛疲劳；如果睡得太熟，转身时，身子转动了但颈项并未随之转动，使颈项处于一个不良的位置，造成刺激而引起疼痛。

二是患者因在夜间睡眠时门窗打开被风吹袭而受凉，并产生疼痛。

大多数落枕疼痛一般持续2~3天，不做治疗亦可自己康复，但如果希望尽快减轻痛苦，及早恢复，可做以下处理。

1.冷敷

一般落枕都属于急性损伤，多见局部

疼痛、僵硬。这样，在48小时内只能用冷敷。可用毛巾包裹细小冰粒敷患处，每次15~20分钟，每天两次，严重者可每小时敷一次。

2.热敷

待到炎症疼痛减轻时，再考虑热敷。可用热毛巾湿敷，亦可用红外线取暖器照射，还可用盐水瓶灌热水干敷。热水泡脚胜吃补药——足部按摩是我国传统医学宝库中一种优秀的理疗保健方法。医学典籍记载："人之有脚，犹似树之有根，树枯根先竭，人老脚先衰。"因而早在几千年前，中医就很重

落枕的经筋疗法

检查筋结

检查筋结方法：经筋疗法治疗落枕，要先循着手少阳经筋走向检查筋结。

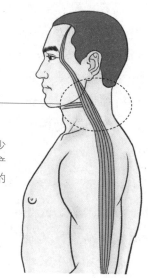

通常情况下，落枕会在手少阳经筋行经颈肩部的区域产生筋结，这就是治疗落枕的敏感区

治疗步骤

 指按法

施治者用拇指端或指腹按压颈部筋结区域1～3分钟，动作要轻柔和缓，以患者能够忍受为度。

 掌揉法

施治者放松手腕，以掌根着力于颈部筋结区域，用腕关节连同前臂作小幅度的旋转运动。动作要轻柔，频率为每分钟120～160次，揉5分钟左右即可。

穴位按摩辅助治疗

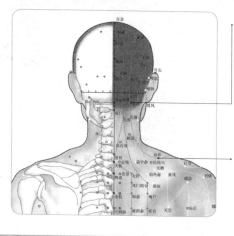

风池穴
位于后头骨下，两条大筋外缘凹陷处，与耳垂齐平

肩井穴
前直对乳中，大椎与肩峰段连线的中点，即乳头正上方与肩线交接处

在采用经筋疗法治疗落枕的同时，可以用穴位按摩法进行辅助治疗。其具体方法为：用手指揉按患者的风池穴和肩井穴，持续约3分钟。

视对双足的锻炼和保养，并运用足部泡脚按摩（足疗）来防病治病。

3.按摩

经上述方法后，颈肩仍觉疼痛者，可用分筋法按摩，由家人代劳。患者取坐位，暴露颈肩部，医者站在患者后方，在患肩处涂少许红花油或舒筋油，将左手扶住患者头顶位置，用右手拇指放在患肩痛处轻揉按摩，并向肩外轻轻推捋以分离痉挛痛点。每日推3~6次，一般在分筋按摩后，颈肩疼痛都可缓解。

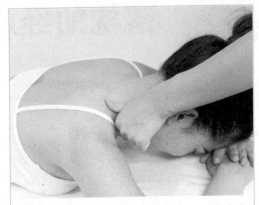

◎落枕患者，可以按摩肩井穴来进行治疗和缓解。

腕管综合征的中医穴位按摩

腕管综合征不但电脑族易患，其他一些频繁使用双手的工作者如音乐家、教师、编辑、记者、建筑设计师、矿工等都可能患此种病。资料显示，女性是腕管综合征的最大受害者，这是因为女性手腕管通常比男性的小，正中神经容易受到压迫。此外，一些怀孕妇女、风湿性关节炎患者、糖尿病、高血压和甲状腺功能失调的人，也可能患上腕管综合征。

当你发现双手有以下特征时，就需多加注意，包括：单手或双手感觉无力，手指或手掌有麻痹或刺激僵硬感，手腕疼痛，伸展拇指时不自如且有疼痛感等。

穴位疗法如何治疗腕管综合征呢，下面我们介绍一些方法：

患者正坐，将手伸出，掌心朝上置放桌上，术者用拇指点按曲泽、内关、大陵、鱼际、合谷等穴。再用一指禅推法在前臂至掌沿手厥阴心包经往复治疗。在腕管及大鱼际处应重点治疗，手法先宜轻，然后逐渐加重。再摇腕关节及指关节。继之用擦法控腕掌部，以达到舒筋通络、活血化瘀的目的。

此外，还可应用捏腕法，其操作方法为：患者正坐，前臂置于旋前位，手

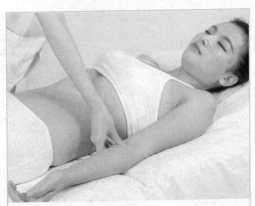

◎曲泽穴对治疗和缓解腕管综合征有奇效，可以在生活中经常按摩此穴。

背朝上。术者双手握患者掌部，右手在桡侧，左手在尺侧，而拇指平放于腕关节的背侧，以拇指指端按入腕关节背侧间隙内。在拔伸情况下摇晃腕关节，然后，将手腕在拇指按压下背伸至最大限度，随即屈曲，并左右各旋转其手腕2~3次。

保持良好的操作姿态是避免相关损伤的最佳方法。键盘应放置在身体正前方中央位置，以持平高度靠近键盘或使用鼠标，可以预防腕管受到伤害；手腕尽可能平放姿势操作键盘，既不弯曲又不下垂；肘部工作角度应大于90度，以避免肘内正中神经受压。

手腕筋肉疼痛的穴位治疗

由于社会的发展、科技的进步、大多数人都缺乏运动，在繁忙的工作压力下，还有精神去运动吗？即使想运动，在工作场所也没有空间。如果想做稍微正式的运动就要花钱。只因如此，才导致现代人运动量不足。再加上有方便的交通，运动量就更少了。

因此现代人只要稍加运动，第二天就会感到肌肉酸痛，连坐也坐不稳。就连垒球赛或大扫除，在翌日也会感到手臂疼痛，更何况是像拳击赛这种激烈运动或乒乓球、网球这类单手用力的运动。

采用穴道指压健康疗法能立即治好手腕酸痛，但是重要的是要养成运动的习惯。例如养成走路的习惯，或是每天做俯卧撑，或参加锻炼。总之，不可将身体摆着不用，以免以后稍加运动就会肌肉酸痛。

治疗肌肉疼痛以指肩井和手三里最有效。肩井位于乳头正上方与肩线交接处。指压时一面缓缓吐气一面用拇指和食指，两肩同时捏到稍感疼痛程度6秒钟，如此重复10次。其次是指压手三里，要领相同，左右手交替指压10次，如此便能去除手部肌肉疼痛。

指间关节扭伤推拿

有指关节撕脱骨折及脱位者，应及时复位固定。单纯性指间关节扭挫伤，多采用捻、摇、拔伸法。即患者端坐，伸出伤手，掌心向下。术者站在患手外侧（若为无名指或小指则站在内侧），一手托住腕部，握住伤指，另一手拇、食指捏住伤指关节的内外两侧，用捻法

治疗。捻后，再将托腕之手改用拇食两指捏住伤指关节近侧（指骨两侧），另一手拿住伤指远端，用摇法6~7次，然后，在拔伸状态下轻轻地将关节反复伸屈数次。此法需专业医护人员操作。局部可外敷中药或用中药熏洗热敷，以消肿止痛，促进功能恢复。

骨折、伤痕等后遗症穴位与指压法

在季节转换之际及寒夜时，以前骨折或受伤之处，常会隐隐作痛。有时甚至会痛得睡不着，即使清楚并非严重的病症，也会感到不安。像这样的情况，如果在家发作，还可以请家人帮忙做按摩以缓解，假如出外旅行时发作，就很糟糕。不仅很难与人共同活动，也不便麻烦他人，结果，自己一个人陷入困境，一筹莫展。

为这种疾病所苦的人，以前并无骨折及伤痕等后遗症之类的烦人病症。而今，一想到终生将与此病痛相伴，尤其是刮北风下冷雨的冬季一到，便会厌烦得无法忍受。这是骨折之处、伤痕、手术之后等，血管受到压迫，急剧发冷，血液就无法畅流，引起关节的疼痛，像这种症状，曾经受伤之处等亦会发生。

治疗此症最重要的对策是尽量穿着不使患部受凉的服装。特别是女性穿着都较单薄，夏天长时间在冷气效果佳的房间时，尤其要注意。

骨折复发的止痛方法以下面的穴道指压法最具效果。穴道指压法是在止痛同时，使血流顺畅，治愈上述的后遗症。

列缺穴在手腕内侧（大拇指侧下），能感觉到脉搏跳动之处，最具效果。此穴位常使手动脉及血液流动。另外脚痛时，指压膝盖里侧中央称为委中的穴位最具效果。按压右手部列缺时，使右手放松，一面吐气一面用左手的大拇指用力按压6秒钟。相反的，如果是左手，则使左手放松，用右手的大拇指强力按压。以上，每天反复做30次。

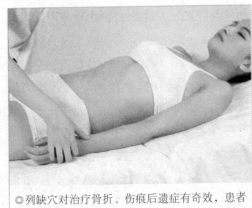

◎列缺穴对治疗骨折、伤痕后遗症有奇效，患者可经常按摩。

肩膀肌肉僵硬、酸痛的穴位疗法

肩膀肌肉僵硬酸痛可说是现代的文明病。日常生活中的单纯作业、精神压力、运动不足、因驾车产生的精神疲劳等，都是使肩膀肌肉僵硬酸痛的原因。而且长久保持同样姿势的打麻将等更是形成肌肉僵硬酸痛的主要原因。

肩膀肌肉僵硬、酸痛与一般因运动而产生的肌肉疼痛不同，如果置之不理，则有慢性化的可能，如果严重的话，会焦躁、心浮、气闷，对工作提不起劲，每天生活不愉快。以前所谓的"五十肩"是属于老年病，现在竟连二三十岁的患者也很普遍，甚至十多岁的学生也有肩膀僵硬、酸痛的症状，因此说现代人和这种症状有密不可分的关系。

肩部僵硬、疼痛，如果颈部能转动的话，即刻就能治愈，严重的话，如手腕无法上举、无法系皮带、头晕、耳鸣、恶心等，使日常生活产生不便。如果成为慢性症的话，几乎是无法忍耐。

这是由于颈筋两侧、关节内侧的淋巴丛的淋巴停滞、淋巴管萎缩、肩膀周围的血液循环不畅、血液污浊所致。这是由于姿势不良，使得包着上腕骨的三角筋或是肩胛筋萎缩硬化。

血液之所以污浊是由于摄取过多酸性食物，因此最好的根本性治疗是摄取的食物要达到酸碱平衡。在治疗肩膀肌肉僵硬、酸痛时如果吃太多酸性食物，则根本无法治愈。治疗时应该以每天有正常的生活为根本。

喜欢运动者很少有肩膀僵硬、酸痛情形，这是由于运动使新陈代谢旺盛，即摄取大量热量，也能保有健康的身体。

能治疗肩膀僵硬、酸痛的穴位有三处。一处是颈脖子左右2厘米处的天柱。第二处是肩井。第三处是肩胛骨内侧，一压即疼，使情绪好转的膏肓。指压这三处穴道时，一面缓缓吐气一面揉6秒钟，如此重复10次，就可治愈肩膀僵硬、酸痛。

牛皮癣的穴位治疗法

牛皮癣，医学上称为银屑病，是一种常见的慢性皮肤病，牛皮癣是公众对这种皮肤病的俗称。古时，中医将牛皮癣称为"白疕"，一些古医籍也称之为松皮癣。

牛皮癣的典型特征是出现大小不等的丘疹，红斑，表面覆盖着银白色鳞屑，边界清楚，好发于头皮、四肢及背部。牛皮癣患者中，男性多于女性。牛皮癣在春冬季节容易复发或加重，而夏秋季多缓解。

虽然牛皮癣不直接影响生命，但是对患者的身体健康和身心健康都有直接的影响。

牛皮癣病的主因活性氧，是机体代谢的有害产物，掺杂在血液细胞间质中，导致肌体内环境污染，血液纯质的改变，出现血热、血燥、血瘀，蓄积滞阻过多导致瘟毒发于肌肤。长年反复发作，病程迁延日久耗血伤精，肌肤失养，枯燥瘙痒，伤神失眠，摧残身体。

精神因素也容易成为牛皮癣的诱因。一些人由于过度劳累，家庭纠纷，亲人亡故，经济问题等会导致精神过度紧张，情绪抑郁，由此会引起一系列心理反应，导致内分泌紊乱，免疫功能下降，从而促进了牛皮癣的发生与发展。

中医认为，情志内伤，气机壅滞，郁久化火，毒热伏于营血而发生银屑病，因此在遇有不可抗拒的天灾人祸时，患者应尽量控制情绪，尽量保持心情平静，保证充足睡眠，必要时可适量服用镇静剂。

牛皮癣在治疗过程中往往可以通过辅

助治疗提高治疗的质量，常见牛皮癣的辅助治疗方法有饮食治疗、针灸和按摩治疗等。研究表明，这些方法都可以起到很好的辅助治疗作用。下面我们就介绍几种辅助治疗的穴位疗法。

（1）用手掌或毛刷沿患者足部阳明胃经，由上而下沿经络推擦10遍，并在足三里穴按揉半分钟，以酸胀为度。

（2）用手指从患者腕至指端，沿手大肠经，手三焦经，手小肠经做按揉摩擦5~10遍。用毛刷垂直地刷牛皮癣患者腕外侧5遍。

（3）在患者足阳明胃经的足部做由下而上轻快的擦法，并揉牛皮癣患者太溪、三

阴交、殷门诸穴各1分钟，按揉肾俞、命门1分钟，均以酸胀为度，擦涌泉至热为佳。

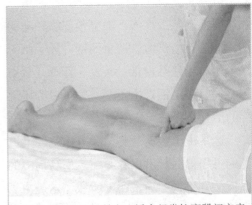

◎牛皮癣患者，可以在生活中经常按摩殷门穴来进行治疗和缓解。

脚气的穴位治疗法

脚气病多因饮食不均衡、营养不足而引起的。脚气病主要的感觉是下肢有异常，有运动麻痹、食欲缺乏、便秘、浮肿等症状。而且，会感到身体很重，即使稍微动一下，亦会感到麻烦，为此，精神就会变得阴沉，与人交往，亦会添加他人的麻烦。如此一来，工作上、学习上当然无效率可言。而事实上，脚气病一经治疗，性格会突然转为明朗，工作、学习上马上有干劲的人很多。所以应尽早治疗。但是，不管如何治疗，都无法根本性的治愈。

如果不单只是要防止脚气病的症状，还想真正从身体内部治疗的话，一定要使自己每日的生活有正常的规律。改善饮食生活可谓是治疗最重要的一步。特别是有必要摄取富含维生素的食物。

对脚气病有效果的穴位是在针灸治疗常使用的足三里凹洼的周围。找足三里的方法是使膝盖直立，使与膝盖相反的手的食指端向外侧，使食指的指根点置于胫骨上，抓住胫骨骨端，摩擦膝盖。在膝盖住手处食指指尖就是足三里。

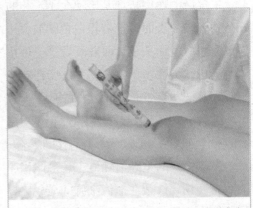

◎艾灸足三里对治疗和缓解脚气有奇效，患者在生活中可以采用此法。

自我按摩时，需要缓缓地吐气，并一面强力按压此穴道6秒钟，反复做20次。每天反复做，与此同时，如刚才所述，需充分注意改善饮食生活。指压足三里，除了脚气病外，对各种病症亦有效，例如神经质、头痛等也相当见效。

脚底肿大的穴位及指压治疗

常听说有人脚底肿大了，但是，究竟肿大是指何种原因造成的呢？这是水分不正常的积聚状态。因此在肿大前尿的次数及量都会减少。而且，用力按压肿大部分的话，该部分的水会移动，按压后，尚会短暂的凹陷。

健康的人血管中的水分会通过血管管壁，为筋肉等细胞组织所吸收，其他多余的水分则会再流回血管。调整此作用，完成此任务的是脑下垂体，此处一有异常体内的水分便无法调节，结果就引起肿大。

脚底肿大的原因是有很多种，常见的因肝脏病及营养失调、恶性肿瘤及妊娠中毒等。最普遍的肿大原因是心脏与肾脏的疾病。另外，脚部的疲劳有时也是原因之一。

心脏一有病，排出血液的力量便薄弱，于是引起肿大。这是因血液积聚在毛细血管，从血管至各组织中的大量水分很容易移动的缘故。这种情形，尤其在下肢等出现特多。睡觉时，胸及背也会出现肿大。另一方面，因肾脏病的肿大，恰与心脏病时相反，常会出现在脸部及眼睑。这是因为肾脏的作用一弱，组织中的水分难以被排出，特别易积聚在肌肤组织之肌肉较粗糙处。

因此，一般中医上把脚部肿大的情况，认为是心脏病，脸部发肿判断是为肾脏病。另外，平常不太劳动的人，突然从事体力的工作，或突然急速行走，脚会因坚硬而痛楚，引起肿大，这种原因是筋肉紧张及疲劳所造成的。若置之不理会引起连知觉神经都异常的情况。所以必须尽快地用穴道指压法治疗。

中医认为，"中足骨后端隆起的表里肌肉"是脚部发热的凹洼处。指压此凹洼，非常具有效果。而且不仅脚会热，且可刺激内脏，使内脏的血液循环良好，能根本治疗足部的肿大。

首先，在脚部小趾侧，接近脚跟之处，找出隆起的骨。在此隆起之骨前，脚底与四甲的分歧点即是此情况的穴道。一面缓缓吐气，一面用力按压此穴位6秒钟。如此左右各做10次。

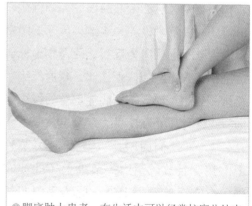

◎脚底肿大患者，在生活中可以经常按摩此处来进行治疗和缓解症状。

另外，在症状更加严重时，请指压脚跟圆形部分之中心的穴位。和前面相同的要领，左右相互各做10次，则能消除脚部的浮肿。

治疗闪腰的穴位疗法

如今的闪腰者越来越多，而且不仅限于中、老年人，连年轻人也很多，这是由于交通工具发达，人类运动不足所致。如果剧烈动作后突然痛得无法动弹，这就是闪腰。

闪腰是支撑人体33个背骨的骨头与骨头之间的椎间盘产生故障。椎间盘是与骨相连的软骨板中有弹性的骨髓。如果外力冲击椎间板时，脊椎或神经会受到压迫，疼痛得无法忍耐。

闪腰虽然只不过是个小症状，但如果疏忽的话，会使疼痛更甚，有时连身体也无法动弹。这种症状的起因无法事先预防，以平常身体少动者发生率高。尤其是整天坐车或坐在书桌前工作的人，必须更加注意。因此平时要养成运动或做体操的习惯。如果抽不出空来运动的人，不妨曲曲背、弯弯腰来稍微运动，这总比没运动要好。

疼痛莫过于闪腰，如果早上起床时就感到疼痛或腰部不舒畅，这就是慢性腰痛。腰骨对人来说非常重要，如果将腰椎的病置之不理，可能会有严重的后果，有时会导致性无能。

治疗闪腰、慢性腰痛的穴位是上仙点，它位于第5腰椎正下方凹处，一面缓缓吐气一面强压6秒钟，如此重复20次，就能使疼痛减轻。

治疗颈椎病的穴位治疗法

根据中医辨证论治的理论，颈椎病以肝肾不足、筋骨失养为本虚，风寒湿阻塞经脉导致不通则痛为标实，此乃本虚标实之证。治疗方法为扶正祛邪，疏通经络。再根据经络辩证，依据病症部位的经络走向特点，将其分为四型：

（1）颈侧面酸胀，连及肩关节外上酸痛，且放散至肘关节外上（曲池穴处），直至前臂外上者，此为手阳明经病。我们选用巨骨、肩髃、曲池、手三里等穴，必要时加用扶突穴治之。

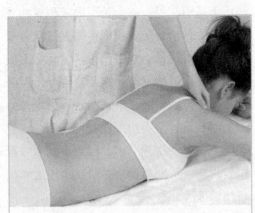

◎治疗颈椎病，可以在生活中经常按摩巨骨穴来缓解症状。

颈椎病的经筋疗法

检查筋结

　　检查筋结方法：检查筋结时患者可以缓慢转动头部并向上下左右摆动，以查找具体筋结部位。要重点检查患者的颈部、肩部和上肢部位。

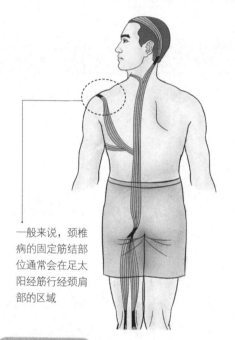

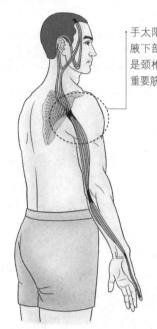

一般来说，颈椎病的固定筋结部位通常会在足太阳经筋行经颈肩部的区域

手太阳经筋行经腋下部位的区域是颈椎病的另一重要筋结点

治疗步骤

 拨法
　　先用拇指或者食指点拨筋结1～2分钟以松解筋结，出现麻胀感为宜，要注意仔细检查足太阳经筋上的筋结。

 点法
　　采用点法对手太阳经筋在腋下的结聚区域进行仔细点按，直至麻胀感传导至手指指端2～3分钟。

 拿法
　　以双手或者单手提拿颈后、颈部两侧和肩部的肌肉，反复进行3～5次。

 叩击法
　　以叩击法分别在患者的项背部和肩胛部位进行拍打、叩击，反复进行3～5次，使筋骨和肌肉得到舒展。

（2）肩关节前内侧酸痛，牵及肘关节内侧（少海穴处）酸痛，沿前臂内后缘直至掌面及小指，无名指酸麻胀痛者，为手少阴经病。我们选取极泉、青灵、少海、少府等穴，必要时加颈臂穴治之。

（3）肩胛冈上斜方肌，冈上肌酸痛，或/和肩胛骨深层酸痛，沿肩下腋后（臑俞、肩贞穴处），上臂外后缘，肘后，前臂外后，至手背无名指，小指酸麻胀痛者，为手太阳经病。我们选择肩井、曲垣、天宗、肩贞、天井、养老、中渚等穴治之。

（4）项后下段（颈六、七节）酸胀僵硬，伴背上段怕冷，胸椎旁与肩胛骨之间酸痛者，为足太阳经病。我们选出大杼、厥阴俞、督俞、附分、膏肓、膈关等穴治之。

湿疹的穴位按摩及指压法

湿疹是一种免疫异常性皮肤病，皮疹有渗出性、迁延不愈、反复发作，严重危害人类的身心健康。中医穴道按摩指压法不仅能止痒，治愈湿疹的可能性也非常大。

治疗湿疹的中医穴位及指压手法：

止痒、祛除湿疹的穴道之一称为治痒，刺激此穴位，有止痒之效。治痒穴是在手腕放下时，从肩膀凹洼，以垂直线而下，该线与乳头的水平线相交处。

患者自我按摩时一面缓缓吐气，一面

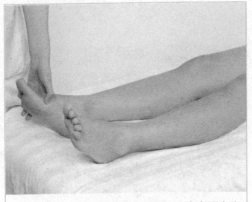

◎太白穴对治疗和缓解湿疹有奇效，患者可在生活中按摩此穴来缓解症状。

按压6秒钟，反复做10次，即可止痒。

其次，一面吐气一面按压太白（即在脚拇趾下部，大骨外侧的穴位）大约按20次。如此，因湿疹而引起的红色斑疹便会消失。

湿疹患者可以适当多吃以下蔬菜有助预防和治疗湿疹：

1.苦瓜

苦瓜内含奎宁。具有清热解毒、祛湿止痒之功。可用于治疗热毒、疥疮、痱子、湿疹等病症。

2.番茄

番茄内含丰富的维生素A、维生素B_1、维生素B_2、维生素C、烟酸，维生素E；还含有苹果酸、柠檬酸、钙、磷、铁及番茄碱等物质。具有生津止咳、健胃消食、凉血平肝、清热等功效。番茄中的果酸对维生素C有保护作用，故而能有效地补充维生素C；番茄碱有抑菌消炎、降低血管通透性作用，所以外用番茄汁治疗湿疹可起到止痒收敛的作用。

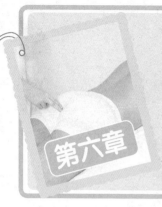

疑难杂症的经络穴位保健法

第六章

◎一般的疾病我们或采取中药治疗或采取西药治疗，但是对于某些疑难杂症不管是中药还是西药效果都不理想，这时我们不妨试试按摩一些身体的经络穴位，往往会起到意想不到的效果。

耳鸣的穴位治疗法

治疗耳鸣的穴位有哪些？治疗耳鸣的穴位你了解吗？下面为你解说治疗耳鸣的穴位。

中医认为耳鸣是肾虚引起的症状，而肾是人的生命之源，因此肾功能正常的人总是精力旺盛，显得朝气蓬勃。涌泉穴是强肾的重要穴位。现代人在平坦的马路上行走惯了，因此稍稍对涌泉穴施以压迫，很多人都会感到痛，这就是肾虚的表现，肾虚易引起耳鸣。经常用大拇指按摩涌泉穴，或穿疙疙瘩瘩的健康拖鞋刺激涌泉穴，能固肾强精，从而消除耳鸣。工作或学习时，如有条件，可将一球体（如高尔夫球）置于脚下地板上，脚踏上它来回滚动加以刺激，是既方便又省事的方法。

其他方法还有：

（1）脸颊右下侧，下颌骨连接处的偏上侧，有个窝，按下去后就觉得鼻子硬骨那块儿胀胀的，这个穴位特别有效，按下去就不响，速效。

（2）耳垂上方、耳朵的外边缘刚刚有软骨的地方，捏住，就不响，速效。

（3）右侧耳朵往下沿着颈部一直到肩井穴之间，反复按摩、捏揉，有效。

（4）鸣天鼓，有效。

（5）百会穴（头顶），有效，但不明显。

便秘的穴位治疗法

便秘的经历相信很多人都有过，虽然它看似一个小毛病，但给生活带来了不少烦恼。长期的便秘对于身体健康非常不利，可以引起很多疾病的发生，如痔疮、肛裂、结肠癌等，更严重的是可诱发心绞痛、心肌梗死、脑出血等。可以说，便秘是危害中老年朋友健康甚至生命安全的一个潜藏杀手。所以，我们应该在日常生活中加强便秘的预防和治疗。

长强穴就在后背的正下方，尾骨端与肛门连线的中点处。"长"是长大、旺盛，而"强"顾名思义就是强壮、充实。长强合二为一，意味着这个穴位的气血很强盛。古人对这个穴位有一个解释，叫"循环无端之谓长，健行不息之谓强。"意思是人体的气血是循环不息的，新陈代谢就在循环运行之中完成。气血运行正常的话，人体的健康就能够得到保证；否则，就很可能得病。

长强穴是保证人体气血升降的穴位，对于中气下陷证，如脱肛、痔疮、便秘等，都可以通过按摩长强穴来防治。长强穴在尾骨端下面，也就是我们粗脊柱最下面的点，尾巴尖与肛门连线中点的位置。找这个穴的时候，最好趴在床上，胸部和膝盖位置紧贴床，或者半跪在床上，臀部翘起，很容易找到。

具体的做法也很简单：趴在床上，让家人帮忙艾灸长强穴，每次穴灸20分钟左右，长强处感到发热就可以了。

如果这样操作觉得不放心，或者不方便的话，也可以在晚上睡觉前，趴在床上，将双手搓热，然后趁热顺着腰椎尾骨往下搓，搓100下，让长强穴处感到发热就可以。事实上，针刺长强穴，可以改变大肠的收缩和舒张的状态，从而改善便秘。

治疗便秘还有其他一些重要的穴位：气海穴（脐下1.5寸），关元穴（脐下三寸），曲骨穴（小腹耻骨联合上缘中点处）。

除此以外，适当的运动锻炼可以加强

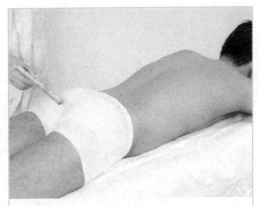

◎便秘的患者，可以经常艾灸长强穴（尾骨尖下0.5寸，于尾骨端与肛门中点取穴）来进行缓解和治疗。

腹肌收缩力，促进胃肠蠕动和增加排便动力。因此早上起来可以散步、慢跑、做体操，如果实在没有时间，可在办公室里多做半蹲动作，也可以锻炼腹肌张力，弥补运动不足。

现在，你不妨用自己的双手，坚持以下自我按摩法，相信能起到通便的作用。

1.按摩腹部

摩腹：仰卧于床上，用右手或双手叠加按于腹部，按顺时针做环形而有节律的抚摸，力量适度，动作流畅。3~5分钟。

按揉天枢穴：仰卧于床上，用中指指腹放在同侧的天枢穴上，中指适当用力，顺时针按揉1分钟。

掌揉中脘穴：仰卧于床上，左手的掌心紧贴于中脘穴上，将右手掌心重叠在左手背上，适当用力揉按1分钟。

推肋部：仰卧于床上，两手掌放在体侧，然后用掌根从上向下推两侧肋部，反复做1分钟。

按揉关元穴：仰卧于床上，用一手中指

指腹放在关元穴上, 适当用力按揉1分钟。

提拿腹肌: 仰卧于床上, 两手同时提拿捏腹部肌肉1分钟。

2.按摩腰骶

推擦腰骶部: 坐于床上, 两手五指并拢, 以掌根贴于同侧的腰骶部, 适当用力自上而下地推擦数次, 直至腰骶部发热为度。

按揉肾俞穴: 坐于床上, 两手叉腰, 两拇指按于两侧肾俞穴上, 适当用力按揉1分钟。

3.按摩四肢

按揉合谷穴: 以一侧拇指指腹按住合谷穴, 轻轻揉动, 以酸胀感为宜, 每侧1分钟, 共2分钟。合谷穴是全身四大保健穴之一, 也是清热止痛的良穴, 可以有效缓解因便秘造成的头晕、饮食不振、情绪烦躁、黄褐斑、痤疮和腹痛等症。

按揉支沟穴: 以一侧拇指指腹按住支沟穴, 轻轻揉动, 以酸胀感为宜, 每侧1分钟, 共2分钟。支沟穴是治疗便秘的特效穴。

按揉足三里穴: 坐于床上, 两膝关节自然伸直, 用拇指指腹按在同侧的足三里穴上, 适当用力按揉1分钟, 感觉酸胀为度。

按揉三阴交穴: 坐于床上, 两膝关节自然伸直, 用拇指指腹按于同侧的三阴交穴上, 适当用力按揉1分钟, 感觉以酸胀为度。

4.指压相关穴位

大便未出时, 两手重叠在神阙穴 (即肚脐) 周围, 按顺逆时针各按摩15次, 然后轻拍肚子15次。

大便将出不出时, 用右手食指压迫会阴穴 (二阴之间中点), 便可助大便缓缓排出, 心情要轻松, 千万不可焦急。此外, 坐在马桶上, 静神, 深呼吸, 引意念于肠, 做提肛运动15次, 也可以起到很好的排便效果。

以上的自我按摩法能调理肠胃功能, 锻炼腹肌张力, 增强体质, 尤其适用于慢性便秘的人。但必须坚持早晚各按摩一遍, 手法应轻快、灵活, 以腹部按摩为主。

大便干燥的穴位治疗法

大便干燥一般情况下是因为大肠热所致, 但肺与大肠相表里, 有时肺热也会引起大便干燥甚至几天不解便, 这时就需要清肺热。采用按鱼际、搓太渊、经渠穴则可以调整肺经从而达到调理肺脏的作用。

治疗手法:

用大拇指沿顺时针方向按鱼际穴10分钟, 后沿太渊向经渠穴方向搓5分钟。

痔、脱肛按摩疗法

严重时必须接受外科治疗。穴位疗法, 是促进肛门周围的血液循环, 调整消化功能, 而使排便顺畅。首先, 以头部百会、颈根部的大椎为出发点, 接着指压背部、腰部的各穴位。尤其对接近患部的会阳与长强要进行仔细的指压。足腰的虚冷会使肛门的症状恶化，所以需以腰部的三焦俞、肾俞、足部的三阴交、太溪等指压来对应。为了调整消化功能，腹部的天枢、足三里的指压与按摩与不可缺少。最后，总结下治疗腹泻的穴位：

百会：对痔的治疗非常有效的穴位，用似要穿透身体中心的指压方式。

大椎：对易腹泻而增加肛门负担的人或肛门周围产生脓包的人有效。

长强：对痔的治疗特别重要的穴位，反复进行3~5秒的指压。

会阳：促进肛门周围的血液循环，对脱肛等的治疗也有效果。

足三里：调整消化功能，可使排便顺畅且减轻肛门的负担。

肾俞：可放松腰部，改善肛门血液循环。

干燥鼻出血的穴位治疗法

从中医角度讲，秋天干燥，人体阳气也随之旺盛，即俗话所说"容易上火"，故多见血随气上冲鼻咽导致出血。

对于非内科疾病和外伤引起的一般性鼻出血，自我推拿有比较好的预防作用。按以下方法有规律地按摩，可以很好地减少鼻出血的发生。

推拿疗法：

（1）按揉迎香、巨髎。这两穴都位于鼻翼旁。迎香穴在鼻翼外缘中点。巨髎穴在瞳孔直下，鼻唇沟外侧，与鼻翼下缘

相平。按摩时将双手食指指腹放于左右穴位，对称地进行按揉。先迎香，后巨髎，每穴5分钟，早晚各1次。还可以把按摩范围扩大，将两手食指或中指的指腹面放在鼻翼的两侧，沿鼻梁向上摩揉，可以到两眉之间，向下可以到鼻翼旁。注意按压要适度，最好由轻渐重。这样每天来回摩擦50次，有预防感冒、宣通鼻窍、防止鼻出血的作用。

（2）揉上星、神庭。此两穴都位于人体中轴的督脉上。神庭在前发际线直上半寸(同身寸，即每个人自身大拇指的宽度为1寸，下同），上星在前发际线直上1寸。可以用一手的拇指按压在穴位上，有酸胀感后向一个方向按揉，每穴5分钟，早晚各1次。

此外，由于小儿为"纯阳之体"，鼻出血多因肺热、胃热引起，故家长可以用拇指推小儿双手的无名指和拇指掌侧，从指尖推向指根，这样可以清肺、胃两经之热，防止鼻出血。

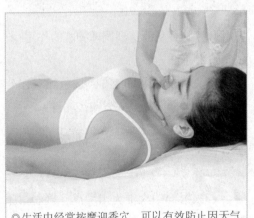

◎生活中经常按摩迎香穴，可以有效防止因天气干燥引起的鼻子出血症状。

腹泻的中医穴位疗法

立秋过后，天气渐凉，各大医院病人又见增多。尤其小儿腹泻病人数上升较多，大多伴有高热、呕吐、咳嗽、流涕，接着出现像自来水样喷射而出的腹泻。中医对腹泻的认识不外乎内因、外邪、情志等几个方面。腹泻是由于各种原因导致脾胃的运化失司，肾阳温运障碍，小肠受盛和大肠的传导功能失常所致，通过中医穴位按摩可以很好地治疗和预防腹泻。腹泻的具体穴位按摩手法如下：

1.脾土穴按摩

脾土穴位于大拇指桡侧边。医者用拇指桡侧缘沿患儿的左拇指桡侧缘从指端推向指根100~300次。

2.大肠穴按摩

大肠穴位于食指桡侧缘。医者以右手拇指桡侧缘沿患儿的左食指桡侧边从指端推向指根100~200次。

3.小肠穴按摩

小肠穴位于小指尺侧边。医者以右手拇指桡侧缘沿患儿的左小指尺侧边从指根推向指尖100~200次。

4.顺运内八卦

内八卦位于掌心内劳宫穴周围。医者以左手扶住患儿左手，用其拇指前端遮盖住患儿中指指根处，以右手拇指指尖端在患儿的内劳宫穴周围做顺时针方向运转50次左右。

5.摩腹

腹位于肚脐周围。医者用掌面做逆时针方向摩腹100~200次。

6.按揉中脘穴

中脘穴位于剑突下至肚脐的中间处。医者用用拇指或中指点按中脘穴半分钟，顺时针方向揉2分钟，以局部有酸胀感为佳。

7.分推腹阴阳

该穴位于两侧季肋缘处。医者以两手拇指自剑突下沿两侧季肋缘分推10~20次。

8.按揉足三里

足三里是足阳明胃经的合穴，对消化系统有双向良性调节的作用，比如腹泻了按摩它可以止泻，便秘了按摩它可以通便。

该穴位于膝下3寸胫骨外侧缘约一横指处。医者以拇指分别在两侧足三里穴上各按揉30~50次。

按摩可以帮助缓解腹泻的情况，但是如果想根治腹泻的话，就需要长期进行坚持，这样才能根本上解决腹泻的问题。

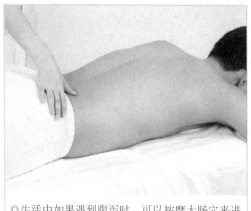

◎生活中如果遇到腹泻时，可以按摩大肠穴来进行缓解和治疗。

腹泻的经筋疗法

检查筋结

检查筋结方法：施治者先以拇指触诊，以空拳叩击的方法叩击颈椎和腰椎关节，以探查有无疾病筋结。

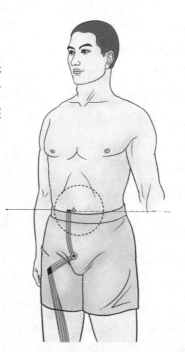

腹泻的固定筋结常存在于足太阴经筋循行于腹部的区域

治疗步骤

 按法

患者取仰卧位，施治者以手掌或者大小鱼际揉按腹部胀痛点或者条块样的筋结点，反复揉按10余次。

 推法

用掌推法或拳平推法，沿着小腿内侧足太阴经筋循行路线推按，以酸胀为度，施治约3分钟。

穴位按摩辅助治疗

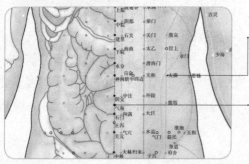

大横穴
腹中部，距脐中4寸处

气海穴
位于体前正中线，脐下1.5寸

在采用经筋疗法治疗腹泻的同时，可以用穴位按摩法进行辅助治疗。其具体方法为：用手指揉按患者大横穴和气海穴，持续约3分钟。

牙痛的穴位治疗法

牙痛是牙齿和牙周疾病的常见症状。一般遇到冷、热、酸、甜等刺激尤为明显。中医认为风火、风寒、胃热、虚火等皆可引起牙痛。用穴位自我按摩的手法，可缓解牙痛症状。

预备式：坐位或站位，全身放松，双眼平视微闭，呼吸调匀，静息1~2分钟。

1.指掐合谷穴

用拇指指尖，按于对侧合谷穴，其余四指置于掌心。适当用力由轻渐重掐压0.5~1分钟。

功效：疏风解表，活络镇痛。

2.按揉下关穴

用双手中指或食指指腹，放于同侧面部下关穴，适当用力按揉0.5~1分钟。

功效：疏风清热，解痉止痛。

3.按压颊车穴

用双手拇指指腹，放于同侧面部颊车穴，适当用力，由轻渐重按压0.5~1分钟。

功效：解痉止痛，活血消肿。

4.按揉风池穴

用双手拇指指尖，分别放在同侧风池穴，其余四指附在头部两侧，适当用力按揉0.5~1分钟。

功效：祛风散寒，提神醒脑。

5.指掐少海穴

用拇指指尖，放在对侧少海穴，适当用力掐0.5~1分钟。

功效：祛风散寒，通络止痛。

6.按揉阳溪穴

用拇指指腹，放在对侧阳溪穴，适当用力掐0.5~1分钟。

功效：通腑泄热，清热止痛。

功效：活血止痛，通络解痉。

7.揉按面颊部

用双手掌掌心，分别放在同侧面颊部，适当用力揉按0.5~1分钟，以面颊部发热为佳。

功效：活络散寒，缓痉止痛。

8.推行间穴

用一手拇指指腹放在对侧行间穴，适当用力上下推动0.5~1分钟。

功效：消肿止痛，通经活络。

自我健康按摩可在疼痛时操作。面部按摩时，用力可逐渐加重至有酸胀感窜至痛处为佳，以按摩患侧面部为主。肢体按摩可取双侧穴位。平时还应注意口腔卫生。

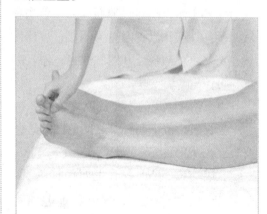

◎行间穴对缓解和治疗牙痛有奇效，生活中可以经常按摩此穴来进行防治。

口腔炎的中医穴位治疗

口腔炎就是口腔黏膜红肿、溃烂、起水疱等症状。患者不论吃喝都会感到刺痛，食物根本无法下肚。由于患部在口腔，而口内唾液非常多，这可是令人讨厌的病症。

口腔炎形成的原因是偏食。胃弱也会引起口腔炎，但这种情形最多只占1/5，几乎都是因缺少B族维生素所引起。因此患口腔炎可以说是身体健康的警示灯。

当今由于速食食品泛滥，大部分人很难做到摄取均衡的营养，许多人都因营养不均衡而引起。有些人则是因精神压力过大才引起。因此口腔炎可以说是文明病的一种。

另外，由于药品、化妆品的副作用，过敏者也会患口腔炎。因疲劳过度、身体衰弱，或是细菌入口，也都容易引起。有时食物会引起身体上出现宛如麻疹般的小点，这是由于食物与体质不合的缘故。尤其是吃虾和蟹这种海鲜而引起的口腔炎者很多。

口腔炎如果严重的话会变成溃疡、化脓、发热等症状。如果无法进餐的话，就会延迟恢复的时间。

指压"口内点"对治疗口腔炎非常有效。"口内点"位于中指指根中央，指压时一面缓缓吐气一面强压6秒钟，如此左右各做10次，每天做3回，就能缓解口腔炎和疼痛。指压"口内点"，对其他口腔疾病也很有效。

急性咽炎的中医穴位治疗

急性咽喉炎的主要症状是起病急，初起时咽部干燥，灼热；继而疼痛，吞咽唾液时咽痛往往比进食时更为明显；可伴发热，头痛，食欲缺乏和四肢酸痛；侵及喉部，可伴声嘶和咳嗽。

中医治疗咽炎的主要穴位有：

天突穴，位于两锁骨之间的凹陷处，合谷穴，即我们俗称的虎口穴。

三阴交穴，足内踝直上四横指处（自己的手，除拇指外，余四指并拢的横径距离）。

操作方法：

（1）合喉法。坐或躺着，自己或请家人用右手拇指和食指、中指、无名指分别置于喉结的左右两侧，固定住喉结，上

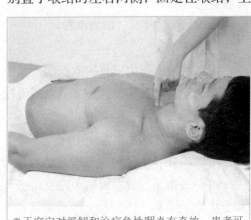

◎天突穴对缓解和治疗急性咽炎有奇效，患者可采用此穴进行急救。

咽部异物感的经筋疗法

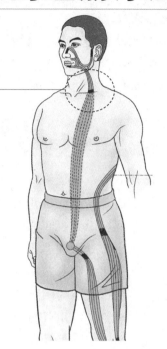

检查筋结

　　检查筋结方法：施治者在检查筋结时要探查患者的四肢和肩部，并进行左右对比，以判断筋结的具体位置。

咽部异物感的固定筋结通常都位于足阳明经筋散布于颈部的部位

治疗步骤

 1 指推法

　　先以轻柔的手法松解患处筋结，之后采用指推法自枕骨处向前下方用力推按头顶，反复操作1～2分钟。

2 揉法

　　以手掌大小鱼际从枕骨下侧肌肉向下揉按，至第7颈椎棘突两旁，反复进行揉按直至患者颈部发热发胀为止。

穴位按摩辅助治疗

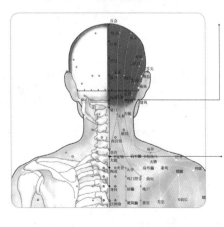

风池穴
颈后部，与风府穴相平，胸锁乳突肌与斜方肌上方之间的凹陷处

大椎穴
后正中线上，第7颈椎棘突下凹陷中

　　在采用经筋疗法治疗咽部异物感的同时，可以用穴位按摩法进行辅助治疗。其具体方法为：用手指揉按患者风池穴和大椎穴，持续约3分钟。

下快速抖动。

注意不要捏得太紧，且抖动力量不宜过重，以免造成呛咳，甚至窒息。

（2）右手中指指端点揉天突穴。1~2分钟，力量宜轻柔，不宜过重。

（3）分别点揉两合谷穴。1~3分钟。

（4）分别点揉两三阴交穴。3~5分钟，有酸胀感为度。

咽炎应在医生明确诊断之后进行以上治疗。若出现长时间声音嘶哑、消瘦、低热、咽痛，甚至痰中带血，应排除某些器质性病变，如喉癌、肺结核、肺癌等。

遗尿的穴位治疗法

中医认为，肾气不足，膀胱约束功能失调，不能制约水道，是造成小儿遗尿的主要原因。多数遗尿患者夜间熟睡不易唤醒，即使唤醒也常处于神志模糊的状态。因此治疗上宜用醒脑开窍和温补肾阳的治疗方法。根据督脉为阳脉之海，总督一身阳气的理论，选用督脉上的穴位，可温补人体的阳气，另外选用头皮上的其他穴位，可醒脑开窍。

具体的治疗方法是，取督脉上的百会穴，以及此穴旁开1寸处，从前向后的纵向线，用手指尖在这些部位敲打。每个部位各5分钟，每天早晚各1次。以上治疗部位正处于大脑皮层尿便中枢的投射区，刺激此处有助于提高尿便中枢的兴奋性，加强对脊髓排尿反射的控制，从而防治遗尿。除了敲打头皮，还可以

采用艾灸法：将艾条点燃之后在以上部位温灸，以局部感觉温热，而又不会被烫伤为宜。每次灸10分钟，每天1次即可。有温补活血的功效。

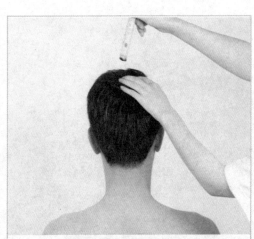

◎生活中如果采用艾灸百会穴治疗遗尿症，一定要注意每次艾灸不可超过10分钟，每天一次即可。

慢性鼻炎的穴位治疗法

慢性鼻炎是鼻腔黏膜和黏膜下层的慢性炎症。表现为鼻黏膜的慢性充血肿胀，称慢性单纯性鼻炎。若发展为鼻黏膜和鼻甲骨的增生肥厚，称慢性肥厚性鼻炎。

按摩穴位有可改善鼻炎症状，长期坚持可使其不再发作，方法有：

1.揉捏鼻部

用手指在鼻部两侧自上而下反复揉捏

鼻部5分钟，然后轻轻点按迎香和上迎香各1分钟。

2.推按经穴

依序拇指交替推印堂50次，用手的大

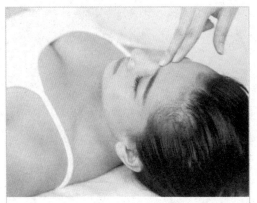

◎印堂穴对缓解和治疗慢性鼻炎有奇效，患者在生活中可经常按摩此穴。

鱼际从前额分别推抹到两侧太阳穴处1分钟，按揉手太阴肺经的中府、尺泽、合谷各1分钟，最后按揉风池1分钟。

3.提拿肩颈

用手掌抓捏颈后正中的督脉经穴，以及背部后正中线两侧的经穴，自上而下，反复4~6次。再从颈部向两侧肩部做提拿动作。重者提揉肩井穴，做3分钟，按揉肺俞穴1分钟。

4.揉擦背部

用手掌在上背来回摩擦按揉，感觉到皮肤透热时为度。

以上按摩手法每天做1次，10次为一疗程。

失眠的穴位治疗法

失眠，指无法入睡或无法保持睡眠状态，导致睡眠不足。又称入睡和维持睡眠障碍，祖国医学又称其为"不寐""不得眠""不得卧""目不瞑"，是以经常不能获得正常睡眠为特征的一种病症。失眠的症状主要表现为以下几点：

（1）入睡困难。

（2）不能熟睡，睡眠时间减少。

（3）早醒、醒后无法再入睡。

（4）频频从噩梦中惊醒，自感整夜都在做噩梦。

（5）睡过之后精力没有恢复。

（6）发病时间可长可短，短者数天可好转，长者持续数日难以恢复。

（7）容易被惊醒，有的对声音敏

感，有的对灯光敏感。

（8）很多失眠的人喜欢胡思乱想。

（9）长时间的失眠会导致神经衰弱和抑郁症，而神经衰弱患者的病症又会加重失眠。

此外，失眠还会引起人的疲劳感、不安、全身不适、无精打采、反应迟缓、头痛、注意力不能集中。失眠的最大影响是精神方面的，严重一点儿会导致精神分裂和抑郁症、焦虑症、自主神经功能紊乱等功能性疾病，以及各个系统疾病，如心血管系统、消化系统等。针对失眠患者，我们可以用穴位疗法来进行缓解，具体操作如下：

患者仰卧位，按摩者坐于患者头部

失眠的经筋疗法

检查筋结

检查筋结方法：对于失眠患者，施治者通常要在患者头部检查筋结位置。

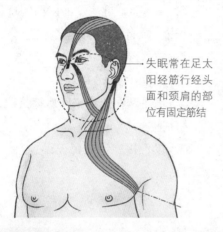

失眠常在足太阳经筋行经头面和颈肩的部位有固定筋结

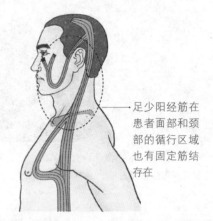

足少阳经筋在患者面部和颈部的循行区域也有固定筋结存在

治疗步骤

1 推法

患者取坐位，施治者采用指推法沿着患者眉骨进行推抹，往返8~10次。

2 拿法

采用拿法对患者颈椎至肩膀部位的肌肉进行反复提拿揉捏，操作5~8分钟，以改进患者的脑部血液循环。

穴位按摩辅助治疗

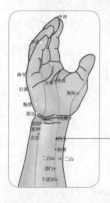

内关穴
前臂正中，腕横纹上2寸，在桡侧屈腕肌腱同掌长肌腱之间

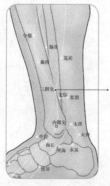

三阴交穴
小腿内侧，当足内踝尖上3寸，胫骨内侧缘后方

除了重点治疗足少阳经筋在头面部的筋结区域之外，对患者的内关穴和三阴交穴周围进行揉按也对治疗失眠有显著效果。

上方，以右手食、中二指点睛明穴3~5次后，以一指或双拇指推法，自印堂穴向两侧沿眉弓、前额推至两太阳穴处，按摩5~10分钟。然后双手拇指分别抵于两侧太阳穴，换用余下四指推擦脑后部风池穴至颈部两侧，重复两遍，再以双拇指指尖点按百会穴。

患者坐位，按摩者站于患者右侧，用右手五指置于患者头部，自前发际推向后发际5~7次，然后按摩者站在患者之后，沿两侧之胸锁乳突肌拿捏，拿肩井穴3~5次。

患者俯卧位，按摩者在其背部用滚按法，操作3~5分钟。心脾亏损者，可多按揉肾俞（腰部两侧），关元俞，最后再点按神门、足三里、三阴交。

患者可在每晚睡觉前，坐于床上进行如下按摩：

（1）揉百会50次。

（2）擦拭肾俞50次。

（3）摩脐下气海、关元50次。

（4）揉按足三里、三阴交各50次。

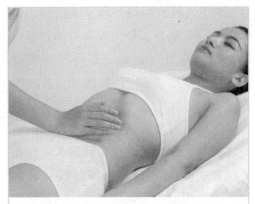

◎生活中经常失眠的患者，可以按摩气海穴来进行缓解和治疗。

（5）擦涌泉100次。

（6）仰卧于床上做细而均匀的深呼吸30次，全身放松意守丹田即可入睡。

每晚临睡前先揉足三里、三阴交，每穴1分钟，再掐按内关、神门穴1分钟，再用双手掌根部揉擦背部，以有热感为宜，重点按揉心俞、脾俞、肝俞。最后平卧闭目养神，不生杂念，用拇、食指按揉双侧睛明穴，连续揉按3~5分钟即可产生睡意。

初期白内障的穴位治疗

如果你眼中透明的水晶体呈现白浊状态，这就是白内障了。如果是因为眼睛水循环不佳、眼压非常高，这就是绿内障（青光眼）。这两种症状和体力、身体状况有关，所以体力衰退的上年纪者罹患率最高。例如老年人和年轻人过同样的生活，会由于体力不佳而产生这种症状。老年人熬夜、操劳过度，连续数日眼睛就会疲劳，在不知不觉中眼睛附近感到朦胧，

好像有一层薄膜或薄雾的感觉，看到电灯光线，就好像看到彩虹似的。

当你感到头晕时，这是白内障的初期症状，如果继续下去，眼睛会朦胧，有压迫感或产生偏头痛，甚至会恶心、呕吐。此时会感到如背负重物似的，在不知不觉间容易变得脾气暴躁。如果还不加以治疗的话，往往会导致失明。这种恐怖的白内障、绿内障形成的原因是什么呢？

老年人的白内障是由于眼睛的水晶体老化，其他真正原因尚未可知。有人说是因为水晶体硬化，紫外线蓄积过多，缺乏维生素C，钙质增加，荷尔蒙失调等。这种症状的恶化因人而异，但大多迟早会遍及双目。白内障和绿内障一般都必须接受药物治疗或手术治疗，轻微时，可用穴道指压健康法使它恢复。除了使用指压健康法外，还要有安静的环境和避免食用刺激性食物和良好的生活习惯。

治疗初期白内障主要有两个有效的穴道：

一处是太阳穴，另一处是由太阳穴向后水平移动3厘米左右之处。指压上述两

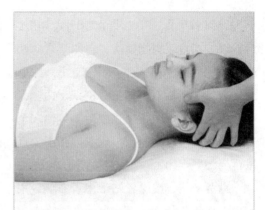

◎初期白内障可以选择按摩太阳穴，来进行缓解和治疗。

穴道时，应一面吐气，一面强压6秒钟，如此重复10~20次，每天做数回。这两处穴道对于中老年以上的人是很重要的，请务必牢记。

治疗老花眼的穴位及指压法

随着年龄的增加，眼睛也会像腰部、脚部一样老化、衰弱，老花眼就是身体老化现象之一。其他老化的现象以筋肉为首，身体各部分都失去弹性，变得松弛。眼睛的老化是由于水晶球功能减退。本来眼球无论大、小都能对正焦点，但由于眼球老化，使得眼球膨胀，因此才有很多人认为上了年纪就不中用。但是事实上五六十岁还不花眼，能正常生活的人很多，这些人根本不用老花眼镜。与这些人相同年纪，却要戴老花眼镜者，很明显，他们正在衰老。

预防全身的老化也能阻止老花眼的继续恶化，换句话说，只要每天身体不停地活动，直到上了年纪也未必会患老

花眼。一般所谓的老花眼，是指眼睛的水晶体功能慢性减低。老花眼并非只因视力异常，肩膀肌肉僵硬、头痛等也会导致老花眼。老花眼患者对阅读书报会渐渐感到麻烦而疏远它，如此便会渐渐落伍，被时代所淘汰，自己感到与年轻人的差距越来越大。

眼睛是胃肠的穴道所支配，因此指压胃肠点就能延缓身体老化，也可预防眼睛老化。"胃肠点"位于手掌生命线的正中央。指压时一面缓缓吐气一面压约6秒钟，每回做20次，每天做5回。指压左手则对右眼有效，指压右手则对左眼有效。其次采用相同要领指压后颈左右2厘米处穴道，此处穴道是有名的眼点穴和天柱穴。

视力异常的经筋疗法

检查筋结

检查筋结方法：施治者以揉按手法探查患者双手指指节、两肘和两膝及枕骨部位，并左右对比，以判断有无筋结。

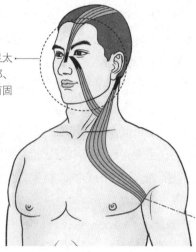

视力异常患者的足太阳经筋经过头颞部、眼眶周围的部位有固定筋结

治疗步骤

1 点法

以拇指指尖或者食指指关节点按眼眶周围和额眉部，操作3~4分钟。

2 推法

施治者以拇指指腹在患者头顶沿水平方向用力推按，持续片刻，以患者眼部出现麻胀酸痛感为止，时间控制在3~4分钟。

3 叩击法

施治者屈曲四指，反复叩击患者颈部上段后侧和两侧，操作10余次。

穴位按摩辅助治疗

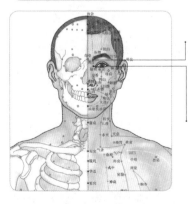

攒竹穴
位于面部，眉毛内侧边缘凹陷处

睛明穴
位于面部，目内眦角梢上方凹陷处

采用经筋疗法治疗之后，可以采用穴位按摩法进行辅助治疗。具体手法是，以手指对患者的攒竹穴、睛明穴进行揉按，时间为3分钟。

抑郁症的穴位治疗法

不论在单位还是学校，到处都会出现谣言。不管谣传的好坏，只要与自己有关，许多人就会非常在意。因谣言而产生神经衰弱而导致自杀的女性也不在少数。这虽然是社会问题，但却无法限制人的性格，所以人人应以"不在意、不在乎"为上策。这和为一些微不足道之事而烦恼比起来，"没时间处理小事"是一般人所向往的。事实上，我们对于不在乎别人谣言或中伤，能大胆拥有"要说就随他去说"的心胸，能我行我素的人，是很有敬佩的。

例如看到了别人，就在自己脑中不断虚构别人的言行是"他装成这样，不是又来传播谣言了吧"或是"看到我时就笑脸相迎，我不在时就中伤我"等。

我们要使自己不去虚构别人的言行，不散播谣言，即使谣言入耳，也应该具有一笑了之的自信力。只要认为"那家伙真可怜，只会说别人的坏话"，就能对别人捏造的谣言充当耳边风，不闻不问。

治疗抑郁症，不理会谣言者，往往在思想上会感到委屈，时间稍长会形成不良姿势，而且眼神向上，颈向前倾。因为产

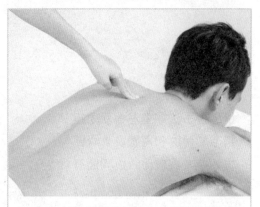

◎身柱穴对缓解和治疗抑郁症有奇效，患者要在生活中经常按摩此穴。

生自我防卫意识，往往会影响到形体。为了使颈、背伸直，应该指压身柱。身柱位于背部第三胸椎下方，指压时挺胸，一面缓缓吐气一面压6秒钟，如此重复20次。其次是采用同样的要领指压后颈根和肩膀中央的肩井，它能除去肩部多余的力气。渐渐地便可以治疗抑郁症。

平时还要养成肛门用力的习惯，如此自然而然腰部使劲，姿势就端正，自我防卫意识减轻，自信力增加，从而不在意别人的谣言了。这些都有利于治疗抑郁症。

分离障碍的穴位治疗法

分离障碍不仅是女性特有的症状，有许多男性也有这种症状。分离障碍完全是基于精神性原因所产生，也可说是对自己撒娇无法自觉者的疾病，尤其是独生子女，都在娇生惯养中长大，稍不称心则生

气，变得歇斯底里。也会因为心中的不安或纠葛、焦躁、欲求不满足等不断积累、突然爆发成分离障碍。

分离障碍严重的话，会出现头痛、耳鸣、痉挛、目不能视、声不能出等症

状，连身体也会异常。但是分离障碍只要无他人在场就不会发生。也就是说心里感到不安或不满的对象如果存在的话，这种症状才会发生。所以说分离障碍也是任性心病的证明。

分离障碍的特征是大肆骚乱、乱嚷，仿佛小孩一般。患者在性格上大都是追求虚荣、任性、喜爱花俏者，稍不如意就生气、悲伤、焦躁，分离障碍就会引发。

分离障碍大都出现于女性身上，但男性在工作上无法称心、如愿以偿，对人滥发脾气时也会发生。出现分离障碍时，表情凶横、身体僵硬。治疗这种人必须和颜悦色以对。

对治疗分离障碍有效的穴道是颈脖子和颈脖子下方左右的眼点，以及肩膀中央的肩井、第八第九胸椎和足三里。在上述诸穴缓缓加以指压，就能调节身体状况，指压时应该一边缓缓吐气一边强压6秒钟，如此重复数次。

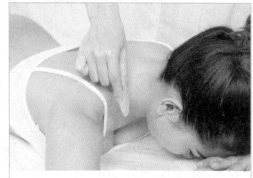

◎治疗分离障碍可采用刮痧或按摩肩井穴，来进行缓解和治疗。

音哑与失喑的穴位治疗法

音哑是指说话声音嘶哑，说话费力，音域小，音量低；失喑则是指旁人完全听不到声音，或仅在旁人将耳朵贴近患者的口唇，才能听到轻微的语音。

病因病机：

（1）实证：风寒袭肺或风热犯肺，或寒邪化热复感外寒，致热为寒郁，肺气不宣，会厌不利，以致音不能出。

（2）虚证：言多耗气，久则气阴耗损，或久病肺肾两亏，致肺阴不足，喉不得润，音不能出。

临床表现：

1.实证

（1）风寒

症见卒然声音不扬，甚则嘶哑，兼见咳嗽，鼻塞，头痛恶寒发热，舌苔薄白，脉浮紧。

（2）风热

症见发音不扬，声音低微，伴咽痛咽干，咳痰黄稠，口渴尿赤，舌红苔黄，脉滑数。

2.虚证

（1）肺燥津伤

症见音哑，口干咽燥，干咳无痰，唇干鼻燥，舌红，脉细数。

（2）肺肾阴虚

症见音哑，失喑，逐渐加重，日久不愈，伴咽干喉燥，干咳少痰，手足心热，腰酸膝软，周身乏力，舌红少苔，脉细。

治疗手法：

1.夹喉穴—指禅推法

夹喉穴，位于喉结两侧，人迎穴上下延伸各1.5寸，即甲状软骨边缘，喉返神经循行部。

一指禅推法，15分钟，手法轻柔和缓、深透有力，至病位温热，唾液分泌增多，咽干好转。

2.指揉、点振膻中、天突

每穴三分钟，得气为度。

3.辨证加减

（1）风寒：拿揉肩井、风池；擦风门、肺俞；点按列缺、合谷。

（2）风热：拿肩井、风池；揉曲池、大椎、合谷、列缺。

（3）肺燥津伤：揉肺俞、风门；推

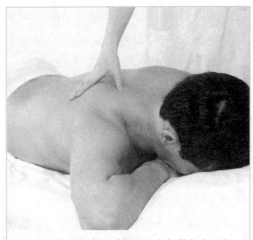

◎音哑与失喑患者可采用风门穴与其他穴配伍，来缓解和治疗此症。

膻中、天突；循肋分推两胁。

（4）肺肾阴虚：揉肺俞、肾俞；推气海、关元；擦腰骶八髎。

胸痹的穴位治疗法

胸痹是以胸部闷痛，甚则胸痛彻背，短气喘息，不得平卧为主症的一种病症。轻者胸闷气短，重则胸痛彻背，背痛彻心。

（1）寒邪壅盛，素体阳虚，胸阳正属不足，若因工作劳累，终日伏案少动，使胸阳不展，或病延日久，气滞血瘀，络脉痹阻；或因感受寒湿阴冷之邪，致阴寒内盛，痹阻脉络而成胸痹。症见胸痛彻背，遇寒痛甚，喘息、咳唾短气，面色白，手足厥冷，苔白腻，脉沉迟。

（2）痰浊壅盛，饮食不节，过食肥甘、生冷或经常饮酒，损伤脾胃，导致湿热内蕴，上犯胸间，引起气机失畅，

闭塞不通而成胸痹。症见胸中满闷而痛，痛彻背部，气短喘促，心悸胸闷，呕恶吐涎，不得平卧，苔滑腻，脉濡滑或弦滑。

治疗手法：

1.背腧穴综合手法

患者取自然舒适位或卧位，医者先在患者背腧穴上（以左侧肩胛间区为主）寻找压痛敏感点，找到后即以此为输施以指揉法、点按法，手法轻重以患者感觉舒适为度，需反复寻找，治疗3~5遍，直至疼痛明显缓解或消失，如为慢性病变患者，若触及结节状或条索状阳性反应物时，可酌情选用弹拨法、捋顺

法，手法轻重以患者能耐受为度，最后施以散法。

2.胸部点按法、点振法

先以指揉法施术于天突、膻中、气户、屋翳、中府等穴，继以指按法及指振法，每穴3次，最后施以任脉揉顺及循肋分推两胁。

3.四肢部腧穴点按法

分别点按、弹拨极泉、曲泽、内关、神门。

4.辨证加减

（1）气滞血瘀，寒邪壅盛。揉心俞、厥阴俞，横擦屋翳，使热透胸背。

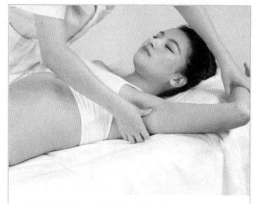

◎胸痹症患者，可选择按摩极泉穴来进行缓解和治疗。

（2）痰涎壅盛，痹阻脉络。摩腹，擦督脉胸段。

胆囊炎胁痛的穴位治疗法

胆囊炎为消化常见病，以右胁下胆囊区疼痛为主要临床特征，并常伴有腹胀、食欲缺乏，消化不良等症状。临床上有急、慢性之分，并常与结石同时存在，严重时出现胆绞痛。本病有反复发作倾向，病程多较迁延。

（1）肝气郁结：胁肋胀痛，走窜不定，疼痛每因情绪变化而增减，抑郁恼怒，可诱发或加重症状，伴烦躁易怒，嗳气频频，胸闷喜太息，苔黄薄白，脉弱。

（2）瘀血停积：胁肋刺痛，痛有定处，入夜或嗜食肥甘厚味后尤甚。胁肋下或见症块，舌黯，脉弦。

（3）肝血不足：胁肋隐痛，绵绵不休，遇劳尤甚。伴头晕目眩，虚烦少眠，爪甲不荣，舌红少苔，脉细数。

（4）肝胆湿热：症见胁肋胀痛，嗜食辛辣后痛剧，伴口苦恶心，胸闷纳呆，脘腹胀满，便溏不爽，或身黄尿黄，舌苔黄腻或白腻，脉滑。

下面，我们介绍一些胆囊炎的穴位治疗手法：

1.背腧穴综合手法

首先在背腧穴上寻找压痛敏感点，找到后即以此为输施行指揉法，得气为度。反复寻找，治疗2~3遍，如遇有结节或条索状阳性反应物，可在此施以弹拨法、揉顺法、散法，手法轻重以患者能耐受为度，如无压痛敏感点及阳性反应物，则在胆俞穴上施术。

2.胆囊区掌揉法

以右掌根置于患者右肋下，行掌揉法，顺逆时针均可，轻重以病位得气，患者感觉舒适为度，行10~15分钟。

3.摩腹

多采用大摩腹泻法，或视虚实言补泻，但第一次治疗宜只泻不补，10分钟后或至肠蠕动加快。

4.胆囊穴点按法

点按双侧胆囊穴、足三里、内关，得气为度。

5.辨证加减

（1）肝气郁结：循肋合推两肋；点膻中；揉章门、期门。

（2）瘀血停积：揉肝俞、胆俞；点血海、足三里、三阴交。

（3）肝血不足：一指禅推中脘、天枢；揉脾俞、胃俞、足三里。

（4）肝胆湿热：点足三里、条口、丰隆。

肋间神经痛的穴位治疗

由胸部到侧腹或是由背部到侧腹，如果产生强烈疼痛，那么在转身、大声笑、深呼吸、打哈欠时都会感到痛苦难当，这就是肋间神经痛。

所谓肋间神经，是沿着胸部肋骨，由背后经过侧腹，一直到胸前的神经。肋间神经痛就是沿着这条神经，经胸部、腹部呈半环状的强烈疼痛。

肋间神经疼痛的原因是由于脊椎生病或是胸膜黏合，但还有其他尚无法了解的原因。其他如肝病是原因之一。突发性、真性的肋间神经痛原因至今仍然一无所知。这种疼痛会因咳嗽或呼吸强弱而定，严重时可能会形成呼吸困难。一般是吸气感到痛苦，吐气则否。但是应该注意的是有时误认为是肋间神经痛，但其实是肋膜炎或狭心症。

真性的肋间神经痛有三种特征。一是背骨侧面即是压痛点，二是腋窝即是压痛点，三是胸侧面即是痛点，只轻轻一压疼痛难当。

为了防止肋间神经突发疼痛，必谨记以下的穴道指压法，这种方法在病发半年内能即刻治愈，如果病发数年的话，只要持之以恒也能治愈。

在手背距横纹三指处有外关穴。在小脚趾和第四趾之间用指尖向上搓，到了尽处就是临泣穴。指压时只要在这两处穴位上，一面缓缓吐气一面轻压6秒钟，左右各按10次就能去除疼痛。

肋间神经痛有时不只限于胸部，连背

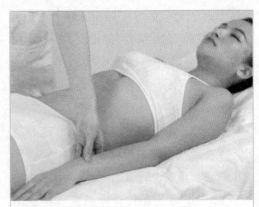

◎肋间神经痛患者可采用按摩外关穴，来进行缓解此病症。

部和肚子也有疼痛的可能。在这种情况下，只要用穴道指压法就可奏效。如果想提高效果的话，在指压前先用温湿布覆盖患处。如果治疗后还感到相当疼痛，则再用温湿布擦患处，重新再指压一次就可减轻疼痛。

治疗鼻蓄脓的穴位与指压法

鼻蓄脓可以说是鼻病的代表。所谓鼻蓄脓，是由于累积脓引起的症状之一，这种蓄脓症正确的说法是化脓性副鼻腔炎。这是由于鼻腔周围的上颚洞、前头洞、蝶形骨洞、节骨洞等四大空洞发炎，黏膜化脓而引起。

所谓鼻闭塞有鼻塞、头痛、头重、鼻出脓汁、鼻内疼痛等，由于鼻子闻不出味道，食不知味，每日生活不愉快，一点儿干劲也没有。

由于鼻脓塞着呼吸道，所以氧气吸入量少，因此脑功能不佳，当然会导致精力不佳、记忆力减退，患者若是学生，成绩自然也会受到影响，这些都是由于细菌所引起，而且时常也会引起急性鼻炎或麻疹。这种鼻蓄脓症的患者大多是年轻人，在中学生中，男学生占15％，女学生占1％。成人中也有许多人被鼻蓄脓所困扰，儿童当中，患者较少。

鼻蓄脓患者拖着长鼻涕，会给人有不洁之感。如果因此而使记忆力衰退、思考力迟钝，如此可说是失去工作资格，甚至会影响自己的社会交往，因此必须及早治疗。我们在下面要介绍的穴位疗法对鼻蓄脓症有特效：

首先将手掌小指侧置于鼻子正中线。将左右的小指尖置于眉间和鼻根处。然后将小指沿着正中线向上一面急速吐气，一面向上摩擦，如此重复30次。这种指压法不仅对鼻蓄脓有效，而且对头痛、头重、鼻炎都有效。它能使鼻子通畅，头脑清爽，使你对工作和人际关系都会产生自信。如果采用指压法和食疗法来治疗，效果会更好。

鼻蓄脓的食物疗法是在生活中不喝过多的水，不吃太多的白砂糖和人工甜味料。

治疗鼻内脓疙瘩的穴位及指压法

常用手来挖鼻孔，则会使鼻内黏膜产生脓疙瘩。最初鼻内会稍感疼痛，如果不予理会而继续下去的话会更加恶化，脓疙瘩会越变越大，妨碍呼吸，使患者十分痛苦。

如果想用指尖将脓疙瘩取出，但这并非一件易事，而且会由于无意间触及而疼痛难忍，更严重的话，会使疙瘩的脓流出鼻孔，如此一来，就会心烦意乱，没有心情做事。

鼻中产生疙瘩的原因是由于指头伤害到鼻黏膜，细菌由伤处侵入，导致化脓。

由于细菌是由指尖传入，因此手应该随时保持清洁。然而鼻中黏膜容易受伤，因此应将指甲剪短，并且保持清洁。

治疗鼻内脓疙瘩的穴位及指压法有如下几种：

眉毛之间称印堂，如果鼻中长疙瘩时，指压此处非常有效。指压时先深吸一口气，然后一面缓缓吐气，一面用双手食指强压6秒钟（压至稍感疼痛程度），此时应想象为血液由眼流向鼻子，如此重复做10次。

其次用同样要领按鼻梁两侧10次。指压时，是用双手拇指指腹由左右强压。每日压3次，连续2天，疙瘩就会渐渐消失。

头前部疼痛的穴位治疗法

头前部疼痛，由热性疾病引起的情形较多。有些人在开完会后，以拍打前头部消除疲劳，这是一个有效的方法。

治疗头前部疼痛的穴位有：百会穴、阳白穴、囟会穴、前顶穴、头维穴、太阳穴、曲池穴及小腿部的足三里穴。

自我治疗时以百会穴为中心，按正中线上的穴道，如此来确认疼痛的部位，再决定运用的穴道。

具体指压和揉捻的方法如下：

1.头部穴道的指压法

以食指或中指，轻按正中线上的穴道，如此来确认疼痛的部位，然后再以两手的食指，指压疼痛的部位。不要用太强的刺激，要慢慢地增加压力，压4~5秒后再逐渐放松，如此重复做2~3次。

头顶穴道的指压。把中指重叠在食指上，稍微用力地指压。10秒之后再慢慢放松，重复这样做2~3次。

阳白穴的指压。指尖慢慢地增加压力，4~5秒后再逐渐放松，刺激不要太强，重复这样做2~3次。

太阳穴与头维穴的指压。太阳穴是距

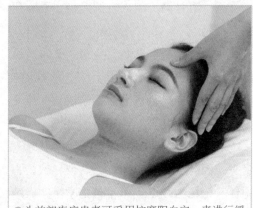

◎头前部疼痛患者可采用按摩阳白穴，来进行缓解和治疗。

离眼与眉毛中央后方约2厘米的穴道，以两手的食指，或是把中指重叠在食指上，稍微用力地压，十秒后再慢慢放松。头维穴也是以同样的要领来指压，并重复做2~3次。

2.手脚穴道的指压

把手臂弯曲约90度，以另一手拇指指尖来压曲池穴。小腿部的足三里穴，将膝盖弯曲成90度，再把中指重叠在食指上，用力指压，4~5秒后再放松，重复2~3次。

消化不良的穴位治疗法

中医学中的《内功图说》上说："两手摩腹，移行百步，除食滞。"同时还说："饭后摩腹，助脾运免积滞也。"这就是说，当发生消化不良、腹胀、喘气、吞酸或恶心呕吐及腹痛时，进行腹部按摩大有好处。

常见治疗方法：在左上腹部（大致相当于胃区）用手掌做轻微地擦摩，节律适中，也可以加用震颤手法（以手指操作）；然后，围绕脐部，从右下腹起做环形揉按（用掌指操作，但主要用中间三指的指力），从下而上，从右到左；在揉按的同时，有节律地施以轻轻地压力。全部操作时间大约20分钟，可以自我按摩，也可以由他人按摩。

饭后急性胃痛的穴位按摩

辣椒等食物因其爽快刺激的口感及温胃散寒、燥湿健胃、增强食欲的食用价值，深受大家喜爱。但由于其性辛燥大热，过多食用，就会刺激消化道黏膜，造成人体消化道内充血、痉挛，严重时甚至出现消化道出血等症状，尤其容易导致胃痛。

中医穴位按摩足三里等穴的方法，对缓解胃痛确有较好的疗效。足三里、梁丘、内庭均为足阳明胃经的穴位，按摩刺激这些穴位能起到清热和胃、缓痉止痛的作用；公孙穴为足太阴脾经的穴位，按摩该穴也能清泻胃热，和胃止痛。此法操作简便，有一定的应急效果。若用后胃痛不缓解，应立即到医院诊治，以免耽误病情。

膀胱炎的穴位治疗

急性膀胱炎的引起是在感冒之时，有时患者会烧到40℃。患者往往排尿时有异感，并时常上厕所，但尿却很少，稍加使劲排尿的话，就会疼痛难忍，身体有存尿感。此时下腹会开始感到疼痛，所排出的尿呈血红，如果再不医治，则病症将更加恶化。

脚部、腰部寒冷或是体质虚弱者比较容易患膀胱炎，膀胱炎大都是由于细菌感染所引起，但这只限于急性部分。慢性的话，大都是由于尿道结石或是尿道细长、排尿不畅所引起。

时常患膀胱炎者对日常生活必须严加注意，平常不可使脚部受凉，也不可禁尿，沐浴时必须将身体彻底洗净。

平时人好好的，突然无法排尿，这也属于膀胱炎。此时必须用浴巾蘸热水盖在下腹，在浴巾上用保温性良好的乙烯合成树脂包着，使它保持温湿，或者是泡在热水之中，但应保持水温不凉。如果患有膀胱炎会漏尿时，平常无论走路或站立，都应将臀部夹紧，使松弛的肌肉收缩，就不会再有漏尿的情形发生。

任何症状若慢性化时，就会比较难治，因此身有疾病时，应该及早治疗以免耽误。治疗膀胱炎的穴位及指压法如下：

首先将肚脐到耻骨连成一线，将线五等分，由下算起1/5处的穴位称为中极。此穴不但能增强精力，对泌尿系统也有特效。指压时一面缓缓吐气一面慢压6秒钟，如此重复20次。其次是指压脚底中央

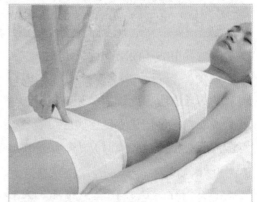

◎膀胱炎患者可以采用按摩中极穴来缓解和治疗此症状。

稍近趾侧凹穴的涌泉，采用同样要领指压10次。指压治疗膀胱炎必须有耐性，要能持之以恒，才能使你脱离苦海。

痔疮的中医穴位治疗

害怕上厕所，坐也不是，站也不是，会出血，会疼痛，会痒——相信许多人都经历过痔疮的痛苦。

"痔"可分为痔核、裂痔、痔瘘等，痛苦程度几乎相同，都是无法忍受。女性长痔者都羞于上医院求医，因此很多女性都任其恶化。痔是难病中的难病，痔的形成原因是不干净、便秘、慢性下痢、酒精吸取过量所引起。它受日常生活的影响很大，因此首先我们要重新考虑生活习惯，才能从根本上治疗痔疮。洗澡时应将身体洗净，不暴饮暴食等都是预防长痔的方法。

痔疮是一种常见病，多发病，由于人类在直立行走时直肠静脉血向上回流

比较困难，加上内脏的下压就更易形成静脉扩张而患痔疮。临床表现为肛门瘙痒、肿痛、出血。中医的理论为：痔疮为热迫血下行，郁结不散所至。年老体弱，饮酒吸烟，饮食过辛辣等都是其诱发因素。因此，科学合理的简易自我疗法对本病有重要意义。下面介绍一个针对痔疮非常有效的穴位疗法：

陶道穴属督脉，这个穴位是治疗痔疮的特效穴位。取穴时采用俯伏坐位，陶道穴位于颈部下端，当后正中线上，第一胸椎棘突和第二胸椎棘突之间的凹陷处。指压此穴道，可以治疗痔瘘、痔核、裂痔等疾病。此外，此穴还可配合其他穴位用来治疗颈部、肩部，以及相关的内脏病症。

呃逆症的穴位按摩手法

呃逆症是膈肌和肋间肌等辅助呼吸肌的阵挛性不随意挛缩，伴吸气期门突然闭锁，空气迅速流入气管内，发出特异性声音。大部分的人胸腔上半部都常会有胀气的感觉，此乃胃酸分泌过多所引起胃神经紊乱而造成呕吐现象，患者常感觉到心窝有灼热感，那是胃部的强酸逆流到食道，严重时会造成食道的灼伤。

呃逆的穴位自疗保健法最重要的取穴是翳风。配穴是内关、足三里。每次仅取一主穴，疗效不显时加配穴。下面逐一详细介绍之：

翳风穴，以拇指指腹在耳垂根后方陷中重按至疼痛，或向下颌骨方向按压，持续约1分钟，一次不愈，可再按数次。

天鼎穴，用拇指或中指指腹对准此穴（单或双侧）点按1～3分钟。

攒竹穴，以两手拇指重按，其余四指紧贴率谷穴，由轻到重持续按压5～10分钟，以酸胀为度。

足三里，先穴位注射0.5毫升阿托品，再在内关穴以拇指腹按压，由轻而重，直至感到穴区酸胀发麻，每次按压5～10分钟。顽固者可按压数次。

浮肿、水肿的中医穴位按摩治疗

现代社会繁重的工作压力、不甚规律的生活习惯、长期久坐、肥胖或因病和疲劳对人造成的新陈代谢功能低下，都会让浮肿不期而至，成为影响你生活的罪魁祸首——那么就试试中医穴位按摩治疗浮肿吧！浮肿的穴位疗法主要有以下几种：

1.攒竹穴按摩治疗

攒竹穴位于面部眉头两侧，眉毛内侧边缘凹陷处的穴位，按压此穴位可以缓解头痛，消除脸部浮肿。

按压方法：遵循眼保健操的要求，双手拇指抵住太阳穴，用食指按住两侧的攒竹穴轻轻旋转，每8拍为一个组，重复8次即可。

2.承浆穴按摩治疗

承浆穴位于面部，颏唇沟的正中凹陷处。承浆穴为足阳明任脉之会，长期按压此穴能控制荷尔蒙的分泌，消除胸部以上

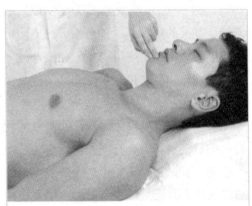

◎浮肿、水肿患者可采用按摩承浆穴，来进行缓解和治疗。

身体部位的积水，保持肌肤应有的张力。按压方法：用拇指轻压此穴，每秒1次，连按20次。

3.肾俞穴按摩治疗

秋冬季节皮肤排汗功能减弱，大量水分开始堆积在体内。并且不少女性有在冷天吃辣或吃火锅的习惯，这种饮食更加剧了肾脏的负担，无法正常排泄水分就容易使身体产生浮肿。肾俞穴位于腰部第二腰椎棘突下，左右二指宽处。按摩此穴有助于维护肾脏的健康，帮助调节新陈代谢，

使体内多余水分迅速排走，让冬天恼人的身体浮肿彻底远离！

按压方法：以指关节轻压穴道，每秒1次，每按压3～5次休息10秒，再重复这一步骤3次。

此外，在冬季穴位按摩前用热毛巾先轻敷一下舒活血脉，效果会更明显。按压穴位时可以选择欣赏轻柔的音乐，根据乐曲的节奏舒缓地有节奏地按压，使穴位逐渐接受直至习惯手指的刺激，有事半功倍的效果。

口臭的穴位治疗法

口臭就是人口中散发出来的令别人厌烦、使自己尴尬的难闻的口气。口臭会使人不敢与人近距离交往，从而产生自卑心理，影响正常的人际交往，情感交流。

由于口腔和牙齿是消化系统的延伸，能够反映胃部和整个消化系统的状况。牙龈疾病和口臭都是脾脏—胰腺—胃脏器网络内火过盛(感染或发炎）所致。积食、潮湿、黏液的堆积等，都是内火过盛的可能原因。情感压力也可能导致免疫功能下降，造成口腔和消化道内部的细菌或真菌感染，从而导致口臭。

有些人，口臭较重，自己就可以闻到自己的口气臭秽；而有些人，口臭较轻，不会马上意识到。人们可以用自测口气的方法来验证自己是否患有口臭。将左右两手掌合拢并收成封闭的碗状，包住嘴部及鼻头处，然后向聚拢的双掌中呼一口气后紧接着用鼻吸气，就可闻到自己口中的气

味如何了。

口臭并不是长期没有刷牙的缘故，主要是爱吃冷饮、胃的功能被寒邪所困、阳明燥火亢盛的结果。由于胃气上逆，就会将胃中的胃酸和胆汁逆向流入口腔，于是胃酸就形成了口臭，胆汁就形成了口苦。中医穴位按摩保健除口臭可以有效帮你解决烦恼，方法如下：

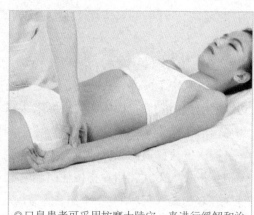

◎口臭患者可采用按摩大陵穴，来进行缓解和治疗此症状。

1.按摩大陵穴

大陵穴位于人体的腕掌横纹的中点处，当掌长肌腱与桡侧腕屈肌腱之间。

大陵穴善治口臭，按摩手法是：左手拇指按压右手的大陵穴，时间3~5分钟，然后左右交换。

2.按摩内庭穴

内庭穴是齿痛、咽喉肿痛、鼻衄等五官热性病症的有效治疗穴位。治疗口臭时用左手拇指及食指按压右脚第二、三脚趾之间的内庭穴，时间3~5分钟，然后左右交换。

中暑的中医穴位按摩治疗

中暑是指在高温环境下人体体温调节功能紊乱而引起的中枢神经系统和循环系统障碍为主要表现的急性疾病。除了高温、烈日曝晒外，工作强度过大、时间过长、睡眠不足、过度疲劳等均为常见的诱因。中暑早期完全可以通过中医穴位按摩治疗或预防。具体按摩手法如下：

预备式取坐位，腰微挺直，双脚平放与肩同宽；左手掌心与右手背重叠，轻轻放在小腹部；双目平视微闭，呼吸调匀，全身放松，静坐1~2分钟。

1.按揉大椎穴

将右手中指指腹放于大椎穴上，食指、无名指、小指附于穴位旁，中指用力

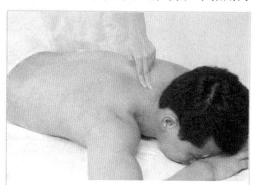

◎中暑时可以采用急按大椎穴，来进行缓解和治疗此症状。

按揉0.5~1分钟。

功效：清泄暑热，通络镇痛。

2.揉掐风池穴

将双手拇指指尖放在同侧风池穴上，其余四指附在头部两侧，适当用力揉掐0.5~1分钟。

功效：疏风清热，开窍镇痛。

3.掐百会穴

将右手半握拳，大拇指伸直，指尖放在百会穴上，适当用力掐0.5~1分钟。

功效：醒脑安神，镇静除烦。

4.按揉太阳穴

将双手拇指指腹放在同侧太阳穴上，其余四指附于头部，适当用力按揉0.5~1分钟。

功效：通络止痛，清热除烦。

5.按揉曲池穴

将双手食指与中指相叠，中指指腹分别按在同侧足三里穴上，适当用力按揉0.5~1分钟。

功效：补脾和胃，调理气血。

6.合按内、外关穴

内关穴：位于手掌侧腕横纹正中直上2寸，两筋之间。

外关穴：位于手背侧腕横纹正中直上2寸，尺桡两骨之间，与内关穴相对。将一手中指和拇指指尖放在对侧的外关穴和内关穴上，两指对合用力按压0.5~1分钟。双手交替进行。

功效：安神镇静，和胃理气。

7.按揉劳宫穴

劳宫穴位于掌心横纹中，当第三掌骨的桡侧，屈指握拳时，中指指尖所点处。将一手拇指指腹放在对侧劳宫穴上，其余四指紧附手背，适当用力揉0.5~1分钟。双手交替进行。

功效：镇静安神，疏通心络。

自我按摩对先兆中暑（高温下出现大汗、口渴、无力、头晕、眼花、耳鸣、恶心、心悸、注意力不集中、四肢发麻等，体温不超过38℃）及轻症中暑（上述症状加重，体温在38℃以上，出现面色潮红或苍白、大汗、皮肤湿冷、脉搏细弱、心率快、血压下降等症状）有较好的疗效，可以作为一种应急措施。对症状比较严重者，应立即送医院救治。

多汗症的中医穴位治疗

多汗症是多种病因导致的自发性多汗，表现为阵发性局限性或全身性出汗增多，常为两侧对称性，但也可见偏身多汗。正常人排汗过多，常见于运动、高温环境、情绪激动以及进食辛辣食物时。另一类为自发性出汗，见于炎热季节。

夏日炎炎，有些人只要一热就流汗，没有活动也无缘无故地出汗，这种症状称为多汗症。另外，与人会面时，满脸及整个身体都是汗，不仅自己觉得不舒服，也会带给对方不好的印象。而且流汗总会有味道，难免会带给人不清洁的感觉。

有一种多汗症的人，白天不出汗，到了晚上却流个不停。这是所谓的睡汗，无疑也是一种不正常的流汗。然而，若是一般的多汗症，只要汗腺与中枢神经没有异常，用中医穴位指压按摩法则能完全治愈。

中医认为，汗是由肾经与膀胱经支配。所以阴谷(在膝盖关节内侧5厘米左右上方）与肾俞(在第二腰椎左右2厘米处）对治疗多汗症非常有效。阴谷能够缓和冲击肉体性、精神性的变化，更是有助于回复的穴位，肾俞穴是对因泌尿系统等不正常所引起的疾病，具有治疗效果的穴道。

患者自我按摩时一面缓缓吐气，左右同时用力按压这些穴6秒钟，至发痛的程度为止。每天需有耐心做此穴位指压30次。如此，多汗症状应可治愈。

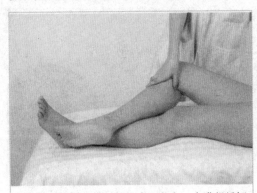

◎多汗症患者可以采用按摩阴谷穴，来进行缓解和治疗此症状。

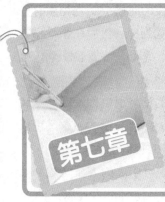

享受"性"福的特效穴位和经络

第七章

◎随着生活节奏的加快，人类性生活的质量逐渐地在下降，甚至有可能因为这个原因导致婚姻的破裂。其实要想真正享受到"性"福的生活并不难，只要您掌握一些简单的穴位按摩，就可以使您的生活美满、家庭和睦。

让肾不阳虚的天赐之穴

肾是先天之本，而肾阳则是本中之本。明代张介宾在《类经图翼·大宝论》中特别强调说："天之大宝，只此一丸红日；人之大宝，只此一息真阳"。肾主管生殖，而"腰为肾之府"，所以肾阳虚时，人就会感觉，腰部发凉，腰酸腿软，感觉性欲比以前弱多了，同时还伴有手脚发凉，天气稍凉就怕冷等现象。

这时候我们只要用两个天赐大穴，情况就会很快改善：肾俞、关元。

肾俞是足太阳膀胱经的穴位，是肾脏的精气灌注于背部的重要之处。可以说，它是肾脏的气血精气在背部的集散地，和肾是直接相连的，所以刺激它，就等于直接把肾所需要的"军用物资"运输给了肾。

肾阳最需要的是温补，而最好的方法就是艾灸，这样等于直接给肾加热；其次还可以拔罐；还有一个不受时间地点限制简便的方法，就是两手迅速搓热，然后掌心立刻贴在肾俞上面，感觉不到热时再重复3~5次。

还有一点，运用穴位时应该注意不同季节和时间：肾主收藏，对应四季中的冬，所以温补肾阳的时候以冬季和晚上的时候最好。

其他季节补肾阳的时候，就不要多用灸法了。

夏季，应该以按揉穴位为主，就是古代医书中说的"用热远热"。初春和秋末可以拔罐，晚春和初秋还是以按揉为主。

每天最好在晚上12点左右刺激，因为这个时候是每天阴阳转化的时间，此时温补，人体最容易受纳。如果睡得早的话，也

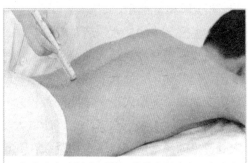

◎阳虚患者生活中可以经常艾灸肾俞穴，来补充肾阳。

可在睡前半个小时做，因为阳主动、阴主静，人在睡觉的时候阴在外、阳在内，所以要在睡前让这些补充的阳气保存在体内。

关元是任脉和足三阴经的交会穴，可以说是提高人体性功能的第一大穴。关元就在肚脐直下四指的地方，在一年四季和一天中的任何时候都可以刺激。

每天晚上睡觉前，先艾灸关元15分钟，艾离皮肤大约2厘米，要以感觉到皮肤发热但不烫为度，然后喝下一杯温开水。再灸两侧肾俞各15分钟，或者在两侧肾俞上拔罐10分钟，拔的时候要感觉稍微有些发紧，但不能感觉到疼。然后在躺下睡觉时快速把手搓热，掌心垫在肾俞下面，停留默数5个数的时间。

如果能坚持的话，很快你就能感觉腰不酸，也不凉了，浑身充满力量，又可以"开足马力"追求自己的生活了。

另外要注意，肾阳虚的人不能吃寒凉的东西，因为寒凉最伤阳气，可以吃一些稍甜和稍辣的食物，因为辣味属辛"辛甘化阳"，还应吃一些温阳的食物，如羊肉等。

解救肾阴虚的穴位

肾是先天之本，包括肾阴肾阳。肾阴是身体阴精之本，就像是我们身体总的水源一样；肾阳是阳气之本，一如我们体内的太阳一样。它们仿佛是两股势均力敌的势力，相互牵制对方，共同维持着阴阳的平衡。若是一方弱了另一方就显得相对地强，这时平衡就会被打破，各种病症就会出现。肾阴亏虚，身体就会缺水，而阳气也会相对地偏亢，于是就显出了上面的症状"虚热"。这个时候就需要补阴，来制约偏亢的阳气。我们要用太溪和关元两个穴位。

太溪穴名中的"太"就是大的意思，也就是说它是肾经上最大的溪流。它是足少阴肾经的腧穴和原穴，腧穴就是本经经气汇聚之地，而原穴也是本经经气较大的"中转站"，太溪穴合二为一，所以太溪穴处肾经的经气最旺。足少阴肾经在五行中属水，肾主水，所以刺激太溪穴能够很好发挥"补水"也就是滋阴的作用。《医宗金鉴》说它主"房劳"，也就是可以调治性生活过多过频所导致的肾阴虚。

太溪位于内踝尖和足跟上大筋的中点。太溪主要用来补阴，所以不要用灸，因为灸是热性刺激，容易伤阴，最好是按揉。

按揉太溪一年四季都可以，但春秋季节天气干燥的时候，按揉的时间应该长一些，因为燥易伤阴，多揉一些时间，既可补阴，又可防燥伤阴；夏季可以时间短一些，因为夏季湿气比较重，按揉时间长了，体内的阴气太重反倒不好。冬季时，每天每穴5分钟就行了，但是无论什么季节，最好在晚上9~11点按揉，因为这个时候身体的阴气较旺，可以"趁热打铁"。

关元我们在前面一节就已经介绍过了，它的主要作用是壮阳，但因为现在要配合太溪补阴，所以这个时候就不要再灸了，只需要轻轻地用手掌摩就行了。

操作方法：每天晚上泡脚的时候，分

别按揉两脚的太溪穴各5分钟。按揉左脚时手指逆时针旋转，揉右脚时手指顺时针旋转。然后躺床上用掌心逆时针摩关元穴，速度不宜太快，感觉皮肤微微发热就行了。第二天早起，再按揉两侧太溪一次。

注意：按摩关元的时间不要超过太溪。因为我们的重点在补阴，用掌心摩关元穴是为了稍稍激发一下阳气，借一点儿阳气的力帮助阴气恢复，是取"阴阳相生"之意。

肾阴虚的五味禁忌：不能吃辛（辣）味的食物，因为它们容易伤阴，可以多吃点儿酸味的东西，还可以吃稍甜的东西，因为"酸甘化阴"。还可以用枸杞、山药来熬粥喝。

性福之穴的自我保健

关元穴位于脐下3寸处，过去也叫玄关。它就像人身体的一个阀门，将人体元气关在体内不泄漏，是男子藏精、女子蓄血之处，是人身上元阴、元阳的交关之处，也是元气的关隘，所以叫"关元"，是我们固气保健的要穴。通过对这个穴进行艾灸，能使人的元气源源不绝，所以，关元既是长寿穴，又是"性福"穴。我们用这个穴的时候，可以用艾条灸，也可以用手按压，这两种方法都可以使你在享受"性福"的同时健康长寿。

我们的先祖在养生中特别看重这个穴位，认为这就是练长生不老丹的最佳位置，将之称为丹田。这像种庄稼需要田地一样，这个位置就是种"丹"的田地。一说"丹"，朋友们一定会觉得挺神秘的，如果我们将"丹"理解成"元气"，理解成一种"能量"就容易明白了。那么关元穴就相当于是储存能量的能量库。

艾灸关元穴还对培补元气功效卓越，当你元气充盈时，相当于激活了你的自愈程序，元气就会主动寻找你的病灶，出现元气在体内通窜而攻伐病灶的现象。这时有些症状好像有病情加重的感觉，你不用害怕，这其实就是养生家所说的气攻病灶现象，是人体的自愈系统在发挥作用，只要坚持数日，不久健康又会回到你身边。所以艾灸关元穴还能治疗某些难症、恶症，如胃溃疡、溃疡性结肠、胃癌、肝癌和其他恶性肿瘤等。病是邪气，元气是正气。邪不压正这个成语就是说：只要正气充盈，病邪之气就会很快逃之夭夭。

对关元穴施灸最好的时机在每年秋夏之交，7月底到9月中，隔日灸1次，每次15~30分钟，每月10次。冬春除特殊原因尽量不要去灸它。

女性性冷淡按摩疗法

女性性冷淡是指育龄夫妇婚后居住在一起，女方3个月以上无主动的性要求，或者对其配偶的行为反应迟钝，淡漠。据调查统计，已婚女性性冷淡者占30%左右，比男性多一倍以上，为了及时地解除性冷淡妇女患者的痛苦，现介绍一套行之有效的按摩疗法：

1.性敏感部位按摩

性敏感部位是指能够激起性欲与性兴奋的体表带或穴位，它包括性敏感带和敏感点，女子的性欲敏感带如耳朵，颈部，大腿内侧，腋下，乳头等部位最敏感，其敏感点有会阴、会阳、京门等穴。按摩性敏感带时，男方宜缓慢轻揉，使之有一种舒坦的感觉，按摩敏感点时，可用指头掌面按压，以柔济达到激发起女方性欲的效果。总之以女方体验到一种快乐，舒适感为原则，每天按摩一次即可。

2.腰部按摩

取直立位，两足分开与肩同宽，双手拇指紧按同侧肾俞穴，小幅度快速旋转腰部，并向左右弯腰，同时双手掌从上向下往返摩擦，2~3分钟，以深部自感微热为度，每天2~3次。

3.神阙按摩

患者仰卧，两腿分开与肩同宽，双手掌按在神阙穴上，左右各旋转200次，以深部自感微热为度，每天2~3次。

4.导引体操

两腿伸直坐好，自然放开，两手放在身后着地支撑身体，向外开足尖，同时于吸气时反弯上体，即躯干、头部后仰；接着足尖扭入内侧，同时于呼气中向前弯曲，但双手不能离地。这样前屈、后仰3~4次。

以上疗法，可以交替进行，但不可操之过急，而应持之以恒，只要坚持1~2个月，完全有治愈的可能。

增强性活力的穴位及指压法

在采用穴道指压法之前，应抽出时间多做前屈运动等，以便弥补运动不足。

放松颈部和肩部筋骨应指压肩井穴，要放松手腕必须指压手三里，要放松背部腰部，则应指压身柱、命门，要放松脚筋骨必须指压委中。指压时先一面缓缓吐气一面按压6秒钟，指压处和方法如下：

肩井——指压颈根和肩头中心。指压10次。

手三里——指压手肘弯曲前5厘米左右之处。指压30次。

身柱——位于第三胸椎突起处之下。

指压10次。

命门——位于第二腰椎突起处之下。指压30次。

委中——位于膝盖弯曲之中。指压6次。

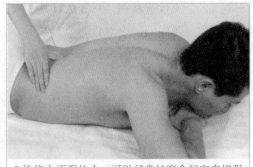

◎性能力不强的人，可以经常按摩命门穴来增强性活力。

治疗早泄的穴位及指压法

性欲乃是人类本能，但并非人类唯一的本能。这么来说，性行为究竟是怎么一回事？

所谓"性"，其目的就是为了双方获得欢欣。只有男性获得欢欣，而使女性疲惫，这并非"性"的原意，而应该是男女双方彼此获得满足的性欲和欢喜。某种意义上讲，早泄男性没有性交资格并不为过。

早泄对他本人也是一大问题，它会使自己对"性"缺乏自信，无法使女性满足，最终形成精神性阳痿。如此夫妻生活就无法圆满，所以患者应尽早治疗早泄。

任何人到达某种年龄，都会自觉精力减退，但是早泄和这种情形不同，早泄者有性欲，而且勃起力强，但是性交时就成为名副其实的"早泄"。没有性经验者，早泄在所难免，但是如果持续性早泄的话，那就是身体出现了问题。

根据统计，凡腰椎下部和仙骨接口坚硬，使勃起神经过度受刺激，大多便会形成早泄。因此在采用穴道指压法之前，应先做柔软体操。将脚张开，向前弯曲，每日不断，就可奏效。但是最佳的治疗早泄方法是采用穴道指压法。

要治疗早泄，首先要使腰椎和仙骨结合处产生正常的柔性。要恢复它的功能以指压大肠俞和小肠俞最有效。大肠俞位于第四腰椎下方左右3指宽处，小肠俞位于第一腰椎左右3指宽处。指压时，一边缓缓吐气一边强压6秒钟，如此重复10次。

指压之前如果先将手搓热，则治疗早泄效果更佳。早泄者平常应下意识地将肛门肌肉夹紧。镇静呼吸对治疗早泄也有效。所谓镇静呼吸是丹田用力缓缓深吸，急吐气，如此不断重复，这种呼吸法平常应该有意识进行。

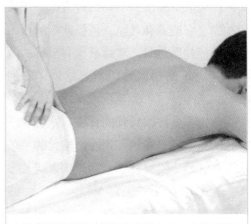

◎治疗早泄可以采用按摩小肠俞穴，来进行缓解和治疗此症。

强化夫妻性生活的穴位及指压法

夫妻性生活中，如果仅有性交，这的确是太单调。在日常生活中已经身心疲惫，如果加上过度行房，到次日疲劳仍然无法消除。这种人如果采用穴道指压法必能使工作和夫妻性生活振作起来，能培养出强韧的体力和精力，使你既能在夫妻性生活中保持旺盛的精力，也可在工作上精力充沛。

穴道指压法能创造出全然不知疲劳的肉体，你不妨试试。

想拥有不知疲劳的身体，首先要指压调整新陈代谢的志室和输送营养到全身提高心脏功能的心俞。指压荷尔蒙分泌旺盛的关元也很重要。

志室位于第二腰椎下方左右5厘米处，指压时一面缓缓吐气一面强压6秒钟，如此重复10次。心俞位于第五胸椎下方左右10厘米处，按摩要领同前，重复10次。按摩关元时，首先将手搓热立刻置于关元之上，如此重复数次。在指压关元之时，应将肛门夹紧，丹田用力。

性生活不和谐，不妨给对方做一下穴位按摩，它能调和气血，使彼此更放松，在身体感到温热时，对性欲也有很好的激发作用，更能帮助爱侣达到尽善尽美的巅峰。

首先，是按摩后背的脊柱，这是中医督脉的主要运行路线。用缓慢温柔的手法从颈部开始，沿脊柱下行，直到末端长强穴。"长"意味着循环无端、长大、旺盛；"强"则是健行不息、充实。这个穴位主治遗精、勃起功能障碍等与肾精相关的病症。

其次，沿脊柱下行，双手划过伴侣的大腿，抵达足部，温柔地轻抚足部，能令对方感受到你全身心的爱意，有些人甚至会因此而获得满足。在足部有个穴位叫太冲，位于第一、二跖骨结合部之前的

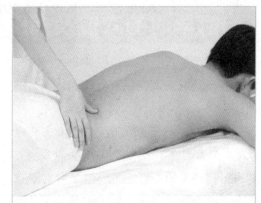

◎生活中经常按摩志室穴，有调整新陈代谢和提高荷尔蒙分泌的作用。

凹陷处。经常按摩这里，能排解郁闷，让人心平气和，充分放松并享受性带来的欢愉。还有一个重要的穴位是足三里，位于膝关节髌骨下、韧带外侧的凹陷处。具有调理脾胃、补肾壮阳的作用，能治疗男性勃起功能障碍、早泄，女性性欲低下等症……

此外，用手掌轻轻按摩腹部，以关元为中心，做环形按摩。关元穴，在腹部脐中下3寸处，按摩这里具有益气补中、温肾健脾的作用。能治疗男子性功能低下、早泄以及食欲缺乏等症。

需要提醒的是，按摩穴位前要做好准备。比如，双方尽量放松，缓慢深呼吸，将意念散发到全身每一部分，用心注意每一次兴奋的细节；按摩时，可以在手上抹些按摩油或婴儿油，帮助润滑。按摩穴位时要由轻到重，直至产生酸胀。有些人在按摩过程中，就可能产生性兴奋，但不要急，最好稍休息一会儿，然后缓慢、尽情地享受。

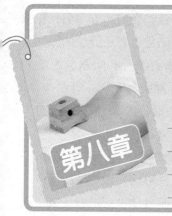

常见妇科病的经络穴位自我保健

第八章

◎女性朋友常常会因为一些妇科疾病而烦恼不已，比如说月经不调、痛经等。去医院吧，太麻烦，不去吧又很难受。因此一些简单的自我保健方法对于女性朋友来说就非常重要，下面我们就介绍常见妇科病的经络穴位自我保健。

痛经的常见穴位保健

1.气血虚引起的痛经就用气海和足三里来治

痛经是困扰很多女性的问题，因为痛得不严重，所以大家认为它不是什么病，经常忽视它，其实这是气血虚的信号。你本身气血就虚，月经时气血更虚，不能营养小腹的生殖器官，所以小腹会痛。这种痛是虚证，中医讲"虚则喜按"，所以用手按着反倒舒服些。另外，血虚心也失养，心神不安，睡觉就不踏实。月经少，脸色白，舌苔淡都因为血虚。

痛经是身体对我们发出的请求，这时要及时补充气血。我们选用气海和水谷之海——足三里。

气海有个脍炙人口的小名——丹田。它是任脉的穴位，也是任、督、冲三脉所起之处，更是全身气血汇聚的地方，所以补气血名正言顺。它在肚脐下1.5寸，可以先四指并拢取脐下3寸，那一半的距离就是气海所在了。用气海补气，靠呼吸就可以。用手抵住气海，用鼻深吸一口气，

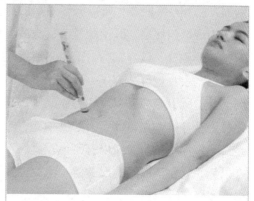

◎痛经患者可以采用艾灸气海穴，来进行缓解和治疗此症状。

肚皮凸起，然后手缓缓地向下压，肚皮回收，同时嘴慢慢把气吐出。每天10~20次。

足三里是胃经的合穴，能直通胃腑，可以加强脾胃的消化吸收功能，使食物充分转化成气血。足三里在小腿外侧，弯腿的时候，把四指并拢放在膝盖下，小腿骨外侧一横指即是。

刺激方法是把艾条点燃，放在皮肤上方2厘米的高度，使足三里有暖暖的感觉，注意不要太热，以防烫伤。灸完之后喝一

小杯水。每天饭后灸5~7分钟。

2. 肝郁引起的痛经，就找气海和太冲

月经前和期中，小肚子发胀、发疼，有下坠的感觉，乳房也胀疼胀疼的；有时连带着大腿内侧和肛门都疼，严重时恶心反胃；月经颜色深，有血块；平时心情不舒畅，老郁闷，爱叹气。

中医很讲究七情六欲对身体健康的影响，认为心情不舒畅可以令人气血不畅。经前期时，众多气血涌到小腹，堵得厉害，所以小腹坠胀、疼痛，正所谓"不通则痛"。肝经环阴器，所以肝经引起的痛经会出现肛门疼痛。肝主疏泄，让身体里的气该升则升、该降则降，比如驱使胃气向下运送食物。肝气郁了，胃气不下，反倒上升，所以恶心反胃。气为血之帅，是发号施令、推动血行的，大帅没劲头，士兵自然停滞不前了，所以有瘀血，血块下来以后，气血壅滞的情况缓解一点儿，疼痛就减轻一些。

调理肝气的穴位首选太冲穴，它在脚

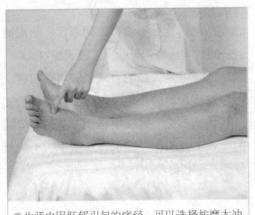

◎生活中因肝郁引起的痛经，可以选择按摩太冲穴来进行缓解和治疗。

背大踇趾和第二趾结合的地方向后，在脚背最高点前的凹陷处。它是肝经的原穴，可以解决肝脏郁结的所有问题。刺激方法：每天睡前3分钟从太冲揉到行间。

用左手掌心抵住左膝盖，大拇指下可以摸到肌肉的缝隙，这儿就是气海穴，它是活血化瘀的要穴，正所谓"百川归海"，全身的血都跟这儿相关。如果按一下血海很疼，说明身体里一定有瘀血。通过按揉刺激，血海的疼痛减轻了，体内的瘀血也就慢慢消失了。

肝经在大腿内侧，敲打起来很不方便，我们可以改为敲打大腿外侧的胆经。肝胆是一阴一阳的表里经，像夫妻一样，它们之间的信息是互通的。

操作方法：月经前一周起，每天敲打两侧胆经5分钟，另外，睡前按揉两侧太冲穴和血海穴各2分钟。月经来后停止按揉血海，以防出血过多，这时按揉太冲、敲胆经，再配合吃加味逍遥丸，就可以了。

如果痛经厉害，可加按合谷穴止痛，将食指、拇指并拢，手背肌肉最高点处即是合谷。它是止痛的万能穴，可以止全身的急慢性疼痛。微微握拳，轻敲腰骶20~30次，可以加快瘀血排出，活血止痛。

3. 受凉引起的痛经，关元和合谷一下缓解

月经前几天吃了凉东西，或者淋雨、接触凉水以后小腹剧痛，浑身发冷，月经量少，颜色深，夹着血块，脸色青白，嘴唇发紫。

这是寒凝血瘀。女性的冲任二脉很娇贵，容易被寒气所伤。血遇寒则凝，凝

则不通，所以冲任则痛。小腹正是冲任两脉的必经之地，寒气易伤阳气。阳气相当于身体的小太阳，太阳不明，自然全身发冷，脸色青白，嘴唇发紫。

这种痛经几乎每个女人都有过，一不留神就会碰上，所以解决方法就是细心呵护和艾灸。

首先要注意月经前的保暖，尤其是小腹、后腰以及脚，前两个是生殖系统所在，后者则是寒气所生之处。如果不小心着凉了，要立即灸关元穴，硬币大小的姜片上放艾绒，要连续灸5炷，直至小腹暖洋洋的。

如果疼得厉害时只想蜷着，这时每天要用手指使劲按两侧合谷穴3分钟，用手掌来回擦腰骶部200下、按揉小腹或者用热水袋焐3分钟，多喝热的白开水。

4.虚寒引起的痛经要艾灸肾俞、关元

每到月经时就怕冷，小腹持续疼痛，但是可以忍受，喜欢用拳头抵着，后腰也酸疼怕凉，舌比较淡，脸色淡白。

这种痛经是虚寒引起的，从根本上讲是因为阳不足了。没有外来的寒邪侵袭，所以怕冷、疼痛的程度相对较轻，可以忍受，而舌和脸色也表现为一派虚相。这种痛经是长期不良生活习惯引起的，在治疗时要多注意以下方面。

饮食方面，平时要多吃红肉，比如牛羊肉、虾等，菜或者汤里要放一些生姜、葱、茴香、花椒，这些东西都是温性的，本身就是药材，可以补阳祛寒。不能因为怕长肉去节食，甚至只吃蔬菜水果，长期下去，不仅会形成虚寒型体质，更会适得其反，因为阳气不足后身体怕冷，就会长出更多脂肪来御寒。

穿着方面，像什么露脐装、低腰裤、冬天的短裙、短裤等都尽量少穿，虽然表面看起来很热辣，其实内在体质已经快变成"冰山"了。寒邪损阳，日子久了，便会"寒占阳巢"。

起居方面，要多运动以振奋阳气，多晒太阳以补充阳气。

最关键的就是妙用我们身体上的穴位：肾俞穴、关元穴。

肾俞穴是膀胱经上的穴位，距离后正中线四横指，跟前面的肚脐在同一水平线。它是肾脏在后背的最大通道，通过艾灸或者按揉就可以补肾脏之阳。

关元穴是任脉的穴位，与元阳（肾阳）相通，按揉关元可以温阳逐寒，治寒性病，同时它也是保健大穴，可改善寒性体质。

操作方法：每晚睡前灸肾俞穴、关元穴各1根或者半根艾条。

月经不规律的穴位保健法

对付月经不调，中医讲究穴位治疗方法。专家说月经不调是妇女月经病的俗称，指月经的周期、经色、经量、经质的改变。包括月经提前、错后或不定期，月经量过多、过少或闭经等。精神因素、劳累过度、生活规律改变、饮食改变、环境

改变、寒冷刺激、使用激素等都会影响月经从而导致月经不调。中医认为，月经不调与肾、肝、脾三脏有密切关系，多与脏腑功能失调，气血失调，冲任不固有关。

中医将月经不调大致分为月经先期、月经后期、月经先后无定期。月经先期是指月经周期提前7天以上，月经周期不足21天，连续两个周期以上。月经先期可分为气虚型、阳盛血热型、肝郁血热型、虚热型。主要症状为月经提前。临床针灸穴位以关元、血海、三阴交为主。

月经不调的原因主要有以下类型：

气虚型：症状为月经量多，色淡质稀，面色苍白，纳少便溏。保健按摩穴位为足三里。

阳盛血热型：症状为月经量多，色深红，质稠黏或臭，口渴喜凉饮，便秘。保健按摩穴位为曲池、太冲、中极。

肝郁血热型：症状为月经量多或少，色紫红有血块，乳房胸胁胀满。保健按摩穴位为行间、地机。

虚热型：症状为月经量少，色红质稠，颧红，手足心热，口干咽燥。保健按摩穴位为然谷。

月经后期是指月经周期延后7天以上，甚至40~50天。

月经后期可分为血虚型、血寒型、气滞型、痰湿型。主要症状为月经延后。临床针灸穴位以气海、气穴、三阴交为主。

血寒型：症状为月经量少，色暗有血块，小腹冷痛，得热则减，畏寒肢冷。保健按摩穴位为归来、天枢。

血虚型：症状为月经量少，色淡，头昏眼花，面色苍白。保健按摩穴位为足三里。

气滞型：症状为月经量少，色暗红有血块，乳房两胁胀痛，嗳气。保健按摩穴位为蠡沟、太冲、地机、天枢。

痰湿型：症状为月经色淡黏，白带多，身体肥胖，胸闷腹胀，食少痰多，精神倦怠。保健按摩穴位为丰隆。

月经先后无定期是指月经周期不固定，时或提前，时或延后，连续三个周期以上。月经先后无定期可分为肝郁型与肾虚型。主要症状以月经经期不定为主。临床针灸穴位以关元、三阴交为主。

肝郁型：症状为月经量或多或少，色紫红有血块，胸胁乳房胀痛，精神抑郁，嗳气叹息。保健按摩穴位为蠡沟、间使、太冲。

肾虚型：症状为月经量少，色淡黯，质清，腰底酸痛，头痛耳鸣，夜尿多。保健按摩穴位为太溪。

此外月经不调的穴位按摩疗法还有：

预备式：平卧床上，双目微闭，呼吸调匀，左手掌重叠于右手背上，将右手掌

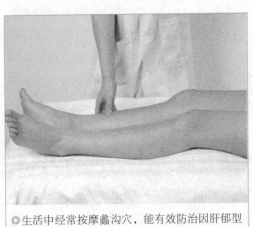

◎生活中经常按摩蠡沟穴，能有效防治因肝郁型引起的月经不规律症状。

心轻轻放在下腹部，静卧1~3分钟。

团摩下腹：左手掌心叠放在右手背上，将右手掌心放在下腹部，适当用力按顺时针、逆时针做环形摩动1~3分钟，以皮肤发热为佳。

功效：益气壮阳，交通心肾。

团摩脐周：左手掌叠放在右手背上，将右手掌心放在肚脐下，适当用力按顺时针绕脐团摩腹部1~3分钟，至腹部发热为佳。

功效：温经散寒，调理气血。

揉按关元穴：右手半握拳，拇指伸直，将拇指腹放在关元穴，适当用力揉按0.5~1分钟。

功效：滋养肝肾，调经止痛。

搓擦腰骶：将双手掌分别放在腰骶部两侧，自上而下用力搓擦腰骶部0.5~1分钟，以腰部发热为佳。

功效：强腰壮肾，活血通络。揉按肾俞穴两手叉腰，将拇指按在同侧肾俞穴，其余四指附在腰部，适当用力揉按0.5~1分钟。功效：温补肾阳，强腰壮骨。

按揉足三里穴：将一手食指与中指重叠，中指指腹放在同侧足三里穴上，适当用力按揉0.5~1分钟。双下肢交替进行。

功效：补脾健胃，调和气血。掌揉血海穴：将双手掌心放在同侧血海穴上，适当用力揉按0.5~1分钟。双下肢交替进行。功效：活血化瘀，通络止痛。

经期发热的穴位保健法

月经期间，人会发低热，手心脚心很烫，心浮气躁，嗓子发干，爱喝水，月经偏少，舌红少苔，这是阴虚。人的体质分虚实，有以上情况的朋友属阴虚体质。月经期间，阴津（血）大量流失，导致身体更虚，不能敛阳，阳气浮在表面上，所以五心（双手双足以及心）烦热；阴虚津少，滋润不足，就老觉得口发干，想喝水；同时，阴虚则热胜，火热煎熬阴血，使得月经偏少。

虚则补之，我们要做的是补阴，配合降虚火。

补阴要用太溪穴，肾经的原穴，它在内踝尖后的凹陷处，与人体的元气相通。《甲乙经》说：热病烦心，就是指阴虚火旺引起的虚热。降虚火要选照海穴，它既

然是肾经的穴位，同时又是八脉交会穴，上连脑下连肾，可以引上炎的虚火下行。具体位置在内脚踝下的凹陷处。

操作方法：每天下午5~7点按揉两侧太溪穴和照海穴各3分钟，再用手指从太溪穴经照海穴推，10次左右。

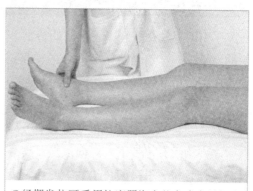

◎经期发热可采用按摩照海穴的方式来缓解和治疗。

经期头痛的穴位保健法

月经是妇女的生理现象，在经前期或行经时，有些妇女会感到局部或全身的轻度不适，如精神不振、胀痛、腰酸背痛、轻度腹胀、腹泻或头痛等反应，但不影响日常工作，无须特别治疗。但此时妇女的抵抗力稍有下降，盆腔组织血循环瘀滞，子宫充血、子宫口较松弛，因此必须注意经期卫生和保健。

经穴按摩操：

（1）搓揉手掌：双手掌相对密合，用力搓揉49次，使双手掌温热，温暖手上三阴经。

（2）按摩三阴交穴：跷起二郎腿，用拇指按摩三阴交穴49次，一般内分泌失调患者经常在本穴有明显压痛。三阴交穴位在足内踝尖直上三寸（约四横指），靠胫骨后缘处。

（3）按摩血海穴：正坐屈膝，用拇指按摩同侧血海穴49次，血海穴位在股骨

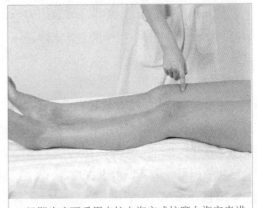

◎经期头痛可采用点按血海穴或按摩血海穴来进行缓解和治疗。

内髁上二寸。

（4）按摩小腹：用手掌轻揉小腹49次，小腹部有任脉的关元、气海，关元穴位于脐正中直下三寸（约四横指）处；气海穴位在肚脐正中直下一寸五分。

（5）按摩腰部肾俞穴：双手掌向后放在腰部，在肾俞穴上面来回按摩49次，肾俞穴位在第二腰椎棘突旁开一寸五分。

带下病的穴位保健法

《中国医学百科全书·中医妇科学》中的"带下病"条是这样定义的："带下绵绵不断，量多腥臭，色泽异常，并伴有全身症状者，称'带下病'。"而《中医大辞典·妇科儿科分册》和《简明中医辞典》之中均没有"带下"病词条。《高等医药院校教材·中医妇科学》中说："带下量明显增多，色、质、臭气异常，或伴全身或局部症状者，称带下病。"《高等

中医院校教学参考丛书·中医妇科学》中云："带下病是指带下的量明显增多，色、质发生异常，或有臭气，或伴有其他症状者。"从以上定义中，可以就带下病综合如下几个要点：

（1）带下量明显增多。

（2）带下色、质、气味异常。

（3）伴有局部或全身症状。从这些要点中，有理由说它只是带下病中的一

个方面——"带下过多"证。而生理性带下减少或缺无，少到无法维持正常润泽阴户的功能，而在临床上出现诸如"阴道涸干吊痛""交合涩痛"等症的现象，临床中并不少见，妇科临床工作者或多或少都会遇到过治疗过此类病例。而这部分病症，我们把它归纳为带下证的另一个方面——"带下缺少"证。再者就是，带下病中有些特殊的证型，如"白崩""白漏""痛带"等证。症见突然阴道流出大量白色液体，质稀如水，或如黏液等，称为"白崩"，亦称"阴崩"。症见从阴道流出白色液体，或经血漏下挟有白色液体，淋漓不断，质稀如水者，称之为"白漏"，亦称"阴漏"。症见白带日久不止，量多质清稀，脐腹冷痛者，称之"痛带"，亦称"白带腹痛"。上述病症虽临床少见，但证候特殊，有必要单独列出来加以归纳讨论。

由于历史原因，古代医家对"带下缺少"证未有足够的认识，加之对此证及"白崩""白漏""痛带"等记载甚少，以至于一贯以来都将"带下过多"一证误认为是"带下病"的全部内容。当代一些专家认为应给予一个科学的定义：带下病是指带下的期、量、色、质、气味发生异常，并伴有局部或全身症状为特征的疾病。其中带期正常情况应是，女子生而即有，在绝经期后则逐渐减少，直至干涸无带。

艾灸治疗带下病，主穴取带脉、三阴交。表现以带下色白，淋漓不断，面色萎黄少华，神疲肢冷，腹胀冷坠，纳少便溏，唇舌淡红苔白腻滑，脉缓而弱为主的脾虚之带下，治当健脾益气，升阳除湿。可加取脾俞、足三里、隐白；表现以白带清冷，腰膝酸软，少腹冷坠，溲清便溏，舌质淡红苔薄白，脉沉迟或五心烦热，失眠多梦，舌质淡红少苔，脉细数为主的肾虚之带下，治宜滋阴益肾，培元固涩。可加取关元、肾俞、次髎。令患者取适宜体位，术者右手如持笔写字状拿艾条，使艾条与局部皮肤成45°角，将艾条的一端点燃对准穴位处，点燃的艾头与皮肤的距离约1寸左右，以局部温热、泛红但不致烫伤为度。于每穴施艾条温和灸15分钟，每日1次，连续10次1疗程。

方中带脉穴为足少阳与奇经八脉交会穴，该穴与督脉之命门穴横向联系环腰1周，取之可益气固摄，调理任督。三阴交调理足三阴经，平肝泄热，健脾利湿，补肾强精。足三里为足阳明胃经的合穴、下合穴，又属强壮穴之一。取之既可调理脾胃功能，又有助于气血的化生，还可增强体质，促进疾病康复。脾俞与足三里合用能健脾、振奋中阳，复其升清降浊运化水湿之功。隐白为足太阴脾经的井木穴，木气通于肝，脾统血，肝藏血，脾又主肌肉四肢，故隐白穴具有补脾摄血、益气之效。关元与肾俞配伍共同起到固肾培元，固涩止带的效果。次髎理下焦，清散郁热，补益虚损。艾灸法用于带下病的治疗方法简单，效果较好。

阴部瘙痒的穴位保健法

阴部瘙痒属肝经湿热症状。症状主要有：阴部瘙痒，灼热，红肿疼痛，带下多，带稠有臭味，嘴里发苦，咽干，晕头晕脑，心烦不宁，大便干，小便黄。

治疗阴部瘙痒的主要方法是用牙签刺激蠡沟和中极穴。

肝经的蠡沟穴在内踝尖上5寸。"蠡"的本意是指小瓢虫在咬木头，所以我们看到上面是个"橡"子的右半边，底下有两只小虫在往上爬。"沟"指细长的水道，在这里暗指妇女的阴道。古人对于"私处"常用这种暗语来表达。所以这个"蠡沟"在中医院的针灸科一贯是用于治疗阴部瘙痒的要穴。当然，阴部瘙痒的内因是源于肝胆湿热，最好再加上祛湿要穴曲泉与阴陵泉，平日再喝些绿豆薏米粥，以解肝毒，除湿热，才是治本之道。

阴部瘙痒的食疗：

莲子薏米煮蚌肉：莲子去皮去心，

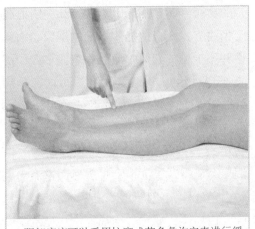

◎阴部瘙痒可以采用按摩或艾灸蠡沟穴来进行缓解和治疗。

薏米洗净，蚌肉切薄片，放入砂锅里，加水，用小火炖1个小时即可食用。每天1次，连服7~10天。

中汤药外洗：蛇床子、地肤子、鱼腥草、黄檗各30克，川椒15克，生贯众、虎杖、百部、苦参各20克，熬水后，上、下午各洗1次，5天就能好转。

乳腺炎的穴位保健法

从中医的角度看，乳腺系统疾病都是肝经惹的祸。肝经经过乳房，当情绪不好，肝气郁结，气不通畅，影响乳络，各种乳腺病就发生了，比如乳腺炎、乳腺增生，甚至是癌变等。

中医一直有"女子以肝为本"的说法，一般人只注意到肝藏血，"女子重血，男子重精"。月经反映的是内环境，月经正常的女性，身体会比较好；

而女人一旦月经发生紊乱，身体就开始走下坡路，所以极力提倡女人要调血。调血肯定重要，但"肝主疏泄"的功能更重要，女人调血之前要调气！首先，气为血之帅，气是血的指挥棒，它往哪儿指，血往哪儿行；另外，"气"更娇气，稍微遇到不顺心的事，就气机不顺畅。而肝负责疏通气的通道，这个交通指挥官要尽职尽责、指挥得当，全身的气才能畅行无阻，血乃至人体的全部功能才无大碍。所以调理肝气方是女子养生之本！

修心方能修身，情绪是影响肝气最大的因素，心情好了，肝气才能四通八达。

心情不好时，要使用肝经上的原穴——太冲穴。它能直接通向肝经的元气，调理整个肝经的气机，当然也包括乳房周围。它在脚背大踇趾和第二趾结合的地方向后，在脚背最高点前的凹陷处。用手指尖按揉，让它有酸胀的感觉，慢慢心里不那么郁闷了。如果每天下午3~5点间坚持用手指按揉两侧2分钟，预防效果更

好，尤其是在春季。因为五行里春与肝同属于木，春天里树木生枝发芽，同样春季乳腺病多发。

"经络所过，主治所及"，两乳之间的膻中穴，也是预防治疗乳腺病必用！膻中穴是任脉的穴位，任脉是阴脉之海，女性之根本。此外，膻中穴还是气会，总统全身之气，可以作为太冲的副将，二者合作，共收疏理肝气之功效。每天下午3~5点先按揉两侧太冲穴，再用手指点按膻中穴2分钟。

盆腔炎的穴位疗法

盆腔炎，是指由于流产、刮宫术，以及不洁性交等原因引起的子宫内膜炎、输卵管炎、卵巢炎等盆腔炎症的总称。是妇科常见多发病。多因湿浊热毒或寒湿凝滞结于下焦，继而导致气滞血瘀、邪瘀互结所致。但湿热、寒湿、气滞、血瘀又互为因果，病机转化极为复杂。然病有急性和慢性之分，急性多属湿热蕴结之炎症，慢性多属气滞血瘀之包块型。

盆腔炎的症状为：高热、小腹剧痛、腹肌紧张而拒按、带下黄赤、月经量多、苔黄腻、脉数，多为急性盆腔炎。而慢性盆腔炎则见低热或不发热、小腹绵绵作痛（经前后为甚）、带下量多或色黄，或形成癥瘕包块等症，且病程较长；若继发感染，又可引起急性发作。

治疗手法：

配穴方一：石门至曲骨、腰骶椎及其

两侧、肾俞、关元俞、阿是穴（包块处）。

治法：医者用双手拇指指腹自上到下来回按推石门至曲骨及腰骶椎两侧3行各5~10遍，再叩击1~2遍。力度由轻到逐渐加力。然后揉按双侧肾俞、关元俞各3~5分钟，揉阿是穴5分钟，每日1次。

配穴方二：脊柱两侧、肺俞、膈俞、

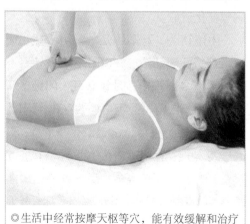

◎生活中经常按摩天枢等穴，能有效缓解和治疗盆腔炎。

肝俞、脾俞、肾俞、长强、会阴、中脘、天枢、气海、关元、血海、三阴交。

治法：患者取俯卧位。医者站立一侧，用双手掌根沿脊柱两侧自上而下揉按3~5遍，再用拇指点按肺俞、膈俞、肝俞、脾俞、肾俞各1分钟，按揉长强、会阴穴各2~3分钟，以患者感会阴部有胀感为度。

患者改为仰卧位。医者坐或站立于患者两腿之间，双手的手指略分开成梳状，自中脘穴向肋侧分别斜向下分梳，双手动作要对称，用力要缓和，由轻到重，直到患者感觉皮肤发热为度。再用拇指按揉天枢、气海、关元穴各1~2分钟，点按双侧血海、三阴交穴各1分钟。每日或隔日按摩1次，15次为1疗程。

不孕症的穴位疗法

不孕症是指婚后同居，有正常性生活，未避孕达1年以上而未能怀孕者。不孕症根据婚后是否受过孕又可分为原发性不孕和继发性不孕。原发性不孕指从未妊娠过；继发性不孕指曾有过妊娠，以后1年以上未避孕而未再妊娠。

根据不孕的原因可分为相对不孕和绝对不孕。相对不孕是指夫妇一方因某种原因阻碍受孕或使生育力降低，导致暂时性不孕，如该因素得到纠正，仍有可能怀孕。不孕症可由先天性生理缺陷或后天的病理变化造成。

中医认为，肾阳不足、肾阴亏虚、痰湿阻滞、肝气郁结、瘀血阻络均可导致不孕。其诸多证型中，月经紊乱、闭经、痛经、崩漏、带下异常为其共同特征。肾阳虚者尚有小腹冷感，性欲减退，带下清稀，畏寒肢冷等症；肾阴虚者尚有形体消瘦，潮热盗汗，五心烦热等症；痰湿者多见形体肥胖，白带黏稠量多，胸闷呕恶等症；肝郁者则有胸胁、乳房作胀，情志抑郁等症；瘀阻者多兼肌肤甲错，面色萎黄等症。

按摩能温肾暖宫、滋肾调中、疏肝理气、化痰调任、祛瘀调冲而调经，最后达到治疗不孕症的目的。

1.肾阳不足的按摩法

（1）取仰卧位，用掌按法持续按压关元、气海、中极穴各2分钟，以其下腹部、腰部及会阴部有发热感为度；再用掌揉法揉下腹部2分钟。

（2）取仰卧位，用禅推法推两下肢三阴交、然谷穴各1分钟；再用手掌尺侧面擦两足底涌泉穴各1分钟，以有热感为度。

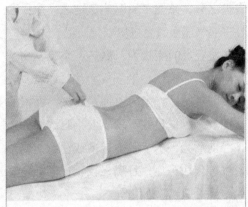

◎生活中经常按摩八髎穴，可以辅助治疗不孕症状。

（3）取俯卧位，用掌揉法揉背部膀胱经，并用禅推法推两侧肾俞、脾俞、命门穴各1分钟；再用指擦法擦肾俞、命门、八髎穴各2分钟，以皮肤微红微热为度。

2.肾阴亏虚的按摩法

（1）取仰卧位，用掌摩法上下往复摩任脉2分钟；再用掌按法持续按压关元穴2分钟，以其下腹部有热感为度；最后用掌揉法揉下腹部2分钟。

（2）取仰卧位，用禅推法推两下肢三阴交、足三里、血海、太溪穴各1分钟；再用拇指指腹端按揉两足底涌泉穴各1分钟。

（3）取俯卧位，用禅推法推两侧肝俞、脾俞、命门、白环俞穴各1分钟；再用掌擦法擦肾俞、命门、白环俞穴各2分钟。

3.痰湿阻滞的按摩法

（1）取仰卧位，将手掌擦热后紧贴于腹部，进行左右旋转揉动，每次10分钟；再用禅推法推膻中、中脘、中极穴、带脉（起于季肋部下缘，横行绕身1周）各1分钟。

（2）取仰卧位，用拇指指端持续按压两侧气冲穴2分钟，以抬手后患者有一股热流直达足部为度；再用拇指指腹端按揉两下肢丰隆穴各1分钟。

（3）取俯卧位，用禅推法推两侧膈俞、肝俞、脾俞、三焦俞、肾俞、膀胱俞

穴各1分钟；再用指擦法擦左侧背部及腰骶部，反复进行5分钟，以有热感为度。

4.肝郁气滞的按摩法

（1）取仰卧位，用禅推法推揉期门、章门穴各1分钟；再用掌擦法擦两侧胁肋部3分钟。

（2）取仰卧位，用掌按法持续按压关元、气海穴各2分钟，以腹部有热感为度；再用掌揉法揉上腹部3分钟。

（3）取仰卧位，用拇指指腹端按揉两下肢血海、地机、三阴交、足三里、太冲、行间穴各2分钟。

（4）取俯卧位，家人用禅推法推两侧肝俞、脾俞、胃俞、三焦俞、肾俞穴各1分钟。

5.瘀血阻络的按摩法

（1）取仰卧位，用掌按法持续按压气海、中极穴各2分钟，以下腹部、腰部有热感为度；再用掌揉法揉小腹2分钟，以会阴部、股内侧有发热感为度。

（2）取仰卧位，用拇指指端持续按压两侧气冲穴2分钟，以抬手后患者有一股热流直达足底部为度；再用拇指指端按揉曲泉、地机、合谷穴各1分钟，以局部有酸胀感为度。

（3）取俯卧位，用禅推法推两侧膈俞、肝俞、脾俞、三焦俞、八髎穴各1分钟；再用掌擦法擦背部督脉、腰骶部2分钟。

妊娠恶阻的穴位治疗

一般的孕妇从妊娠的第六周起，恶阻便开始。这是生理现象，妊娠3个月后，自然会消失，但是恶阻时心境的恶化，令人很难忍受。而且，由于怕服药会有副作用，即使到医院，也无多大的效果可期待。

这种原因是由从受精卵的绒毛所分泌

的一种毒素所引起的自体中毒。所以，依照妊娠女性的解毒能力及消化器的强弱等，症状会有所变化。因而，有人症状轻，有人则症状严重。还有一种说法是因自律神经的紧张所引起的，将其视为精神上的影响也可。

虽然这是因婴儿将诞生第一关，但也想尽可能祛除这种苦痛。何况，还得担心腹中胎儿。还有的孕妇因呕吐及食欲缺乏而演变成神经衰弱。其实食欲缺乏等是生理性的现象，只要不妨碍日常生活，应没有什么问题，但若太过强烈，则称为妊娠恶阻，视为病症处理。

镇静呕吐、恶心，指压天柱穴位是最有效果的。另外，刺激三阴交穴位亦有效果。

天柱是在后颈凹洼稍微下方左右2厘米之处。用两手握拳的同时，一面吐气，每隔一秒钟强力敲打。每10次做1组，一面稍做休息，做10组。

三阴交是从脚部内侧的脚踝，沿着骨至6厘米左右以上之处。此亦以与前面相同的要领敲打，做3组。每一组左右相互敲打。

很多人认为妊娠时针灸会流产，或许有些人会担心穴道指压法亦会导致流产。结论是否定的，完全不必担心。只是，要不断注意指压的量与强度。心情很坏时，绝不要随便按压穴位。

产后缺乳的穴位保健法

产妇哺乳期，乳汁分泌过少或全无，即称为缺乳。乳汁由血所化生，赖气以运行，因此乳汁多少与气血关系极为密切。若脾胃虚弱、气血生化源、气血虚亏；或肝气郁结、气机不畅、经脉运行受阻所致。

症状：乳汁少或全无，抑或乳房胀满、乳汁不行，伴心悸、气短或胸腹胀满等。

治疗手法：

配穴方一：

①膻中、玉堂、步廊、膺窗、天池、神藏、天溪等穴及乳房。

②膻中、乳根、乳中、食窦、灵墟、库房、极泉、乳房等穴。

治法：

气血双亏型取①组穴，用拇指及四指按摩、双手拇指轻轻推摩等法，并顺经络方向施行之。

肝郁气滞型取②组穴，用拇指稍用力推、按压，双手四指揉按，中、食指揉摩，中指点压，双手掌并用渐渐向前推压

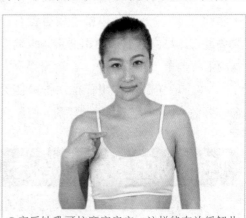

◎产后缺乳可按摩库房穴，这样能有效缓解此症状。

乳少的经筋疗法

检查筋结

检查筋结方法：施治者循着患者的足太阳经筋、足厥阴经筋和足阳明经筋进行探查。

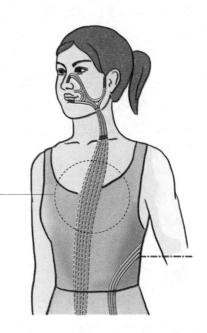

乳少的患者会在足阳明经筋行经乳房周围特别是乳根部位有固定筋结

治疗步骤

1 点法

患者取俯卧位，施治者握拳，屈拇指或食指，以指端点按患者背部的筋结区域，操作3~5分钟，以激发经脉之气。

2 揉法

患者取仰卧位，施治者以手掌揉按患者足阳明经筋行经乳房周围的部位，直至局部产生酸胀感为止。

穴位按摩辅助治疗

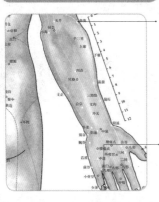

曲池穴
在肘横纹外侧端与肱骨外上髁连线中点处

少泽穴
小指尺侧指甲角旁0.1寸

采用穴位按摩的方法进行辅助治疗，对于治疗乳少有更好的疗效。其手法为：以手指按揉患者的曲池穴和少泽穴，持续3分钟。

等手法。重复数遍，宜逆经络方向均匀稍用力施行之。

每日1次，每次15分钟。

配穴方二：胸穴（位于足背第2、3趾根向后两横指处）、足三里、阴交穴、三阴交、膻中、气海。

治法：按揉胸穴3分钟，按揉足三里、阴交穴、三阴交穴各2分钟，按揉膻中、气海穴各3分钟。实证用力稍重，虚证用力稍轻。每日按摩1次，至病愈为度。

加减：气短、心悸者，加揉内关、神门穴各2分钟。平时可自做按摩乳房动作。具体做法：用手掌推揉乳房，方向由乳根推向乳头，每日1~2次，每次2分钟。

配穴方三：膈俞、肝俞、脾俞、胃俞、乳房、乳根、膻中、中脘、足三里、阴交穴、三阴交、少泽。

治法：患者取坐位。医者站其后，用拇指沿脊柱两旁自上而下按揉膈俞、肝俞、脾俞、胃俞穴，用力由轻到重，边按边揉，使局部产生胀痛的感觉。

患者改取仰卧位。医者站立一侧，以双手掌在乳房周围轻揉摩1~3分钟，再用五指以指腹轻抓乳房10~20次，并随抓揉轻轻震抖，然后五指并拢，用两掌指面置于双侧乳根穴上，按顺时针方向做圆形揉摩，反复3~6分钟。用同样方法，以单掌揉摩膻中穴，力量由轻到重，以感局部发热为度。又分别按摩中脘、足三里、阴交穴、三阴交各1~2分钟，再用拇指指甲点按双侧少泽穴，约1分钟。每日按摩1次，至病愈为度。

急性乳腺炎的穴位疗法

乳腺炎，中医称"乳痈"。本病好发于哺乳期女性，尤以初产妇为多见。中医认为，发生于哺乳期的为"外吹乳痈"，发生于妊娠期的为"内吹乳痈"，与此无关的为"乳痈"。多因肝气郁结、胃热壅胀、乳汁瘀滞不通和热毒壅滞所致。

症状：初起乳房胀痛、硬结，继而红肿疼痛，久之溃破化脓；

治疗手法：

配穴方一：肩髃、肱中（肱中在大臂内侧，腋窝下与手肘中间点）、曲泽。

治法：医者以指掌均匀用力，反复有次序地按摩、舒展患侧上肢阴阳之经

及上述穴位20~30次。进而反复来回以乳头为中心舒展瘀块，并将滞留之乳汁和脓物慢慢挤出。每日按摩1次，至病愈为

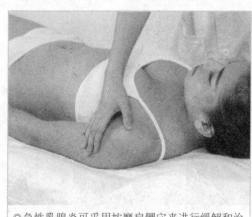

◎急性乳腺炎可采用按摩肩髃穴来进行缓解和治疗此症。

度。一般推拿按摩1次，症状体征可完全消失，少数2次治愈。注意：按摩后4小时内不能参加活动、禁食、禁水。令小孩（或用吸奶器）反复吸吮患者乳头，使积乳及时吸出。

配穴方二：天宗穴及炎症周围压痛敏感点。

治法：患者取仰卧位或坐位。医者先按摩天宗穴2分钟，再在炎症周围找出1~2个压痛敏感点行针刺，快进针、慢推针，有针感后捻转1~2分钟，留针10分钟。同时以轻手法做局部按摩，起针后手法渐加重，并沿乳腺管向乳头方向反复挤压，使乳汁外溢。每日1次，共20分钟。同时配合超短波治疗15分钟，每日1次。

配穴方三：肝俞、胃俞、合谷、患乳、膻中、两胁肋部。

治法：患者取坐位。医者对坐或站立一侧，先按揉肝俞、胃俞、合谷穴各1分钟，再用摩、揉法按摩患乳1~3分钟，继之以手托起乳房，另一手以食指至小指掌面依次从患者腋下、锁骨下、胸骨旁紧贴皮肤顺抹至乳晕部，手法由轻到重，每一方向重复6~8次。

患者体位同上，医者仍一手托起乳房，另一手用五指指尖轻轻捏住乳头及乳晕部进行揉、拉、推进，直到乳头有液体排出，再以双手手指掌面，从乳房周围渐向乳头方向揉按，手法由轻到重反复多次，直到乳汁或脓液排尽为止。再按揉膻中穴1~2分钟，双手掌擦摩患者两胁肋部3~5分钟。每日按摩1次，至病愈为度。

子宫脱垂的穴位保健法

子宫脱垂，中医称"阴挺"。多发生于经产后的妇女。多因素体气虚，加之产后损耗，过早操劳、攀高，或房劳过甚，或生育过多，耗损肾气，以致脾肾气虚、中气下陷，进而引起胞脉松弛不固所致。

症状：子宫脱垂。在过劳、剧咳、排便用力太过等情况下，往往引起发作。根据症状轻重不同，一般分为Ⅰ、Ⅱ、Ⅲ度子宫脱垂。

治疗手法：

配穴方一：百会、脾俞、足三里、气海、阴交穴、三阴交。

治法：按揉百会穴3分钟。按揉双侧脾俞、足三里、阴交穴、三阴交及气海穴各2分钟。每日按摩1次，至病愈为度。同时注意：每天坚持做提肛动作1~2次。

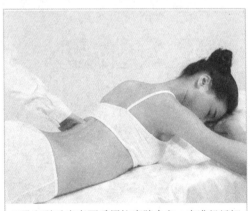

◎子宫脱垂患者可采用按摩脾俞穴，来进行缓解和治疗此症。

子宫脱垂的经筋疗法

　　检查筋结方法：施治者以手指轻轻揉按患者的足太阳经筋下肢段，以检查筋结。

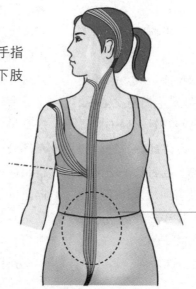

← 子宫脱垂的患者会在足太阳经筋行经腰骶的部位有固定筋结

治疗步骤

1 点法

　　患者取俯卧位，施治者握拳，屈拇指或食指，以指端点按患者的筋结区域，以激发经脉之气。

2 揉法

　　施治者以掌根着力于筋结点，用手腕带动前臂进行揉按，以达到疏筋、理筋的目的。

3 擦法

　　施治者以手掌大鱼际或小鱼际紧贴患者筋结区的皮肤，做直线往返的摩擦，以患者筋结区产生温热感为度，操作3~5分钟。

穴位按摩辅助治疗

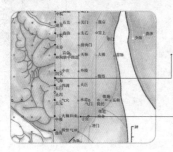

气海穴
位于体前正中线，
肚脐下1.5寸

归来穴
人体的下腹部，当
肚脐中下4寸，距
离前正中线2寸

　　采用穴位按摩的方法进行辅助治疗，对于治疗子宫脱垂有更好的疗效。其手法为：以手指按揉患者的气海穴和归来穴，持续3分钟。

具体做法：自然坐立，随吸气收缩腹肌，并做忍住大便和小便的动作，呼气时放松，如此交替做10分钟。避免久站、久蹲、负重。

配穴方二：百会、膻中、气海、大椎、小腹、肩井、合谷、脾俞、阴交穴、三阴交、肾俞、腰骶部、阴陵泉、阳陵泉。

治法：揉百会、膻中、气海各2~3分钟，擦大椎、小腹各2分钟，揉拿肩井、合谷各2分钟，按揉脾俞、阴交穴、三阴交各2分钟，揉擦肾俞2分钟，点擦腰骶2分钟，拿阴陵泉、阳陵泉各2分钟。每日按摩1次，至病愈为度。加减：面色无华，神疲力乏，食少气短、白带增多，质稀色白者，加摩中脘，揉按足三里。

腰膝酸软，小腹下坠，小便频数且夜间尤甚，头晕耳鸣，形寒畏冷者，加揉关元，按揉命门、曲泉、太溪、擦涌泉穴。

子宫脱出、红肿疼痛或痛而兼痒，或夹有血性分泌物，伴发热、口渴、小便黄短涩痛，白带增多且腥臭者，加点按大椎，拿按曲池，摩中脘，按揉足三里，掐揉太冲。

配穴方三：百会、风池、大椎、肩井、合谷、脾俞、肾俞、命门、子宫、曲骨、关元、足三里、阴陵泉、阳陵泉、阴交穴、三阴交、曲泉、太溪、太冲、涌泉穴。

治法：揉百会54次、风池27次、大椎27次，捏肩井27次，揉合谷左右各27次，擦脾俞、肾俞、命门各27次。揉子宫、曲骨、关元各27次，摩足三里、阴陵泉、阳陵泉、曲泉、太溪、太冲、涌泉穴各27次。每日按摩1次，至病愈为度。

产后腰腿痛的穴位疗法

产后腰腿痛，在临床并不少见。多因产后休息不当，过早地持久站立或端坐，致使产妇妊娠时松弛了的骶髂关节韧带不能及时恢复，造成劳损所致；或因分娩过程中引起骨盆各种韧带损伤，再加上产后过早劳动或负重，增加了骶髂关节的损伤机会，引起关节囊周围组织粘连，妨碍了骶髂关节的正常运动所致。患者腰骶部或腰臀部酸痛，且常伴双下肢沉重，或一侧腿内侧或外侧痛。前者劳累、受冷或潮湿后症状加剧，此多为骶髂韧带劳损型；后者身体后仰、咳嗽、大便时疼痛加剧，此为骶髂关节损伤型。

治疗手法：

配穴方一：

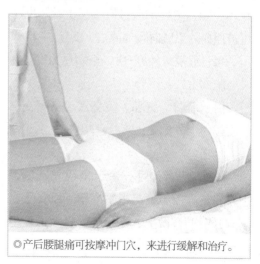

◎产后腰腿痛可按摩冲门穴，来进行缓解和治疗。

①冲门、环跳、阳关、委中。

②肾俞、秩边、阳关、承山。

治法：

骶髂韧带劳损型取①组穴，医者用手指由轻渐重，点按冲门、环跳、阳关、委中等穴；患者取俯卧位。医者双手拇指分别在两侧骶棘肌外缘与骶棘肌纤维走行方向，垂直用力向脊中弹按，反复数次。患者改为仰卧位。医者用双手握患者双膝，使之屈膝、屈髋。先向左再向右，按住患者屈曲了的双膝大角度做旋转摇动，共10余次。然后医者双手下压，使患者双下肢髋膝关节尽量屈曲，直至股部贴向腹部，反复数次。

骶髂关节损伤性取②组穴，医者用手指由轻渐重，点按肾俞、秩边、阳关、承山等穴。患者取俯卧位。医者在患者髂后上棘上方、下方、坐骨孔上缘、梨状肌下缘及阔筋膜等处寻找压痛点。在痛点处，依肌肉纤维、筋膜及神经走向方向垂直双手指弹拨。弹拨后，顺其走行方向顺压。患者改为仰卧位。医者一手固定健侧下肢，一手按压患侧下肢膝盖，使之屈膝、屈髋，然后手握患侧小腿上端，向下压迫屈曲的患肢向腹部冲击，反复2~3次。

每日或隔日按摩1次，至病愈为度。

配穴方二：

脐、耻骨、腹部、阴交穴、三阴交、四肢以内、外侧。

治法：

（1）患者仰卧，医者坐或立其侧，一掌横置在脐上，另一掌横置于耻骨上，随其呼吸两掌做上、下起落，轻重适度地按摩，操作3~5分钟。

（2）单掌摩腹5~8分钟，产前痛者逆时针方向，产后痛者顺时针方向。

（3）以稍重手法点按、弹拨阴交穴、三阴交穴1~3分钟。

（4）推擦四肢内、外侧边，以热为度。推大腿内侧时，产前腹痛方向从上向下，产后腹痛方向则从下向上。

每日按摩1~2次，每次按摩20~30分钟。

随症加减：

产前腹痛者可加用以双掌分别从脐旁两侧小腹斜向耻骨推擦3~5分钟；捏拿两侧腰部肌肉30~50次；点按膻中穴1分钟，并做局部擦法，以热为度；按揉血海穴1~3分钟。

产后腹痛者，可加用双手推擦其腹股沟处1~3分钟，按揉足三里、太溪穴各1分钟；推擦涌泉穴、涌泉穴，以热为度；由医者或本人用空拳叩击腰部肾俞穴30~50次。另外，患者还可作自我运动：即仰卧位，屈曲两大腿，足掌仍平贴于床面，然后腿一次放平，反复操作，量力而行。另可双腿屈曲、屈髋，继而双腿交替伸直，屈曲做凌空"蹬车"运动，量力而行。

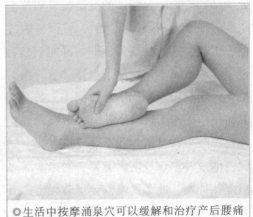

◎生活中按摩涌泉穴可以缓解和治疗产后腰痛症状。

崩漏的穴位疗法

崩漏古谓经乱之甚，同属不规划出血，凡经血量多而阵下，大下为崩，量少而持续不止或止而又来，淋漓不断地为漏。本病多发生于青春期及绝经期的妇女。现代医学称为功能性子宫出血。多因血热、血瘀或肝肾虚热，或心脾气虚而致冲任失调所致，或因脾肾阳虚而起。患者经血量多或时多时少，或淋漓日久不止，或经血紫暗有块。一般不伴腹痛，可有头晕目眩，心悸气短，腰膝酸软，形瘦身疲，面色萎黄或苍白。若突然大量出血可引起出血性休克。

治疗手法：

配穴方一：气海穴、三阴交、阳陵泉、曲池穴、膈俞穴、脾俞穴、胃俞穴、次髎穴、调经穴（足底部与足临泣穴相对处）。

治法：患者仰卧，医者居其右侧，在腹部按揉数次再提拿小腹部数次，然后分别按气海、三阴交、阳陵泉、曲池穴各半分钟。接着病人俯卧，医者以手掌在背腰部按摩数次，再分别点按膈俞、脾俞、胃俞、次髎、调经穴各半分钟。每日按摩1次。

配穴方二：

①三阴交、血海穴、隐白穴、行间穴、肝俞穴、胆俞穴、委中穴、承山穴。

②气海穴、脾俞穴、百会穴、足三里穴、隐白穴。

③关元穴、子宫、三阴交、肾俞穴、命门穴、太溪穴。

④中脘穴、归来穴、天枢穴、关元穴、气海穴、中极穴、膈俞穴、次髎穴、血海穴、三阴交。

治法：

（1）血热内扰型取①组穴，掐隐白穴5~10次，后再点揉20下；用拇指点压行间穴1分钟，点揉血海、三阴交各1分钟，再用指重压肝俞、胆俞、委中、承山穴各1分钟；然后从上至下重推背部膀胱经10~15遍。

（2）气不摄血型取②组穴，先点揉百会穴5分钟，摩气海穴5~8分钟，再用中指指端点揉脾俞穴1分钟，然后用拇指点压足三里穴30~50下，又点揉隐白穴20下。

（3）肾气亏虚型取③组穴，先顺时针摩腹5~8分钟，再摩关元穴2分钟，摩子宫穴2~3分钟，再用手掌摩擦督脉2~8分钟，再点揉肾俞、命门穴各1分钟，然后用拇指点揉三阴交、太溪穴各1分钟。

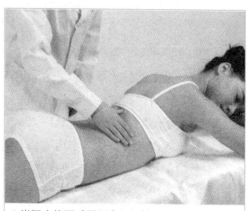

◎崩漏症状可采用膈俞穴与其他穴位配伍，来进行缓解和治疗。

（4）瘀滞胞宫型取④组穴，先用拇指指端点按中脘、归来、天枢、关元、气海、中极穴各半分钟，横擦腰骶部1分钟，以热为度；再用中指按压膈俞、次髎穴各1~3分钟，以酸胀为度；热后点揉血海、三阴交穴各1分钟。

上法每日按摩1次，至治愈为止。

闭经的穴位疗法

闭经，又称经闭，属月经病范畴。是指非怀孕原因而停经3个月经周期以上者，谓之闭经。是妇科常见多发病。多因气血不足、肝肾亏虚；或气滞血瘀、寒（痰）湿阻遏所致。常伴有厌食、消瘦或肥胖等症。

治疗手法：

配穴方一：石门穴至中极穴、合谷穴、三阴交。

治法：患者取仰卧位。医者用右手拇指腹从石门至中极穴，自上到下推按5~10遍，用力由小到大，逐渐加力；再在石门、关元、中极穴各按、揉1分钟；然后掐压双侧合谷穴1分钟；再强力点按双侧三阴交穴3~5分钟。每日或隔日1次，10次为1个疗程。一般1~2个疗程即可见效或恢复正常。

配穴方二：小腹部、腰骶部及关元穴、气海穴、肝俞穴、脾俞穴、肾俞穴。

治法：患者取仰卧位。医者站立一侧，先以手掌由轻到重按压小腹部10次左右，然后顺、逆时针方向掌摩腹部5~8分钟，再用拇指按揉关元、血海穴各1~3分钟，最后用双手提拿小腹部肌肉10分钟左右。要求手法和缓。

患者改为俯卧位。医者站立一侧，先以手掌推摩腰骶部，如为虚证横向推摩；实证纵向自上而下推摩，均以有热感为度。再用双拇指按揉肝俞、脾俞、肾俞穴各1分钟。每日按摩1次，至病愈为度。

阴道炎的按摩疗法

阴道炎是阴道黏膜及黏膜下结缔组织的炎症，是妇科门诊常见的疾病。正常健康妇女，由于解剖学及生物化学特点，阴道对病原体的侵入有自然防御功能，当阴道的自然防御功能遭到破坏，则病原体易于侵入，导致阴道炎症，幼女及绝经后妇女由于雌激素缺乏，阴道上皮薄，细胞内糖原含量减少，阴道pH值高达7左右，故阴道抵抗力低下，比青春期及育龄妇女易受感染。

其中，霉菌性阴道炎最常见的症状就是外阴瘙痒，白带明显增多。患者的瘙痒症状时轻时重，时发时止。

按摩疗法在阴道炎的治疗和康复方面具有辅助作用，临床常用的方法如捏肾俞、揉小腹、按脾俞穴、血海穴、肾俞

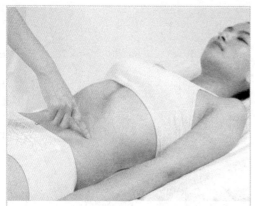

◎生活中经常按摩带脉穴，可以有效缓解和治疗阴道炎症状。

穴、带脉等。

1.捏肾俞

取俯卧位，操作者将两手掌自然伸开，四指并拢，拇指与四指呈钳状，以拇指和四指之指腹捏拿肾俞周围皮肤与肌肉，一捏一拿，使之有沉胀感。操作1.2分钟。

每日1次，3～5天为1疗程。

2.揉小腹

取仰卧位，以右手大、小鱼际置于脐下气海穴，做轻柔缓和的回旋揉动；或呈环行顺时针揉压移动，将整个下腹部揉摩5～10遍。

每日1次，7天为1疗程。

3.按脾俞穴、血海穴、肾俞穴、带脉

用拇指或食指指端揉按脾俞、血海；再揉按肾俞、带脉。每穴各按揉1分钟。

每日1次，7天为1疗程。

更年期综合征的自我按摩疗法

大多数妇女45～50岁开始停经，这段时间的前后称为更年期。妇女进入更年期后，卵巢功能下降，雌激素分泌也随之减少，其结果是引起内分泌系统和自主神经功能失调而出现一系列临床症状，这就是更年期综合征。

更年期综合征是由雌激素水平下降而引起的一系列症状。更年期妇女，由于卵巢功能减退，垂体功能亢进，分泌过多的促性腺激素，引起自主神经功能紊乱，从而出现一系列程度不同的症状，如月经变化、面色潮红、心悸、失眠、乏力、抑郁、多虑、情绪不稳定、易激动，注意力难于集中等，同时还会伴有乳房胀痛、四肢麻木、外阴及阴道有瘙痒感等症状。

大多数妇女由于卵巢功能减退比较缓慢，机体自身调节和代偿足以适应这种变化，或仅有轻微症状。少数妇女由于机体不能很快适应，症状比较明显，但一般并不需特殊治疗。极少数症状严重，甚至影响生活和工作者，则需要药物治疗。

由于更年期是人体的第二次动荡，整个机体由于内分泌系统功能的失调会发生一系列疾病，其中较多见的有高血压、冠状动脉硬化症、关节炎及多个关节疼痛、肌肉营养不良症、甲状腺功能亢进症、糖尿病、泌尿系统疾病等。因此，在更年期应注意心理保健和身体保

健，如出现更年期综合征应及时治疗。

中医认为，更年期综合征是肾气不足，天癸衰竭，以至阴阳平衡失调造成。因此在治疗时，以补肾气、调整阴阳为主要方法。穴位疗法对更年期综合征有很好的疗效，它能够调节内分泌系统功能，恢复自主神经系统的正常功能，从而改善全身和局部症状。

更年期综合征的选穴主要有：百会、神庭、攒竹、率谷、风池、安眠、印堂、太阳、四神聪、神门、内关、肩井、肝俞、肾俞、章门、三阴交、太冲等。

方法：

（1）用双手拇指桡侧缘交替推印堂至神庭30次。

（2）用双手拇指螺纹面分推攒竹至两侧太阳穴30次。

（3）用拇指螺纹面按揉百会、安眠、四神聪各100次。

（4）用双手大鱼际按揉左右太阳穴各30次。

（5）用拇指桡侧缘，以率谷穴为中

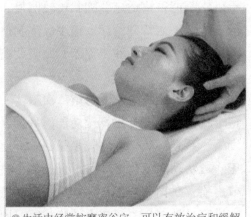

◎生活中经常按摩率谷穴，可以有效治疗和缓解更年期综合征。

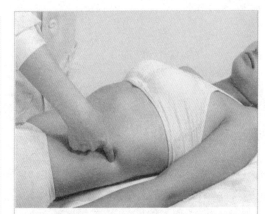

◎更年期综合征可采用按摩章门穴，来进行缓解和治疗此症。

心扫散头部两侧各30～50次。

（6）按揉肝俞、肾俞、章门穴各100次。

（7）拿捏风池、神门、内关、三阴交、太冲各30～50次。

（8）轻轻转动颈部，左右各转10次。

（9）由前向后用五指拿头顶，至后头部改为三指拿，顺势从上向下拿捏项肌3～5次。

（10）用双手大鱼际从前额正中线抹向两侧，在太阳穴处按揉3～5下，再推向耳后，并顺势向下推至颈部，做3次。按摩每天1次，不要间断，直至症状完全消失。

治疗更年期综合征，如服用药物治疗者，不要停止用药，可根据症状在医生的指导下，逐渐减少药物剂量；要注意对患者进行心理疏导。同时，患者应注意生活起居、饮食、环境，并尽量控制好情绪，以便平稳地度过更年期。静坐对治疗更年期综合征有一定的帮助，每天1～2次，每次1小时左右。

更年期综合征的经筋疗法

检查筋结

检查筋结方法：
施治者手握空拳自上
至下轻轻叩击患者足
太阳经筋，以了解有
无疾病筋结。

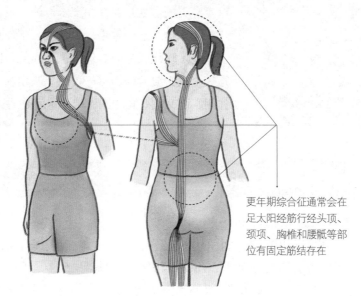

更年期综合征通常会在
足太阳经筋行经头顶、
颈项、胸椎和腰骶等部
位有固定筋结存在

治疗步骤

1 点法

患者取仰卧位，施
治者以拇指或者其余手
指指关节从百会穴周围
点按至后脑勺，并在此
区域往返点按2~3分
钟。

2 拿法

患者改为坐位，
施治者一手扶住患者头
部，另一手拇指与其余
四指指腹相对用力，提
拿颈项部足太阳经筋区
域的肌肉，自上而下提
拿，操作约2分钟。

3 肘推法

患者改为俯卧位，施
治者自上而下以肘部推揉
患者脊柱两旁的足太阳经
筋，操作3~5遍，力量要
轻柔。

穴位按摩辅助治疗

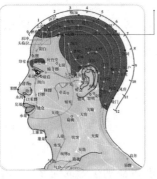

头维穴
在头侧部，当额角发际上0.5寸处

中脘穴
在上腹部，前正中线上，当脐中上4寸

采用穴位按摩的
方法进行辅助治疗，
对于治疗更年期综合
征有更好的疗效。其
手法为：以手指按揉
患者的头维穴和中脘
穴，持续3分钟。

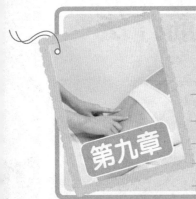

女性经络穴位养颜经

◎青春美丽永远是女性朋友永恒的需要，通常人们都是使用化妆品来达到这个效果，但往往当下效果很好，但是时间长了就会发现化妆品的副作用也挺大的，因此就很矛盾。其实这完全没必要，因为有一种简单实用的方法，既有化妆品的作用，而又没有它的副作用，这就是通过经络穴位来养颜。

第九章

让皮肤光滑痘痘少的经络养颜法

按摩三焦穴位去痤疮。

1.因胃肠功能失调而引起的痤疮

（1）用手掌或毛刷沿足部阳明胃经，由上而下沿经络推擦10遍，并在足三里穴按揉半分钟，以酸胀为度。

（2）用手指从腕至指端，沿手大肠经，手三焦经，手小肠经做按揉摩擦5~10遍。用毛刷垂直地刷腕外侧5遍。

2.因青春期所致的痤疮

在足阳明胃经的足部作由下而上轻快的擦法，并揉太溪、三阴交、殷门诸穴各一分钟，按揉肾俞、命门1分钟，均以酸胀为度，擦涌泉至热为佳。

注意事项：

（1）保持皮肤清洁，用温热水洗脸，每日3次，夏天可增加。

（2）不可挤压痤疮，防止感染。

（3）如痤疮已化脓，应避免直接按揉。

（4）除去不良的生活习惯，少食或忌食肥腻、甘甜、油炸食品，对动物类脂肪应节制。

（5）保持情绪稳定，避免过激心理。

（6）尽量少用化妆品，尤其是油脂类。

不用化妆品皮肤也清爽的经络养颜法

有些女孩老给人灰头土脸的感觉，脸色偏黄，没有光泽，像蒙了灰尘，但是怎么洗也洗不干净，平时情绪不好，老叹气，没什么食欲，遇事老犹豫不决。有的还会在额头两侧长暗红色的痘痘，并且不

容易消退。

这是胆经出问题了。《黄帝内经》说胆经时提到"甚者面微有尘"。胆被称作"中精之瘢"，是藏胆汁的，胆汁味苦，黄绿色的，能排泄到小肠助消化，主要用

于代谢油脂。人如果老是情绪不好，肝胆之气就会瘀滞，胆汁不能正常排泄，会影响消化，使人没食欲，嘴里发苦。日子久了，油脂不能正常代谢，附在皮肤表面，会出现脸色偏黄，面微有尘。同时额头两侧胆经循行处也会长痘。

这时要敲胆经，配合揉太冲。

胆经是人体最长的一条经，走在身体的两侧。最简便的刺激胆经的方法是坐着的时候，两个拳头分别敲打两腿的全部外侧，要从上向下顺着经络的方向。经络通了，面微有尘的症状自然消失。胆经的气血在晚上11点到凌晨1点时最旺盛，此时敲胆经最好。但是没有晚睡习惯的人可以退而求其次，在三焦经气血最旺盛的时候，也就是晚上9~11点，敲三焦经。因为两经同属少阳经，可谓一母同胞。

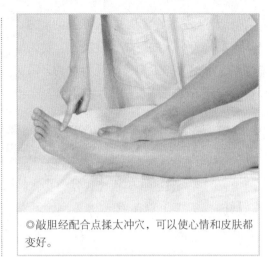

◎敲胆经配合点揉太冲穴，可以使心情和皮肤都变好。

操作方法：敲打胆经5分钟左右，至两腿两侧胆经部位微微发热。然后点揉两侧太冲1分钟即可。

平日注意保持心情舒畅，因为心情不好跟肝胆问题是恶性循环的，保持好心情有助于解肝胆之郁。

打造好肤色的经络养颜法

脸色苍白，少光泽，没有食欲，甚至见到吃的就想吐，浑身没劲儿，整天没精打采的，动不动就头晕眼花、拉肚子。

这些都是因为脾胃功能弱。脾胃是"水谷气血之海"，是全身能量的来源。脾胃功能弱的时候，身体为了保护自己，就会自发调节，少吃东西以减轻脾胃的负担。同时再好的东西吃进去都不能吸收，这样体内能源不足，所以感觉没劲儿，没精神。原料不足，气血生成少，不能滋养皮肤、头眼、脸上就没血色，没光泽，还会头晕眼花。"脾主升清"，也就是负责把食物中的营养向上送，脾功能弱，升的力量不足，所以拉肚子，这就好像举东西举到半截没劲了，东西就会重重地砸下来。

提高脾胃功能最好的穴位就是足三里。

足三里是胃经上的保健大穴。《灵枢》有"邪在脾胃……皆调于足三里。"

足三里在小腿外侧，弯腿的时候，把四指并拢放在膝盖下，小腿骨外侧一横指即是。用大拇指或者中指按揉3~5分钟，或者用按摩锤之类的东西敲打，使足三里有酸胀、发热的感觉。时间最好是在早上7~9点，这时胃经气血最旺盛。

还可以用艾灸。艾条很便宜，而且很好买，随便一家卖中药的药店里就有。把艾条点燃后，放在离皮肤2厘米高的地方，具体根据每个人的耐热程度决定，要让足三里有温热的感觉但又不觉得很烫，每次灸一根或者半根艾条。可以在睡前一个小时左右灸，灸过以后要喝一杯温开水。

饮食建议：多喝粥，比如小米粥、大米粥等容易消化的东西，切忌暴饮暴食、多食肉类、油腻的东西。

让皮肤细腻有弹性的经络养颜法

有的女人皮肤肤质粗糙，爱起小米粒一样的疙瘩，上面还有小黑头，尤其是胳膊和腿上密密麻麻的，摸起来棘手，夏天不敢穿裙子和短裤。这是肺功能不好的表现。

"肺在体合皮"，管理汗孔的开合。肺的功能不好，汗孔就不能正常开关了。而皮肤代谢的垃圾是要随着汗液排出去的，汗孔半开不开，垃圾过不去，就要在毛孔堆积，慢慢把毛孔堵住了，所以会在那儿起小疙瘩。而胳膊外和大腿更是常出汗的，所以这儿的疙瘩最密集。

想标本同治，达到皮肤细腻有弹性的效果，就要找列缺，同时想法多出汗。

列缺是肺经上的穴位，又是三经交会穴，能同时调节肺经、大肠经和任脉，可以通经活络、调肺气。肺的功能正常了，汗孔当开则开，当合则合，体内垃圾自然排得畅通无阻。

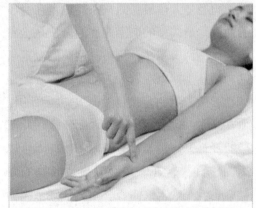

◎要想使皮肤细腻有弹性，不妨试试按摩列缺穴来养护。

两手交握，左手食指在右腕背部，食指下就是列缺穴，找到之后直接用食指按压3分钟就可以，肺经经气最旺盛是在早上3~5点，正是睡觉的时候，我们的按压可以改在上午9~11点脾经最旺的时候。脾经跟肺经最亲近，它们是同名经，一个在手，一个在足。除了手指按压，还可以用热毛巾敷，或者艾条灸。

秋季排毒的经络养颜法

在秋天，特别是北方干燥的秋天。当肌肤出现肤色黯淡，肤质粗糙的问题时，你可以尝试通过按摩排毒，将肌肤里的毒素排出，肌肤恢复清新状态、血液循环得到畅通之后，肤色也会显得更加红润。

面部排毒美容按摩的好处多多。它可以调节面部的血液循环，活血化瘀，消皱去斑。帮助肌肤排出废物和二氧化碳，让肌肤更加紧致有弹性。消除过多水分引起的肿胀和松弛。提高肌肤的代谢率，从而提高美容产品的吸收效果。

按摩前可先用镇静类化妆水敷脸，让肌肤为按摩做好准备。按摩时一定要配合使用顺滑度比较好的按摩乳霜。按摩时，力度一定要轻柔，避开眼周和唇周位置。秋季的排毒穴位疗法主要有以下六个步骤：

（1）涂抹按摩霜。

取适量的按摩霜（用量约是平时晚霜的3倍），均匀涂抹于面部，在两颊处轻轻按摩。

（2）按摩额头。

用手掌按压在额头部位，从下至上提升按摩，每做一次停顿5秒钟，两手各做3回。

（3）颈部排毒。

四指并拢，由下颌自上而下地进行按摩，并在锁骨处轻轻按压，促进毒素排出，左右各3次。

（4）按摩颈部。

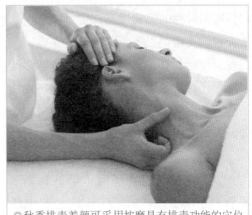

◎秋季排毒养颜可采用按摩具有排毒功能的穴位的方法。

双手的四指并拢，从鼻侧向斜上方提拉，每提拉一次停顿5秒钟，左右各3次。

（5）按摩脸颊。

双手的四指并拢，从鼻侧向斜上方提拉，每提拉一次停顿5秒钟，左右各3次。

（6）按压头皮。

将手指插入头发中，轻轻按摩头皮，并往上提拉，放松肌肉，左右各3次。

只要坚持定期按摩，肌肤就能"运动"起来，恢复自我更新能力，轻轻松松拥有透着自然红晕的美丽肌肤！

发质黑亮不易掉的经络养颜法

有的女人每到梳头洗头时，头发一大把一大把地掉，性质干枯没有光泽，睡觉不实，老做梦，容易醒，牙龈肿痛、牙齿松动。这是肾气不固了。

肾为先天之本，就是身体的基础。肾气不固了，就像大厦的根基动摇了，那处于最上面的头发、牙齿自然不能稳稳地待着。肾五行属水，肾气虚，也就是体内的

水少了，那靠水压制的火就变旺了，人就要上火，所以牙龈又红又肿。五脏里的火脏是心，心火烧得太旺，人被扰得心神不宁，睡觉也不踏实。

按摩相关穴位可从根儿上解决烦恼，手指从内踝最高的地方向后捋，跟腱前的凹陷就是太溪穴所在。每天坚持用手指按揉太溪空，除了有酸胀的感觉，还要有审

向脚底的麻麻的感觉。这儿也可以艾灸，每天睡前艾灸半根艾条即可。肾不虚了，头发、牙齿就有了坚固的根基，自然能健康生长。肾水足了，心火有所克制，自然不会四处滋事了，人也就能安安稳稳地睡到大天亮了。

涌泉是人体最"忍辱负重"的穴位，因为它的位置在脚底，第二和第三趾缝与脚跟的连线，差不多在正中线上，这根线的中上1/3就是涌泉。它是肾经的井穴，穴如其名，肾经的经气就像泉水一样从这儿涌出。它除了补肾之外，还能降浊气，把过旺的心火向下压。这也是足疗的必用穴。每天睡前用手指按压3分钟，或者艾灸，想省事的话，还可以用大脚趾顶另一只脚的穴位，轮换进行。

操作方法：睡前先用热水泡脚5~10

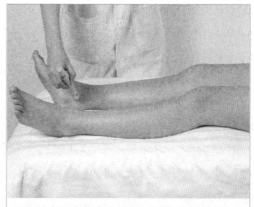

◎生活中经常艾灸太溪穴，可以使发质黑亮不易掉。

分钟，使脚充分放松。推按、揉或者艾灸双侧太溪穴2分钟，务必产生酸胀或麻的感觉，然后刺激两侧涌泉穴3分钟。

饮食建议：多吃黑芝麻、黑豆、黑木耳等黑色的东西。因为五色（青赤黄白黑）中与肾相对的是黑色，所以黑色的食物可以补肾。

治疗白发的经络养颜法

乌黑的头发除了美观之外还能显得有朝气，对工作也会有所助益。如果满头白发，外表会显得苍老，会丧失工作欲望，影响自己的心情。

毛发是受肾经支配，因此想使毛发有光泽，就要有正常的肾经，并要提高它的功能。

能使毛发具有光泽，治疗白发的穴位是脚底的涌泉穴。涌泉代表肾经，它位于脚底中央洼处（将脚趾用力向内弯曲时产生洼槽，然后用指压，感到会痛之处即

是），按摩时双脚每15次为一个疗程，每天做2个疗程。这种指压法治疗白发并非立即见效，必须坚持练习。

中医认为，头发的营养来源是在于血，如果头发变白或易于脱落，多半是因为肝血不足，肾气虚弱所致。因此，中医方法是补肝血、补肾气，用人参荣汤合六味地黄丸，加何首乌、淫羊藿、五加皮等来调养。平日不吃冰冷饮料，以及油腻食物，每晚11点前就寝，不熬夜，才能改善。

清眼明目的经络养颜法

常言道：眼睛是心灵的窗口。这不仅是因为眼睛与人的容貌神韵有关，还因为眼睛是人类观察世界的重要器官，而且是人类与外部世界沟通的重要渠道。因此，每个人都希望自己有一双黑亮、水灵的眼睛。

眼睛按摩保健的方法极多，按摩的部位和穴位主要有攒竹(眉头)、鱼腰(眉中)、丝竹空(眉梢)、睛明(内眼角外靠的近眼眶骨内缘处)、承泣(眼平视时，瞳子直下七分处)、太阳数处。

选取两手食指肚按在穴位上，两侧同时画圆圈揉按，各进行揉搓36圈，再从内向外揩擦眼眶至太阳穴36次，再后便是旋目转眼，先向上、向左，再向下、向右转36圈，再向上、向右、向下、向左转36圈，闭上眼睛调整一会儿，然后在远处选定一个小目标，最好是树木之类的绿色植物或蓝天白云的变化，对准目标凝神远望。每次只需要两三分钟，可消除疲劳、醒脑清神、防治眼疾、增强视力，还能使面部肌肉光泽红润，有利于美容。

轻松去黑头的经络养颜法

鼻子和鼻孔两边有很多黑头，手一摸油油的，还有一股难闻的味儿，夏天更严重，可能用力一挤还可以挤出白色的东西，挤了之后皮肤变得"千疮百孔"，毛孔很大，皮肤干燥。

鼻头的问题要找到脾胃上。《黄帝内经》说："脾热病者，鼻先赤。"至于其中缘由，从五行上来看，脾胃属土，五方中与之相对的是中央，而鼻为面的中央，所以鼻为脾胃之外候。脾土怕湿，湿热太盛时会在鼻头上起反应。季节上，与脾土相对的正是长夏，所以黑头在夏天会更严重。

除脾湿最好的穴位就是阴陵泉和足三里。

阴陵泉是脾经的合穴，从脚趾出发的脾经经气在这儿往里深入，可以健脾除湿。它在膝盖下方，沿着小腿内侧骨往上揩，向内转弯时的凹陷，就是阴陵泉所在。每天要用手指按揉这儿，时间不拘，空闲的时候就可以，但要保证一天总共按揉10分钟以上。如果你的脾有脾湿，按这儿会很疼，但是坚持按揉，你会发现疼痛在逐渐减轻，这说明你的脾湿在好转。

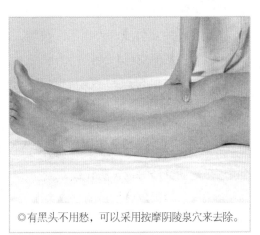

◎有黑头不用愁，可以采用按摩阴陵泉穴来去除。

前面提过，足三里是治脾胃病的第一穴，要化脾湿当然也不能落下它。刺激方法最好是艾灸。打个比方，湿衣服用火烤干得快，所以脾湿用点着的艾条灸去得快。每天睡觉前用艾条灸，可以协助阴陵泉除湿。

操作方法：空闲的时候按揉阴陵泉，一天要保证10分钟。晚上睡觉前，用艾条灸两侧足三里3~5分钟，最好灸之前先按揉两侧阴陵泉1~2分钟。

饮食建议：少吃甜食，尤其是糕点、冰激凌之类的东西，因为甜的食物可以加重脾湿。平时可以多喝薏米红豆粥。

不用药也能祛斑的经络养颜法

要祛斑，光靠往脸上抹东西是不够的，要调整内环境才行，这就是要恢复肝的疏导功能，外加活血化瘀。

太冲、合谷和血海，人体自生的祛斑法宝。每晚睡前坚持按揉三穴位3分钟，彻底祛斑，即使你素面朝天，自信依然满满。

肝的"出气筒"在太冲穴上，也就是脚背大踇趾的和第二趾结合的地方向后，在脚背最高点前的凹陷处。用手指或者头钝的东西按压都可以。还要配合合谷穴，中医称合谷为"开四关"，它能调全身的气机。将食指、拇指并拢，合谷就在手背后肌肉最高点。每天睡觉前各刺激两穴位3分钟，闷气就都出去了。

活血化瘀的穴当然非"血海"莫属，每天坚持点揉两侧血海3分钟。

饮食建议：坚持每天早餐前空腹喝一大杯温水。平时用玫瑰花、月季花泡水喝，或者熬粥时放些花瓣进去，因为玫瑰、月季能疏肝化郁。每天喝一杯西红柿汁或者多吃西红柿可以预防雀斑。

介绍一道内服也可祛斑的食疗菜谱：
用当归12克，石决明30克锤碎，用纱布包好，红枣6枚，生姜5片，羊肉适量，放入砂锅中，加入清水，中火煲3小时，用精盐调味即可。

外洗方：每晚用胡萝卜加牛奶涂在脸上，第二天早上洗去。

番茄汁，加入适量蜂蜜和少许面粉调成膏状，涂于面部20~30分钟。

红花、桃花各10克用水浸泡后洗脸。

心病还需心药医，最重要的还是保持心情愉悦。多参加户外活动，与周围人保持良好的沟通这才是最重要的，心情好了，斑才祛得快。

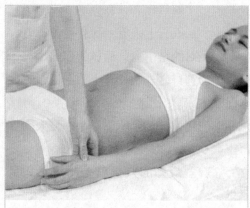

◎祛斑可采用按摩合谷配合太冲、血海来进行缓解和治疗。